완전판

임상 현장에서 자주 사용하는

103개의 처방을 망라한 **한약 처방의 해설서**

한방 에센스

지은이 Toshitaka Koi

옮긴이 **이재우**

한방 에센스

첫째판 1쇄 인쇄 | 2025년 04월 28일
첫째판 1쇄 발행 | 2025년 05월 14일

지 은 이 Toshitaka Koi
옮 긴 이 이재우
발 행 인 장주연
출 판 기 획 김도성
책 임 편 집 이민지, 김형준
편집디자인 김영준
표지디자인 김재욱
마 케 팅 박예진
발 행 처 군자출판사(주)
등록 제4-139호(1991. 6. 24)
본사 (10881) 파주출판단지 경기도 파주시 회동길 338(서패동 474-1)
전화 (031) 943-1888 팩스 (031) 955-9545
홈페이지 | www.koonja.co.kr

完全版 医師・薬剤師のための漢方のエッセンス

ISBN 979-11-7068-246-2
정가 45,000원

들어가며

질병이나 좋지 않은 몸 상태에는 반드시 원인과 증상이 있습니다. 질병을 치료하는 데 있어서는 그 원인을 없애는 방법과, 질병으로 인해 생긴 증상을 약으로 조절하는 방법이 있습니다. 한방은 특히 오래된 병이나 좋지 않은 몸 상태의 '원인'을 없애는 데에 우수한 의료입니다.

만성적인 질병이나 좋지 않은 몸 상태의 원인 중 다수는, 개개인의 체질 악화입니다. 따라서 한약을 적합하게 운용하기 위해서는 눈에 보이는 증상에 사로잡히는 것이 아닌 환자의 체질 즉, 증(證)을 정확하게 알아차리는 것이 필수입니다.

증(證)을 알아차리는 힘을 기르기 위해서 필요한 행위는 '숙려(熟慮)'하는 것입니다. 지식이나 경험이 아닙니다. 지식과 경험을 충분히 축적하여도, 증(證)이나 처방의 정확한 판단에는 다다르지 못합니다. 눈앞의 환자로부터 병상(病狀)과 체질 판단을 할 수 있게 해주는 힌트를 잘 이해하고, 추출하고, 생각하고 또 생각하고 깊이 생각하면 점점 환자의 증이 보이게 될 것입니다. 한방 처방은 이 증(證)에 따라 결정됩니다.

본 책은 그 '생각하기'를 위한 힌트를 충분히 담았습니다.

한방 처방은 양약과 같이 특정한 화학물질이 효과를 나타내는 것이 아닌, 천연약재의 조합을 통해 약효를 상승적으로 서로 높여 새로운 효능을 생겨나게 합니다. 그 조합의 묘미를 알고, 처방의 성질을 체득할 수 있다면 환자의 심신(心身)에 깊게 침투하여 효과를 발휘하는 처방을 결정하는 것이 가능하게 될 것입니다.

2015년에 발행한 이전 판(版)에서는 만성질환에 사용하고, 사용 빈도가 높은 41개의 처방을 소개했습니다. 이번에는 그것에 더해 현대 의료기관에서 자주 이용되는 한약 처방을 망라하고, 더욱이 알아 두어야만 하는 옛날 명방(名方)도 추가하여, 완전판으로서 103개의 처방을 약효별로 배열하여 해설했습니다.

본 책이 많은 의사나 약사의 일에 일조할 수 있다면 행복할 것 같습니다. 병이나 좋지 않은 몸 상태로 괴로워하는 많은 사람들에게 적합한 한약이 처방되고, 심신(心身)이 건강해져 모두가 건강한 생활을 할 수 있게 바랍니다.

2020년 7월 길일(吉日)

Toshitaka Koi

역자 서문

'한약', 한의대를 다니는 동안 가장 고생했던 공부가 아닌가 싶습니다. 우선 본초를 배우는 것부터 고역이었고, 처방은 어찌나 많던지 공부하는데 힘들었던 기억밖에 없습니다. 졸업 후 공중보건의 복무를 하던 중, 평소와 같은 침 치료 환자가 아닌 감기 약을 원하는 환자가 왔던 적이 있습니다. 보건지소에 다행히 갈근탕이 있어 갈근탕을 3일분 처방해드렸습니다. 저는 단지 감기라는 환자가 말한 병명 그대로, 어떠한 증상이 있는지 물어보지도 않고' 감기엔 갈근탕이지!' 하고 처방했습니다. 감기가 유행이었는지 그 후에 열 명 정도 더 와서 모두 갈근탕을 처방해드렸습니다. 이 책 본문에서 말하는 '갈근탕의사'가 바로 저였던 것입니다. 당연히, 잘 안 낫는다면서 다른 약을 달라고 온 환자들도 있었고, 불현듯 수업시간에 들었던 '병명이 아닌 증(證)이 중요하다'라는 말이 떠올랐습니다. 그래서 두꺼운 방제학 교과서를 펴보았는데, 처음부터 그 방대한 내용을 다시 읽을 용기가 나지 않았습니다. 그렇게 저는 다시 한약으로부터 도망쳤습니다. 그 후에도 기계적으로 관절통엔 오적산, 체했으면 평위산, 역류성 식도염이면 반하사심탕, 콧물이 나면 소청룡탕 등 간단하게 처방을 했을 뿐, 따로 공부해볼 엄두가 나지 않았습니다.

작년 5월, 후지산을 보고 싶어 도쿄에 다녀왔습니다. 늘 그렇듯 서점에 가서 동양의학 코너와 의학 코너를 구경했습니다. 그중 이 책의 제목과 표지 디자인이 마음에 들어서 읽어 보았습니다. 이 책은 사전식 구성으로 모르는 처방만 찾아서 공부할 수 있으며, 간단한 증례를 포함하여 기본적인 한방 생리학, 본초학, 방제학 지식을 친절하게 설명하고 있어 책이 참 정리가 잘 되어 있다고 생각하였습니다. 무엇보다 한의학 용어를 설명해주는 '용어해설'이 있어, 이해를 도와주는 부분도 좋았습니다. 더 읽어보고 싶어서 구매 후 한국에서 천천히 읽어 보기 시작했습니다. 일본에서 나오는 다른 한약을 소개하는 책들과는 다르게, 저자가 일본에서 약대를 졸업한 뒤 중국에서 중의학을 공부했던 만큼 한약을 설명하는 방식이 한국의 한의대 교육과정과 크게 다르지 않다는 점이 좋았습니다. 또한 방제 이름의 유래부터 시작해, 컴팩트하게 각 방제를 소개하고 있으며, 이 방제를 사용할 때의 유의점과 합방 활용까지. 내용이 얕지도 않으면서 너무 깊지도 않아 술술 읽히는 책이라는 생각이 들었습니다. 단순히 병명과 약을 일대일 매칭하는 수준에서 방제학 교과서를 읽게 만들어주는 다리와 같은 역할을 하는 책 같다는 생각이 들어, 이 책을 소개하고 싶어졌고 좋은 기회로 번역을 하게 되었습니다.

이 책의 구성은 사전식 구성입니다. 각 파트의 구성은 아래와 같습니다. ① 간단한 방제 소개와 방제 이름의 유래 등, ② '어떤 사람에게 효과가 있나요?', ③ '어떤 처방인가요?', ④ '이런 환자에게', ⑤ 용어 해설로 이루어져 있습니다. ②는 이 방제가 사용되는 증(證)을 소개하고, 증을 이해하기 위한 기본적인 한방생리학적 지식을 소개합니다. ③은 방제를 구성하는 약재를 군신좌사로 나누어, 각 약재의 약효를 소개합니다. ④ 저자가 경험한 증례 2가지에 대하여 소개합니다. ⑤ 용어 해설은 어색한 한의학적 용어를 쉽게 풀어서 설명해주거나, 보다 용어에 대해 자세하게 설명해줍니다. 책을 읽다 보면 반복되는 내용이 있는데, 이는 의사와 약사가 서로 정보를 공유하는 웹사이트(https://medical.nikkeibp.co.jp/inc/all/di/)에서 연재했던 칼럼을 모아 엮은 책이기 때문입니다. 오히려 책을 처음부터 쭉 읽는다면, 내용이 반복되어 학습하기에 용이하기도 합니다. 표현을 정확하게 하기 위해서나, 책의 내용을 조금 보강하고자 제가 각주를 달아 놓은 부분이 있습니다. 또한 용어를 정확하게 정의하기 위해, 필요한 부분에는 한자를 병기해 놓거나 영문으로 표기를 하였습니다. 최대한 원문과 가장 비슷하게 번역하고자 몇 번이나 퇴고하였고, 애매한 표현 같은 경우에는 정확한 전달을 위해 일본어 전문가에게 직접 검수를 받아 작업하였습니다.

이 책을 학습하는 방법은 크게 두 가지로 나눌 수 있습니다. 첫 번째는, 잘 모르는 한약을 목차에서 찾은 뒤 관련 내용을 읽는 백과사전식 학습 방법이 있고, 두 번째는, 여유롭게 시간을 가지고 천천히 처음부터 읽어 나가는 것입니다. 효능이 비슷한 약재들끼리 목차를 이루고 있기 때문에 비슷한 처방들의 차이점을 알 수 있는 장점도 있습니다. 그러나 아무래도 책 내용이 어느 정도 양이 있고, 본래 방제 하나하나를 연재한 글을 모아 놓은 책이기 때문에 저는 전자의 방식이 더 좋을 것 같다고 생각합니다. 끝으로, 이 책이 저와 같은 고민을 하는 한의사 혹은 한약에 대해 거리감이 있는 한의과대학 재학생들에게 도움이 된다면 행복할 것 같습니다.

2025년 5월
이재우

추천사

인턴부터 임상 한의사로 근무한 경력이 20여 년, 대학에서 학생들을 가르친 지 15년이지만 여전히 한약 처방이 어려울 때가 있다. 환자들을 진료하면서 처방이 머릿속에 딱 떠올라서 치료하고 쾌차시키면 뿌듯한 기분이 들지만, 어떤 약을 주면 좋을지 모르겠고 약이 효과가 없거나 오히려 나빠지면 괴롭다. 그럴 때면 다시 기본으로 돌아가서 단순하게 생각해보려고 노력한다.

학생들이 임상실습 때 많이 하는 질문이 진단과 처방을 어떻게 해야 할지 모르겠다는 것인데, 처방을 결정하려면 변증에서 더 나아가 탕증을 공부해야 하고 기본 처방부터 확장해 나가면서 공부하라고 조언한다. 부산대학교 한의전 제자인 역자에게 추천사를 부탁받았을 때 성장한 모습이 대견하기도 했지만 무엇보다 학생들에게 처방 공부에 참고하도록 추천해줄 수 있는 책이 새로 나온다는 것이 반가웠다.

환자의 치료 방향은 알겠으나 구체적인 처방은 어려울 때 본 책을 활용한다면, 본초 분류처럼 되어 있는 목차를 보면서 적용할 만한 처방들을 찾아볼 수 있다. 기초 한의학을 공부하는 학생들도 기본 처방부터 확장해 나가면서 처방과 관련된 생리, 병리학적 의미까지 같이 공부할 수 있다. 특히 마음에 드는 점은 군신좌사를 기본으로 처방의 구성과 본초의 효능과 같은 기본 정보 외에도 처방명의 유래, 비슷한 처방과의 차이점, 합방 활용, 사용하지 않아야 하는 경우, 치험례 및 출전까지 처방을 이해하는 데 필요한 정보를 모두 담고 있다는 점이다.

한의학을 공부하고 있는 학생부터 이제 막 임상을 시작하는 초보 한의사, 임상 경험이 많지만 기본적인 내용을 다시 다져가고 싶은 한의사들에게 본 책을 추천하는 바이다.

2025년 5월

부산대학교 한의학전문대학원 임상의학4교실

부산대학교 한방병원 한방내과 교수

김소연

일러두기

본 책은 한약 처방의 해설서입니다. 월간지 『닛케이 드러그 인포메이션(日経ドラッグインフォメーション)』 프리미엄 판(版)에 2011년부터 2020년 봄까지 연재한 103개의 처방을 수록하였습니다. 본 책으로서 출판하며, 퇴고를 더하였습니다.

103개의 처방은 옛날 기본적인 치료법의 분류에 기인하고, 임상에서의 활용하기 쉬움을 고려하여, 아래와 같이 효능별로 분류하여 게재하였습니다.

***

❶ 보익제(補益劑)

보익제는 허증(虛證)을 치료하는 처방이다.

허증은 인체의 기본적인 구성 성분인 기(氣), 혈(血), 진액(津液), 정(精)이 부족해진 상태를 의미한다.

병에는 인간의 정기(正氣)(면역력 또는 저항력)가 저하되어 있어 병이 된 경우와, 정기가 약해져 있지 않았는데도 사기(邪氣)가 왕성해져 병이 된 경우가 있다. 전자를 허증(虛證), 후자를 실증(實證)이라고 부른다.

보익제(補益劑)는 아래 종류로 분류된다.

보기제(補氣劑): 기허(氣虛)를 치료하는 처방

보혈제(補血劑): 혈허(血虛)를 치료하는 처방

기혈쌍보제(氣血雙補劑): 기혈량허증(氣血兩虛證)을 치료하는 처방

보음제(補陰劑): 음허(陰虛)를 치료하는 처방

기음쌍보제(氣陰雙補劑): 기음량허증(氣陰兩虛證)을 치료하는 처방

보양제(補陽劑): 양허(陽虛)를 치료하는 처방

❷ 화해제(和解劑)

화해제는 인체의 음양실조(陰陽失調)를 치료하는 처방이다.

음양실조를 완화해 주기 때문에, 화해제는 장부(臟腑) 간의 불균형을 조정하고, 한열(寒熱)의 밸런스를 조절하며, 부정거사(扶正祛邪)를 행하고 또는 표리(表裏)의 불균형을 조정한다.

화해제는 간비불화(肝脾不和)를 조정하는 '조화간비(調和肝脾)'제, 비위(脾胃)의 불화를 조화롭게 하는 '조화비위(調和脾胃)'제와 반표반리증(半表半裏證)을 완해(緩解)하는 '화해반표반리(和解半表半裏)'제 등이 있다.

❸ 온리거한제(溫裏祛寒劑)

온리거한제는 리한증(裏寒證)을 치료하는 처방이다.

리한(裏寒)은 내장 등 체내 심부(深部)에 한증(寒證)이 보이는 증이다. 리한은 양기(陽氣)가 쇠약해져 온조(溫照)작용이 저하되어 생기는 '허한(虛寒)'과, 추운 환경과 차가운 음식(한사; 寒邪)이 체내에 침입하여 생기는 '실한(實寒)'이 있다.

온리거한제는 비위(脾胃) 등 중초(中焦)를 따뜻하게 하는 '온중산한(溫中散寒)'제, 경락(經絡)을 따뜻하게 하는 '온경산한(溫經散寒)'제, 쇼크 상태를 치료하는 '회양구역(回陽救逆)'제 등이 있다. 온열성(溫熱性)인 약재로 양기(陽氣)를 보(補)하고, 한사(寒邪)를 제거하고, 순환과 대사(代謝), 장부(臟腑)의 기능을 촉진하여 리한(裏寒)을 치료한다.

❹ 청열제(清熱劑)

청열제는 열증(熱證)을 치료하는 처방이다.

열증은 염증, 충혈, 기능의 항진, 자율신경계의 흥분 등에 의해 생기는 발열, 열감, 구갈(口渴), 짜증 등 온열성(溫熱性)인 증후를 가리킨다. 열증은 열사(熱邪)의 침입에 의한 '실열(實熱)'과, 음액(陰液) 부족으로 인해 상대적으로 생긴 '허열(虛熱)'이 있다.

열증은 성질이 한량(寒凉)한 약재로 치료한다.

청열제는 아래의 종류에 따라 분류된다.

청열사화제(淸熱瀉火劑): 기분열성(氣分熱盛), 간화(肝火), 심화(心火), 위열(胃熱), 폐열(肺熱) 등을 치료하는 처방

청열해독제(淸熱解毒劑): 열독(熱毒)을 치료하는 처방

청열리습제(淸熱利濕劑): 습열(濕熱)을 치료하는 처방

청허열제(淸虛熱劑): 허열(虛熱)을 치료하는 처방

그 외에도 혈열(血熱)을 치료하는 청열량혈제(淸熱凉血劑) 등이 있다.

❺ 이기제(理氣劑)

이기제는 기체(氣滯)를 치료하는 처방이다.

기체는 기 흐름의 정체를 의미한다.

이기제에는 기의 흐름을 좋게 하는 '행기(行氣)'제, 상역(上逆)한 기를 하강시키는 '강기(降氣)'제가 있다. 기체는 이기(理氣)작용을 가진 약재로 치료한다.

❻ 리혈제(理血劑)

리혈제는 혈어(血瘀)와 출혈(出血)을 치료하는 처방이다.

혈어는 혈 흐름의 정체를 의미한다. 또한 혈의 병증(病證)에는 혈허(血虛), 혈어, 출혈 등이 있지만 혈허를 치료하는 보혈제(補血劑)는 보익제(補益劑)에 포함된다.

리혈제는 아래의 종류에 따라 분류된다.

활혈화어제(活血化瘀劑): 혈어(血瘀)를 치료하는 처방

지혈제(止血劑): 출혈(出血)을 치료하는 처방

❼ 거습제(祛濕劑)

거습제는 수습(水濕)을 치료하는 처방이다.

수습은 습사(濕邪)와 진액(津液)의 정체에 의해 체내에 머무르는 이상(異常) 수액을 가리킨다.

거습제는 아래의 종류에 따라 분류된다.

화습화위제(化濕和胃劑): 습사(濕邪)에 의해 비위(脾胃)의 기능이 실조되어 있는 습곤비위증(濕困脾胃證)을 치료하는 처방

이수삼습제(利水滲濕劑): 수습(水濕)과 수종(水腫)을 치료하는 처방

온화수습제(溫化水濕劑): 양허(陽虛)로 인한 수습(水濕)을 치료하는 처방

❽ 화담제(化痰劑)

화담제는 담음(痰飮)을 치료하는 처방이다.

담음(痰飮)은 진액(津液)의 정체로 체내에 정류하는 이상(異常) 수액으로, 특히 자주 정체하고 소재지가 확정되기 쉬운 것을 가리킨다. 담음의 발생에는 폐(肺)·비(脾)·신(腎)의 기능 실조(失調)와 관련이 있지만 특히 비의 기능 저하가 관련된 경우가 많다.

❾ 지해평천제(止咳平喘劑)

지해평천제는 천해(喘咳)를 치료하는 처방이다.

천해는 호흡곤란(천; 喘)과 해수(咳嗽)(해; 咳)를 가리킨다. 담음(痰飮)과 관련이 깊어 화담제(化痰劑)의 한 종류이기도 하지만, 특별히 천해를 치료하기 위하여 조합된 처방을 이곳에 모았다.

⑩ 안신제(安神劑)

안신제는 정신 불안정과 번조(煩躁)를 치료하는 처방이다.

안신제에는 흥분을 진정시키는 작용이 강하여 실증(實證)에 사용되는 경우가 많은 '중진안신(重鎭安神)'제와, 억제 과정을 강하게 하여 허증(虛證)에 사용되는 경우가 많은 '양심안신(養心安神)'제가 있다. 중진안신제는 광물이나 패각(貝殼) 등의 약재, 양심안신제는 주로 식물 약재가 사용되고 있다.

⑪ 식풍제(熄風劑)

식풍제는 내풍(內風)을 치료하는 처방이다.

내풍은 풍사(風邪) 중 오장(五臟)에 속하는 간(肝)의 기능 실조, 혈(血)과 음액(陰液)의 부족 혹은 열사(熱邪)의 항진(亢進) 등 체내의 실조(失調)로 인해 생긴 것을 가리킨다. [내풍에 대비하여 외부의 풍사(風邪) 침입에 의한 것은 외풍(外風)이라고 한다.]

내풍은 식풍약을 중심으로 자음(滋陰), 양혈(養血), 청열(淸熱) 작용을 가진 약재를 조합하여 치료한다.

⑫ 거풍습제(祛風濕劑)

거풍습제는 비증(痺證)을 치료하는 처방이다.

비증은 근육과 관절의 저림과 통증, 운동장애 등이 생기는 증(證)으로 신체에 분포하고 있는 경락(經絡)이 병사(病邪)에 의해 막혀 닫히고, 기혈(氣血)의 흐름이 방해돼서 생긴다.

비증에는 풍사(風邪)의 증후가 주로 나타나는 행비(行痺)(풍비; 風痺), 한사(寒邪)의 증후가 주로 나타나는 통비(痛痺)(한비; 寒痺), 습사(濕邪)의 증후가 주로 나타나는 착비(着痺)(습비; 濕痺), 열사(熱邪)의 증후가 주로 나타나는 열비(熱痺)이다.

⑬ 해표제(解表劑)

해표제는 표증(表證)을 치료하는 처방이다.

표증은 병사(病邪) 감염의 초기 단계로, 병사(病邪)가 아직 체표(體表)에 머무르고 있는 증이다.

표증은 주로 발한(發汗)시키는 것으로 치료한다.

해표제는 아래의 종류에 따라 분류된다.

신온해표제(辛溫解表劑): 표한(表寒)을 치료하는 처방

신량해표제(辛凉解表劑): 표열(表熱)을 치료하는 처방

⑭ 사하제(瀉下劑)

사하제는 리실(裏實)을 치료하는 처방이다.

리실은 열사(熱邪)에 의한 실증(實證)에 분변(糞便) 또는 체강(體腔) 내의 수액이나 혈어(血瘀)의 정체를 동반하는 상태를 가리킨다.

한방의 사하제는 변비 해소를 위한 하제(下劑)와 다르고, 사하(瀉下)하여 소염(消炎)하고 배독(排毒)하여 질환을 치료하는 목적으로 사용한다.

***

책 끝에는 병명 색인, 증상 색인, 처방 색인, 약재 색인, 한의학 용어 색인을 게재하였습니다. 실제로 응용할 때 참고하신다면 행복할 것 같습니다.

목차

들어가며 3

역자 서문 5

추천사 8

일러두기 10

보익제(보기) 補益劑 (補氣)

001. 사군자탕(四君子湯) 22

002. 육군자탕(六君子湯) 28

003. 향사육군자탕(香砂六君子湯) 33

004. 삼령백출산(參苓白朮散) 39

005. 보중익기탕(補中益氣湯) 45

006. 옥병풍산(玉屛風散) 51

보익제(보혈) 補益劑 (補血)

007. 사물탕(四物湯) 56

008. 당귀음자(當歸飮子) 62

009. 당귀작약산(當歸芍藥散) 68

보익제(기혈쌍보) 補益劑 (氣血雙補)

010. 십전대보탕(十全大補湯) 74

011. 인삼양영탕(人蔘養榮湯) 80

	012.	귀비탕(歸脾湯)	86
	013.	가미귀비탕(加味歸脾湯)	92
보익제(보음) 補益劑 (補陰)	014.	육미지황환(六味地黃丸)	98
	015.	지백지황환(知柏地黃丸)	104
	016.	기국지황환(杞菊地黃丸)	110
	017.	맥미지황환(麥味地黃丸)	116
	018.	자음강화탕(滋陰降火湯)	122
보익제(기음쌍보) 補益劑 (氣陰雙補)	019.	생맥산(生脈散)	128
	020.	맥문동탕(麥門冬湯)	134
	021.	자감초탕(炙甘草湯)	140
	022.	청서익기탕(淸暑益氣湯)	146
	023.	청심연자음(淸心蓮子飮)	152
보익제(보양) 補益劑 (補陽)	024.	팔미지황환(八味地黃丸)	158
	025.	우차신기환(牛車腎氣丸)	163
화해제 和解劑	026.	사역산(四逆散)	169
	027.	가미소요산(加味逍遙散)	175
	028.	자음지보탕(滋陰至寶湯)	181
	029.	반하사심탕(半夏瀉心湯)	187
	030.	소시호탕(小柴胡湯)	193
	031.	시호계지건강탕(柴胡桂枝乾薑湯)	199
	032.	시박탕(柴朴湯)	205
	033.	시령탕(柴苓湯)	211

	034.	대시호탕(大柴胡湯)	217
	035.	작약감초탕(芍藥甘草湯)	223
온리거한제 溫裏祛寒劑	036.	인삼탕(이중환)(人蔘湯; 理中丸)	229
	037.	오수유탕(吳茱萸湯)	235
	038.	대건중탕(大建中湯)	240
	039.	당귀탕(當歸湯)	246
	040.	안중산(安中散)	252
	041.	당귀사역가오수유생강탕(當歸四逆加吳茱萸生薑湯)	258
	042.	온경탕(溫經湯)	264
	043.	오적산(五積散)	270
청열제(청열사화) 清熱劑 (清熱瀉火)	044.	백호가인삼탕(白虎加人蔘湯)	276
	045.	용담사간탕(龍膽瀉肝湯)	281
청열제(청열해독) 清熱劑 (清熱解毒)	046.	황련해독탕(黃蓮解毒湯)	287
	047.	삼황사심탕(三黃瀉心湯)	292
	048.	온청음(溫清飮)	298
	049.	형개연교탕(荊芥連翹湯)	304
	050.	청상방풍탕(清上防風湯)	310
	051.	신이청폐탕(辛夷清肺湯)	316
	052.	방풍통성산(防風通聖散)	322
청열제(청열리습) 清熱劑 (清熱利濕)	053.	인진호탕(茵陳蒿湯)	328
	054.	오림산(五淋散)	333
	055.	을자탕(乙字湯)	339

	056.	소풍산(消風散)	345
	057.	십미패독탕(十味敗毒湯)	350
청열제(청허열) 清熱劑 (清虛熱)	058.	삼물황금탕(三物黃芩湯)	356
이기제 理氣劑	059.	향소산(香蘇散)	362
	060.	반하후박탕(半夏厚朴湯)	367
	061.	여신산(如神散)	373
	062.	소자강기탕(蘇子降氣湯)	379
리혈제(활혈화어) 理血劑 (活血化瘀)	063.	혈부축어탕(血府逐瘀湯)	384
	064.	보양환오탕(補陽還五湯)	390
	065.	궁귀조혈음(芎歸調血飮)	395
	066.	도핵승기탕(桃核承氣湯)	401
	067.	계지복령환(桂枝茯苓丸)	407
리혈제(지혈) 理血劑 (止血)	068.	궁귀아교탕(芎歸阿膠湯)	412
거습제(화습화위) 祛濕劑 (化濕和胃)	069.	평위산(平胃散)	417
	070.	위령탕(胃苓湯)	422
	071.	곽향정기산(藿香正氣散)	427
거습제(이수삼습) 祛濕劑 (利水滲濕)	072.	오령산(五苓散)	433
	073.	저령탕(猪苓湯)	438
	074.	방기황기탕(防己黃耆湯)	443
	075.	월비가출탕(越婢加朮湯)	448

거습제(온화수습) 祛濕劑 (溫化水濕)

076. 영계출감탕(苓桂朮甘湯) 454
077. 영강출감탕(苓薑朮甘湯) 459
078. 진무탕(眞武湯) 464

화담제 化痰劑

079. 이진탕(二陳湯) 470
080. 온담탕(溫膽湯) 475
081. 복령음(茯苓飮) 480
082. 반하백출천마탕(半夏白朮天麻湯) 486

지해평천제 止咳平喘劑

083. 삼소음(蔘蘇飮) 492
084. 신비탕(神秘湯) 498
085. 소청룡탕(小青龍湯) 504
086. 마행감석탕(麻杏甘石湯) 510
087. 청폐탕(清肺湯) 515

안신제 安神劑

088. 시호가용골모려탕(柴胡加龍骨牡蠣湯) 521
089. 계지가용골모려탕(桂枝加龍骨牡蠣湯) 527
090. 산조인탕(酸棗仁湯) 533
091. 감맥대조탕(甘麥大棗湯) 539

식풍제 熄風劑

092. 조등산(釣藤散) 544
093. 억간산(抑肝散) 549

거풍습제 祛風濕劑

094. 독활기생탕(獨活寄生湯) 555
095. 소경활혈탕(疎經活血湯) 561

해표제(신온해표) 解表劑 (辛溫解表)

096. 마황탕(麻黃湯) 567
097. 계지탕(桂枝湯) 572
098. 갈근탕(葛根湯) 578
099. 형방패독산(荊防敗毒散) 584
100. 마황부자세신탕(麻黃附子細辛湯) 590

해표제(신량해표) 解表劑 (辛凉解表)

101. 은교산(銀翹散) 596

사하제 瀉下劑

102. 대황목단피탕(大黃牧丹皮湯) 602
103. 마자인환(麻子仁丸) 608

저자와의 대담 614

색인

병명 색인 626
증상 색인 637
처방 색인 652
약재 색인 661
한의학 용어 색인 664

보익제(보기) 補益劑 (補氣)

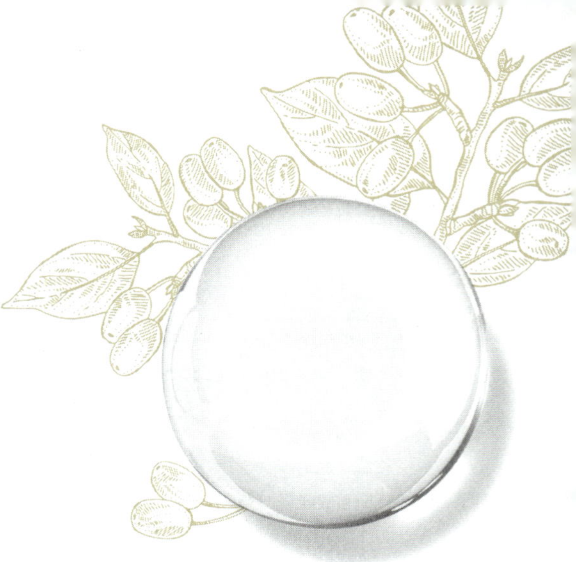

사군자탕
四君子湯

비(脾)와 위(胃)의 기(氣)를 보해 몸을 조화롭게 함
위장(胃腸) 질환뿐만 아니라 기운이 없는 환자에게도 사용

한방(漢方)을 이해하는 데 있어서 중요한 개념인 **'기(氣)'**가 있다. 원**기**(元**氣**), **기**력(**氣**力) 할 때의 **'기(氣)'** 말이다. 한방의 경우 **'기(氣)'**는 인체의 모든 생리기능을 추진하는 생명 에너지와 같은 것이다.

'기(氣)'는 눈에 보이지 않지만, 그 존재를 증명할 과학적 근거도 없다. 과학이 발달한 현대에 있어서는 약간 받아들이기 힘든 개념일지도 모른다. 그러나 '기(氣)'를 보(補)하는 한약을 복용하면, 실제로 원기가 회복되어 병이 개선되는 것은 사실이다. 현대의 과학으로 증명되지 못하는 것을 부정하고, 배제할 필요는 없고 유효한 것들을 받아들이면 된다. 사군자탕은 이와 같이 눈으로 보이지 않는 '기'를 보하는 중요한 처방이다.

어떤 사람에게 효과가 있나요?

사군자탕(四君子湯)은 '비위기허(脾胃氣虛)'증을 개선하는 대표적인 처방이다.

비위(脾胃)는 오장(五臟) 중 하나인 '비(脾)'와 육부(六腑) 중 하나인 '위(胃)'를 가리키는 말이다. 위는 음식물을 받아들여(수납; 受納), 소화하고(부숙; 腐熟), 먹은 음식물을 인체에 유용한 형태로 변화시킨다.[1] 비(脾)는 그것을 흡수하여 기혈(氣血)을 생성하고 전신으로 수송시켜 보낸다(운화; 運化).[2] 이와 같이 비와 위의 사이에는 밀접한 관계가 있다.[3] 비위가 서로 제휴를 맺음으로써 음식물로부터 기와 혈[4]을 새로 만들어 낸다. 따라서 비위가 정상적으로 기능하다면 충분한 양의 기혈이 체내를 순환하고, 심신(心身)은 건강한 상태가 된다. 역으로 비위의 수납(受納), 부숙(腐熟), 운화(運化)하는 힘이 모자라게 되면 체내의 기혈이 부족해지고 여러 병이나 증후가 야기된다. 이것이 비위기허증(脾胃氣虛證)이다.

기에는 선천의 기(先天之氣)와 후천의 기(後天之氣)가 있다. 선천의 기는 태어나면서 구비가 되어 있는 근본적인 생명 에너지이고[5], 후천의 기는 태어난 후에 음식물 등으로부터 얻는 기이다. 비위는 기혈을 새로 만들어내는 근원이므로 '후천의 본(後天之本)'으로 불린다. 이런 후천의 본을 튼튼하게 하는 것이 사군자탕이다. 기허(氣虛) 상태가 된다면 대사 감소, 면역력 저하, 신경계 반응의 둔화, 조혈 기능의 저하 등 생리 기능이 좋지 않게 된다.

비위기허증(脾胃氣虛證)인 사람은 기혈이 부족하므로, 기운이 없어 피곤해지기 쉽다. 손과 발이 나른해지고 기력이 없다. 목소리를 내는 힘도 없으며, 말수가 적어지고, 안색이 희다. 입술이나 손톱의 색깔도 흰빛을 띤다. 혀의 색깔도 희어 보이고, 설태(舌苔)도 적고 희다. 혀는 커지고, 부어서 부석부석해지는 경우가 많다. 설태가 벗겨져 떨어지는 경우도 있다. 숨이 자주 차며, 체중이 잘 증가하지 않는 경우도 많다.

비의 운화 기능과 위의 수납 기능이 쇠퇴하고 있기 때문에 음식물로부터 생성되는 습탁(濕濁)[6]이 소화기관 내에 쌓여, 곧 배가 불룩해지고, 식욕부진, 소화불량, 미각의 둔화, 부종, 무른 변(軟便) 등의 증후가 생긴다. 장의 연동운동이 약해져 변비도 생기는 경우가 있다. 이런 경우 변은 처음에는 딱딱하지만, 후에는 물러지게 되는 경우가 많다. 토끼 똥 모양과 같은 형태가 된다.

임상 응용 범위는 만성 위염, 위·십이지장질환, 소화불량, 만성 장염, 빈혈(anemia), 저단백혈증(hypoproteinemia), 설사(下痢), 심근염(myocarditis) 등으로 비위기허(脾胃氣虛)의 증후를 나타내는 질환들이다.

어떤 처방인가요?

한약의 구성은 인삼(人蔘), 백출(白朮), 복령(茯苓), 감초(甘草) 4가지이다.

인삼은 군약(君藥)[7]으로써 보기(補氣)하며, 비위의 기능을 높여준다. 신약(臣藥)에 해당하는 백출은 비를 건강하게 하는 동시에 조습(燥濕)[8]하며, 비의 운화작용을 도와 인삼의 보기 작용을 강화시켜 준다. 좌약(佐藥)의 복령도 건비조습(建脾燥濕)하며, 백출과의 조합을 이뤄 건비거습(建脾祛濕)하는 효능을 다시 분명하게 해준다. 설사를 멈추는 데에도 효과가 있다(지사; 止瀉). 군·신약(君·臣藥)에 의해 보(補)해진 기를 흐르게 하는 작용도 있다. 감초는 사약(使藥)으로써 자감초(炙甘草)를 사용하며, 익기화중(益氣和中)[9]하면서 모든 약재의 약성(藥性)을 조화롭게 한다.

이로써 사군자탕의 효능을 '보기건비(補氣健脾)'라고 말할 수 있다. 비의 운화 기능과 위의 수납 기능을 회복시키는 기를 자양(滋養)하여, 비위기허증(脾胃氣虛證)을 치료한다. 한열(寒熱)에 치우치지 않고, 평보(平補)하는 방제로 불린다.[10] 보기제 중 기본적인 처방이며, 많은 보기제가 이 처방을 기본으로 하여 만들어지고 있다. 엑스 제형이나 약국에서 파는 약으로서는 생강(生薑)과 대조(大棗)를 배합하기도 하며, 백출(白朮) 대신 창출(蒼朮)을 사용한 경우도 있다. 중심에 위치하여 영향력을 구석구석까지 미치는 **군자**(君子)와 같이, 인체의 중심에 있는 비위(脾胃)를 원래의 좋은 상태로 되돌려 기를 순환하게 하는 **4가지** 약재를 쓴 처방이므로, **사군자**탕이라는 이름이 붙었다.

복부 또는 손과 발이 차가워지는 경우나, 따뜻하게 하면 괜찮아지는 복통을 동반한 경우에는 인삼탕(人蔘湯)을 사용한다. 이중탕(理中湯) 또는 이중환(理中丸)이라고 불러도 좋은 인삼탕은 사군자탕의 복령(茯苓) 대신 건강(乾薑)이 배합된 처방이다. 구역질이나 구토를 한다면 본 방에 반하(半夏)와 진피(陳皮)를 가미한 육군자탕(六君子湯)이 좋다. 혈허(血虛)가 현저한 경우는 사물탕(四物湯)을 합친다.[11] 변비가 있으면 마자인환(麻子仁丸)을 소량 병용한다.

같은 보기제로는 보중익기탕(補中益氣湯)이 있지만, 보중익기탕은 주된 약재가 황기(黃耆)이고, 처진 원기를 일어나게 하여 몸을 산뜻하게 하는 처방이다. 내장하수(內臟下垂; splanchnoptosis)를 가진 사람 등에도 사용한다. 소건중탕(小建中湯)은 아교(阿膠)와 작약(芍藥)이 중심이 되어 몸을 따뜻하게 하고, 근육 경련을 완화해 준다. 인삼탕은 상술한 대로, 인체를 따뜻하게 하여 복부의 상태를 개선하는 건강(乾薑)이 주된 약재인 처방이다. 환자의 증후를 끝까지 지켜보고 판단한다.

비기허(脾氣虛)가 어느 정도 진행되어 한증(寒證)을 동반하는 '비양허(脾陽虛)'증이 된 상황에는 인삼탕을, 음액(陰液)[12] 이 감소한 허열증(虛熱證)을 동반한 '비음허(脾陰虛)'증이 된 경우에는 계비탕(啓脾湯) 등을 사용한다.

출전은 송대(宋代, 12세기)에 편찬되었던 중국의 처방집 '화제국방(和劑局方)'이다.

이런 환자에게

식욕부진이 있습니다. 자주 피곤해지고, 힘이 없습니다.

목소리가 작고, 마른 형태의 체형이다. 안색도, 입술도, 혀도 모두 흰빛을 띤다. 전형적인 비위기허(脾胃氣虛)로 보아 사군자탕(四君子湯)을 사용하였다. 1년 후에는 식욕이 왕성해지고, 완전히 원기가 회복되었다. 월경도 규칙적으로 오게 되어서 기뻐하였다.

기관지 천식이 있습니다. 피곤해지면 그 증상이 악화됩니다.
투명한 가래가 많이 나옵니다.

호흡기 이외의 증상은 소화불량이 있고 복부에서 찰랑찰랑, 꼬르륵 하는 소리가 들린다. 자주 설사한다. 비위기허(脾胃氣虛)에 의한 습탁(濕濁)이 근본적인 이유라고 생각되어, 사군자탕(四君子湯)을 복용하게 하였다. 후에 호흡이 괴로워지는 빈도가 줄었다고 말하였다.[13]

용어 해설

1. 위가 음식물을 받아들이는 기능을 '수납(受納)'이라고 말하며, 소화하는 기능을 '부숙(腐熟)'이라고 부른다. 게다가 위는 음식물의 유용한 부분['청(清)'이라고 한다]을 비에 전해준 후에 남은 찌꺼기['탁(濁)'이라고 한다]를 아래에 위치한 소장(小腸)·대장(大腸)에 내려주는 '강탁(降濁)' 기능도 가지고 있다.
2. 이런 비의 기능을 '운화(運化)'라고 한다. 비의 가장 중요한 기능이다. 위의 '강탁' 작용과 반대로, '청(清)'을 폐로 들어 올리므로 비의 '승청(昇清)' 기능이라고 부른다.
3. 장부(臟腑) 사이에는 밀접한 관계가 있다. 이것을 '표리(表裏)를 이루는' 관계라고 말한다.
4. 혈(血)이라는 것은 인체에 필요한 영양을 가리킨다. 단순히 혈액(血液)을 가리키는 것이 아니다. 혈액에는 기(氣)·혈(血)·진액(津液)도 포함하고 있지만, 우리 인체를 자양(滋養)하는 작용을 혈이라고 부른다. 또한 진액은 체내의 정상적인 수액(水液)을 가리킨다.
5. 선천의 기는 오장(五臟)인 신(腎)에 깃들어 있다. 따라서 신을 '선천지본(先天之本)'으로 부른다.
6. 음식물의 남은 찌꺼기인 '탁(濁)'은 조금 축축하다. 이것이 건강을 해치는 요인이 된 경우 습탁(濕濁)이라고 부른다.
7. 한약은 일반적으로 복수의 약재가 조합되어, 각자의 역할 분담이 있다. 처방의 중심이 되는 약재는 군약(君藥)이라고 한다. 군약 다음으로 중요한 약재는 신약(臣藥)으로 부른다. 군약의 작용을 보좌하고, 강하게 한다. 그리고 군·신약을 도와주는 성질을 가진 약재를 좌약(佐藥)으로 부르고, 게다가 군약·신약·좌약을 조화롭게 하거나 특정한 장소로 인도하는 약재를 사약(使藥)이라고 부른다. 한약은 이 약재들의 상호작용으로 약효를 발휘한다.
8. 조습(燥濕)은 습사(濕邪)를 제거하는 것을 말한다.
9. 화중(和中)은 중초(中焦) 즉, 인체의 중심 부분인 비위(脾胃)의 기능을 조화롭게 하는 것을 가리킨다.
10. 평보(平補)라는 것은 온화하게 보하는 것을 말한다.
11. 이 처방을 팔진탕(八珍湯)이라고 한다. 장기화된 기능 저하나 영양 부족 상태에 사용한다.
12. 음액(陰液)은 인체의 구성 성분 중 혈(血)·진액(津液)·정(精)을 가리킨다. 음액이 감소하면 화열(火熱)을 식히는 힘이 약해지므로 상대적으로 열이 생긴다. 이것을 허열(虛熱)이라고 한다.
13. 비(脾)와 폐(肺)는 오장(五臟)의 모자(母子) 관계이다. '어머니(母)'에 해당하는 비를 보하여 폐의 병을 치료한 증례이다.

보익제(보기) 補益劑 (補氣)

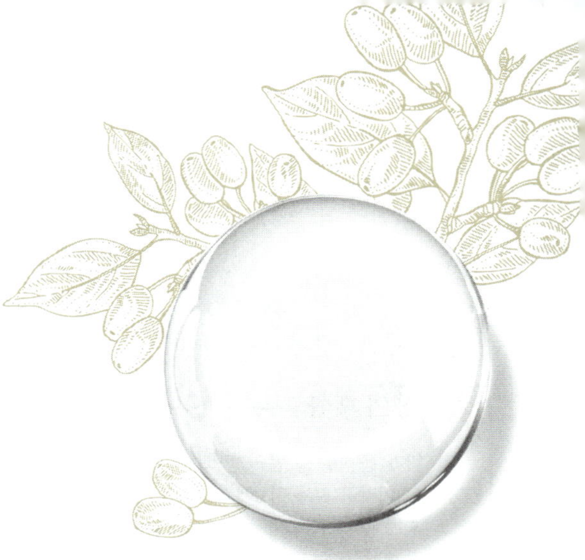

육군자탕
六君子湯

비위(脾胃)의 기능을 높이면서 정상적이지 않은 수액을 제거
소화기질환 이외에도 광범위하게 응용

위장(胃腸) 기능이 약해지면 소화와 흡수 기능이 저하되고, 소화되었던 음식물이 부드럽게 체내에 퍼지지 못한다. 그 결과, 수액이 체내에 머무르게 되어 버린다. 체내에 과잉 축적된 수액은 체내의 부담이 되고, 여러 병과 증상의 원인이 된다. 육군자탕(六君子湯)은 이런 상태를 해결하는 처방이다.

육군자탕은 사군자탕(四君子湯)과 이진탕(二陳湯)을 합친 처방이다. 사군자탕은 위장 기능을 높이면서 '기(氣)'[1]를 보하고, 이진탕은 체내의 정체되어 있는 과잉 축적된 수액을 제거한다. 이 두 가지를 합친 육군자탕은 위장기능을 높이면서 여분의 수액을 제거하는 힘을 가지고 있다.

어떤 사람에게 효과가 있나요?

육군자탕(六君子湯)은 '비위기허(脾胃氣虛), 담습(痰濕)'증을 개선하는 대표적인 처방이다.

비위(脾胃)는 오장(五臟) 중 하나인 '비(脾)'와, 육부(六腑) 중 하나인 '위(胃)'를 가리키는 말이다. 위는 음식물을 받아들여(수납; 受納), 소화하고(부숙; 腐熟), 먹은 음식물을 인체에 유용한 형태로 변화시킨다.[2] 비는 그것을 흡수시켜 기혈(氣血)[3]을 생성하고, 전신에 운송한다(운화; 運化).[4] 비위의 기능이 저하된다면 체내에 기혈이 부족해지고, 다양한 병이나 증후가 야기된다. 이것이 '비위기허(脾胃氣虛)'증이다. 위장 기능의 저하뿐만이 아니라, 대사의 감소, 면역력 저하, 신경 흥분도가 점점 약해지고, 조혈 기능의 약화 등도 일어나게 된다.

'담습(痰濕)'은 담음(痰飮)의 한 종류로서, 수액 대사의 병리적 산물을 의미한다.[5] 수액의 대사가 정상적으로 처리되지 않았기 때문에, 수액이 정체되어 생긴다. 정상적인 수액은 인체에 필요한 기본 물질(진액; 津液)이지만, 그것이 정체되어 저류된다면 담음이 되고, 인체의 정상적인 생리 활동을 방해해 심신(心身)에 좋지 않은 증상이 나타나게 된다. 특히 비위기허(脾胃氣虛)의 경우 운화, 수납 기능이 약하기 때문에 음식물로부터 생기는 습탁(濕濁)[6]이 소화기관 내에 쌓이고, 담습이 생기기 쉬워진다.

비위기허증인 사람은 기혈이 부족하므로, 기운이 없어 피곤해지기 쉽다. 손과 발이 나른해지고, 기력이 모자란다. 또 목소리에 힘이 없고, 말수가 적어지며, 숨이 자주 차며, 안색이 하얗게 되는 등의 특징을 들 수 있다.

담습증(痰濕證)에서는 습탁이 소화기관 내에 쌓이고 있기 때문에, 식욕부진, 복부 팽만감, 소화불량, 더부룩함, 명치 부분의 답답함, 구역질, 구토, 위산 과다(탄산;呑酸), 음식의 맛을 못 느낌, 무른 변(軟便), 설사(下痢) 등의 증후가 생긴다. 그 외 다량의 하얀 가래, 기침, 가슴의 답답함, 현훈(目眩), 동계(動悸), 부종, 손과 발이 무거운 등 습(濕)의 증후도 나타난다. 백색 혀 위에, 하얀 설태가 끈적끈적하게 혹은 진득하게 들러붙어 있다. 혀가 커지고, 부어 부석부석해지고 치흔(齒痕)이 있는 경우도 많다. 설태가 벗겨지는 경우도 있다.

임상 응용 범위는 만성·급성 위장염, 위·십이지장 궤양, 역류성 식도염, 구토, 식욕부진, 위하수(胃下垂, gastroptosis), 위 무력증(gastric atony), 소화불량, 빈혈(anemia), 저단백혈증(hypoproteinemia), 설사, 만성·급성 기관지염, 만성 신염, 대하(帶下, leukorrhea), 비만 등으로 비위기허, 담습의 증후를 나타내는 것이다.

본 방이 적용되는 증(證)은 비위기허(脾胃氣虛)라는 허증(虛證)이 뿌리에 있고, 그 위에 담습(痰濕)이라는 실증(實證)이 편승하고 있다. 이런 증을 '본허표실(本虛標實)'[7] 이라고 부르고, 단순한 허증이나 실증보다 많다. 따라서, 본 방은 여러 질환에 광범위하게 사용된다.[8]

어떤 처방인가요?

구성 약재는 인삼(人蔘), 백출(白朮), 복령(茯苓), 감초(甘草), 반하(半夏), 진피(陳皮), 생강(生薑), 대조(大棗) 총 8가지이다. 사군자탕(四君子湯)(인삼, 백출, 복령, 감초)과 이진탕(二陳湯; 반하, 진피, 복령, 감초, 생강)을 합친 성분이라고 말할 수 있다.

사군자탕의 성분으로서 군약(君藥)인 인삼은 보기(補氣)하는 작용이 있고, 비위(脾胃)의 기능을 높인다. 백출은 신약(臣藥)으로서 건비(健脾)하는 동시에 습사(濕邪)를 제거하며(조습; 燥濕), 인삼의 보기 작용을 높인다. 또한 이진탕의 성분을 보면 반하는 군약으로서 조습화담(燥濕化痰)[9], 강역화위(降逆和胃)[10], 진해(鎭咳)하며, 진피는 신약(臣藥)으로서 조습거담(燥濕祛痰)하여 반하를 돕고, 기를 순환시켜 담(痰)을 제거한다.

좌약(佐藥)인 복령은 건비조습(健脾燥濕)하며, 백출과의 조합에 의해 건비거습(健脾祛濕)의 힘을 강하게 시켜주고, 담(痰)의 생성을 억제한다. 지사(止瀉) 작용에도 효과적이다. 감초는 사약(使藥)으로서 자감초(炙甘草)를 사용하며, 보기화중(補氣和中)[11] 하면서 모든 약재의 약성(藥性)을 조화롭게 한다. 생강과 대조도 비위의 기능을 조절한다. 생강에는 반하의 독성[12]을 억제하는 기능도 있다.

이와 같이 육군자탕(六君子湯)의 효능을 '보기건비(補氣健脾), 이기화담(理氣化痰)'이라고 말할 수 있다. 비위의 운화(運化), 수납(受納) 기능을 회복시켜, 기를 자양(滋養)하고, 동시에 기를 순환시켜 체내의 담습을 제거한다. 백출 대신에 창출(蒼朮)을 사용하는 경우도 있다. 체질을 강하게 하는 '보약(補藥)'과 사기(邪氣)를 제거하는 '사약(瀉藥)'을 조합하여, 정기(正氣)를 보하고 사기를 제거해 허실(虛實)의 균형을 맞춰준다. 본 방은 허실이라는 상반되는 작용을 화합하는 처방이다.

흉협부(胸脇部)의 통증이나 불쾌감이 있다면 사역산(四逆散)을 병용한다. 복부가 차서 아픈 경우는 인삼탕(人蔘湯)을 합친다. 구토가 심하면 오령산(五苓散)을 함께 복용한다.

상복부 팽만감이나 식욕부진이 현저한 경우에는 평위산(平胃散)을 병용한다. 기울(氣鬱)이 심한 경우 향사육군자탕(香砂六君子湯)이 좋다.

사군자탕과 이진탕의 출전은 모두 12세기(송대; 宋代)에 편찬되었던 중국의 처방집 '화제국방(和劑國方)'이다.[13]

이런 환자에게

남편이 항암제 치료를 받고 있습니다만, 부작용이 심하여 괴로워 보입니다.

항암제의 부작용은 권태감(倦怠感), 식욕부진, 구토, 설사 등이 있다. 비위기허(脾胃氣虛), 담습증(痰濕證)으로 보아 육군자탕(六君子湯)을 복용하게 하였다. 부작용이 점차 줄어들고, 2개월 후에는 전부 소실되었다. 구역질이 심하면 소량씩 복용하는 것이 좋다.

그다지 먹지 않는데도 살이 쪄 버립니다.

근육이 부드럽고 통통한 타입이다. 쉽게 피곤해지고, 땀을 많이 흘리는 체질이며, 부종이 있다. 흰 가래가 많고, 변은 무른 편이다. 비위기허(脾胃氣虛), 담습(痰濕)

이라고 생각하여 육군자탕을 복용하게 하였다. 조금씩 체중이 줄어들었고, 1년에 6 kg 감량하였다. 담습이 축적되어 비만을 야기시킨 예이다.

용어 해설

1. '기(氣)'는 인체의 모든 생리기능을 추진하는 생명 에너지, 생명력에 해당된다. 원기(元氣), 기력(氣力)의 '기(氣)'이다.
2. 수납(受納), 부숙(腐熟) 기능 외에도 위는 음식물의 유용한 부분(청; 淸)을 비에 전한 뒤 남은 찌꺼기(탁; 濁)를 아래에 위치한 소장(小腸)·대장(大腸)으로 내려주는 '강탁(降濁)' 기능을 가지고 있다.
3. '혈(血)'은 생명 활동에 필요한 영양이다. 혈액(blood)만을 의미하는 것은 아니다
4. 운화(運化)는 비(脾)의 가장 중요한 기능이다. 위의 강탁(降濁) 작용과 반대로, 폐(肺)로 '청(淸)'을 들어 올리므로 비에는 '승청(昇淸)' 기능이 있다고 말한다.
5. 담(痰)이라고 하여도 기도로부터 분비되는 점액이 아닌 더 넓은 개념이다.
6. 음식물의 남은 찌꺼기(탁; 濁)는 습(濕)한 성질을 가지고 있다. 이것이 건강을 해치는 원인이 되는 경우 습탁(濕濁)이라고 부른다.
7. 본허표실(本虛標實)은 본질적으로 체질이 허(虛)한 상황인데, 병사(病邪)가 표면에 존재하는 증(證)이다. 본질을 강화하면서, 병사를 제거하여 병을 근본적으로 치료해 가는 것이다(부정거사; 扶正祛邪).
8. 순수한 허증(虛證)이 아니어도, 순수한 보약(補藥)을 사용하는 경우도 있다. 환자의 증(證)이나 치료의 우선순위를 케이스 바이 케이스로 판단하여 처방을 정한다.
9. 조습화담(燥濕化痰)은 담습(痰濕)을 제거하는 것이다.
10. 강역화위(降逆和胃)는 위기(胃氣)가 상역(上逆)하는 것을 완화(緩和)하는 것이다.
11. 화중(和中)이라는 것은 중초(中焦) 즉, 인체의 중심에 있는 비위(脾胃)의 기능을 순조롭게 하는 것이다.
12. 생반하(生半夏)에는 구토 유발(催吐)·인후 자극·실성(失聲)·쉰 목소리(嗄聲, hoarseness) 등의 약한 독성이 있다. 이 독성들은 생강(生薑)과 합쳐 달이면 소실되고, 역으로 토를 억제(制吐)하는 작용이 남는다.
13. 출전을 16세기(명대; 明代) '의학정전(醫學正傳)' 또는 '만병회춘(萬病回春)'이라고 하는 경우도 있다.

보익제(보기) 補益劑 (補氣)

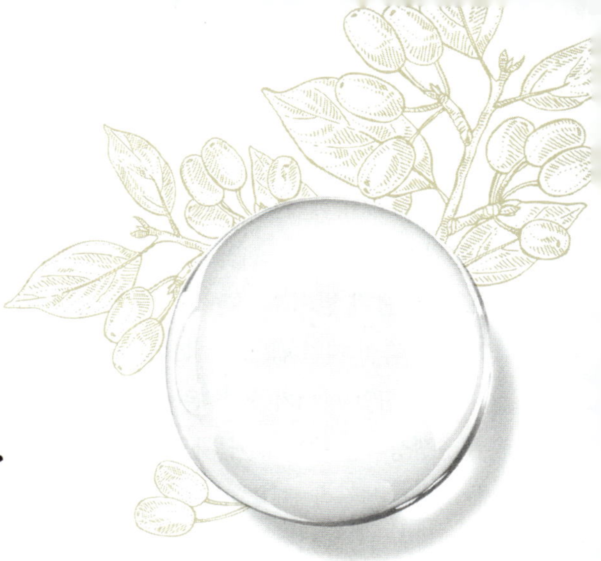

향사육군자탕

香砂六君子湯

기허(氣虛)와 기체(氣滯)를 동시에 개선
위장허약(胃腸虛弱)으로 위(胃) 부분이 답답하고 구토를 동반하는 환자에게 사용

향사육군자탕(**香砂**六君子湯)은 '보기건비(補氣健脾), 이기화담(理氣化痰)'증을 개선하는 육군자탕(六君子湯)에 **'향사(香砂)'**가 첨가된 처방이다. **'사(砂)'**는 축**사**(縮**砂**), **'향(香)'**은 목**향**(木**香**)으로 이것들이 가미(加味)되어 육군자탕의 이기작용(理氣作用)이 강해지는 처방이다.

어떤 사람에게 효과가 있나요?

향사육군자탕(香砂六君子湯)은 '비위기허(脾胃氣虛), 담조기체(痰阻氣滯)'증을 개선하는 처방이다.

이 증의 기본이 되는 것은 '비위기허'증이다. 위(胃)는 육부(六腑) 중 하나이고, 음식물을 받아들여(수납; 受納), 소화하고(부숙; 腐熟), 먹은 음식물을 인체에 유용한 형태로 변화시킨다.[1] 비(脾)는 오장(五臟) 중 하나이고, 그것을 흡수하여 기혈(氣血)[2]을 생성하고, 전신으로 수송해 간다(운화; 運化).[3] 이와 같이 비위의 기능이 저하되어 기혈이 부족해지는 체질을 비위기허증(脾胃氣虛證)이라고 한다.

비위기허증(脾胃氣虛證)인 사람은 기혈(氣血)이 부족하므로 기운이 없고, 피곤해지기 쉽다. 손과 발이 나른하고, 기력이 부족해진다. 목소리에 힘이 없고, 말수가 줄어들며, 숨이 차기 쉽다. 안색이 하얗다.

비위기허인 상태가 되면 운화(運化), 수납(受納) 기능이 저하됨에 따라 음식물로부터 생성되는 습탁(濕濁)[4]이 소화기관 내에 쌓이기 쉽게 된다. 그 결과, 체내에 담습(痰濕)이 생기게 된다. 게다가 담습이 기의 부드러운 흐름을 저해하고, 기의 흐름이 정체되어 '담조기체(痰阻氣滯)'증이 된다.

담습이 소화기관 내에 쌓이고, 기의 흐름이 울체(鬱滯)되면 상복부의 답답함이나 팽만감(비증; 痞證), 복부 팽만감을 동반하는 복통(창통; 脹痛), 가슴이 답답하거나 폐색감이 있고(흉민; 胸悶), 오심(惡心), 구토, 식욕부진, 복통, 무른 변(軟便), 설사(下痢) 등이 나타난다. 미각장애, 손과 발이 무겁고, 부종, 대하(帶下, leukorrhea) 양이 늘어난 경우도 있다. 혀의 색은 하얗게 변하고, 그 위에 하얀 설태가 들러붙어 있다. 설태가 끈적끈적하게 붙어 있는 경우가 많다.

본 방이 적용되는 증은 비위기허라는 허증(虛證)이 기본이고, 그것이 원인이 되어 담조기체(痰阻氣滯)라는 실증(實證)이 생기는 증이다(본허표실; 本虛標實).[6] 소화 흡수 기능이 저하되어 체내에 담습이 생기고, 그 담습의 정체가 기의 흐름을 악화시켜 모든 증상이 생긴다. 기의 부족(기허; 氣虛)과 기의 정체(기체; 氣滯) 두 가지가 존재하는 것이 특징이다.

임상 응용 범위는 비위기허, 담조기체의 증후를 보이는 질환으로, 만성 위염, 위·십이지장 궤양, 역류성 식도염, 신경성 위염, 위하수(胃下垂, gastroptosis), 위 무력증(gastric atony), 소화불량, 만성 장염, 만성 간염, 만성 췌장염, 저혈압 등이 있다.

어떤 처방인가요?

구성 약재는 인삼(人蔘), 백출(白朮), 복령(茯苓), 감초(甘草), 반하(半夏), 진피(陳皮),

생강(生薑), 대조(大棗), 목향(木香), 축사(縮砂) 10가지이다. 사군자탕(四君子湯; 인삼, 백출, 복령, 감초)에 이진탕(二陳湯; 반하, 진피, 복령, 감초, 생강)을 합쳐 육군자탕(六君子湯)이라고 하며, 그 위에 목향과 축사를 가미한 것이다.

인삼(人蔘)은 군약(君藥)으로서 비위(脾胃)의 기능을 높이며, 기를 보한다(익기건비; 益氣健脾). 백출(白朮)은 신약(臣藥)으로서 건비(健脾)하는 동시에 습사(濕邪)를 제거하고(조습; 燥濕), 인삼의 보기(補氣) 작용을 강하게 해준다. 반하(半夏)는 담습(痰濕)을 제거하고(조습화담; 燥濕化痰), 위기(胃氣)의 상역(上逆)을 완화하며(강역화위; 降逆和胃), 진해(鎮咳)하는 작용도 있다.

복령(茯苓)은 좌약(佐藥)으로서 건비조습(健脾燥濕) 하며, 백출과의 조합으로 건비거습(健脾祛濕) 하는 효과가 강해지고, 담(痰)의 생성을 억제한다. 설사를 멈추는 데에도 효과적이다. 진피(陳皮)는 조습거담(燥濕祛痰)하고 반하를 도와 기를 순환시켜 담(痰)을 소실시킨다. 감초(甘草)는 사약(使藥)으로서 자감초(炙甘草)를 사용하고, 비위의 기능을 조화롭게 하고 기를 보하면서(익기화중; 益氣和中), 모든 약재의 약성(藥性)을 조화롭게 한다. 생강(生薑)과 대조(大棗)도 비위의 기능을 조화롭게 한다. 생강에는 반하의 독성[7]을 억제하는 작용도 있다.

목향(木香)은 기체(氣滯)를 풀어주며(행기; 行氣), 장의 연동운동을 촉진하여 소화흡수를 도와주고, 장의 기능을 바로잡아 장내에 정체된 가스나 복통을 완화한다. 축사(縮砂)는 비위를 따뜻하게 하여 기체를 해소한다(온중행기; 溫中行氣). 구토를 억제하며(制吐), 건위(健胃)하는 작용이 있어, 목향과 비슷하게 장의 연동 운동을 강화해 팽만감 등을 해소한다. 목향과 축사를 병용하면, 행기지통(行氣止痛), 건위(健胃) 작용이 강해진다.

이로써, 향사육군자탕(香砂六君子湯)의 효능을 '익기화담(益氣化痰), 행기온중(行氣溫中)'이라고 말할 수 있다. 사군자탕은 비위의 기를 보하여 근본적으로 비위기허를 치료하고(본치; 本治), 이진탕(二陳湯)이 담습(痰濕)을 제거하고 목향과 축사로 행기온중하여 기체(氣滯)를 제거한다(표치; 標治).[8] 본 방은 본허(本虛)와 표실(標實)을 함께 개선하는 명방(名方)이다(공보겸치; 攻補兼治).

또, 보기(補氣; 기를 보한다)와 행기(行氣; 기를 순환시킨다) 둘 다를 담당하는 것도 특징이다. 목향(木香) 대신에 곽향(藿香)이나 향부자(香附子)가 사용되는 경우도 있다.

각종 처방의 사용법을 구분해 보면 사군자탕이 순수히 기를 보하여 본치(本治)하고, 육군자탕에는 조습이기화담(燥濕理氣化痰)의 기능이 더해져 표치(標治) 하는 작용이 생기고, 향사육군자탕은 그 위에 행기(行氣) 작용이 강해지고, 온중(溫中) 작용도 더해져 있다. 병명에 얽매이지 말고, 더부룩함, 명치의 답답함, 구역감, 복부의 폐색감, 상복부의 담답함이나 팽만감 등의 증상을 충분히 검토하여 증(證)을 정확히 판단하고 처방을 정하는 것이 제일 중요하다.

흉협부(胸脇部)의 통증이나 불쾌감이 있으면 사역산(四逆散)을 병용한다. 복부가 차가워 통증이 있는 경우에는 인삼탕(人蔘湯)을 합친다. 또, 향사육군자탕(香砂六君子湯)은 육군자탕(六君子湯)에 비해서 조성(燥性)이 강하므로 음허증(陰虛證)[9]에는 사용하지 않는다.

출전은 육군자탕(六君子湯)과 같이 12세기(송대; 宋代)에 편찬되었던 중국의 처방집 '화제국방(和劑國方)'이다.[10]

이런 환자에게

위에 팽만감과 통증이 있고, 구역질도 납니다.

검사 결과 가벼운 위궤양으로 위 나선균(*Helicobacter pylori*)을 제거하였지만, 증상은 딱히 개선되지 않았다. 스트레스가 쌓이면 증상이 악화된다. 비위기허(脾胃氣虛), 담조기체(痰阻氣滯)로 보아 본 방을 사용하였다. 약 1년간의 복용으로 완치되었다. 또한, 구역감이 심하면 소량씩 복용하도록 하였다.

불면증입니다. 우울감으로 인해 불안감도 있고,
좀체 잠을 잘 수 없습니다.

위가 답답한 느낌이 있고 개운하지 않다. 식욕부진으로 인해 몸이 나른하다. 병원에서 항우울제를 처방 받았으나 효과가 없었다.

비위기허(脾胃氣虛), 담조기체(痰阻氣滯)로 보아 본 방을 사용하였다. 3개월 정도 후부터 푹 잠들 수 있었다. 본 방은 비기허(脾氣虛)와 기체(氣滯)를 가지고 있는 환자에게 효과적인 방제(方劑)이고, 병명에 매혹되지 않고 증(證)을 판단하여 처방을 선택한다.

용어 해설

1. 위(胃)는 수납(受納), 부숙(腐熟) 기능 외에도 음식물의 유용한 부분(청; 淸)을 비(脾)에 전달한 후, 남은 찌꺼기(탁; 濁)를 소장(小腸)·대장(大腸)으로 내리는 '강탁(降濁)' 기능을 가지고 있다.
2. '기(氣)'는 모든 생리 기능의 근원이 되는 에너지이고, 생명력에 해당한다. 원기(元氣), 기력(氣力)의 '기'이다. 혈(血)은 생명 활동에 필요한 영양이다. 혈액(血液)만을 의미하는 것이 아니다.
3. 운화(運化)는 비(脾)의 가장 중요한 기능이다. 위(胃)의 강탁(降濁) 작용과 반대로, '청(淸)'을 폐(肺)로 들어 올리는데 이를 비의 '승청(昇淸)' 기능이라고 한다.
4. 음식물의 '탁(濁)'은 습(濕)의 성질을 가지고 있다. 이것이 건강을 해치는 원인이 되는 경우 습탁(濕濁)이라고 부른다
5. '담습(痰濕)'은 수액 대사의 병리적 산물이다. 수액 대사가 정상적으로 행해지지 않기 때문에 수액이 체류하여 생긴다. 정상적인 수액은 인체에 필요한 기초 물질(진액; 津液)이지만, 그것이 정체되어 저류하면 담습이 되고, 인체의 정상적인 생리 활동을 방해하여 심신(心身)에 좋지 않은 증상이 나타나게 된다.
6. 본허표실(本虛標實)은 본질적으로 체질이 허(虛)한 것이고, 병사(病邪)가 표면에 존재하는 증(證)이다. 체질을 강화하면서, 병사(病邪)를 제거하여 병을 근본적으로 치료해 간다(부정거사; 扶正祛邪).
7. 생반하(生半夏)에는 구토 유발(催吐)·인후 자극·실성(失聲)·쉰 목소리(嗄聲, hoarseness) 등의 약한 독성이 있다. 이 독성들은 생강(生薑)과 합쳐 달이면 소실되고, 역으로 토를 억제(制吐)하는 작용이 남는다.
8. '본(本)'은 병의 근본적인 원인이고, '표(標)'는 실제로 외부에 나타나는 증상이다. 본허(本虛)를 치료하는 것을 '본치(本治)', 표실(標實)을 치료하는 것을 '표치(標治)'라고 한다.
9. 음허증(陰虛證)은 음액(陰液)이 부족해지는 체질이다. 음액은 인체의 구성성분 중 혈(血)·진액(津液)·정(精)을 가리킨다. 정은 신(腎)에 축적된 생명의 근원(源)이다.
10. 다른 고전을 출전으로 하는 경우도 있다.

보익제(보기) 補益劑 (補氣)

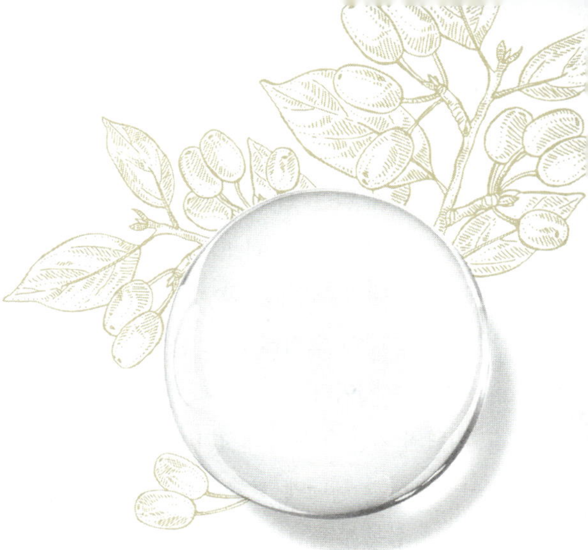

삼령백출산

參苓白朮散

비기(脾氣)를 보(補)하고, 습사(濕邪)를 제거
위장(胃腸)이 허약하여 자주 설사(下痢)하기 쉬운 경우 등에 사용

인**삼**(人蔘), 복**령**(茯苓), **백출**(白朮)을 메인으로 조합된 처방이므로 **삼령백출**산(蔘苓白朮散)이라는 이름이 붙었다. 약해진 위장(胃腸)을 부드럽게 보살펴주는 처방으로, 소아의 위장 문제에도 안심하고 활용할 수 있다.

어떤 사람에게 효과가 있나요?

삼령백출산(蔘苓白朮散)은 '비허협습(脾虛挾濕)'증을 개선하는 처방이다.

근본적인 문제는 소화 흡수 기능의 저하(비허;脾虛)이다. 주로 흡수 기능의 장애로 인해 소화관 내의 수분량이 많아지고, 그 결과 습사(濕邪)[1]가 생겨 '비허협습(脾虛挾濕)'증이 생긴다.

비(脾)는 오장(五臟) 중 하나이고, 음식물을 흡수하여 기(氣)·혈(血)·진액(津液)[2]을 생성하며, 전신으로 수송하는 기능을 가지고 있다(운화; 運化). 비와 표리(表裏)를 이루는 관계이고 육부(六腑) 중 하나인 위는 음식물을 받아들여(수납; 受納), 소화하고(부숙; 腐熟) 먹은 음식물을 인체에 유용한 형태로 변화시킨다. 비는 그것을 운화하는 것이다. 이 기능(비기; 脾氣)이 저하된 증(證)이 비허(脾虛)이다.

비허 상태가 되면, 운화·수납 기능이 저하되어 음식물로부터 생긴 습탁(濕濁)[3]이 소화기관 내에 쌓이게 되고 습사(濕邪)가 생긴다. 이런 경우가 비허협습증(脾虛挾濕證)이 되는 것이다.

비위의 기능이 허약해지기 때문에 운화가 충분히 이루어지지 못하고, 음식물로부터 습사가 체내에 정체되어 기의 흐름을 막는다. 그 결과 소화불량, 식욕부진, 흉부나 상복부(위 근처)의 막막한 느낌이나 불쾌감(흉완비민; 胸脘痞悶), 신체가 무겁고 나른한 등의 증후가 생긴다.

비기(脾氣)가 정상적으로 상승하지 않았기 때문에, 설사(下痢)나 무른 변(軟便)이 나온다. 변은 진흙과 같은 형상이나, 물 같은 형태가 되기도 하고 소화가 덜 된 대변이 나오는 경우가 많다. 배에서 꾸르륵, 꼬르륵, 꾸웅꾸웅, 꾸르르륵, 꿀꺽꿀꺽 같은 소리가 자주 난다(장명; 腸鳴). 본래대로라면, 하강해야만 하는 위기(胃氣)가 상역(上逆)하여 구역감을 느끼거나, 구토를 하는 경우도 있다. 백색의 대하(帶下, leukorrhea)가 증가되는 것도 볼 수 있다.

비위 기능의 실조에 의해 기혈(氣血)이 부족해지면, 전신에 공급되는 영양 등이 부족해진다. 그 결과 손과 발에 힘이 들어가지 않고, 자주 피곤하고, 체중이 늘어나지 않는 등의 증후가 생긴다. 부족한 혈로 인해 칙칙한 황색과 같은 안색이 된다(위황; 萎黃).

혀의 색은 하얗게 되고[혈허(血虛)의 설상], 그 위에 하얀 설태(舌苔)가 끈적하게 붙어있다[습사(濕邪)의 설상]. 혀가 통통하게 커져 있는 경우도 있다(습사의 설상). 설태가 벗겨져 떨어지는 경우도 있다.

임상 응용 범위는 비허협습(脾虛挾濕)의 증후를 보이는 질환으로, 만성 위염, 만성 장염, 소화불량, 병을 앓은 후 허약해진 위장과 체력 저하, 빈혈, 만성 기관지염, 만성 신염, 대하 분비가 많은 질염과 자궁경부염 등이 있다.

어떤 처방인가요?

구성 약재는 인삼(人蔘), 백출(白朮), 복령(茯苓), 산약(山藥), 연육(蓮肉), 백편두(白扁豆), 의이인(薏苡仁), 축사(縮砂), 길경(桔梗), 감초(甘草) 총 10가지로 이루어져 있다.

인삼은 비위의 기능을 높이고(건비; 健脾), 강하게 기(氣)를 보(補)한다(익기; 益氣). 백출은 건비하는 동시에 습사(濕邪)를 삼출시켜 제거하고(삼습; 滲濕), 비(脾)의 운화(運化) 작용을 도와 인삼의 보기(補氣) 작용을 강하게 해준다. 복령도 건비삼습(健脾滲濕) 하며, 백출과의 조합으로 장관(腸管, enteric) 내의 과잉 축적된 수분을 흡수시켜 혈중(血中)으로 끌어들여 소변 등으로 배설하여, 건비삼습 작용을 보강해 준다. 설사를 멈추는 데(止瀉)에도 효과적이다. 또한 인삼과 백출에 의해 보해진 기를 전신에 흐르게 하는 작용도 있다. 익기(益氣)·건비(健脾)·삼습(滲濕) 하는 약재 3가지(인삼, 복령, 백출)가 본 방의 군약(君藥)이며, 삼령백출산(蔘苓白朮散)이라는 이름의 유래가 된다.

산약은 건비익기(健脾益氣) 하며, 연육은 건비삼습(健脾滲濕) 하는 동시에 지사(止瀉) 작용도 있다. 백편두는 건비삼습(健脾滲濕) 하며, 의이인은 이수건비(利水健脾) 한다. 위 약재 4가지가 본 방의 신약(臣藥)이다. 산약과 연육이 인삼의 건비익기 작용을 돕고, 백편두와 의이인이 백출, 복령의 건비삼습 작용을 높인다.

축사는 좌약(佐藥)으로서 비(脾)의 기능을 활발히 하여(성비; 醒脾) 기의 흐름을 원활하게 해준다. 길경은 오장(五臟)인 폐(肺)의 기를 순환시켜, 진액(津液)의 흐름을 좋게 한다(통조수도; 通調水道)[4]. 모든 약재의 약효를 상부로 끌어 올리는 힘도 있다. 이것으로 폐의 기능을 높인다. 또한 설사와 같이 아래를 향하는 증후에 효과가 있다고 알려져 있다. 감초는 사약(使藥)으로서 자감초(炙甘草)를 사용하고, 익기화중(益氣和中)[5] 하면서 모든 약재의 약성(藥性)을 조화롭게 한다.

이로써 삼령백출산의 효능을 '익기건비(益氣健脾), 삼습지사(滲濕止瀉)'라고 말할 수 있다. 모든 약재의 배합을 통해, 중기(中氣)를 보하며 습사(濕邪)를 제거해 정체된 기를 순환시키고, 비위의 기능을 회복시켜 모든 증상을 개선해 나간다. 작용은 온화하며 온성(溫性)이지만 건조(乾燥)시키지 않는 훌륭한 처방이다.

3가지 군약(인삼, 복령, 백출)에 사약(使藥)인 감초를 더하면 4가지 약재는 사군자탕의 구성 약재이다. 사군자탕도 삼령백출산도 익기건비(益氣健脾)의 작용이 강한 처방이지만, 사군자탕이 보기(補氣) 작용을 중심으로 비위기허증(脾胃氣虛證)을 개선하는 기본 처방인 것에 비해 삼령백출산은 삼습(滲濕) 작용도 겸하여 가지고 있는 방제가 된다. 즉, 폐(肺)의 기능도 보하는 것이다.

사군자탕(四君子湯) 이외의 구성 약재는 산약(山藥), 연육(蓮肉), 백편두(白扁豆), 의이인(薏苡仁)은 각자 참마, 연꽃 씨앗, 까치콩, 율무와 같이 식품으로도 다뤄지는 약재이다. 그것들이 사군자탕(四君子湯)과 축사(縮砂)와 합쳐져서 훌륭한 한방 처방으로서 활약하는 것이다. 식품으로도 사용되는 약재의 배합이 많은 것으로도, 위장이 약해져 있는 상황에 유효한 처방이라고 말할 수 있다.

마찬가지로 사군자탕을 기본으로 한 처방에 육군자탕[六君子湯; 사군자탕+반하(半夏), 진피(陳皮), 생강(生薑), 대조(大棗)]이 있다. 구역감이 있거나 위(胃)의 증상이 두드러진다면 육군자탕으로 비위기허증(脾胃氣虛證)을 개선하고, 설사(下痢)나 무른 변(軟便)과 같은 증상이 두드러진다면 삼령백출산(參苓白朮散)으로 비허협습증(脾虛挾濕證)을 고칠 수 있다.

냉증(冷症)이 심해져 복통이 있는 경우에는 인삼탕(人蔘湯) 등을 병용한다. 기의 흐름이 나쁜 경우에는 습사(濕邪)를 제거하여 기를 순환시키는 작용이 있는 진피(陳皮)를 더한다. 흰 가래가 많이 나오는 경우에는 이진탕(二陳湯)을 함께 복용한다. 열증(熱證)을 동반한 경우에는 황련해독탕(黃連解毒湯)을 소량 합방하는 경우도 있다.

출전은 '화제국방(和劑國方)'이다.

이런 환자에게

손과 발이 화끈거립니다. 입술이 건조한 것도 걱정이 됩니다.

대변은 진흙과 같은 형상으로, 가끔은 물과 같은 변이 나오기도 한다. 복통은 없다. 비허협습증(脾虛挾濕證)이라고 보아 본 방을 사용하였다. 2개월 후부터 대변의 형태가 좋아지기 시작했고, 반년 정도 1일에 1~2회, 건강한 대변이 나오는 상태가 되었다. 체중이 증가하고, 쉽게 피곤해지지 않아 기뻐하였다.

만성적인 설사입니다. 하루에 몇 번이고 화장실을 갑니다.

식욕이 없고, 쉽게 피곤해진다. 혀는 빨갛고 건조하다. 비기음허증(脾氣陰虛證)이라고 보아 본 방을 사용하였다. 4개월간의 복용으로 증상이 개선되었다. 비기(脾氣)의 저하로 인해 진액(津液)의 생산이 감소하여 위와 같은 증후를 보인 것이다. 진액의 부족을 동반하고, 상대적으로 열의 형세가 증가하여, 화끈거림이나 건조함과 같은 열증(熱證)이 나타났다. 이런 경우도 본 방이 유효하다. 습사(濕邪)를 제거하여 비기(脾氣)를 높이고, 진액을 증가시켰다.

용어 해설

1. 습사(濕邪)는 병사(病邪) '육음(六淫)' 중 하나이다. 자연에는 육기[六氣; 풍(風)·한(寒)·습(濕)·열(熱, 화; 火)·서(暑)·조(燥)]가 있고, 사람들은 그중에서 살아가고 있다. 이것들이 강해지면 육기는 육음(六淫; 풍사(風邪)·한사(寒邪) ...]으로 변한다. 습(濕), 즉 적당한 습기나 윤기는 인체에 필요하나, 그것이 과다해지면 습사가 되어 병의 원인이 된다.
2. 기(氣)·혈(血)·진액(津液)은 인체를 구성하는 기초적인 물질이다. 기는 생명 에너지, 혈은 혈액이나 영양, 진액은 정상적인 수액을 가리킨다.
3. 음식물의 남은 찌꺼기(탁; 濁)는 습(濕)한 성질을 가지고 있다. 이것이 건강을 해치는 원인이 되는 경우 습탁(濕濁)이라고 부른다.
4. 수도(水道)라는 것은 진액(津液)이 통하는 길이다. 수도조정(水道調整)은 오장(五臟)인 폐(肺)가 담당하는 기능이다.
5. 화중(和中)의 '중(中)'은 중초(中焦) 즉, 인체의 중심 부분에 있는 비위(脾胃)를 의미한다. 화중은 비위 기능을 조화롭게 하는 것이다.

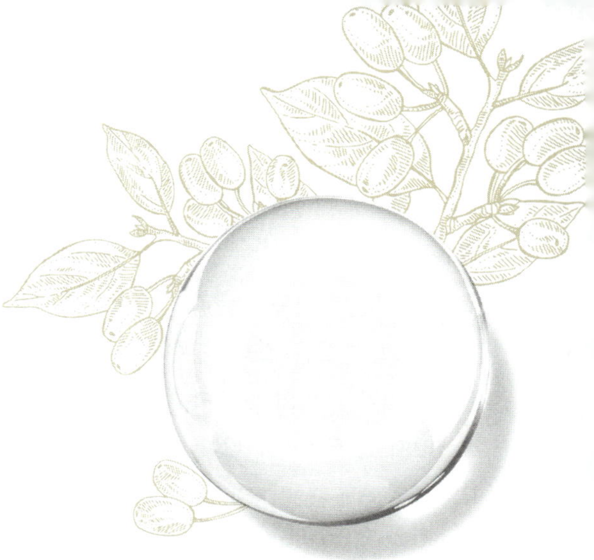

보익제(보기) 補益劑 (補氣)

보중익기탕

補中益氣湯

소화 흡수 기능을 정상으로 되돌림으로써, 기를 보하여 정정하게 만들어 줌

지금은 물질이 풍요로워져서, 무엇이라도 간단히 손에 넣을 수 있다. 음식의 경우에도 길모퉁이의 편의점에 간다면 늦은 저녁이나, 이른 아침에도 도시락이나 주먹밥, 과자, 빵 등을 쉽게 얻을 수 있다. 언뜻 보기에는 편리하게 음식을 접할 수 있는 환경이지만, 이런 환경이 위장(胃腸) 기능을 약화시키고 있다. 식습관의 붕괴와 폭식, 과음을 넘어서 스트레스, 불안 그 위에 과로나 수면 부족이 쌓이게 되어 현대 사람들의 위장은 상당히 지친 상태인 것이 현재 상황이다.

몸이 음식물로부터 이루어진 이상, 위장 기능을 온전하게 지키는 것은 건강의 기초라고 할 수 있다. 사실, 여러 가지 병의 근본적인 원인에는 소화기계의 상태가 나쁜 경우가 많다. 그럴 때 등장해야 할 것이 바로 보중익기탕(補中益氣湯)이다.

어떤 사람에게 효과가 있나요?

보중익기탕(**補中**益氣湯)의 '**중**(**中**)'은 **중초**(**中焦**), 즉 인체의 중앙 부분인 비위(脾胃)

의 기능을 가리키는 말이다. 비위는 소화 흡수 기능을 맡은 장부(臟腑)[1] 이다. 보중익기탕은 이 중초의 기능을 좋은 상태로 되돌려 놓아 기를 **보**하는 처방이다.

보중익기탕이 적응되는 증은 주로 3가지가 있다. 첫 번째는, '비위기허(脾胃氣虛)' 증이다. 그 본질은 소화 흡수 기능이 저하되어 음식물이 신체의 에너지가 되지 못하는 것이다. 입이 짧아지고, 신체 중 특히 사지가 나른해진다. 피로감, 권태감도 심해지고, 목소리에 힘이 없다. 숨이 자주 찬다. 식후에 졸리다. 변은 물러지고, 혹은 장관(腸管, enteric)의 이완으로 인해 변비가 생기는 경우도 있다.

두 번째는 '기허하함(氣虛下陷)'증이다. 내장의 위치를 단단히 조여 정상적인 곳에 유지하도록 하는 힘이 기허(氣虛)[2]로 인해 약해져, 필요한 것들이 새어 나가기 쉬워진다. 위하수(胃下垂, gastroptosis), 탈항(脫肛), 탈장, 자궁하수나 자궁탈출증, 콩팥처짐증(nephroptosis) 등의 내장하수(內臟下垂, splanchnoptosis), 과다월경(hypermenorrhea), 부정출혈, 일어설 때 느끼는 어지러움, 발한(發汗), 만성 설사(下痢) 등의 증상이 나타난다.

세 번째는 '기허발열(氣虛發熱)'증이다. 체력이 저하되어 열 발산이 잘 기능하지 못하여, 열이 체내에 가득 차서 열이 뜨는 것이다. 미열(微熱), 화끈거림, 땀이 나는 등의 증상이 나타난다. 목이 마르지만 차가운 것보단 따뜻한 것을 마시는 걸 선호하는 경우가 많다. 피곤한 경우 증상이 악화되기 쉽다.[3]

보중익기탕은 위장이 지쳐 몸의 힘이 빠지고, 손, 발 그리고 내장이 아래로 늘어지고 있는 사람에게 효과적이다. 따라서 저혈압이나 기립성 조절장애(orthostatic intolerance, OI), 자율신경 실조증(autonomic dysfunction), 두통, 만성 위염, 만성 간염, 불임증, 성기능 장애 등에도 효과가 있다. 감기에 걸리기 쉬우며, 현훈(目眩), 눈의 피로감, 구내염, 손과 발의 저림이 있는 사람에게도 좋다. 병에 걸렸거나, 다 나은 후나 수술 전후, 임신 중인 경우와 출산 후의 체력 보존 또는 노화 방지에도 알맞은 처방이다.

어떤 처방인가요?

보중익기탕은 황기(黃耆), 인삼(人蔘), 감초(甘草), 백출(白朮), 진피(陳皮), 당귀(當歸), 승마(升麻), 시호(柴胡), 생강(生薑), 대조(大棗) 10가지 약재로 이루어져 있다.

군약(君藥)은 황기로, 중초(中焦)를 보하고, 체표(體表)를 단단하게 하여 보기승양(補氣昇陽) 한다. 보기승양은 기허하함증(氣虛下陷證)을 개선하는 작용을 말하며, 확실히 황기는 이 처방의 중심적인 존재로서 군림한다. 신약(臣藥)은 인삼, 감초, 백출 3가지 약재이며, 기를 보하고, 비(脾)의 기능을 높인다. 게다가 황기와의 조합으로 보중익기(補中益氣) 하는 효능을 높여준다. 좌약(佐藥)은 당귀와 진피이다. 당귀는 기와 함께 잃어버린 혈(血)을 보하고, 또 진피는 기의 흐름을 원활하게 해줘 모든 약재의 작용을 돕는다. 위(胃)의 작용을 높이는 작용도 있다. 승마와 시호는 소량이더라도 승양(昇陽) 작용이 있고, 중초에서 군약을 돕는 좌약과 사약(使藥)이 된다. 그리고 감초, 대조, 생강은 사약으로서 건비(健脾)하면서 모든 약재의 조화를 꾀한다. 감초는 자감초(炙甘草)를 사용한다. 보중익기탕의 구성 약재 중 감온(甘溫)한 성미를 지닌 약재에는 열을 차갑게 식히는 작용이 있어, 기허발열증(氣虛發熱證)에 사용될 수 있다.

이상으로, 보중익기탕의 효능을 '보중익기(補中益氣), 승양거함(昇陽擧陷), 감온제열(甘溫除熱)'이라고 말할 수 있다.

황기와 인삼은 보기(補氣) 작용의 최강 콤비이다. 반하백출천마탕(半夏白朮天麻湯)이나 청심연자음(淸心蓮子飮)에도 이 조합이 있다. 이 콤비에 당귀를 가하면, 더욱 강력한 보기(補氣)·보혈(補血) 작용을 발휘한다. 귀비탕(歸脾湯), 십전대보탕(十全大補湯), 인삼양영탕(人蔘養榮湯), 당귀탕(當歸湯), 청서익기탕(淸暑益氣湯) 등의 보제(補劑)에 포함되어 있다. 기와 혈은 '기는 혈의 인솔자(氣爲血之帥), 혈은 기의 어머니(血爲氣之母)'라는 관계에 있고, 기가 약해지면 혈을 잃어버리고, 혈이 부족해지면 기가 사라진다. 따라서 기혈을 함께 보하는 것으로 약효가 높아진다. 또 승마와 시호의 조합은 승양(昇陽)의 힘을 가지고 있어, 탈항(脫肛)이나 치질에 사용되는 을자탕(乙字

湯)에서도 볼 수 있다.

기를 보한다고 말한다면, 내용물이 줄어든 냄비에 국물을 추가해 콸콸 채우는 이미지도 있지만, 이 처방은 힘없이 처진 원기를 아래부터 들어 올려 정정하게 만들어주는 것이다.

보중익기탕(補中益氣湯)은 12~14세기의 중국 금·원(金·元) 시대에 활약했던 금원사대가(金元四大家) 중 한 명인 이동원(李東垣)이 고안해 낸 처방이다. '비위론(脾胃論)' 내에 있으며, 오로지 비위를 보해 원기(元氣)를 돋우는 것이 치료의 근본이라는 생각을 형상화[4] 한 것이다.

이 보중익기(補中益氣)를 생각하는 방식이야말로 의학의 왕도로 여겨졌으므로, 보중익기탕은 의왕탕(醫王湯)이라고도 불렸다. 약 800년이나 지난 옛날이야기이지만, 현재에 와서도 정말로 쓸 기회가 많은 처방이다.

이런 환자에게

오래전부터 혈압이 낮아, 아침에 힘들어 하고 낮에도 자주 어지러움을 느끼거나 휘청거립니다. 일상적으로 머리가 무겁게 느껴지기도 합니다. 이전에는 출근하는 열차에서 어지러움을 느끼고, 핏기가 사라지며 주저앉아 버리고 말았습니다.

25세의 마른 체형의 여성이었다. 자주 피곤하고, 위가 약해 식욕이 딱히 없다. 냉증(冷症)으로 인해 손과 발이 차갑다. 계단을 급히 올라가면 두근거리거나(동계; 動悸) 숨이 차기도 한다.

이 여성은 기허하함증(氣虛下陷證)이다. 혈액을 두부(頭部)까지 들어 올리는 힘이 부족하다. 보중익기탕을 복용하고, 2개월 정도 후에 어지럼증이나 머리가 무겁게 느껴지는 것(頭重感)으로부터 해방되었다. 혈압도 개선되었고 게다가 건강해져 체중도 늘리고 싶다고 하여, 계속 보중익기탕을 복용하고 있다.

최근 미열(微熱)이 내려가지 않아서 고민입니다. 체온을 측정하면 37도 전후입니다. 몸이 피곤해져서 금방 지쳐버립니다.

목덜미부터 후두부에 걸쳐 열이 있는 듯이 느낀다. 눈이 흐리고 건조하며, 입, 목, 코 안이 마르는 것을 느낀다. 거북하고, 식욕이 딱히 없다. 혀는 담홍색(淡紅色)이다. 이런 상태가 1년 이상 지속되고 있다.

이 사람은 기허발열증(氣虛發熱證)이다. 비위기허(脾胃氣虛)로 인해 열이 체내에 가득 차서 상승해 미열이 된 것이고, 목의 건조함 등의 증상이 생기게 된다. 보중익기탕(補中益氣湯)을 6개월 복용하였더니 모든 증상이 완화되었다.

만성적인 미열로 고민하는 사람은 의외로 많다. 이명(耳鳴)이나 비염을 동반한 경우도 있다. 모두 머리 쪽의 열증(熱證)인 증상을 보인다. 열증이 강해지면 정말 소량의 황련해독탕(黃蓮解毒湯)이나 백호탕(白虎湯)을 조합 시켜도 좋다.

더욱이 기허발열은 음허(陰虛)로 인한 발열로 착각하기 쉽다. 음허발열(陰虛發熱)은 열을 식히는 음액(陰液)이 부족해서 뜨는 열이기 때문에, 손과 발이 달아오르는 것과 도한(盜汗) 등의 증상이 보인다.

용어 해설

1. 오장육부(五臟六腑)를 장부(臟腑)라고 한다. 장(臟)에는 심(心)·폐(肺)·비(脾)·간(肝)·신(腎) 5가지가 있고, 기(氣)나 혈(血)을 생성하거나 저장한다. 부(腑)는 소장(小腸)·대장(大腸)·위(胃)·담(膽)·방광(膀胱)·삼초(三焦) 6가지가 있고, 음식물을 소화·흡수·배설하는 기관이다. 이 중 비와 위는 협조하여 음식물의 소화·흡수·대사 등을 맡고 있다.
2. 기에는 추동(推動)·온조(溫照)·방어(防禦)·고섭(固攝)·기화(氣化) 작용이라는 5가지 기능이 있고, 이 중에 고섭 작용이 약하면 몸이 둔해지고, 필요한 것을 흘러보내며, 장기가 중력에 져서 내려앉게 된다. 무력증(atony) 체질과 깊은 관계에 있다.
3. 이 증(證)의 경우, 체력이 약해지면 열이 나므로 감기약이나 항생제를 사용하면 위장을 약하게 하여 상태를 악화시킬지도 모른다.
4. 금·원(金·元) 시대는 전란이 많았고, 식생활이 흐트러지고 국민은 피폐해졌다고 한다. 그런 시대야말로 비위(脾胃)의 기능을 높여 먼저 컨디션을 회복시키는 것이 중요했다. 더구나 이 시대의 중의학은 일본에 전해져 일본한방계의 큰 유파 중 하나인 후세파(後世派)의 기반이 되었다.

보익제(보기) 補益劑 (補氣)

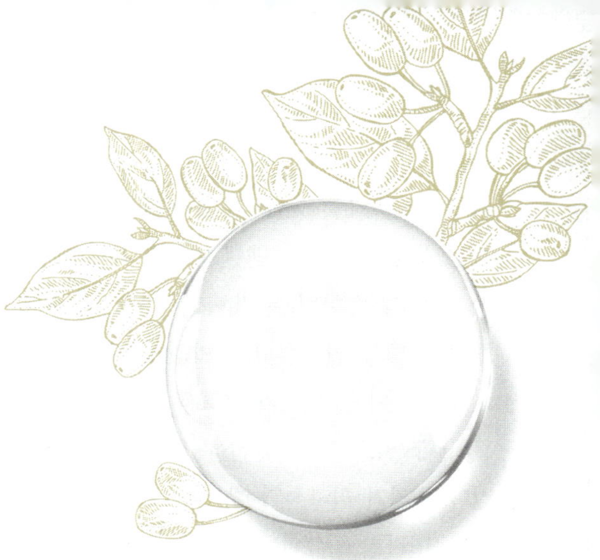

옥병풍산

玉屛風散

체표(體表)의 방어 기능을 높여 땀을 멈추게 함(지한; 止汗)
자주 감기에 걸리는 사람이나, 알레르기 질환에 사용

옥병풍산(**玉屛風**散)은, **병풍**과 같이 **풍**(**풍**사; **風**邪)을 억제하는 약효가 있다는 의미로 붙여진 것이다. 한자 '**옥**'은 본 방의 희소성을 나타내는 표현이다.

어떤 사람에게 효과가 있나요?

옥병풍산(玉屛風散)은 '표허(表虛), 자한(自汗)'증을 개선하는 대표적인 처방이다.

'표허'는 체표의 방어 기능이 저하된 상황을 가리킨다. 체력이 약해지거나 원래 허약한 체질이거나 하여 신체의 저항력이 내려간 상황으로, 말하자면 기허(氣虛)의 한 종류라고 할 수 있다.

기(氣)를 분류하면, 원기(元氣), 종기(宗氣), 영기(營氣), 위기(衛氣) 그리고 장부(臟腑)의 기, 경락(經絡)의 기 등이 있다. 원기는 신정(腎精)으로부터 생겨 근본적인 생명 에너지가 되는 기로써, 모든 기의 기본이 된다. 종기는 흉중(胸中)에 있는 기로써, 폐(肺)의 호흡이나 심장의 박동을 맡는다. 그리고 맥관 내(脈管內)의 기를 영기라고 하고, 맥관 외(脈管外)의 기를 위기라고 한다. 영기는 음(陰)에 속하고, 맥관 내의 혈을 구동(驅動)시키고, 맥관 외의 위기를 자양한다. 영음(營陰)이라고도 부른다. 위기는 양(陽)에 속하며, 주리(腠理)를 맡으며, 체표를 병사(病邪)로부터 막고, 체온을 조절하고, 땀을 관리한다. 위양(衛陽)이라고도 부른다.

표허는 이 중 위기가 부족한 증(證)이다. '위허(衛虛)', '위기허(衛氣虛)', '위약표허(衛弱表虛)', '위표불고(衛表不固)', '위기불고(衛氣不固)', '위외불고(衛外不固)' 등의 표현도 있다. 위기가 허약하기 때문에 체표의 방어력이 약해진 상황이다.

한편 '자한(自汗)'이라는 것은 주간에, 특히 활동하지 않아도 나오는 땀 혹은 조금 움직였는데도 나오는 땀을 가리킨다. 물방울이 떨어지는 듯이 많은 양이 땀으로 나오는 것이 아닌, 몸에 촉촉이 땀이 배는 듯한 상태이다. 이런 땀을 흘리는 체질을 자한증(自汗證)이라고 한다.

표허증(表虛證)이 되면, 체표를 지키는 위기(衛氣)가 약해졌기 때문에 위기가 주리(腠理)를 제어하지 못하게 되고(주리불고; 腠理不固), 주리가 실조(失調) 되며 영음을 체내에 보유하지 못하고 체액이 새어 나가 자한이 된다. 기허증(氣虛證)이기 때문에 안색이 하얗게 되고, 피곤해지기 쉽다. 감기에 걸리기 쉬우며 일단 걸리면 감기가 오래간다. 땀이 나지만 열사(熱邪)에 의한 것이 아니기 때문에, 진액(津液)이 손상되지 않아 입은 마르지 않는다.

옥병풍산은 기허의 상태만이 아닌 사기(邪氣)의 침입에 대해서도 효과가 있다. 일반적으로 외부의 사기[바이러스나 세균감염에 해당하는 풍한사기(風寒邪氣)] 등은 우선 체표부터 침입하고 그 후에, 체내로 들어가는데, 표허증에서는 주리에 틈이 많아져 외부로부터 풍한사기 등이 체내에 침입하기 쉬워진다. 풍한사기가 침입하면 오풍(惡風)[2]이 생긴다. 풍한사기가 폐에 침입하면 폐의 선발(宣發) 기능[기나 진액을 전신 구석 구석에 산포(散布)하는 기능]이 실조되고, 숨이 자주 차게 된다.

혀는 담백색(淡白色)이고, 백색 설태가 얇게 들러붙어 있다(기허증의 설상).

임상 응용 범위는 표허(表虛), 자한증(自汗證)의 증후를 나타내는 질환으로써 알레르기 비염, 만성 비염, 상기도염, 만성 기관지염, 기관지 천식, 다한증, 만성 두드러기(蕁麻疹), 만성 신염 등이 있다. 감기에 걸리기 쉬운 사람이나, 알레르기 체질 개선에도 사용한다.

표허(表虛), 자한(自汗)의 증상이 보이는 경우에도 발열, 신체통(관절통이나 근육통), 두통, 코막힘 등의 증상을 동반하는 것과 같이 이미 감기에 이환되어 버린 상태에는 단독적으로 사용하지 않는다.

어떤 처방인가요?

구성 약재는 황기(黃耆)[3], 백출(白朮), 방풍(防風) 3가지이다.

황기는 군약(君藥)으로서 감(甘)·미온(微溫)한 성미(性味)로 비(脾)·폐경(肺經)에 들어가 기(氣)를 보해 체표(體表)를 단단하게 하고(익기고표; 益氣固表), 지한(止汗)한다. 체표에 대해서는 위기(衛氣)를 강화하고, 체내에 대해서는 비·폐경에 들어가 비기(脾氣)를 보(補)하고(건비; 健脾), 폐기(肺氣)를 보한다. 게다가 기허(氣虛)에 의해 생긴 내장하수(內臟下垂, splanchnoptosis)나 진액(津液)이 새어 나가는 것(기허하함; 氣虛下陷)을 치료한다(보기승양; 補氣昇陽). 피부의 혈액순환을 촉진해 지나친 발한(發汗)을 멈추고, 피부를 자양(滋養)하고, 체표의 면역력을 높인다. 모공(毛孔)을 꽉 막는 느낌이다. 게다가 체액의 흐름을 조절해, 이뇨(利尿)시켜 부종을 해소한다(이수소종; 利水消腫). 보기력이 강하므로 뇌의 활성을 올려 전신의 기능을 높인다. 저린 증상을 가볍게 만드는 작용도 있다. 보기 하는 것만이 아닌 고표(固表) 작용을 통해 외부로부터 풍사(風邪)의 침입도 방어하므로 '보약중 풍약(補藥中之風藥)'이라 불린다.

백출은 신약(臣藥)으로서 고감(苦甘)·온(溫)한 성미(性味)로서 비(脾)·위경(胃經)에 들어가 비위의 기능(소화 흡수 기능)을 높여(건비; 健脾) 기를 보하는 동시에(보기; 補氣), 담습(痰濕)을 제거해(조습; 燥濕) 수종(水腫)을 해소한다(소종; 消腫). 황기는 군약으로서 익기고표 작용을 높여, 기(氣)가 왕성해져 체표가 충실해지고 땀이 불필요하게 새어 나가지 않게 된다. 동시에 병사(病邪)가 체내에 침입하는 것을 막는다(배토녕풍; 培土寧風). 성을 보강해 두면, 많거나 적은 화살이 날아와도 그 위력이 약해지지 않고, 적의 침입을 쉽게 허락하지 않는다.

좌약(佐藥)인 방풍은 신감(辛甘)·미온(微溫)한 성미(性味)로 방광(膀胱)·간(肝)·비경(脾經)에 들어가, 산한(散寒) 시키고 발한시켜 풍사(風邪)를 흐트러지게 한다(거풍해표; 祛風解表). 체표 혈관을 확장하고, 습사(濕邪)를 제거하여 진경(鎭痙) 하는 작용도 있다(거습해경; 祛濕解痙). 진통지양(鎭痛止痒) 작용도 있다. 체표에서는 진경, 체내에서는 지통(止痛) 작용이 있고, 광범위하게는 전신의 풍사(風邪)를 치료한다. 황기(黃耆)와 방풍(防風)의 조합은 고표지한(固表止汗)에 잘 사용된다.

이로써 옥병풍산의 효능을 '익기고표(益氣固表), 지한(止汗)'이라고 한다. 위기(衛氣)를 보익(補益)하여 체표의 방어력을 높이고, 자한(自汗)을 멈춘다.

황기와 백출(白朮)의 조합은 소화 흡수 기능을 높여 전신의 대사를 활발하게 하고, 전신의 기능을 높여 면역력을 높인다. 이 작용들에 의해 두 가지 약재로 강하게 정기(正氣)를 부조(扶助)하고(부정; 扶正), 한편으로는 방풍이 강하게 사기(邪氣)를 제거한다(거사; 祛邪). 황기와 백출의 상호작용에 의해 고표(固表)하여도 사기가 체표나 체내에 머무르지 않고, 거사해도 정기를 손상할 우려도 없으며, 환자에게 부정거사(扶正祛邪)하는 것이 가능하다.

감기의 경우는 계지탕(桂枝湯)을 병용한다. 기허가 현저한 경우, 보중익기탕(補中益氣湯)을 합방한다. 외감(外感; 감염증)에 의한 자한(自汗)이나 음허(陰虛)의 도한(盜汗)에는 사용하지 않는다.

출전은 '의방유취(醫方類聚)', '구원방(究原方)' 등이다. '세의득효방(世醫得效方)'이나 '단계심법(丹溪心法)'이라고 하는 설도 있다.

이런 환자에게

1년에 몇 번이나 감기에 걸립니다.
건강한 몸으로 체질을 개선하고 싶습니다.

자주 피곤해지고 추위를 자주 타며, 땀을 흘리기 쉽다. 낮에도, 자는 중에도 땀이 난다. 흐르는 것과 같은 땀이 아니고 축축이 젖는 것 같이, 조금씩 끈끈하게 달라붙듯이 땀이 난다. 표허(表虛), 자한증(自汗證)으로 보아 본 방을 사용하였다. 반년 정도 후에 여름에도 식은땀을 흘리지 않게 되었고, 다음 해 이후부터는 감기에 거의 걸리지 않게 되었고 건강해졌다.

알레르기 비염입니다. 기온의 변화에 민감해서 추워지면 바로
콧물이나 재채기가 나옵니다.

에어컨으로부터의 차가운 바람이나, 열차 내 냉방 칸에서 바로 콧물이나 재채기가 나온다. 여름에도 실내에서 양말을 신지 않으면 콧물이 바로 나오기 쉽다. 표허증(表虛證)으로 보아 본 방을 사용하였다. 3개월 후 정도부터 증상이 가벼워졌다. 9개월 후에는 꽃가루 알레르기의 계절이 되었지만, 예년에 비해 편하게 지낸다.

용어 해설

1. 주리(腠理)는 피부나 근육의 틈이고, 체액이나 땀을 관리하며 체온을 조절한다. 피부를 덮고 있는 막상(膜狀)의 조직이 되어 외계(外界)의 외사(外邪) 침입에 저항하여 인체를 지킨다. 땀샘, 모공, 피하조직에 가까운 개념이다. 또한 피부는 털과 합쳐져 피모(皮毛), 혹은 피(皮), 기(肌)라고 부른다.
2. 찬 바람을 쐬거나 피부를 노출하고 있는 느낌과 같은, 연속적이지 않은 한기(寒氣)이다.
3. 황기(黃耆)는 고표(固表)의 주약(主藥)이라고도 불린다.

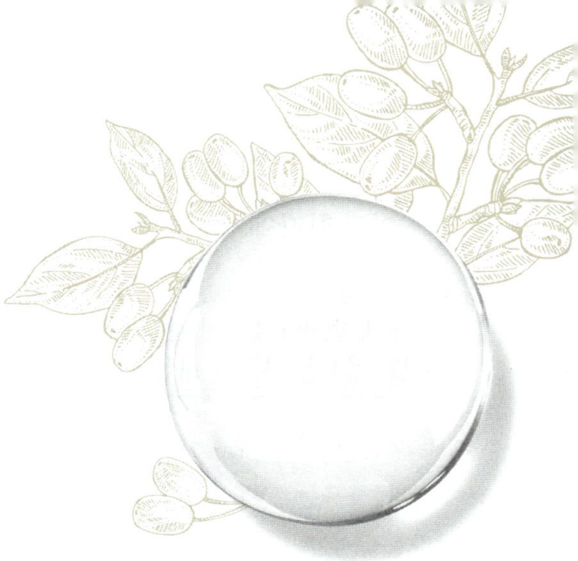

보익제(보혈) 補益劑 (補血)

사물탕

四物湯

혈의 질(質)이나 흐름을 개선
부인과 질환에 더하여 두통과 저림 증상에도 사용

혈액의 질(質)이나 흐름의 좋은 상태를 지키는 것은 건강에도, 미용에도 몹시 중요하다. 혈액은 체내를 구석구석 순환하고, 몸의 모든 곳까지 영양이나 산소를 보내 닿게 한다. 혈액 순환량은 대략 5 L이다. 이것이 조금이라도 부족해지거나, 밀도가 적어지거나 조금이라도 흐름이 막힌다면 건강 상태가 불안정해진다.

그런 혈액의 질이나 흐름이 나빠진 경우에 도움이 되는 처방 중 하나가 사물탕(四物湯)이다.

어떤 사람에게 효과가 있나요?

사물탕은 '혈허(血虛)'증을 개선하는 기본 처방이고, '혈허의 성약(聖藥)'이라고 불린다. '혈(血)'은 혈액과 영양을 의미하는 개념이고, 혈허는 '혈'이 부족한 체질이나 상태를 가리킨다

단, 혈허(血虛)가 빈혈(貧血) 혹은 영양실조와 동의어라는 것은 아니다. '혈(血)'에

는 몸을 자양(滋養)하는 작용이라는 의미도 있다. 그러므로 영양이 충분하더라도, 혈액순환이나 자율신경계, 내분비계 등이 실조(失調)되어 있다면 인체의 구석구석까지 영양이나 혈액이 공급되지 못하게 되고, 이것도 혈허증(血虛證)이 된다. 물론 그 기저에는 소화 흡수나 대사기능의 저하가 있고, 먹은 음식물이 혈이 되거나 육(肉)이 되어 주지 못하는 체질이 있지만, 필요한 곳에 필요한 자양분(滋養分)이 공급되지 않는 상태나 체질이 혈허이다.

먼저, 관찰하기 쉬운 증상은 안색이 나쁘고, 피부에 생기가 없고, 피부가 윤기가 없고 꺼칠꺼칠하며 입술이 트는 것 등이다. 이것들은 피부가 자양되지 않았기 때문에 생기는 증상이다. 게다가 머리카락이나 손톱에 영양이 건너가지 못하게 되어 머리카락이 가늘어지고 약해지게 되며, 손톱이 물러지기 쉬워지고 손톱 색도 나빠진다. 뇌에 공급되는 영양이 부족해지면 머리 회전이 둔해지고, 머리가 멍해진다. 어지러움이나 휘청거림, 일어날 때의 현기증, 이명(耳鳴), 두통도 생긴다. 눈도 '혈(血)'의 부족에 민감해서 눈이 피로해지기 쉬우며 눈이 침침해지며, 건조해지고 초점이 맞지 않게 되는 증상이 나타난다. 신경계나 근육의 영양이 부족해지면, 손과 발의 저림, 근육의 경련 및 굳어지게 되고, 종아리에 쥐(cramp)가 나게 되며, 관절통 등이 생긴다. 혀는 흰색을 띠고 있다. 대개는 인체의 중심부터 먼 원심부에 충분히 '혈'이 보급되지 않는 상태이다.

혈허(血虛)가 오래 지속되면 동계(動悸), 불안감, 초조감, 잘 잊어버리고, 잠이 잘 안 오며, 얕은 잠을 자고, 꿈을 자주 꾸는 등의 증상도 볼 수 있게 된다. 여성에서는 난소 등으로의 영양공급이 부족해져 월경이 늦어지고 생리량이 줄어들게 된다.

이런 증상이 나타나게 된다면 병으로 진행되지 않게 되더라도 혈허 상태가 진행되고 있는 것이다. 미병(未病)의 증상이다. 큰 병이 되기 전에 사물탕 등으로 혈허(血虛) 체질을 개선하는 것이 좋다.

혈허 상태가 되기 쉬운 사람은 병이 그 수가 많고, 피부소양증, 냉증(冷症), 관절염, 요통, 신경통, 자율신경 실조증(autonomic dysfunction), 불면증, 알레르기 질환,

고혈압, 동맥경화증, 심근경색, 위·십이지장 궤양, 시력장애, 종아리에 쥐가 나는 것 등으로 여러 방면에 걸쳐 있다.

이 질환들에 더해서 사물탕(四物湯)은 월경불순(menstrual irregularity), 무월경, 월경통, 부정출혈(atypical genital bleeding)[*], 불임증(infertility), 갱년기 장애 등 부인과 질환에 유효하다.[1] 물론 빈혈이나 영양실조에도 효과가 있다.

일시적인 빈혈이나 영양실조가 되면, 철분제나 영양제를 먹으면 좋다. 그러나 이것들은 대증치료(對症治療)이고, 혈허 자체의 개선은 되지 않는다. 근본적인 개선에는 생약(生藥)의 힘을 빌리는 것이 좋다.

더구나 '기는 혈의 인솔자(氣爲血之帥), 혈은 기의 어머니(血爲氣之母)'라는 말이 있는 것처럼 혈과 기는 깊은 관계에 있고 혈허(血虛)와 동시에 기허(氣虛)가 되는 사람이 많다. 이 증(證)을 '기혈량허(氣血兩虛)'라고 말한다. 혈허의 증상에 더해, 기운이 없고, 피곤해지기 쉬우며, 기력이 부족하며, 움직이고 싶어하지 않는 것 등의 기허 증상도 보이게 된다. 이런 경우는 사물탕 등 혈허를 개선하는 처방에 더해 사군자탕(四君子湯) 등 기허를 보하는 처방을 같이 복용하는 것이 좋다.[2]

어떤 처방인가요?

사물탕은 지황(地黃), 당귀(當歸), 작약(芍藥), 천궁(川芎) 4가지 약재로 구성되어 있다.

군약(君藥)인 지황은 숙지황(熟地黃)을 사용한다. 자음보혈(滋陰補血)하는 작용이 강하다. 인체에 필요한 물질을 보충해 준다. 당귀는 신약(臣藥)으로서 보혈활혈(補

* 부정출혈: 생리기간이 아닌데 질 출혈이 발생하는 것을 말한다. 주로 학계에서 쓰는 용어는 이상 자궁출혈(abnormal uterine bleeding, AUB)이지만, 출혈이 자궁에서 온 것인지 불확실 할 때 atypical genital bleeding을 사용한다고 한다. 〈출처 : 일본산부인과의학회(JAOG)〉 〈역자 주〉

血活血) 작용이 있어, 혈허(血虛)를 보해주는 동시에 혈행(血行)을 개선해 군약을 도와준다. 작약과 천궁은 좌약(佐藥)으로서 작약의 보혈평간(補血平肝) 작용과 천궁의 활혈행기(活血行氣) 작용으로 '혈'을 보하면서 기혈의 흐름을 부드럽게 하여 군·신약(君·臣藥)을 보좌한다. 작약은 백작약(白芍藥)을 사용한다. 작약에는 진경(鎮痙) 작용도 있고, 근육의 경련을 진정시켜 준다. 또한, 천궁은 사약(使藥)으로서 모든 약재의 약효를 충분히 발휘할 수 있도록 한다.[3]

지황, 작약, 당귀는 인체를 자양(滋養)하고 영양상태를 개선한다. 지황과 작약은 자음보혈(滋陰補血) 효과가 높고, 끈적끈적한 특징이 있지만, 천궁과 당귀가 혈행(血行)을 개선하여 자양분을 인체의 구석구석까지 운반해 다닐 수 있게 한다. 이것이 바로 본 방의 배합의 미묘함이다. 게다가 당귀, 천궁, 작약은 난소 기능을 개선하고 월경을 조정하는 데에 효과적이다. 진정(鎮靜) 작용도 있다. 그러므로 사물탕의 효능을 '보혈활혈(補血活血), 조경(調經)'이라고 말할 수 있다.

본 방은 위장(胃腸) 기능이 약한 경우, 위(胃)에 해로울 수 있다. 이런 경우는 평위산(平胃散)이나 사군자탕(四君子湯)과 함께 복용한다. 피부가 꺼칠꺼칠하고 염증이나 소양감이 있는 경우는 황련해독탕(黃蓮解毒湯)을 병용한다.[4] 빈혈에 동계(動悸), 어지러움, 부종이 있으면 영계출감탕(苓桂朮甘湯)과 함께 복용한다.[5] 관절염으로 저림이나 통증이 심하면 사물탕을 베이스로 한 소경활혈탕(疎經活血湯) 등이 좋다. 혈허증(血虛證)으로 고혈압이 있는 사람은 사물탕에 가미한 칠물강하탕(七物降下湯)이 적절하다.

출전은 '화제국방(和劑國方)'[6]이 있다. 예로부터, 유산(流産)의 예방이나 산후(産後) 체력 회복에도 사물탕이 사용되어 왔다.

이런 환자에게

오랫동안 두통을 달고 삽니다.
머리가 무겁고, 휘청거릴 때도 있습니다.

안구가 건조하여 눈이 자주 피곤하다. 얕은 잠을 자고, 자주 꿈을 꾼다. 가끔 두근거림도(동계; 動悸) 있다. 혀는 희고 여위었다.

혈허(血虛) 두통이다. 4개월 정도 사물탕을 복용하니, 만성적인 두통으로부터 해방되었다. 눈의 건조함도 개선되었다.

찌르는 듯한 두통이라면 혈어증(血瘀證)이므로 계지복령환(桂枝茯苓丸)을, 눈의 충혈이나 초조함을 동반한 경우에는 조등산(釣藤散)을, 어지러움이나 구역감이 있다면 반하백출천마탕(半夏白朮天麻湯)이 효과적이다.

다리가 저리고, 오래 걸으면 매시근하게 아픕니다.
밤중에도 다리에 쥐가 내려 잠에서 깬 적도 있습니다.

최근에는 피부가 건조해진 것과, 가려운 것도 걱정이 된다. 다리가 저린 증상이나 통증은 따뜻하게 하면 조금 괜찮아진다. 혀는 하얗고 습윤하다.

혈허증(血虛證)과 함께 냉증(冷症)이 있으므로 사물탕(四物湯)과 팔미지황환(八味地黃丸)을 복용하게 하였다. 혀의 습한 것이 사라진 후부터는 사물탕만을 계속 복용하게 하였고, 저림이나 통증이 없어지게 되었다.

날씨가 좋지 않은 경우에 악화된다면, 오령산(五苓散) 등을 함께 복용하게 하게 하거나 의이인탕(薏苡仁湯)을 사용한다.

용어 해설

1. 사물탕(四物湯)은 '부인병의 성약(婦人病之聖藥)'이라고 일컬어지며, 부인과 질환에 자주 사용된다. 그러나 다른 질환에서도 혈허증(血虛證)이 있다면 남녀 불구하고 효과가 있으며, 성별에 구애될 필요는 없다.
2. 사물탕(四物湯)과 사군자탕(四君子湯)을 합친다면 팔진탕(八珍湯)이 된다. 장기화된 기능 저하나 영양부족을 보(補)해 준다. 이것에 황기(黃耆)와 계지(桂枝)를 더하면 십전대보탕(十全大補湯)이 된다. 기혈량허(氣血兩虛)에 더하여 손과 발의 냉증 등의 한증(寒證)이 있는 경우 사용한다.
3. 천궁(川芎)은 기(氣)를 순환시켜 '혈(血)'의 운행을 추진하여 '혈중의 기약(血中之氣藥)'이라고 불린다.
4. 사물탕에 황련해독탕(黃蓮解毒湯)을 합친다면 온청음(溫淸飮)이 된다. 이것은 혈허혈열증(血虛血熱證)을 개선하는 처방이다. 건조한 피부와 소양감에 유효한 처방에는 당귀음자(當歸飮子)가 있지만, 이것도 사물탕을 기초로 한 처방이다.
5. 사물탕과 영계출감탕(苓桂朮甘湯)을 합친다면, 연주음(蓮珠飮)이 된다. '혈(血)'을 보하면서 여분의 수분을 버리는 것으로, 자율신경계의 실조를 개선한다.
6. 12세기(송대; 宋代)에 편찬되었던 중국의 처방집이다. 약국방(藥局方)이라고 하는 단어의 기원이 되었다.

보익제(보혈) 補益劑 (補血)

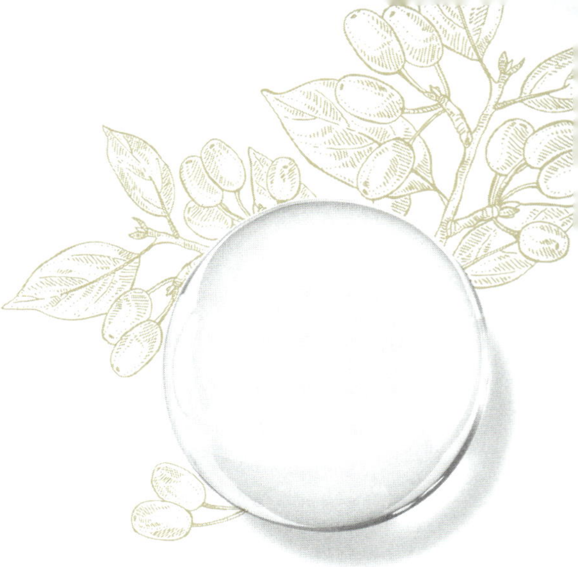

당귀음자

當歸飮子

혈허(血虛)를 자윤(滋潤)하여 풍사(風邪)를 제거
가려움증을 동반한 건조성(乾燥性)인 만성 피부질환에 사용

당귀음자(**當歸**飮子)는 **당귀(當歸)**를 주약(主藥)으로 하여 건조함이나 소양감을 동반한 만성 피부질환에 주효한 처방이다.

어떤 사람에게 효과가 있나요?

당귀음자는 '혈허생풍(血虛生風), 풍사외습(風邪外襲)'증을 치료하는 처방이다.

혈허생풍(血虛生風)의 혈(血)은 전신을 자양(滋養)하는 작용 및 그 물질적 기초를 가리킨다. 혈액이나 혈액이 운반하는 영양, 혹은 순환에 가까운 개념이다. 그 혈의 자양 작용이 약해지는 체질이 '혈허(血虛)'증이다. 비위의 운화(運化)[1] 작용이 저하되거나 혈어(血瘀; 혈액 등의 순환부전을 가리킴)에 의해 혈의 공급부족으로 이 증(證)이 된다. 안색이 나쁘고, 피부에 생기가 없고, 입술이 트며, 손톱이 물러지게 되고, 눈이 흐려지고 머리가 멍해지며, 휘청거림, 동계(動悸), 사지의 저림, 경련 등의 증상이 나타나게 된다.

혈허생풍(血虛生風)의 풍(風)은 풍사(風邪)를 나타낸다. 풍사는 자연에서 바람(風)에 의해 생기는 현상을 닮은 증후를 나타내는 병사(病邪)이다. 바람과 같이 발병이 급격하고, 변화가 많고, 인체의 상부(上部)나 체표부(體表部)(피부), 폐(肺) 등의 호흡기를 침입하는 경우가 많다. 환부가 이곳저곳 이동하기 쉬우며(유주성; 游走性), 또 확대되기 쉽다. 통증, 소양감, 근육의 경련, 저림, 휘청거림, 발열, 오한(惡寒), 오풍(惡風), 발한(發汗), 무한(無汗), 충혈, 해수(咳嗽), 코막힘(鼻閉), 부종 등의 증상이 나타나기 쉽다.

풍사(風邪)에는 외계(外界)의 발병인자(외사; 外邪)에 의한 '외풍(外風)'과, 장부(臟腑)의 병변(病變) 등 체내의 실조에 의해 생기는 '내풍(內風)'이 있다. 내풍 중 혈허에 의해 간혈(肝血)[2]을 자양하지 못하고 풍사의 증상이 나타나는 증을 '혈허생풍(血虛生風)'이라고 한다.

특징적인 증상은 소양감이 있다. 피부의 위축, 피지선이나 한선(汗腺)의 위축, 그에 따라 피부가 건조해지고, 피부·땀의 분비 감소, 균열이나 낙설(落屑, desquamation)이 생긴다. 모두 피부나 신경으로의 영양장애, 순환장애, 즉 혈허가 베이스에 있다고 생각할 수 있다.

'외풍외습(外風外襲)'증은 풍사가 외계로부터 기표(肌表)(체표; 體表)에 침습해 온 상태(외풍; 外風)를 가리킨다. 위기(衛氣)[3]가 실조되어, 오풍(惡風)[4], 발열(發熱), 발한(發汗), 피부의 소양감, 수종(水腫), 해수(咳嗽), 두통, 인후(咽喉) 통증 등이 생긴다.

이와 같은 혈허에 의한 내풍에, 침입해 온 외풍이 연결되면 피부가 꺼칠꺼칠해지고 건조해져서 윤기가 없어지게 되고, 낙설(落屑, desquamation), 균열, 유주성(游走性) 소양감, 피부를 막 긁어 대서 생긴 출혈 등이 나타난다. 딱지(가피; 痂皮)에 피가 혼합된 것도 있다(혈가; 血痂). 발적이나 삼출액은 보이지 않는다. 혈허에 더하여 위기(衛氣)가 부족하므로 풍사(風邪)를 내쫓는 것이 마음대로 되지 않고, 병변(病變)은 만성적인 경과로 나아가게 된다. 이와 같은 피부의 병변에 본 방이 효과를 발휘한다.

특히, 바깥 공기가 건조한 가을과 겨울에는 증상이 악화된다. 만성화되면 봄이나 여름에도 증상이 나타나게 된다. 목욕할 때 건조함이나 소양감은 잠시 누그러지지만, 피지가 탈락하기 때문에 입욕 후에는 소양감이 늘어나게 된다. 이 증상들에는 본 방이 바로 적용된다.

혀는 암홍색(暗紅色)으로, 설태(舌苔)가 별로 없다[혈허의 설상(舌狀)].

임상 응용 범위는 혈허생풍(血虛生風), 풍사외습(風邪外襲)의 증후를 나타내는 질환으로 만성 습진, 피부소양증, 건피증(xerosis), 아토피성 피부염, 양진(痒疹, prurigo), 베체트병(bechet's disease), 항문소양증 등이 있다.

고령자의 소양증에 다용되는 경향이 있지만, 연령이나 병명에 구애될 필요는 없다. 다른 처방들과 동일하게 처방 판단의 기초는 환자의 '증(證)'에 있다.

어떤 처방인가요?

구성 약재는 당귀(當歸), 지황(地黃), 작약(芍藥), 천궁(川芎), 하수오(何首烏), 질려자(蒺藜子), 방풍(防風), 형개(荊芥), 황기(黃耆), 감초(甘草) 총 10가지로 이루어져 있다. 혈허(血虛)를 치료하는 기본 처방인 사물탕(四物湯)을 베이스로 풍사(風邪)를 제거하고 위기(衛氣)를 강하게 해주는 약재가 배합된 구성이다.

군약(君藥)인 당귀는 혈허를 보하는(보혈; 補血) 동시에 혈행을 개선한다(활혈; 活血).

신약(臣藥)은 지황, 작약, 천궁, 하수오가 담당하며, 보혈활혈(補血活血)하여 군약을 보좌한다. 지황은 기본적으로 생지황(生地黃)을 사용한다. 생지황은 한성(寒性)으로, 음액(陰液)과 혈(血)을 보하며(자음보혈; 滋陰補血), 혈분(血分)의 열을 식힌다(청열량혈; 淸熱凉血). 열을 식혀 진액을 생성한다(청열생진; 淸熱生津). 지통(止痛) 작용도 있다. 혈이나 음액의 부족이 현저하고 열증이 약한 경우는 숙지황(熟地黃)을 사용한다. 작약은 백작약(白芍藥)을 사용한다. 백작약은 음액을 자양(滋養)하며, 영기(營氣)를 꽉 잡고 있어 음액을 지키며, 근육의 경직을 완화한다(염음서근; 斂陰舒筋). 간의 음혈(陰血)을 보충해 주고, 소설(疏泄)을 정상화해 기혈(氣血)의 흐름을 조정하며(유간; 柔肝), 근육의 긴장이나 경련을 진정시켜 주고(해경; 解痙), 진통에 효과적이다(완급지통; 緩急止痛). 천궁은 기혈의 흐름을 부드럽게 해준다(활혈행기; 活血行氣). 하수오는 혈과 음액을 보충해 주고(자음보혈; 滋陰補血), 정을 자양하며(익정; 益精), 강건하게 해준다. 군약과 신약으로 자양강장(滋養强壯)하여 피부를 자윤(滋潤)시키고, 피지의 분비를 높여 건조한 피부와 피부의 위축을 예방하고 치료한다. 당귀와 천궁은 혈관 확장 작용이 있어 약효를 전신의 구석구석까지 실어 날라준다.

질려자(蒺藜子)는 좌약(佐藥)으로서 간풍(肝風)을 진정시키고(평간잠양; 平肝潛陽), 간기(肝氣)의 울결을 해소한다(소간해울; 疏肝解鬱). 풍열(風熱)을 발산시키고(소산풍열; 疏散風熱), 피부의 소양감을 해소해 준다. 눈의 충혈 등에도 사용한다(명목; 明目). 마찬가지로 좌약(佐藥)인 방풍(防風)과 형개(荊芥)는 표재 혈관을 확장하여 소양감을 멈추게 한다.

황기(黃耆)는 사약(使藥)으로서 비위(脾胃)의 기능을 높여(보비; 補脾), 기를 보하며 체표를 단단하게 한다(익기고표; 益氣固表). 피부혈관을 확장하고, 혈행(血行)을 개선하고, 위기(衛氣)를 돋운다. 마찬가지로 사약인 감초는 자감초(炙甘草)를 사용한다. 자감초는 황기와 함께 소화 흡수를 잘하게 해주고 기를 보하며(익기화중; 益氣和中) 모든 약재의 약성(藥性)을 조화롭게 한다.

이로로 당귀음자(當歸飮子)의 효능을 '양혈활혈(養血活血), 거풍지양(祛風止痒)'이라고 말할 수 있다. 자양강장(滋養强壯), 지양(止痒) 작용으로 건조성 또는 위축성 피부병변을 치료한다. 자양 효과가 높은 약재가 피부를 자윤하여 근본적으로 치료하고(본치; 本治), 동시에 지양지통(止痒止痛)을 가진 약재가 증상을 억제하여(표치; 標治) 치료를 진전시킨다(공보겸치; 攻補兼治).[5]

혈허가 심해지면 구기자(枸杞子)나 호마인(胡麻仁)을 병용한다. 기허(氣虛)인 경우는 인삼(人蔘)을 더한다. 거친 살갗 등 혈어(血瘀)의 증상이 있으면 계지복령환(桂枝茯苓丸) 등을 합방한다. 열증(熱證)이 뚜렷한 상황은 온청음(溫清飮)을, 더 나아가 열증이 현저한 경우에는 소풍산(消風散)을 사용한다. 습윤(濕潤) 경향이 있는 피부염에는 주의하고, 염증이나 구진(papule), 수포가 현저하게 보이는 경우에는 사용하지 않는다.

출전은 '제생방(濟生方)'이다.

이런 환자에게

> **습진(濕疹)을 오랫동안 앓고 있습니다. 특히 겨울에 악화됩니다. 대만에 부임했던 3년간은 가라앉았지만 귀국 후에는 재발하였습니다.**

소양감이 강하다. 습진의 표면은 편평하고, 분비물은 보이지 않는다. 혈허생풍(血虛生風), 풍사외습(風邪外襲)으로 보아 본 방을 사용하였다. 서서히 가려움이 가셨고, 4개월 후에는 가을이나 겨울에도 습진이 소실되었다.

> **피부가 건조해지고 가려워서 참을 수 없습니다.**
> **소양감은 야간에 심해집니다.**

의사로부터 '나이 때문이겠죠'라고 듣고 보습제 등을 처방받았지만, 소양감은 나아지지 않았다. 혈험생풍(血虛生風), 풍사외습(風邪外襲)으로 보아 본 방을 사용하였다. 2개월 후 눈 주변부터 소양감이 완화되기 시작했다. 8개월 후에는 피부가 건조한 증상도 가라앉게 되었고, 본 방의 복용을 종료하였다. 그 후에도 재발하지 않았다.

용어 해설

1. 운화(運化)는 비(脾)의 기능 중 하나로써, 소화 흡수, 기(氣)·혈(血)·진액(津液)·정(精)의 생성원(生成源)의 생산, 운반, 영양 대사 등을 가리킨다.
2. 간혈(肝血)은 오장(五臟)인 간(肝)에 필요한 혈액이나 영양을 가리킨다. 이 간혈이 부족해지는 증(證)(간혈허; 肝血虛)이 진행되면 '근육을 담당하는*' 간의 기능이 실조되어 내풍(간풍; 肝風)이 생겨 혈허생풍증(血虛生風證)이 되는 경우도 있다. 어지럼증, 휘청거림, 이명, 사지의 저림 등의 증상이 나타나게 된다. 아교계자황탕(阿膠鷄子黃湯)이나 칠물강하탕(七物降下湯)으로 치료한다.
3. 위기(衛氣)는 맥관외(脈管外)의 기(氣)로서 주리(腠理)를 담당한다. 주리는 피부나 근육의 틈 사이를 가리키며, 체액이나 땀을 관리하고 체온을 조절한다. 피부를 덮는 모양의 조직이 되어 외사(外邪)의 침입에 저항하고, 인체를 지키는 역할을 가지고 있다.
4. 찬 바람을 쐬는 것 같이 느껴지는, 연속적이지 않은 한기(寒氣)이다.
5. '본(本)'은 병의 근본적인 원인이고, '표(標)'는 실제로 나타나는 증상을 가리킨다. 본허(本虛)의 치료(체질개선 등과 같은 근본적인 치료)를 '본치(本治)', 표실(標實)의 치료(대증치료; 對症治療)를 '표치(標治)'라고 한다. 표치만으로는 병이 반복되기 때문에 본치가 중요하다. 양쪽을 동시에 행하는 것을 공보겸치(攻補兼治)라고 한다.

---

* 肝主筋 〈역자 주〉

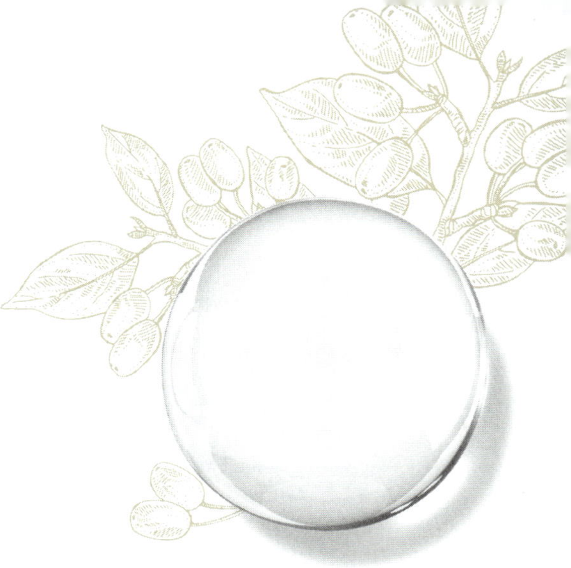

보익제(보혈) 補益劑 (補血)

—

당귀작약산

當歸芍藥散

혈(血)을 보하면서 수습(水濕)을 제거
복통이나 빈혈, 권태감을 동반한 질환에 사용

당귀작약산(**當歸芍藥**散)은 **당귀**(**當歸**)와 **작약**(**芍藥**)을 중심으로 조합된 처방이다. 여성에 사용되는 경우가 많지만 증(證)이 맞다면 남성에게도 잘 사용될 수 있다.

어떤 사람에게 효과가 있나요?

당귀작약산(當歸芍藥散)은 '혈허복통(血虛腹痛), 비허습체(脾虛濕滯)'증을 개선하는 처방이다.

통증은 체내의 기(氣)나 혈(血)의 흐름이 정체되어 생기는 경우이거나, 기나 혈의 양이 적어 생기는 경우가 있다. 이것 중, 혈의 양이 부족해져서 생기는 복통이 있는데 이것이 '혈허복통(血虛腹痛)'이다

인체의 구성성분에는 기와 혈 외에도 생명활동에 필요한 체액을 의미하는 진액(津液)이 있다. 이 진액의 흐름의 실조도, 병이나 좋지 않은 몸상태의 원인이 되기 쉽다. 진액의 생성과 관계가 깊은 것은 오장(五臟)의 비(脾)이다.

소화흡수를 맡은 비(脾)의 기능(비기; 脾氣)이 약한 체질(비기허증; 脾氣虛證)이면, 비가 가지고 있는 수습(水濕)을 운반하는 기능이 약해져 체내 수습의 이동이 둔해지게 되고, 수습이 체내에 쌓이게 된다. 이것이 '비허습체(脾虛濕滯)'이다.

혈허 상태로 인해 머리 쪽의 혈이 충분히 공급되지 못하게 되면 머리가 멍해지게 되고, 현훈(目眩), 기립성 어지럼증, 이명, 머리에 무거운 무언가가 덮은 느낌의 두통이나 두중감(頭重感)(두모; 頭冒), 어깨 결림이 생긴다. 심장을 포함한 혈액순환계(혈맥; 血脈)를 담당하는 오장인 심(心)의 혈이 충분히 자양되지 못한다면, 가슴 두근거림(동계; 動悸)이 생긴다. 피부에 혈이 공급되지 못하면 피부의 생기가 없어지게 된다. 손과 발 또는 근육에 공급되지 못하면 저림, 경련이 생긴다. 여성의 경우 생리량이 줄어들고, 월경주기가 길어지게 된다. 비허(脾虛)인 경우에는 식욕부진, 복통, 무른 변(軟便), 설사(下痢) 등이 생기게 된다. 기와 혈의 부족에 의해, 피곤해지기 쉬워진다. 수습(水濕)이 체내에 정체되면 몸이 나른해지고, 부종, 냉증(冷症), 소변량 감소, 요통, 위에서 진수음(振水音)[1]이 들리는 등의 증상이 생긴다. 여성의 경우 백색 또는 반투명의 대하(帶下, leukorrhea)가 증가한다.

상술한 증(證)은 그 기저에 소화 흡수 기능의 저하가 있고(비허; 脾虛), 그에 따라 수분대사가 정체되고(습체; 濕滯), 그러고 나서 전신의 영양상태가 실조된 상태(혈허; 血虛)라고, 말할 수 있다. 조직에 정체되어 있는 수분에 의해 혈행(血行)이 방해받고, 냉증이 생기게 된다. 이런 체내의 물과 혈이 힘없이 고여 있는 상태에 당귀작약산(當歸芍藥散)이 잘 듣는다.

혀는 치아 모양(齒形)과 같은 것이(치흔; 齒痕)이 나고[비허증(脾虛證)의 설상], 색은 희며[혈허증(血虛證)의 설상], 백색 설태가 흠뻑 붙어있다[(습체증(濕滯證)의 설상].

임상 응용 범위는 혈허복통(血虛腹痛), 비허습체(脾虛濕滯)의 증후를 보이는 질환으로 월경불순[menstrual irregularity; 희발월경(oligomenorrhoea), 과소월경(hypomenorrhea)], 월경통, 부정출혈, 대하(帶下, leukorrhea), 임신 부종 등의 각종 부종, 빈혈, 자율신경 실조증(autonomic dysfunction), 갱년기 장애, 만성 신염, 메니에르 증후군, 저혈압증, 고혈압증, 허혈성 심질환, 신경쇠약 등이 있다.

당귀작약산은 부인과 질환, 특히 불임증(不妊症)에 많이 사용되었던 경향이 있지만 환자가 혈허복통, 비허습체증이 아니라면 본 방을 사용해도 의미가 없다. 특히 황체기능부전이나 고령 불임 등 임신하기 위해 저력을 제대로 기를 필요가 있는 사람에게는 효과가 없다.

병명이 아닌 환자의 증(證)에 따라서 처방을 판단하는 것은(변증논치; 辨證論治), 한의학의 기초 중의 기초이다. 당귀작약산(當歸芍藥散)은 약성(藥性)이 온화하기 때문에 증이 다르더라도, 일찍이 문제가 되었던 소시호탕(小柴胡湯)의 부작용[2]과 같은 걱정도 적으며, 한방에 정통하지 않는 자도 다루기 쉬운 약인 것은 확실하다. 그렇지만 증을 자세히 보지 못하고, 불임증만으로 적합한 처방에 벗어나는 당귀작약산을 처방받은 환자가 끊이지 않는 상황은 우려할 만하다.

어떤 처방인가요?

구성 약재는 당귀(當歸), 작약(芍藥), 백출(白朮), 천궁(川芎), 복령(茯笭), 택사(澤瀉) 6가지로 이루어져 있다.

군약(君藥)인 당귀는 혈허(血虛)에 대하여 혈을 보해 인체를 자양하고(보혈양혈; 補血養血), 그 위에 혈의 흐름을 개선하는 것에도 효과가 있고(활혈; 活血), 경맥(經脈)에 정체된 혈을 따뜻하게 하여 맥 안으로 통하게 한다(통맥; 通脈). 마찬가지로 작약은 군약으로서 백작약(白芍藥)을 사용하며, 당귀와 같이 보혈양혈하는 동시에 오장(五臟)의 간[3] 기능을 조절해 기혈의 흐름을 조절한다(평간; 平肝). 또 근육의 긴장을 완화(유간; 柔肝) 시켜주고, 진통에도 효과적이다(완급지통; 緩急止痛). 근육의 경련을 진정시킬 수 있는 작용도 있다(진경; 鎭痙). 게다가 음액(陰液)을 자양하여 영기(營氣)를 잡아 두고(익음염영; 益陰斂營), 음액(陰液)을 지킨다. 진정(鎭靜) 작용과 지혈(止血) 작용도 있다. 당귀와 작약의 조합으로 보혈활혈(補血活血), 산한지통(散寒止痛) 하는 효과가 크다.

신약(臣藥)인 백출은 소화 흡수 기능을 높이고(건비; 健脾), 기를 보하는(보기; 補氣)

동시에 습사(濕邪)를 제거한다(조습; 燥濕). 이것으로 군약의 작용을 도와준다.

천궁은 좌약과 사약(使藥)으로서 당귀보다 강하게 활혈(活血)하는 동시에 기의 흐름도 부드럽게 한다(활혈행기; 活血行氣).[4] 혈관이 확장되고 혈액순환이 촉진됨에 따라 다른 약의 약효가 충분히 발휘되게 된다. 당귀와 천궁의 조합은 보혈(補血)·활혈(活血)·산한(散寒)하는 힘을 높인다. 또 당귀, 작약과 함께 난소기능을 개선하며 월경 조정에도 효과적이다.

좌약(佐藥)인 복령은 건비(健脾)하여 위 내의 정수(停水)를 중재하며, 기의 흐름을 좋게 하는 동시에 체내에 쌓인 과잉 습사(濕邪)를 중재한다(이수삼습; 利水滲濕). 설사를 멈추게 한다(지사; 止瀉). 정신안정 작용도 있다(안신; 安神). 백출(白朮)과 복령(茯笭)의 조합으로 보기(補氣)·건비(健脾)·이수(利水) 작용이 강하다. 마찬가지로 좌약(佐藥)인 택사(澤瀉)도 백출, 복령과 같이 이수삼습(利水滲濕) 한다. 단, 백출이나 복령과 같이 비(脾)가 아닌, 신(腎)에 작용해 이수삼습 한다. 성질이 차므로, 허열(虛熱)을 식게 하고 비뇨기계의 기능을 조절해 발열이나 방광염 등의 염증에도 효과가 있다.

이로써 당귀작약산의 효능을 '양혈지통(養血止痛), 건비리습(健脾利濕)'이라고 할 수 있다. 혈허, 비허와 같은 허증(虛證)과 수습(水濕)이라는 실증(實證)(허실협잡; 虛實挾雜) 두 개를 치료한다. 이것으로 복부에 정체되어 있는 물(水)과 혈(血)을 풀어 통증 등의 증상을 완화한다.

사물탕[四物湯; 지황(地黃), 당귀(當歸), 작약(芍藥), 천궁(川芎)]과 중복되는 약재가 많지만, 지황이 없기 때문에 강하게 보혈(補血)하여 신음(腎陰)[5]을 자윤(滋潤)하고(자음보신; 滋陰補腎), 정(精)을 만드는 힘은 없다. 오령산[五苓散; 택사(澤瀉), 복령(茯笭), 저령(猪苓), 백출(白朮), 계지(桂枝)]와도 비슷하지만 저령이 배합되지 않았기 때문에 강한 이수삼습(利水滲濕) 작용은 없다. 당귀작약산은 온화한 성질로 양혈(養血)·건비(健脾)·이수(利水)하는 처방이다.

혈허(血虛)가 심한 경우 사물탕을 병용한다. 비허(脾虛)가 현저하다면 사군자탕(四君子湯)을 합방한다. 본 방을 복용하고 위에 안 좋은 영향을 끼치는 경우는 안중산(安中散) 등을 함께 복용시킨다.

출전은 '금궤요략(金匱要略)'이다

이런 환자에게

고혈압입니다. 가슴이 두근거리며, 머리가 무거운 느낌이 있습니다.

다리가 붓는다. 피곤해지기 쉬우며, 눈에 초점도 없다. 혈허(血虛), 비허습체(脾虛濕滯)로 보아 본 방을 사용하였다. 1개월 복용 후, 부어오르는 것이 많이 괜찮아졌다. 5개월이 지났을 때는 혈압이 정상적으로 고쳐졌다.

저혈압입니다. 빈혈도 있습니다.

피곤해지기 쉬우며, 일어섰을 때 자주 어지럽다. 위장이 약하고, 위(胃)에서 찰랑찰랑한 소리가 들린다. 혈허(血虛), 비허습체(脾虛濕滯)로 보아 본 방을 사용하였다. 3개월 정도부터 일어서도 자주 어지럽지 않으며 위의 진수음(振水音)도 감소하였다. 10개월 후 혈압이 정상적으로 돌아왔고, 쉽게 피곤해지지 않게 되었다.

2개의 증례는 반대의 질환이지만 증(證)이 같으므로 같은 처방으로 치료할 수 있었다(이병동치; 異病同治).

용어 해설

1. 위부(胃部)를 두드리면 생긴다. 찰랑찰랑한 소리다.
2. 1996년, 소시호탕(小柴胡湯) 엑스제의 부작용에 의해 사망한 증례가 다수 보고되어, 큰 화제가 되었다. 이것은 환자의 증(證)을 무시하고 '만성 간염'이라는 병명으로 만연하게 소시호탕을 투여했기 때문에 일어난 것이다.
3. 오장(五臟)인 간(肝)은 수목(樹木)의 가지와 같이 유연하게 인체 내에 광범위하게 퍼져 있고, 정신·정서나 각종 내장의 기능, 혈류량 조절 기능 등, 전신의 생리기능이 원활하게 기능할 수 있도록 조절하는 기능(소설; 疏泄)을 가지고 있다.
4. 천궁(川芎)은 기를 순환시켜 혈의 운행을 추진하므로 '혈중의 기약(血中之氣藥)'이라고 불리운다.
5. 신음(腎陰)은 인간의 성장·발육·생식에 필요한 기초적인 물질이다. 정(精)은 생명체의 근본이 되는 물질이다.

보익제(기혈쌍보) 補益劑 (氣血雙補)

십전대보탕

十全大補湯

기허(氣虛)와 혈허(血虛)를 동시에 개선
빈혈이나 만성질환, 병이 나은 후의 체력 회복에 사용

체내를 흐르는 기와 혈은 깊은 관계가 있고, 서로 도와주면서 좋은 기혈(氣血)의 상태를 유지하고 있다. 따라서, 한쪽이 부족해지면 다른 쪽도 부족해지기 쉽고 혹은 한 쪽의 흐름이 악화되면 다른 쪽의 흐름도 정체되기 쉽다. 기와 혈 양쪽이 부족해지는 체질이나 상태를 개선해 나가는 것이 본 방이다.

어떤 사람에게 효과가 있나요?

십전대보탕(十全大補湯)은 '기혈량허(氣血兩虛), 허한(虛寒)'증을 개선하는 처방이다.

인체를 구성하는 기초적인 성분은 기(氣)·혈(血)·진액(津液)이다. 이것들이 적당한 양으로, 밸런스가 좋게 체내에서 부드럽고 매끄럽게 흐르고 있을 때, 사람은 건강한 몸으로 살아갈 수 있다. 역으로 이것들의 양이 줄어들거나 많아지고, 흐름이 나빠지면 몸 상태가 무너지고 병이 된다. 기(氣)가 부족한 증(證)을 기허(氣虛), 혈(血)의 기능이 저하된 증을 혈허(血虛)라고 한다. 그리고 이 양쪽이 동시에 생기는

증이 '기혈량허(氣血兩虛)'이다

기허 상태가 되면 대사나 면역력의 저하, 신경계 반응의 둔화, 조혈 기능의 약화(attenuation) 등 체내에서 많은 기능 저하가 생긴다. 증상의 경우에는 힘이 없고, 피곤해지기 쉽고, 손과 발이 나른하고, 기력이 부족하고, 목소리에 힘이 없고, 말수가 줄어들고, 안색이 하얗고, 입술이나 손톱의 색이 희고, 숨이 자주 차는 증상 등이 관찰된다. 식욕부진, 복부 팽만감, 소화불량, 미각의 둔화, 부종, 무른 변(軟便) 등의 증후도 생긴다. 장의 연동운동이 약해져서, 변비가 되는 경우도 있다. 이런 경우 변은 초반에는 단단한 모양이었다가, 뒤로 갈수록 무른 변(軟便)의 형태가 되는 경우가 많다. 토끼의 똥 모양 같이 되는 경우도 있다.

또한, 혈허가 되면 인체의 각 부분에서 혈액이나 영양이 부족한 상황이 된다. 피부에 필요한 영양이 공급되지 못하면 안색이 나쁘고, 피부에 생기가 없고, 피부에 윤기가 없이 꺼칠꺼칠하며, 입술이 트는 등의 증상이 나타난다. 머리카락이나 손톱에 영양이 전해지지 못하면 머리카락이 가늘어지고 약해지며, 손톱은 부서지기 쉬워지고 색도 나빠진다. 뇌에 공급하는 영양이 부족하면 머리의 회전이 나빠지고, 머리가 멍하게 되고, 현훈(目眩)이 있거나 휘청거리고, 일어났을 때 어지럽거나, 이명, 두통이 생긴다. 눈에 관해서는 눈이 피로해지며, 침침해지고, 건조하며 눈의 초점이 맞지 않는 증상이 나타난다. 신경계나 근육의 영양이 부족해지면, 손과 발의 저림, 근육의 경련(muscle spasm), 쥐(cramp), 종아리에 쥐가 나고, 관절통 등이 생긴다.

혈허가 장기간 지속되면 정신적으로도 영향을 미치고, 두근거림(동계; 動悸), 불안감, 초조감, 잘 잊어버리고, 잠이 잘 안 오고, 잠에 들어도 얕은 잠을 자며, 꿈을 자주 꾸는 등의 증상도 보이게 된다. 여성에 있어서는 난소 등으로의 영양공급이 부족해져, 월경이 늦어지고, 생리량이 줄어든다.

기와 혈은 깊은 관계가 있고, 기는 혈에 의해 자양분을 받아 기능하며, 혈은 기의 추동작용[1]에 의해 체내를 흐르게 되는 것이 가능하다. 이런 관계를 '기는 혈의 인솔자(氣爲血之帥), 혈은 기의 어머니(血爲氣之母)'라고 말한다. 어느 쪽인가 한쪽의 상태가 악화되면, 그것이 다른 쪽에 영향을 미치고, 양쪽의 상태가 나빠진다(기혈동병; 氣血同病). 기허(氣虛)는 혈허(血虛)를 생기게 하고, 혈허는 기허를 초래하기 쉽다.

기와 혈의 양쪽이 쇠약해진 기혈량허(氣血兩虛)의 경우는 만성적으로 좋지 않은 몸 상태가 지속되고, 기능적인 면(기; 氣)과 영양적인 면(혈; 血) 양쪽이 쇠약해진 상태라고 말할 수 있다. 이것 때문에 손과 발의 냉증(冷症)이나 한기와 같은 한증(寒證)이 생기기 쉬워진다. 이것이 '허한(虛寒)'이라고 한다.[2]

혀는 부어서 부석부석해지고(기허의 설상), 붉은 기가 적고 흰색을 하고 있다(혈허, 허한의 설상).

임상 응용 범위는 기혈량허나 허한의 증후를 나타내는 질환으로 빈혈, 냉증, 만성 위염, 만성 간염, 만성 신염, 만성 장염, 저단백혈증(hypoproteinemia), 영양실조, 설사, 치루, 탈항(脫肛), 요통, 자율신경 실조증(autonomic dysfunction), 불면증, 신경쇠약, 시력 저하, 월경불순(menstrual irregularity), 무월경, 부정출혈(atypical genital bleeding), 불임증, 불육증(不育症, 습관성유산), 갱년기 장애 등이 있다. 특히 만성질환이나 수술·출산·출혈·병후의 체력 회복, 여성의 월경부조에 효과가 있다.

어떤 처방인가요?

구성 약재는 인삼(人蔘), 백출(白朮), 복령(茯笭), 감초(甘草), 지황(地黃), 당귀(當歸), 작약(芍藥), 천궁(川芎), 황기(黃耆), 육계(肉桂) 10가지로 이루어져 있다. 사군자탕(四君子湯)과 사물탕(四物湯)을 합쳐 팔진탕(八珍湯)이 되고, 그 위에 황기와 육계를 더한 조성과 같다.

군약(君藥)인 인삼은 소화 흡수 기능을 높이고(건비; 健脾), 기를 보한다(보기; 補氣). 마찬가지로 지황은 군약으로서 숙지황(熟地黃)을 사용한다. 혈(血)을 중심으로 음액(陰液)[3]을 보한다(자음보혈; 滋陰補血). 이 두 약재가 기혈을 보한다(익기양혈; 益氣養血).

신약(臣藥)은 백출, 복령, 당귀, 작약 4가지로 이루어져 있다. 백출은 건비하는 동시에 습사(濕邪)를 제거한다(조습; 燥濕). 복령도 건비조습(健脾燥濕)하고, 설사를 멈추고(지사; 止瀉), 기를 흐르게 한다. 백출과 복령의 조합으로 인삼의 보기건비(補氣健脾) 작용을 강하게 해준다. 당귀는 혈허를 보하는 동시에(보혈; 補血), 혈의 흐름을 개선한다(활혈; 活血). 작약은 백작약(白芍藥)을 사용하고, 보혈하는 동시에 기혈의 흐름을 조절한다(평간; 平肝). 근육의 경련을 진정시키는 작용도 있다(진경; 鎭痙). 당귀와 작약의 조합으로 지황의 자음보혈(滋陰補血) 작용을 강하게 해준다.

천궁(川芎)은 좌약(佐藥)으로서 기혈(氣血)의 흐름을 부드럽게 해준다(활혈행기; 活血行氣). 끈적끈적하여 흐름을 막히게 하는 경향이 있는 보약의 약효를 충분히 발휘할 수 있게 한다. 당귀(當歸), 작약(芍藥), 천궁(川芎)은 난소기능을 개선해 주고, 월경조정 하는 데에 효과적이다. 감초는 자감초(炙甘草)를 사용하고, 사약(使藥)으로서 비위의 기능을 조화롭게 하면서(익기화중; 益氣和中), 모든 약재의 약성(藥性)을 조화롭게 해준다.

황기(黃耆)는 소화 흡수 기능을 높여 기를 보하며(보기건비; 補氣健脾), 체표(體表)를 단단하게 해준다(고표; 固表). 육계(肉桂)는 혈액순환을 촉진해 인체를 따뜻하게 해주고, 익기양혈(益氣養血) 작용을 강하게 해준다(보양거한; 補陽祛寒).

이로써 십전대보탕(十全大補湯)의 효능을 '익기보혈(益氣補血), 온양거한(溫陽祛寒)'이라고 말할 수 있다. 기를 보하는 약재(보기약; 補氣藥)과 혈을 보하는 약재(보혈약; 補血藥)이 밸런스 좋게 배합되어 있다. 다만, 보기약은 혈의 운행을 추진하고, 혈의 생성을 촉진하므로 중점은 보기약에 있다.

출혈경향이 있는 경우는 천귀아교탕(川歸阿膠湯)을 병용한다. 잠들기 어려운 경우에는 산조인탕(酸棗仁湯)을 합친다.

출전은 '화제국방(和劑局方)'이다

이런 환자에게

당뇨병입니다. 체중이 줄어들고, 심한 피로감이 있습니다.

통원 치료와 식사요법을 계속하면서, 혈당치는 조절되고 있지만 힘이 없다. 기혈량허(氣血兩虛)로 보아 본 방을 사용하였다. 4개월 후부터 체중이 늘기 시작하고, 1년 차에는 쉽게 피곤해지지 않게 되었고, 일의 의욕도 올라갔다. 만성질환을 동반하는 권태감 등의 기혈량허에 본 방이 유효한 케이스가 많다. 병명만이 아닌 증(證)에 따라 처방을 판단하는 것이 중요하다.

불임증입니다. 산부인과에서 시험관 시술을 시도하고 있지만, 나이가 많아서인지 건강한 난자가 자라지 않습니다.

피곤해지기 쉽고, 냉증(冷症)이다. 월경이 늦어지는 경향이 있고, 생리량이 줄어들고 있다. 기혈량허(氣血兩虛), 허한(虛寒)으로 보아 본 방을 사용하였다. 3개월 후에는 부인과 통원 치료에 의한 피로와 스트레스 때문에 불임 치료를 중지하였지만, 그 후에 다음 달에 월경주기가 돌아왔으며 11개월 후에는 자연임신이 되었다.

용어 해설

1. 추동(推動) 작용은 기(氣)의 기능 중의 하나이다. 성장, 발육, 장부(臟腑)의 생리 활동, 대사, 혈액순환 등의 전체적인 생명 활동을 추진하는 작용이다.
2. 한증(寒證)에는 실한(實寒)과 허한(虛寒)이 있다. 추운 환경이나, 차가운 음식물, 세균이나 바이러스 등의 한사(寒邪)에 의한 한증이 실한이고, 인체의 기능 저하로 의한 상대적으로 생기는 한증은 허한이다. 실한에는 한사의 제거, 허한에는 인체의 기능을 높이는 것으로 몸 상태를 회복시킬 수 있다.
3. 음액(陰液)은 인체의 구성 성분 중 혈(血)·진액(津液)·정(精)을 가리킨다. 정은 신(腎)에 축적되고 있는 생명의 근원(源)이다.

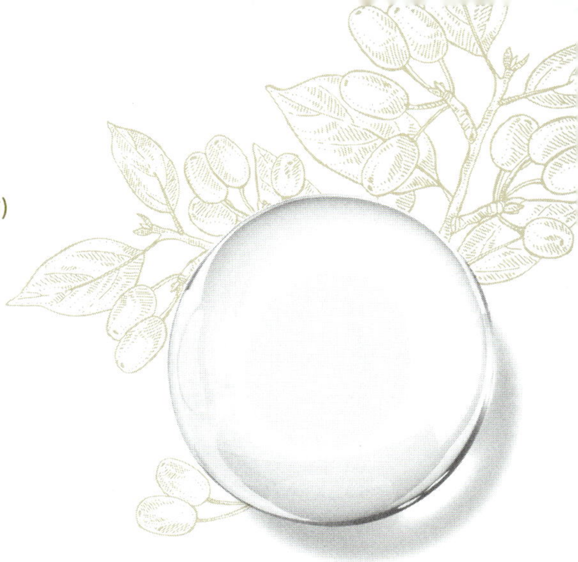

보익제(기혈쌍보) 補益劑 (氣血雙補)

—

인삼양영탕

人蔘養榮湯

기혈량허(氣血兩虛)가 오래된 상태를 개선
병후의 회복이나 건망, 불면, 호흡기 증상에 사용

체내를 흐르는 기(氣)와 혈(血)의 양쪽이 부족한 상태가 오래 지속된다면, 여러 나쁜 상태가 표면으로 드러나게 된다. 특히 정신 쪽이나 호흡기계에 증상이 나타나기 쉽다. 그런 상태를 개선해 가는 것이 본 방이다.

어떤 사람에게 효과가 있나요?

인삼양영탕(人蔘養榮湯)은 '기혈량허(氣血兩虛), 심신불녕(心神不寧), 폐기허(肺氣虛)' 증을 개선하는 처방이다.

'기혈량허'증은 기허(氣虛)와 혈허(血虛) 2가지 증(證)이 동시에 생기는 증이다. 기허는 살기 위해 필요한 생명에너지(기; 氣)가 부족한 증이고, 혈허는 생명 활동에 필요한 혈액이나 영양(혈; 血)이 부족한 증이다.

기허(氣虛)가 되면 대사(代謝)의 감소, 면역력의 저하, 신경계 반응의 둔화, 조혈 기능의 저하 등이 나타난다. 증상으로는 기력이 모자라고, 자주 피곤하며, 손과 발이 나른하고, 목소리에 힘이 없으며, 숨이 자주 차고, 식욕부진, 소화불량, 미각 둔화, 무른 변(軟便) 등을 볼 수 있다.

또한 혈허(血虛)가 되면, 인체 각 부분에서 혈액이나 영양이 부족한 상태가 된다. 안색이 나쁘고, 피부에 생기나 윤기가 없고, 입술이 트며, 머리카락이 가늘어지고 약해지게 되고, 손톱이 무르기 쉬우며, 머리가 멍하고, 현훈, 이명, 손과 발의 저림, 근육의 경련, 종아리에 쥐가 나고, 눈이 흐려지는 등의 증상이 나타난다. 여성에 있어서는 월경이 늦어지고 생리량이 줄어든다.

기와 혈은 깊은 관계가 있고, 한쪽의 상태가 악화되면 다른 한쪽에도 영향을 미쳐, 결국 양쪽의 상태가 나빠지게 된다(기혈동병; 氣血同病). 이것이 기혈량허(氣血兩虛)이다.

기혈량허의 상태가 길어지면, 여러 기능 저하와 영양상태의 악화로 진행되고, 더 나아가 몸 상태도 나빠진다. 먼저 혈액순환 기능이 저하되고, 손과 발의 냉증(冷症), 한기(寒氣) 등 한증(寒證)이 나타나기 쉬워진다. 이것이 '허한(虛寒)'증이다. 이 증과 기혈량허를 합친 '기혈량허, 허한'증에는 십전대보탕(十全大補湯)이 효과적이지만, 더 나아가 기혈량허가 계속되면 오장(五臟)의 심(心)과 폐(肺)의 기능도 저하된다.

심은 심장(心臟, heart)을 포함한 혈액순환(혈맥; 血脈)과 인간의 의식이나 사유 등 고차원적인 정신활동(신지; 神志)를 맡고 있는 장부(臟腑)이다. 심에 혈허(血虛)가 영향을 미치고, 심장의 기능을 자양(滋養)하는 심혈(心血)이 부족해지면 '심혈허(心血虛)'증이 된다. 과도한 정신적인 피로나 지나친 걱정이 계속되면 심(心)에 부담이 되고, 심혈이 소모되는 증이 된다. 특히 심혈 부족에 의해 신지가 불안정해지는 경우를 '심신불녕(心神不寧)'증이라고 이야기한다. 증상으로서는 잘 잊어버리고(건망; 健忘), 얕은 잠을 자고, 자주 놀라며, 가슴 두근거림(동계; 動悸) 등이 꼽힌다.

또한, 오장의 폐(肺)는 호흡을 통해 공기 중으로부터 필요한 성분을 거두고, 체내의 불필요한 물질을 배출하고, 인체에 필요한 기(氣)와 체액(진액; 津液)을 전신 구석구석까지 산포(선발; 宣發)하며, 호흡을 조정하여 진액을 점점 아래쪽에 밀고 나가는(숙강; 肅降) 장부이다. 이 폐의 기능(폐기; 肺氣)이 부족해지면 '폐기허(肺氣虛)'증이 된다. 호흡이 얕고, 차츰차츰 나오는 땀(자한; 自汗), 도한(盜汗), 움직이면 기침이 나오고(운동성 호흡곤란, exertional dyspnea), 숨이 차고, 해수(咳嗽), 가래 등의 증상을 보인다. 또 폐(肺)와 대장(大腸)은 표리(表裏)를 이루는 관계이고, 해수(咳嗽)와 얕은 호흡(shallow breathing)과 같은 호흡기 증상, 설사나 구토와 같은 소화기 증상 둘 다 볼 수 있는 경우도 적지 않다.

혀는 희어 보이는 색을 띠고 있다(기혈량허의 설상).

임상 응용 범위는 기혈량허(氣血兩虛), 심신불녕(心神不寧), 폐기허(肺氣虛) 증후를 나타내는 질환으로, 빈혈, 냉증, 만성 위염, 만성 간염, 만성 장염, 저단백혈증(hypoproteinemia), 영양실조, 자율신경 실조증(autonomic dysfunction), 불면증, 건망증, 신경쇠약, 만성 기관지염, 기관지 천식, 폐결핵, 탈모증, 혈소판 감소성 자반증(thrombocytopenic purpura), 레이노병, 월경불순(menstrual irregularity), 무월경, 부정출혈(atypical genital bleeding), 불임증, 불육증(不育症, 습관성유산), 갱년기 장애 등이 있다. 특히 만성질환이나 수술, 출산, 출혈, 병후의 체력 회복에 사용되고 있다. 만성 소모성질환으로 살이 빠지게 된 경우 등에도 사용한다.

어떤 처방인가요?

구성 약재는 인삼(人蔘), 백출(白朮), 복령(茯苓), 감초(甘草), 지황(地黃), 당귀(當歸), 작약(芍藥), 황기(黃耆), 육계(肉桂), 오미자(五味子), 원지(遠志), 진피(陳皮) 총 12가지로 이루어져 있다. 보기(補氣) 하는 기본 처방인 사군자탕(四君子湯)과 보혈(補血)하는 기본 처방인 사물탕(四物湯)을 합치면 팔진탕(八珍湯)이 되고, 그 위에 황기(黃耆)와 육계(肉桂)를 더한 십전대보탕(十全大補湯)을 기초로 하고, 천궁(川芎)을 빼고 오미자(五味子), 원지(遠志), 진피(陳皮)를 첨가한 구성이다. 이 처방 목적의 경우에는 기혈의 흐름을 부드럽게 할(활혈행기; 活血行氣) 필요는 없기에 천궁이 제거된 것이다.

군약(君藥)인 인삼은 소화 흡수 기능을 높이고(건비; 健脾), 기를 보한다(보기; 補氣).

마찬가지로 지황도 군약으로서 혈을 중심으로 음액(陰液)[1]을 보하는 힘이 강하다(자음보혈; 滋陰補血). 이 2가지 약재로 기혈을 보한다(익기양혈; 益氣養血).

신약(臣藥)인 백출은 건비하는 동시에 습사(濕邪)를 제거한다(조습; 燥濕). 당귀는 혈허를 보하는 동시에(보혈; 補血) 혈의 흐름을 개선한다(활혈; 活血).

복령(茯苓)은 좌약(佐藥)으로서 건비조습(健脾燥濕)하고 설사를 멈추며(지사; 止瀉), 기를 흐르게 한다. 작약(芍藥)은 백작약(白芍藥)을 사용하고, 보혈(補血)하는 동시에 기혈의 흐름을 조절한다(평간; 平肝). 감초(甘草)는 사약(使藥)으로서 자감초(炙甘草)를 사용하고, 비위(脾胃)의 기능을 조화롭게 하면서(익기화중; 益氣和中) 모든 약재의 약성(藥性)을 조화롭게 한다.

황기(黃耆)는 소화 흡수 기능을 높여 기를 보하고(보기건비; 補氣健脾), 체표(體表)를 단단하게 한다(고표; 固表). 육계(肉桂)는 혈액순환을 촉진하여 몸을 따뜻하게 하고, 익기양혈(益氣養血) 작용을 강하게 한다(보양거한; 補陽祛寒).

오미자(五味子)는 오장(五臟)의 폐(肺)나 신(腎)의 기능을 보하고, 활탈(滑脫)[2]을 낫게 하여 인체를 윤택하게 한다(자음수삽; 滋陰收澁). 중추신경계의 흥분과 억제를 조화롭게 하여 정신을 안정시킨다(안신; 安神). 기침을 그치게 하여 가래를 줄이고(지해화담; 止咳化痰), 도한(盜汗)이나 자한(自汗)을 억제한다(지한; 止汗). 원지(遠志)는 심혈(心血)을 보해 인체를 자윤(滋潤) 시키고, 정신안정에 효과적이다(양신안신; 養心安神). 지해화담 작용도 있다. 진피(陳皮)는 기의 흐름을 조절하여 위의 기능을 다시 좋은 상태로 돌리는 동시에(이기화위; 理氣和胃), 팽만감을 완화한다(제만; 除滿). 화담(化痰) 작용도 있다. 연동 운동을 촉진해, 다른 약의 소화 흡수를 돕는다.

이로써 인삼양영탕(人蔘養榮湯)의 효능을 '익기보혈(益氣補血), 양심안신(養心安神), 지해화담(止咳化痰)'이라고 말할 수 있다. 십전대보탕과 마찬가지로 거한(祛寒) 작용도 강하다. 사군자탕(四君子湯)에 황기를 더한 조합(사군자탕가황기; 四君子湯加黃耆)은 전신의 모든 기능과 뇌 신경세포의 흥분을 촉진하고, 사물탕(四物湯)에서 천궁(川芎)을 뺀 처방(四物湯祛川芎)은 전신을 자양(滋養)한다. 더 나아가 육계(肉桂)로 거한(祛寒) 하며, 원지(遠志), 오미자(五味子)로 안신(安神)하고, 오미자, 원지, 진피(陳皮)로서 진해화담(鎭咳化痰) 한다.

불면증이 심하면 산조인탕(酸棗仁湯)을 병용한다.

출전은 '화제국방(和劑局方)'이다. 단 원명(原名) '양영탕(養榮湯)'으로 '화제국방'보다 오래된 '삼인극일병증방론(三因極一病證方論)(삼인방; 三因方)'에 기재되어 있기 때문에 이쪽을 출전으로 삼는 경우도 있다.

이런 환자에게

불면증입니다. 잠에 들어도 얕은 잠을 자고, 낮에 졸립니다.

꿈을 자주 꾸고, 밤중에 눈이 떠진다. 최근 잘 잊어버리는 경우가 많다. 기혈량허(氣血兩虛), 심신불녕(心神不寧)으로 보아 본 방을 사용하였다. 3개월 후에는 밤중에 잠에서 깨는 빈도가 줄어들었다. 8개월 후에는 낮에 졸린 것도 확 줄어들었고, 잊어버리는 경우도 줄어들었다.

두근거림(動悸)이 신경 쓰입니다.
여러 일이나 사건들에 잘 놀라는 편입니다.

피곤해지기 쉬우며, 겨울에도 도한(盜汗)을 흘린다. 호흡이 얕고, 숨이 차기 쉽다. 병원 검사에서는 이상이 없다고 하였다. 기혈량허(氣血兩虛), 심신불녕(心神不寧), 폐기허(肺氣虛)로 보아 본 방을 사용하였다. 1년 후에는 두근거림(動悸)도, 도한도 개선되었다.

용어 해설

1. 음액(陰液)은 인체의 구성성분 중 혈(血)·진액(津液)·정(精)을 가리킨다. 정은 신(腎)에서 축적되는 생명의 근원(源)이다.
2. 활탈(滑脫)은 땀이나 대변, 소변, 정액 등이 새어 나가는 것을 말한다. 내장하수(內臟下垂, splanchnoptosis)나 탈항(脫肛)을 가리키는 경우도 있다.

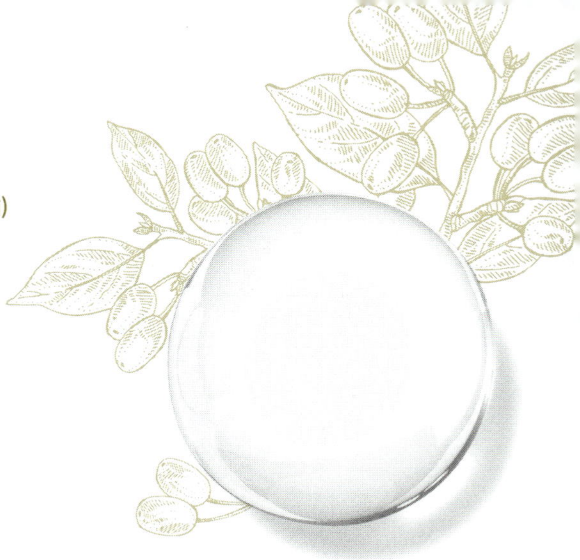

보익제(기혈쌍보) 補益劑 (氣血雙補)

귀비탕

歸脾湯

심비(心脾)의 기능 저하와 기혈부족(氣血不足)을 동시에 해소
허증(虛證)일 때의 불면, 빈혈, 출혈, 건망 등에 사용

병과 좋지 않은 몸 상태의 기저에는 면역력 부족이나 각종 기능의 저하가 있는 경우(허증; 虛證)와 체력적으로는 약하지 않지만, 병사(病邪)의 위력이 강한 경우(실증; 實證)가 있다. 만성적으로 몸이 좋지 않은 상태가 계속된다면 허증인 경우가 많다. 병에 의한 증후와 함께 몸이 나른하고, 피곤해지기 쉬우며, 정신피로가 큰 등의 증상을 볼 수 있다.

허증(虛證)의 경우에는 먼저 고쳐 세워야 하는 것은 위장(胃腸)이다. 복부를 먼저 건강하게 하지 않고서는 병을 이겨낼 수 없다. 소화 흡수 능력을 높여, 영양분을 체내에 들여오고, 건강을 회복해 나가는 것이 기본이다.

소화 흡수 기능은 오장(五臟)인 '**비**(脾)'에 포함된 기능이다. **귀비**탕(歸脾湯)은 이 비의 기능을 높여 각종 질환을 치료해 가는 처방이다.

어떤 사람에게 효과가 있나요?

귀비탕(歸脾湯)은 '심비기혈량허(心脾氣血兩虛), 비불통혈(脾不統血)'증을 개선하는 처방이다.

'심(心)'은 오장(五臟) 중에 하나로, 심장의 박동에 의한 혈액순환만을 담당하고[2] 있는 것만이 아닌, 인간의 의식이나 사유활동까지도 맡고[3] 있는 장부(臟腑)이다. 또 '비(脾)'도 오장 중 하나로서, 단순히 음식물의 소화 흡수 기능만을 의미하는 것이 아닌, 음식물로부터 기(氣)·혈(血)·진액(津液)을 생성하며[4], 혈액이 혈맥(血脈) 바깥으로 새지 않도록 컨트롤하며[5], 그 위에 사고(思考)나 판단을 맡고 있는 작용도 있다.[6]

따라서 이것저것 생각하고 괴로워하거나, 생각에 너무 깊게 잠겨 심과 비를 과열시켜 다치게 하면 심과 비의 기능이 저하된다. 비의 기능이 저하되면 생성되는 기혈(氣血)의 양이 줄어들고, 심이 충분히 자양(滋養)되지 못하고, 심의 기능이 떨어지게 된다. 이것이 '심비기혈량허(心脾氣血兩虛)'증이다.

이 증의 사람은 비기(脾氣)가 약해지므로 피로 권태감, 식욕부진, 기운이 없고, 숨이 차고, 무른 변(軟便), 몸의 열감, 도한(盜汗) 등이 생긴다. 또 혈이 부족하기 때문에 안색과 생기가 나빠지고, 가끔은 노랗게 된다. 심이 자양(滋養)되지 못하게 되면, 동계(動悸), 건망, 머리가 어지러우며, 머리가 멍하게 되는 등의 증후가 발생한다. 불면증도 생기는 경우가 많다. 비기의 저하로 인해 낮에는 졸리지만, 심혈(心血) 부족으로 밤에는 얕은 잠을 자고, 꿈을 자주 꾸며 잠이 깨기 쉽다. 혀는 흰편이며, 백색태(白色苔)가 얇게 붙어있다.[7]

비기(脾氣) 저하로 인해, 혈액이 혈맥(血脈) 바깥으로 새어 나가지 않게 컨트롤하는 비의 기능이 약해지면 조금의 자극만으로 출혈이 일어나기 쉬워진다. 혹은 출혈이 멈추기 어려운 체질이 된다. 이것이 '비불통혈(脾不統血)'증이다.[8] 혈변, 자색의 피하출혈, 부정출혈, 과다월경(hypermenorrhea), 월경주기의 연장, 월경주기의 단축 등의 증상이 나타나게 된다.

임상 응용 범위는 각종 빈혈, 불면증, 건망증, 혈소판 감소성 자반증, 하혈, 토혈, 자율신경 실조증(autonomic dysfunction), 신경쇠약, 불안신경증(anxiety neurosis), 히스테리, 부정출혈, 월경불순(menstrual irregularity), 불임증, 갱년기 장애, 만성 위장염, 신경성 위염, 위·십이지장 궤양, 저단백혈증(hypoproteinemia) 각종 심질환 등으로 심비기혈량허, 비불통혈의 증후를 나타내는 것들이다.

어떤 처방인가요?

구성 약재는 황기(黃耆), 인삼(人蔘), 백출(白朮), 복령(茯苓)[9], 당귀(當歸), 용안육(龍眼肉), 산조인(酸棗仁), 원지(遠志), 목향(木香), 감초(甘草), 생강(生薑), 대조(大棗) 총 12가지이다.

군약(君藥)인 황기는 비위(脾胃)의 기능을 높여, 기(氣)를 보한다. 마찬가지로 용안육도 군약으로서 비기(脾氣)를 자양(滋養)하며, 동시에 심혈(心血)을 보한다. 인삼과 백출은 신약(臣藥)으로서는 보기(補氣) 작용이 있고, 황기와 배합되어 보비익기(補脾益氣)의 힘을 강하게 한다. 마찬가지로 신약(臣藥)인 당귀는 보혈약(補血藥)으로, 용안육과의 상호작용으로 보심양혈(補心養血) 작용을 높인다.

좌약(佐藥)인 복령, 산조인, 원지는 심(心)의 기능을 조정하여 정신을 안정적인 상태로 이끈다. 목향은 좌약으로서 기의 흐름을 좋게 하고, 보기약(補氣藥)이나 보혈약(補血藥)에 의해 정체되기 쉬운 비위의 기능을 회복시킨다. 감초는 자감초(炙甘草)를 사용하고, 사약(使藥)으로서 익기화중(益氣和中)[10]하면서, 모든 약재의 약성(藥性)을 조화롭게 한다. 생강과 대조도 비위의 기능을 조절해, 기혈생화(氣血生化)를 돕는다.

이로써, 귀비탕의 효능을 '익기보혈(益氣補血), 건비양심(健脾養心)'이라고 말할 수 있다.

귀비탕의 첫 번째 특징은 심과 비를 동시에 치료하는 점에 있다. 단 중점은 건비(健脾)에 있고, 비기(脾氣)를 높여 기혈생화(氣血生化)의 힘을 강하게 하는 것이 주된 작용이기 때문에 귀비탕이라는 이름이 붙었다. 두 번째 특징은 기와 혈의 양쪽을 보하는 것이다. 단 중점은 보기(補氣)에 있고, 기의 힘으로 혈의 생성을 촉진하는 것이다. 본 방에 황기와 당귀가 배합되어 있는데, 이 두 약재만으로 이루어진 처방이 당귀보혈탕(當歸補血湯)이다. 당귀보혈탕은 보기생혈(補氣生血)의 기본 처방이고, 기를 보하는 것으로 혈의 생화(生化)를 자연적으로 증가시키는 조합이다. 혈이 보해지면 심도 자양(滋養)된다.[11]

본 방과 마찬가지로 황기(黃耆), 인삼(人蔘), 백출(白朮), 감초(甘草), 당귀(當歸), 생강(生薑), 대조(大棗)를 포함한 처방에는 보중익기탕(補中益氣湯)이 있다. 둘 다 익기보비(益氣補脾) 하는 처방이지만, 본 방은 양심안신약(養心安神藥)[12]을 배합하여 심(心)과 비(脾)의 양쪽을 보해 생혈충혈(生血充血)하는 것이 특징인 것에 비하여 보중익기탕은 승양거함약(昇陽擧陷藥)을 배합하여 중기하함증(中氣下陷證)을 치료하는 것이 특징이다.[13]

부정출혈, 과다월경(hypermenorrhea)으로 냉증(冷症)이 있는 경우는 천귀아교탕(川歸阿膠湯) 등을 사용한다. 짜증이 나거나, 상열감 등의 열증(熱證)이 있는 경우는 본 방에 시호(柴胡), 산치자(山梔子)를 더한 가미귀비탕(加味歸脾湯)을 사용한다.

출전은 13세기(송대; 宋代)의 의학서인 '제생방(劑生方)'이다. 후에, 명대(明代)에 당귀(當歸)와 원지(遠志)가 첨가되어 오늘날의 처방이 되었다.

이런 환자에게

불면증입니다. 얕은 잠을 자고, 밤중에 자주 잠이 깹니다.

피곤해지기 쉬우며, 낮에는 졸린데 밤에는 잠에 잘 들지 못한다. 잠에 들어도 꿈을 자주 꿔서 숙면할 수 없다. 심비기혈량허증(心脾氣血兩虛證)으로 판단하여 귀비탕(歸脾湯)을 사용하였다. 4개월 정도 복용 후 잠이 깊게 들 수 있게 되었고, 식욕도 증가하여 건강해졌다.

생리불순입니다.
생리가 늦어지는 경향이 있고, 생리 양도 최근 감소했습니다.

피곤해지기 쉬우며, 냉증(冷症)이 있다. 눈 아래에 다크서클이 두드러진다. 기혈량허증(氣血兩虛證)으로 보아 귀비탕(歸脾湯)을 사용하였다. 다음에 월경주기가 안정되었고, 건강해졌다. 다크서클도 옅어졌다. 1년 후에는 자연 임신하였다.

용어 해설

1. 오장육부(五臟六腑)는 해부학적으로 내장(內臟)만을 가리키는 것이 아닌, 여러 생리기능이나 정서(情緖), 의식 활동까지도 포함하고 있는 개념이다. 예를 들어 오장의 '심(心)'은 심장(心臟, heart)이라는 장기뿐만을 의미하는 것이 아니다.
2. 이 심(心)의 기능을 '혈맥(血脈)을 담당한다'라고 말한다.
3. 이 심(心)의 기능을 '신지(神志)를 담당한다'라고 말한다. 신지는 정신, 의식, 사유 등 고차원적인 정신 활동이다.
4. 이 비(脾)의 기능을 '운화(運化)를 담당한다'라고 말한다. 비는 음식물을 소화하고 흡수하여 기혈(氣血)을 생성하므로 '기혈생화의 근원(氣血生化之源)'이라고 불린다. 기는 생명 에너지, 혈은 영양, 진액(津液)은 체액이다.
5. 이 비(脾)의 기능을 '통혈(統血) 한다'라고 말한다
6. 이것을 '비(脾)는 사(思)를 담당한다'라고 말한다. '사'는 사고나 판단을 가리킨다.
7. 비기(脾氣)와 심혈(心血)의 부족으로 흥분성이나 억제성 양쪽이 저하되어 모든 증상이 생긴다.
8. 기(氣)의 작용 중 하나에는 고섭(固攝) 작용이 있다. 혈액이나 땀, 소변, 정액 등이 새어 나가지 않도록 하는 작용이지만 비(脾)의 통혈 작용은 이 중 일부라고 말할 수 있다.
9. 원래는 복신(茯神)을 사용한다. 복신은 소나무의 뿌리에 기생하는 복령(茯苓) 중 소나무의 뿌리 주위에 있는 것을 가리킨다. 정신안정 작용이 강하다.
10. 화중(和中)은 중초(中焦) 즉, 인체의 중심 부분에 있는 비위(脾胃) 기능의 조화를 이루는 것이다.
11. 체력이 쇠약해진 기혈량허(氣血兩虛)의 상태에서는 위장(胃腸)의 소화 흡수 기능도 저하된다. 이 상황에서 보혈약(補血藥)을 사용해도, 끈적한 보혈약은 흡수되기 어려워 위장의 부담이 되기 때문에 좋지 않다. 따라서 보기약(補氣藥)으로 비기(脾氣)를 높여 혈허(血虛)를 치료한다.
12. 본 방에서는 용안육(龍眼肉), 산조인(酸棗仁), 복령(茯苓) 등이다. 심(心)을 자양(滋養)하여 정신을 안정시킨다.
13. 보중익기탕(補中益氣湯)은 기운이 없고, 내장하수(內臟下垂, splanchnoptosis), 손과 발이 무거운 등 축 아래로 처진 상태(중기하함; 中氣下陷)을 확실히 보하는 처방이다(승양거함; 昇陽擧陷).

보익제(기혈쌍보) 補益劑 (氣血雙補)

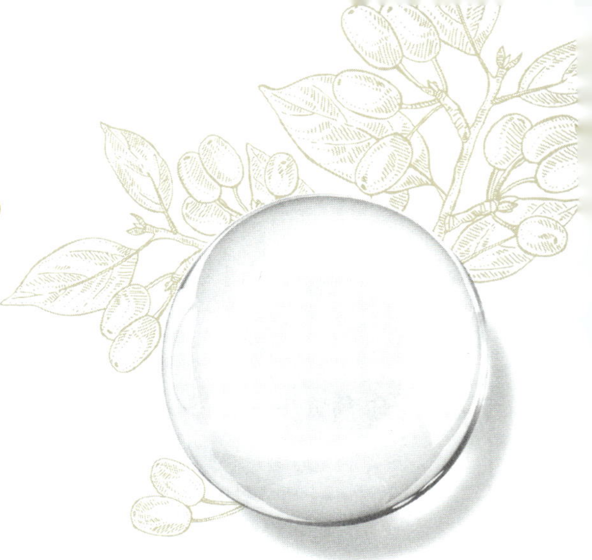

가미귀비탕

加味歸脾湯

심비량허(心脾兩虛)를 개선하면서 허열(虛熱)을 해소
피곤해도 잠에 들기 어려우며, 짜증 나거나 우울한 증상 등에 처방

병과 좋지 않은 몸 상태의 원인은 자율신경계의 실조 등 원인이 사람 내에 있는 경우(허증; 虛證)과 바이러스나 병원균 등 원인이 사람 밖에 있는 경우(실증; 實證)으로 분류될 수 있다. 이 중 현대사회에 많은 부분을 차지하는 것이 허증이다. 자율신경계의 실조 외에도 피곤함이 쌓이고, 호르몬 밸런스가 무너지고, 혈행(血行)이 악화되는 등에 의해 쉽게 병이나 좋지 않은 몸 상태로 빠지게 된다. 가미**귀비탕**(加味**歸脾湯**)의 베이스가 되는 **귀비탕**은 이 허증을 개선하는 대표적인 처방 중 하나이다.

현대는 스트레스 사회이다. 스트레스나 긴장이 지속적으로 가해지면 정신적인 피곤함이 쌓이고, 기분이 가라앉게 되고, 하고 싶은 마음이 생기지 않게 되는 증상에 더하여 우울감이 점점 심해지며 초조함 등의 증상이 나타나는 사람도 적지 않다. 이런 사람에 효과가 있는 것이 가미귀비탕이다. 최근 스트레스로 몸 상태가 무너지는 사람이 증가하고 있기 때문에 가미귀비탕은 귀비탕과 마찬가지로 처방되는 빈도가 높다.

어떤 사람에게 효과가 있나요?

가미귀비탕(加味歸脾湯)은 '심비기혈량허(心脾氣血兩虛), 간허화(肝虛火)'증을 개선하는 처방이다.

'심(心)'은 오장(五臟) 중 하나로서, 혈액순환(혈맥; 血脈)을 맡고 있는 것만이 아닌, 인간의 의식이나 사유활동(신지; 神志)까지도 맡고 있다. '비(脾)'도 오장 중 하나로서, 음식물의 소화와 흡수뿐만이 아닌, 음식물로부터 기(氣)·혈(血)·진액(津液)을 생성하고[1], 혈액이 혈맥 바깥으로 새지 않도록 컨트롤(통혈; 統血)하며, 더 나아가 사고나 판단(사; 思)을 담당하는 작용을 한다. 따라서 이것저것 생각하고 괴로워하거나, 생각에 너무 깊게 잠겨 심과 비를 과열시켜 다치게 하고, 심과 비의 기능이 저하된다. 비의 기능이 저하되면 생성되는 기혈(氣血)의 양이 줄어들고, 심이 충분히 자양(滋養) 되지 못하고, 심의 기능이 떨어지게 된다. 이것이 '심비기혈량허(心脾氣血兩虛)'증이다.

심비기혈량허증(心脾氣血兩虛證)에서는 비의 기능(비기; 脾氣)가 약해지므로 피로감, 권태감, 식욕부진, 기운이 없고, 숨이 자주 차며, 무른 변(軟便) 등이 생긴다. 또 혈이 부족하여 안색이나 생기가 나쁘며, 두근거림(동계; 動悸), 건망, 휘청거림, 머리가 멍해지는 등의 증후가 나타난다.

이런 약한 상태(허증; 虛證)에 스트레스가 더해지면, 몸 상태는 쉽게 악화된다. 스트레스에 의해 정신적인 피로가 쌓이고, 기분이 처지며, 하고 싶은 마음이 생기지 않는 증상에 더해서 우울감이 점점 심해져 우울한 상태가 되고, 초조함, 상열감, 손과 발의 화끈거림, 미열, 가슴이 답답해지고(胸苦), 도한(盜汗) 등의 열증(熱證)이 생긴다. 흉부가 답답하여 진정되지 않는 불안감(심번; 心煩)과 초조함도 생기기 쉽다. 이것이 '간허화(肝虛火)'증이다. 간(肝)도 오장 중에 하나로, 신체의 모든 기능을 조절하는(소설; 疏泄) 등의 기능이 있다. 스트레스로 인해 실조(失調)되어 열증을 생기게 하기 쉽다. 진정이 되지 못하고, 생각이 정리되지 않으며, 쓸데없는 근심이 많은 등의 증상도 보인다. 열증의 증세가 강한 실증이 아닌, 허증의 열증(허열; 虛熱)

이다.

위 증(證)들이 되면, 불면에 빠지는 경우가 많다. 비기(脾氣)의 저하로 인해 낮 시간대, 특히 식후에 졸려지지만, 심혈(心血)의 부족과 간화(肝火)에 의해 밤에 얕은 잠을 자고, 꿈도 자주 꾸며, 잠에서 깨기 쉬우며, 수면의 질이 나빠진다. 피곤한데도 잘 수 없고, 좀 더 자고 싶어도 아침 일찍 눈이 떠지기도 한다.

혀는 약간 붉게 변하고[허열증(虛熱證)의 설상] 흰 설태가 얇게 붙어있다. 간허열(肝虛熱)이 심하면 설태(舌苔)가 황색이 되는 경우도 있다.

임상 응용 범위는 심비기혈량허(心脾氣血兩虛), 간허화(肝虛火)의 증후를 나타내는 질환으로, 빈혈, 불면증, 불안신경증(anxiety neurosis) 등 각종 신경증, 우울증, 공황장애, 심신증(心身症), 건망증, 치매(認知症), 자율신경 실조증(autonomic dysfunction), 신경쇠약, 히스테리, 갱년기 장애, 신경성 위염 등이 있다.

어떤 처방인가요?

구성 약재는 황기(黃耆), 용안육(龍眼肉), 인삼(人蔘), 백출(白朮), 당귀(當歸), 복령(茯苓)[2], 산조인(酸棗仁), 원지(遠志), 목향(木香), 감초(甘草), 생강(生薑), 대조(大棗), 시호(柴胡), 산치자(山梔子) 총 14가지이다. 12개의 약재로 이루어진 귀비탕에 시호와 산치자가 첨가된 구성이다.

군약(君藥)인 황귀는 비위(脾胃)의 기능을 높여 기를 보한다(보비익기; 補脾益氣). 마찬가지로 용안육도 군약으로서 비기(脾氣)를 보하며(보기; 補氣) 동시에 심혈(心血)을 보해 정신안정에 작용한다(보심양혈안신; 補心養血安神).

인삼과 백출은 신약(臣藥)[4]으로서 보기건비(補氣健脾) 작용이 있고, 황기의 보비익기(補脾益氣)하는 힘을 강하게 해준다. 마찬가지로 신약인 당귀는 보혈약(補血藥)으로서 용안육과의 상승효과에 의해 보심양혈(補心養血) 작용을 높인다.

좌약(佐藥)인 복령, 산조인, 원지는 심(心)을 자양(滋養)하여 심의 기능(심기; 心氣)을 조정하며, 정신을 안정하게 이끈다(양심안신; 養心安神). 목향은 기의 흐름을 좋게 하며 보기약이나 보혈약에 의해 정체되기 쉬운 비위(脾胃)의 기능을 회복시켜 준다(이기건비; 理氣健脾). 감초는 자감초(炙甘草)를 사용하고, 사약(使藥)으로서 비위의 기능을 조절하면서 기를 보하고(익기화중; 益氣和中), 모든 약재의 약성(藥性)을 조화롭게 한다. 생강과 대조도 비위의 기능을 조절하며, 기혈생화(氣血生化)를 돕는다.

여기에 시호와 산치자가 좌약(佐藥)으로서 더해지면 가미귀비탕(加味歸脾湯)이 된다. 시호는 간기(肝氣)의 울결(鬱結)을 풀어줘 기를 흐르게 한다(소간해울; 疏肝解鬱). 스트레스 저항성이 높아지고, 초조함, 불안감, 우울감, 긴장 등의 스트레스 증상이 완화된다. 간기(肝氣)의 긴장이 풀어지고, 자율신경계의 기능을 조정하고, 특히 자율신경계의 항진·흥분을 진정시킨다. 산치자는 열사(熱邪)를 제거하고(청열강화; 清熱降火), 기나 진액의 통로인 삼초(三焦)의 통리(通利) 작용을 개선하여 습열(濕熱)을 줄이고, 정상적인 배뇨활동을 할 수 있도록 이끌어준다. 담즙의 분비를 촉진하는 작용도 있다(리담; 利膽). 간에 있어서는 간화(肝火)를 식히고(청간사화; 清肝瀉火), 심에 있어서는 심번(心煩)을 해소해 준다(청심제번; 清心除煩).

이로써, 가미귀비탕의 효능을 '익기보혈(益氣補血), 건비양심(健脾養心), 청간사화(清肝瀉火)'라고 말할 수 있다. 본 방의 베이스인 귀비탕(歸脾湯)이 심과 비의 기능을 개선하고, 동시에 기와 혈 양쪽을 보한다. 더 나아가 양심안신(養心安神)하고 청간사화(清肝瀉火)하는 것으로 간허화(肝虛火)를 진정시키는 것이 가능한 처방이 된 것이다.

귀비탕은 비기(脾氣)와 심혈(心血)의 부족으로 흥분성과 억제성 모두 저하되고 있는 상태에 효과가 있지만, 가미귀비탕은 간허화(肝虛火)에 의해 열증(熱證)이 생기고, 점점 흥분성이 높아지는 상태에 효과를 나타낸다.

부종, 혹은 무른 변(軟便)이나 설사를 동반하는 경우는 오령산(五苓散)을 병용한다. 간허화의 증후가 개선된다면 귀비탕으로 바꿔서 본질적인 원인인 허증의 개선에 주력한다.

본 방도, 귀비탕도 실증(實證)에는 사용하지 않는다.

출전은 '제생방(劑生方)'이다. 혈분(血分)의 열을 식히는 효과(청열량혈작용; 清熱涼血作用)가 있는 목단피(牧丹皮)를 가미해 15가지의 약재로 이루어진 처방은 '설씨의안(薛

氏醫案)'에 있다. 목단피를 더하면 간허화(肝虛火)를 제거하는 효과가 강해지는 구성이 된다.

이런 환자에게

불면증입니다. 잠에 들기 어렵고, 새벽에 일찍 잠에서 깹니다.

피곤해서 낮에는 졸리지만, 밤이 되면 잠에 들지 못한다. 자주 초조해한다. 심비기혈량허(心脾氣血兩虛), 간허화증(肝虛火證)으로 보아 본 방을 사용하였다. 2개월 정도 후에, 잠에 들기 쉬워지기 시작했고, 4개월째에는 기분도 가라앉고, 건강해졌다.

과로로 빈혈 낌새가 보입니다.
머리로 피로 올라가는 느낌이 자주 듭니다.

일이 매우 바쁘고, 부모님 병간호가 계속되어 피곤함이 쌓였고 빈혈이 생기게 되었다. 상기(上氣)되는 것은 연령에 의한 갱년기 증상일지도 모른다. 심비기혈량허(心脾氣血兩虛), 간허화증(肝虛華證)으로 보아 본 방을 사용하였다. 3개월 후에 상열감이 없어져서, 귀비탕으로 처방을 바꿨다. 6개월 후에는 빈혈도 없어졌다. 일이 매우 바쁘고 간병도 계속하고 있지만 귀비탕을 계속 복용한 덕에 어떻게든 힘내보려고 생각하게 되었다고 기뻐하였다.

용어 해설

1. 비(脾)는 음식물을 소화 흡수하여 기혈(氣血)을 생성하므로 '기혈생화의 근원(氣血生化之源)'이라고 불린다. 기(氣)는 생명 에너지, 혈(血)은 영양, 진액(津液)은 체액을 가리킨다.
2. 본래는 복신(茯神)을 사용한다. 복신은 소나무의 뿌리에 기생하는 복령(茯苓) 중 소나무의 뿌리 주위에 있는 것을 가리킨다. 정신안정 작용이 강하다.

보익제(보음) 補益劑 (補陰)

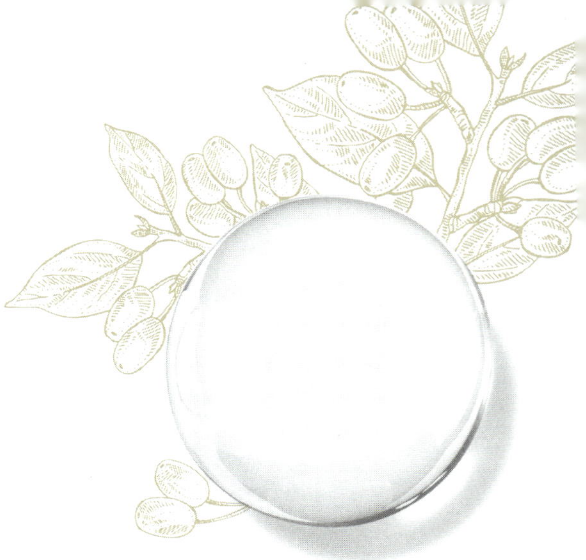

육미지황환

六味地黃丸

신(腎)의 음액(陰液) 부족을 치료하는 중요한 처방
고혈압이나 자율신경 실조증(autonomic dysfunction), 당뇨 등에 사용

한방에 숙달되기 위한 비결은 한방적 사고(思考)를 몸에 익히는 것이다. 한방적 사고의 요점 중 하나는 바로 균형감각이다. 특히 음양(陰陽)을 포착하는 방법은 그 근간이 된다. 음(陰)이 부족해지면 음허(陰虛)가 되고, 음을 보한다. 양(陽)이 부족해지면 양허(陽虛)가 되고 양을 보한다. 음양의 개념을 확장해, 다양한 해석이나 응용이 가능하지만 가장 중요한 균형은 오장(五臟) 중 '신(腎)'의 음양 균형이다. 증(證)은 신음허(腎陰虛)와 신양허(腎陽虛)가 있고, 육미지황환(六味地黃丸)은 신음허를 치료하는 데 있어서 더없이 중요한 처방이다.

어떤 사람에게 효과가 있나요?

육미지황환(六味地黃丸)은 '신음허(腎陰虛)'증[1]을 개선하는 처방이다.

신(腎)은 오장 중 하나로, 신의 음액(陰液)[2]이 부족해진 체질이 신음허(腎陰虛)이다.[3] 신(腎)은 '선천지본(先天之本)'[4]이라고 불리며, 인체의 근간을 이룬다. 따라서 신음의 부족은 여러 좋지 않는 몸 상태의 방아쇠가 된다.

먼저 허리는 신(腎)의 부(府)[5] 이고, 신은 골(骨)을 담당하고*, 수(髓)[6] 를 생기게 하므로 신음(腎陰)이 부족해지면 허리나 무릎이 불편하고 무력해지고, 가끔은 통증이 동반되기도 하며, 치아가 흔들린다.[7] 수(髓)가 부족해지면 뇌에 영향을 미쳐 머리가 멍해지며, 휘청거리기도 하고, 현훈(目眩)이 생기기도 한다. 잘 잊어버리게 되고, 잠이 잘 안 오게 된다. 신은 귀(耳)로 개규(開竅)[8] 하므로 이명이나 난청이 생기기도 한다. 신은 정(精)을 저장하는 역할도 있으므로, 유정(遺精, ganacratia)[9]이 생기기도 한다.

음허가 되면 건조·탈수 상태가 된다. 또 음액(陰液)이 화열(火熱)을 차갑게 하여 억제하는 역할을 충분히 수행하지 못하고, 내열(內熱)이 생긴다.[10] 건조한 상태와 내열로 인해 골증조열(骨蒸潮熱)[11], 입이나 인후(咽喉)가 마르고, 건조한 혀, 인후 통증, 도한(盜汗), 진한 소변, 배변 장애, 대변이 딱딱하고, 성욕 항진 등의 증후가 생긴다. 혀는 홍~암홍색(暗紅色)으로 건조하며, 설태는 적거나 없다. 혀가 야윈 경우도 많다.

임상 응용 범위는 자율신경 실조증(autonomic dysfunction), 고혈압, 동맥경화증, 만성 신염, 당뇨, 갑상선기능항진증, 폐결핵, 눈피로(asthenopia), 중심성 망막염(retinitis centralis), 건망증, 무월경, 무배란, 과소월경(hypomenorrhea), 부정출혈, 갱년기 장애 등 소아에 있어서는 골(骨)이나 수(髓)의 발달이 늦어져서 발육이 불량해지거나 지능 발달이 좋지 않게 되기도 한다.

어떤 처방인가요?

육미지황환(六味地黃丸)은 주요 약재가 **지황**(地黃)으로 **6가지** 약재로 이루어진 처방이다. 구성 약재는 지황(地黃), 산수유(山茱萸), 산약(山藥), 택사(澤瀉), 목단피(牧丹

* 腎主骨 〈역자 주〉

皮), 복령(茯苓) 총 6가지이다.

군약(君藥)인 지황은 숙지황(熟地黃)을 사용한다. 자음보신(滋陰補腎) 하며, 정(精)을 보해 혈(血)을 채우고, 수(髓)를 자양(滋養)한다. 신약(臣藥)인 산수유는 신(腎)과 간(肝)을 보하면서 필요한 것이 체외로 새어 나가지 않도록 막는다.[12] 마찬가지로 산약은 신약으로서 신과 비(脾), 특히 비음(脾陰)을 보한다. 정(精)을 고섭(固攝)하는 작용도 있다. 이상 군·신약(君·臣藥) 3가지의 배합은 간(肝), 비(脾), 신(腎)을 자양(滋養)하여 '삼보(三補)'라고 불린다. 특히 지황이 많은 양이 배합되어 있어, 신음(腎陰)을 보하는 것이 주요 목적인 조합이다.

좌약(佐藥)은 택사(澤瀉), 목단피(牧丹皮), 복령(茯苓) 3가지이다. 택사에는 리습(利濕) 작용이 있고, 성미(性味)가 끈적하여 흡수되기 어려운 지황의 약점을 보완해 준다. 허열(虛熱)을 식히고 비뇨기계의 기능을 조절하는 작용도 있다. 목단피는 혈분(血分)의 열을 식히고, 산수유의 온성(溫性)·삽미(澁味)를 완화해 준다. 혈행을 촉진하는 작용도 있다. 복령은 비위(脾胃)의 습사(濕邪)를 다루며, 산약(山藥)의 작용을 돕는다. 이 3가지 좌약들은 군·신약(君·臣藥)의 흐름을 가볍게 해주고, 허열(虛熱)을 식혀주어, 몸의 부담감을 줄여준다. 이를 '삼보(三補)'라고 하는 것처럼 '삼사(三瀉)'라고 부른다. 환약으로 하는 경우는 생약을 분말 내서 봉밀(蜂蜜)로 반죽하여 제조하며, 봉밀은 사약(使藥)으로서 구성 약재를 조화롭게 하는 역할을 가지고 있다.

육미지황환(六味地黃丸)은 '삼보(三補)'와 '삼사(三瀉)'를 조합한 약효를 발휘한다. 배합량을 보면 삼보약(三補藥)이 더 많으므로 전체적으로 보면 보약(補藥)이 된다. 보하는 것은 간·비·신(肝·脾·腎)의 음액(陰液)이고, 특히 신음(腎陰)을 강하게 보한다.

이로써 육미지황환의 효능을 '자음보신(滋陰補腎)'이라고 할 수 있다. 삼보약은 항진된 이화작용을 억제하고, 내분비계 호르몬의 기능을 조정한다. 목단피와 택사(澤瀉)에는 뇌와 자율신경계의 흥분을 진정시키고, 혈압을 낮추는 작용도 있다. 혈압강하 작용은 산수유(山茱萸)에도 있다. 지황(地黃), 산약(山藥), 택사(澤瀉)는 혈당치를 낮춘다.

허열(虛熱)이 왕성한 경우는 삼물황금탕(三物黃芩湯) 등을 합친다. 복부 팽만감 등 기체증(氣滯證)이 보이면, 평위산(平胃散) 등을 함께 복용한다. 지황(地黃) 등 위(胃)에 장애를 일으키는 약재의 배합량이 많으므로, 위장이 건강하지 않은 사람에게는 소건중탕(小建中湯)이나 보중익기탕(補中益氣湯)을 병용한다. 변이 딱딱해지면 마자인환(麻子仁丸)을 합친다.

출전은 '소아약증직결(小兒藥證直訣)'이다. 신양허(腎陽虛)를 보하는 '금궤요략(金匱要略)'의 팔미지황환(八味地黃丸)에서 계지(桂枝), 구기자(枸杞子)를 제거하면 소아에게 사용할 수 있는 보신약(補腎藥)으로 만들어진다.

신을 보하는 것은 생애를 통틀어 필요하지만, 특히 성장·발육기의 소아, 건강유지를 필요로 하는 고령자의 경우에는 중요하다. 단 소아는 양기(陽氣)가 왕성하고, 방금 잡은 새끼 방어와 같이 활력이 너무 넘쳐서 몹시 난폭하게 굴어 힘에 부치는 경우도 많다. 이런 소아에 신양을 보하는 것은 수습(收拾)이 되지 않는다. 그래서 신양을 보하는 계지(桂枝)와 포부자(炮附子)를 제거한 본 방이 생겨난 것이다. 실제로는 소아에 한하지 않고 중·고등학생에게도 신음허증(腎陰虛證)이 많이 보여, 육미지황환(六味地黃丸)이 활약하는 경우는 남녀노소를 넘어, 매우 많다.

이런 환자에게

고혈압으로, 항고혈압제(antihypertensives)를 복용하고 있습니다.
두통과 어깨 결림은 없습니다.

마른 체형의 남성이다. 허리 통증이 있고, 무릎이 무겁고 뻐근하다. 혀는 붉은색이다. 신음허(腎陰虛)로 생각하여 육미지황환(六味地黃丸)을 복용하게 하였다.

약 1년정도 후 혈압이 정상범위 내까지 떨어졌고, 혈압을 낮추는 약을 중지할 수 있게 되었다. 혈압이 높은 경우에는 반드시 혈압을 낮추는 약을 병용할 필요가 있다.

갱년기입니다. 열성 홍조(hot flush)가 제일 신경이 쓰입니다.

열성 홍조(hot flush) 이외에도 현훈(目眩), 동계(動悸), 불면이 있다. 신음허(腎陰虛)로 보아 육미지황환(六味地黃丸)을 복용하게 하였고, 3개월이 경과하고 증상이 많이 편해졌다. 열성 홍조 중 상열감이나 발한은 골증조열(骨蒸潮熱)의 증후와 닮았다.

용어 해설

1. 간신음허증(肝腎陰虛證)으로 보는 경우도 있다.
2. 음액(陰液)은 인체의 구성성분 중 혈(血)·진액(津液)·정(精)을 가리킨다.
3. 신음허(腎陰虛)는 만성질환이나 염증, 허약체질, 노화, 영양부족 등에 의해 생긴다. 물질적인 기반과 진액(津液)이 부족해져서, 상대적으로 이화작용이 항진되고 뇌와 자율신경계가 흥분하기 쉬워지게 된다. 이화는 고분자를 분해하여 에너지를 얻는 대사 과정이다.
4. 신(腎)은 성장(成長)·발육(發育)·생식(生殖)을 담당하는 장부(臟腑)이고, 타고난 정(精)을 구비하고 있으므로 '선천지본(先天之本)'이라고 불린다. 그에 비하여 후천의 근본(後天之本)은 태어난 후에 음식물로부터 음액(陰液)이나 양기(陽氣)를 생성하는 비위(脾胃)를 가리킨다.
5. 허리(腰)는 신(腎)을 간직한 곳이라는 의미이다. 신이 쇠약해지면 허리가 약해진다.
6. 수(髓)는 골수(骨髓)·척수(脊髓)를 가리키며, 모이면 머리에서는 뇌가 된다. 뇌는 '수(髓)의 바다(髓之海)'라고 불린다.
7. 치아(齒)는 '골의 여분(骨之餘)'이라고 불리며, 골(骨)을 담당하는 신(腎)이 약해지면 영향을 받기 쉽다.
8. 오장(五臟)의 상태는 개규(開竅)하는 장소에서 나타나기 쉽다. 신(腎)이 약해지면 귀(耳)의 기능이 저하된다.
9. 정(精)은 생명체의 근본이 되는 물질로서 성장(成長)·발육(發育)·생식(生殖)을 담당한다.
10. 화열(火熱)을 식히는 기능이 약하기 때문에 상대적으로 생긴 열(熱)이므로 이 내열(內熱)은 허화(虛火)이다. 신화(腎火)라고도 한다. 허열에 대해서는 음액(陰液)을 보해 허증(虛證)을 치료한다.
11. 골증조열(骨蒸潮熱)에 있어서 매일 일정한 시간이 되면 열감이 나타나는 현상을 조열(潮熱)이라고 한다. 조수간만의 차와 같이 열감이 있고 없고를 반복하는 것이다. 조열 중 열감이 오후나 저녁부터 나타나, 심야나 새벽까지 나타나는 것을 골증조열이라고 한다. 뼈가 쪄지는 것과 같이, 몸의 내부 깊숙한 곳부터 점점 열감이 느껴지는 것이다. 열은 미열(微熱)로, 오심번열(五心煩熱), 광대뼈 부근의 홍조가 자주 보인다. 열이 내리는 밤중에 도한(盜汗)이 생기는 경우도 많다. 골증조열은 음허의 특징 중 하나이다. 미열이 불규칙하게 나오는 경우는 기허(氣虛), 열감이 있는데도 만지면 차가운 경우는 습열(濕熱)의 가능성이 높다. 즉, 오심번열은 양 손바닥과 발바닥의 열감, 흉부(胸部)의 불쾌한 열감을 가리킨다.
12. 이 작용을 고섭(固攝) 작용이라고 한다. 특히 정(精)이 새어 나가는 것을 막는다.

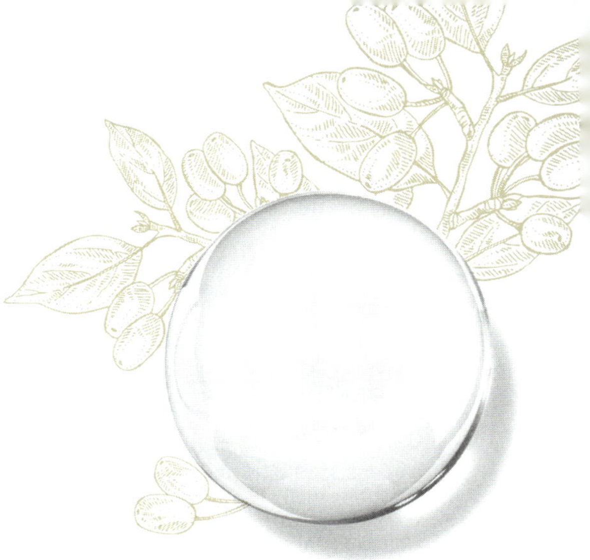

보익제(보음) 補益劑 (補陰)

지백지황환

知柏地黃丸

신음(腎陰)을 보해 허화(虛火)를 식힘
음허화왕(陰虛火旺)에 의한 열증(熱證)을 동반한 만성 질환에 사용

육미지황환(六味地黃丸)에 **지**모(**知**母), 황**백**(黃**柏**)을 더한 처방이기에 **지백**지황환(**知柏**地黃丸)이라는 이름이 붙었다. 육미지황환의 구성 성분으로 신음(腎陰)을 보하고, 지백과 황백으로 허화(虛火)를 제거함으로써 열증(熱證)을 동반한 만성질환을 치료하는 명방(名方)이다.

어떤 사람에게 효과가 있나요?

지백지황환은 '음허화왕(陰虛火旺)'증을 개선하는 대표적인 처방이다.

먼저, 이 증의 기저에는 '신음허(腎陰虛)'증이 있다. 이것은 오장(五臟) 중 하나인 신(腎)의 음액(陰液)이 부족한 체질이다. 음액이라는 것은 인체의 구성성분 중 혈(血)·진액(津液)·정(精)을 가리킨다. 정은 생명체의 근본이 되는 물질로서 성장(成長)·발육(發育)·생식(生殖)을 담당한다.

신(腎)은 기(氣)와 혈(血)의 근본 물질인 정(精)을 저장하고, 사람의 성장(成長)·발육(發育)·생식(生殖) 및 수액(水液)과 골(骨)에 관여한다. 과로나 불규칙한 생활, 만성적으로 지속되는 질환이나 컨디션 불량, 고령화, 부족한 영양 등에 의해 이 증(證)이 된다.

신(腎)은 골(骨)을 담당하고 있으며, 수(髓)[1]를 만든다. 그 때문에 신음(腎陰)이 부족해지면 허리나 무릎이 불편하고 무력해지며 가끔은 아파진다(요척산통; 腰脊酸痛). 치아가 흔들리기도 한다. 수(髓)의 부족은 뇌에 영향을 미치고, 머리가 멍해지거나, 휘청거리기도 하며, 현훈(目眩)이 생기기도 한다. 잊어버리기도 쉬워지고, 잠이 잘 안 오게 된다. 신(腎)은 귀(耳)에 개규(開竅)하므로[2] 이명이나 난청이 생긴다. 또, 신(腎)은 정(精)을 저장하는 역할도 하므로 남성은 유정(遺精, ganacratia)이 생기기도 하고, 여성은 월경불순(menstrual irregularity; 생리량 감소, 월경주기 연장, 무월경)이 생긴다.

신음허증(腎陰虛證)이 되면 체내의 음액(陰液)이 감소하여, 열과 균형을 이루었던 물(水)이 줄어들어, 음액이 화열(火熱)을 냉각하는 역할이 충분하지 못하게 되고, 상대적으로 열사(熱邪)가 왕성해져 기능이 항진되어 열증(熱證)이 나타나게 된다. 이것이 '음허화왕(陰虛火旺)'증이다. 체액이 부족해져서 상대적으로 이화작용이 항진되며, 뇌나 자율신경계가 흥분하기 쉬워지게 되는 체질이 된다.

음허화왕증(陰虛火旺證)이 되면 체내의 열증이 강해지게 되고, 달아오르는 듯한 열감이 생기게 된다. 특히 오후부터 저녁, 야간에 걸쳐 미열(微熱)이 생기고, 골(骨)의 수(髓)부터 달아오른다(골증조열; 骨蒸潮熱).[3] 손바닥과 발바닥의 달아오르는 듯한 열감, 흉부의 불쾌한 열감(오심번열; 五心煩熱)이 생기고, 광대뼈 부근의 홍조가 자주 보인다. 몸이 달아오르므로 진정하지 못해 잠에 들기 어렵고, 도한(盜汗)을 흘린다(허번도한; 虛煩盜汗). 손과 발의 달아오름, 상열감은 시간과 관계없이 생기기 쉽다. 게다가 입이나 인후의 갈증, 혀의 건조함, 인후의 통증, 소변 색이 진하고, 배뇨 시 열감, 배뇨장애, 대변이 딱딱한 등의 증후가 생긴다. 허화(虛火)가 정신적인 면에 미치면, 동계(動悸), 걸핏하면 화를 내는 등의 열증(熱證)도 보인다. 신경계의 흥분으로 성욕이 항진되지만, 신(腎) 기능은 저하되었기 때문에 발기부전(erectile dysfunction, ED), 몽정, 조루(早漏) 등이 생기게 된다.

육미지황환이 신음허증에 적합한 방제라도, 어느 정도는 상술한 열증이 보이는 경우가 많지만, 육미지황환으로는 감당할 수 없을 정도로 심한 음허화왕증이 생기게 되면 지백지황환이 아니면 대응하기 어렵다.

혀는 짙은 홍색으로 건조하고, 설태가 적거나 거의 보이지 않는다(음허화왕증의 설태). 혀의 표면이 매끈해서 거울과 같은 경우도 있다(경면설; 鏡面舌). 혀가 얇고, 야위어 있는 경우도 많다.

임상 응용 범위는 음허화왕(陰虛火旺) 증후를 나타내는 질환으로, 고혈압, 당뇨병, 만성 신염, 신우신염(pyelonephritis), 만성 요로감염증, 자율신경 실조증(autonomic dysfunction), 중이염, 편도선염, 구내염, 갑상선기능항진증, 월경불순[menstrual irregularity; 희발월경(oligomenorrhoea), 무월경, 과소월경(hypomenorrhea)], 무배란, 불임증, 갱년기 장애, 발기부전(erectile dysfunction, ED), 성기능 장애(조루 등)가 있다.

어떤 처방인가요?

구성 약재는 지황(地黃), 산수유(山茱萸), 산약(山藥), 택사(澤瀉), 목단피(牧丹皮), 복령(茯苓), 지모(知母), 황백(黃柏) 8가지로 이루어져 있다.

군약(君藥)인 지황은 신음(腎陰)을 자윤(滋潤)하고(자음보신; 滋陰補腎), 정(精)을 보하고, 혈(血)을 채워 수(髓)를 기른다. 일반적으로 숙지황(熟地黃)[4]을 사용한다. 숙지황은 미온성(微溫性)이므로, 혈을 보하고(보혈; 補血), 음액(陰液)을 보하며(자음; 滋陰), 혈허(血虛)와 음허(陰虛)를 개선한다. 장관(腸管, enteric) 내를 윤활하게 하여 변비를 개선하는 작용도 있다(윤장; 潤腸). 열증(熱證)이 강한 경우는 생지황(生地黃)을 사용한다. 생지황은 한성(寒性)으로 자음보혈(滋陰補血) 하며 혈분(血分)의 열을 식히는 힘이 강하다(청열량혈; 淸熱凉血). 지혈작용도 있다. 한성(寒性)으로 자음(滋陰) 하므로, 음허내열(陰虛內熱)이나 음허화왕(陰虛火旺)을 개선하는 데 적당하다(청허열; 淸虛熱). 자음보혈(滋陰補血) 작용은 숙지황보다 약하지만, 청열생진(淸熱生津) 작용이 강하다.

신약(臣藥)인 산수유는 신(腎)과 간(肝)을 보하면서 정(精) 등의 필요한 물질이 체외로 새어 나가지 않도록 막는다(고섭; 固攝). 마찬가지로 산약도 신약으로서 신(腎)과 비(脾), 특히 비음(脾陰)을 보한다. 정을 고섭하는 작용도 있다. 이제까지 군·신약(君·臣藥) 3가지로서 간, 비, 신을 자양(滋養)하므로 '삼보(三補)라고도 한다.

좌약(佐藥)은 택사, 목단피, 복령 3가지가 해당한다. 택사는 습사(濕邪)를 중재하며(리습; 利濕), 성미(性味)가 끈적하여 흡수되기 어려운 지황의 약점을 커버한다. 허열(虛熱)을 식히면서 비뇨기계의 기능을 조정하는 작용도 있다. 목단피(牧丹皮)는 혈분(血分)의 열을 식히고, 산수유(山茱萸)의 삽온성(澁溫性)을 완화한다. 혈행 촉진 작용도 있다. 복령(茯笭)은 비위(脾胃)의 습사(濕邪)를 다루어, 산약(山藥)의 작용을 돕는다. 이 3가지 좌약은 군·신약(君·臣藥)의 흐름을 원활하게 하여 허열(虛熱)을 눌러, 몸의 부담감을 줄여주므로 '삼사(三瀉)'라고 부른다.

여기에 청열(淸熱) 작용이 있는 지모(知母)와 황백(黃柏)을 더하여, 지백지황환(知柏地黃丸)이 된다. 지모는 청열(淸熱) 하는 것과 함께(청열사화; 淸熱瀉火), 화사(火邪)에 의한 음액의 소모를 막는다(자음윤조; 滋陰潤燥). 특히, 신(腎)을 자윤(滋潤)한다(보신음; 補腎陰). 신경계의 흥분성을 저하시키고, 혈당 강하 작용도 있다. 황백은 습열(濕熱)을 제거하고(청열조습; 淸熱燥濕), 청허열(淸虛熱)한다. 성미(性味)가 고한(苦寒)하여 음허를 악화시키는 것이 아닌 습열을 제거한다(사화존음; 瀉火存陰). 소화, 강압(降壓), 혈당 강하, 장의 기능을 바로잡으며(整腸), 항균에 효과적이다. 지모와 황백이 짝을 이루어 신의 화사(火邪)(신화; 腎火)를 사(瀉)하고, 부족한 신음(腎陰)을 보하며 음허화왕(陰虛火旺)의 허화(虛火)를 식혀, 해열, 소화, 진정(鎭靜)시켜 자율신경계의 흥분을 진정시킨다. 또한 지모와 황백의 조합은 자음강화탕(滋陰降火湯)과 대보음환(大補陰丸)에도 있다.

환약으로 만들 때는 약재를 분말로 만들어 봉밀로 반죽하여 만든다. 봉밀은 사약(使藥)으로서 모든 구성 약재를 조화시키는 역할도 가지고 있다.

이로써 지백지황환의 효능을 '자음강화(滋陰降火)'라고 말할 수 있다.

열증(熱證)이 두드러진다면 황련해독탕(黃蓮解毒湯)을 가미(加味)한다. 기허(氣虛)가 있는 경우는 삼령백출산(蔘笭白朮散)을 합방한다. 청열(淸熱) 작용이 있으므로, 비양허(脾陽虛)와 신양허(腎陽虛)에는 사용하지 않는다.

출전은 '의종금감(醫宗金鑑)'이다

이런 환자에게

정말 심하게 어깨가 결립니다. 초조하기도 하고, 상열감도 있습니다.

마사지를 받으러 가면, 어깨가 딱딱하게 굳어 있다고 듣는다. 허리 통증, 무릎에 힘이 없는 경우도 있다. 음허화왕(陰虛火旺)으로 보아 본 방을 사용하였다. 2개월 후에 어깨 결림이 편해졌다. 몸 상태가 좋아져서 계속 복용하였고, 반년 후에는 오래전부터 높았던 혈압이 내려가고, 고혈압약을 복용하지 않아도 되게 되었다.

불임증입니다. 최근, 생리량이 줄어들어 걱정입니다.

41세의 여성. 월경주기가 안정되지 않고, 가끔 부정출혈이 생긴다. 손과 발이 달아오른다. 음허화왕(陰虛火旺)으로 보아 본 방을 사용하였다. 2개월 후부터 생리량이 늘기 시작했고, 7개월 후에는 월경주기가 29일로 안정되었다. 11개월 후에는 임신하였고, 익년에 출산하였다.

용어 해설

1. 골수(骨髓), 척수(脊髓) 등을 가리킨다. 수(髓)가 모여 머리에서 뇌가 되기 때문에 뇌는 '수의 바다(髓之海)'라고 불린다
2. 오장(五臟)의 상태는 개규(開竅)하는 곳에 나타나기 쉽다. 신(腎)이 약하면 귀(耳)의 기능이 저하된다.
3. 열감이 오후 또는 저녁에 나타나, 심야 혹은 이른 아침 새벽에 내리는 현상이다. 뼈가 쪄지는 것과 같이, 몸의 내부 깊숙한 곳부터 점점 열감이 느껴지는 것이다. 열은 미열로, 오심번열(五心煩熱), 광대뼈 부근의 홍조가 자주 보인다. 열이 내리는 밤중에 도한(盜汗)이 생기는 경우도 많다.
4. 회경지황(懷慶地黃, *Rehmannia glutinosa* Libosch. f. *hueichinqensis*) 등의 뿌리를 그 상태로 건조한 것이 생지황(生地黃)이고, 술을 더하는 등 하여 찌고 건조하는 공정을 반복하여 만드는 것이 숙지황(熟地黃)이다.

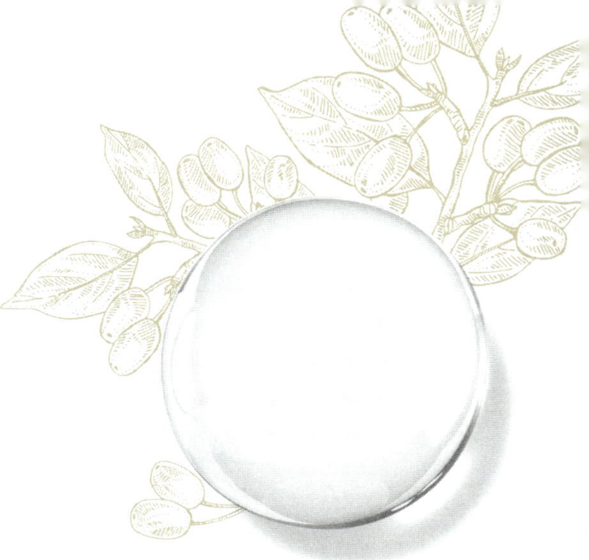

기국지황환

杞菊地黃丸

신음(腎陰)과 간음(肝陰)을 동시에 자양(滋養)
눈 질환 등, 간신음허(肝腎陰虛)의 만성질환에 사용

기국지황환(**杞菊**地黃丸)은 육미지황환(六味地黃丸)에 구**기**자(枸**杞**子)와 **국**화(**菊**花)를 더한 처방이다. 육미지황환의 구성성분으로서 신음(腎陰)을 보하고, 구기자와 국화로 그 위에 간·신음(肝·腎陰)을 보하면서 간화(肝火)를 식히는 것으로 신경계나 내분비계 호르몬을 조정하여 만성질환을 치료한다.

어떤 사람에게 효과가 있나요?

기국지황환은 '간신음허(肝腎陰虛), 간양상항(肝陽上亢)'증을 치료하는 기본 처방이다.

간신음허(肝腎陰虛)는 신음허(腎陰虛)와 간음허(肝陰虛) 모두 보이는 증이다. 밀접한 관계가 있는 오장(五臟)의 간(肝)과 신(腎)의 음액(陰液)[1] 이 함께 소모되고 있는 체질을 의미한다. 만성질환이나 오래 지속되고 있는 좋지 않은 몸 상태, 생활습관 관리를 소홀하거나, 정신적인 스트레스와 정서 변동의 영향에 의해 쉽게 야기되는 증(證)이다.

신음허(腎陰虛)는 신(腎)의 음액(陰液)이 부족한 체질이다. 신은 기(氣)와 혈(血)의 기본 물질인 정(精)을 저장하고(신정; 腎精), 인간의 성장(成長)·발육(發育)·생식(生殖) 및 수액(水液)과 골(骨)에 관여한다. 과로나 불규칙한 생활, 만성적으로 계속되는 질환이나 좋지 않은 몸 상태, 고령화, 영양 부족 등으로 인해 이 증(證)이 된다.

신은 골(骨)을 담당하고 있으므로, 신음(腎陰)이 부족하면 허리나 무릎이 불편하고, 무력해진다. 머리가 멍해지고, 휘청거리기도 하며, 현훈(目眩)이 생기기도 한다. 잘 잊어버리게 되고, 잠이 잘 안 오게 된다. 신(腎)은 귀(耳)에 개규(開竅)[2] 하므로, 이명이 생긴다. 신은 정(精)을 저장하는 역할이 있으므로, 남성에는 유정(遺精, ganacratia)이, 여성에는 생리량 감소 또는 월경주기의 연장이 나타난다. 게다가 음허(陰虛)로 인해 생기는 허열(虛熱)에 의해 오심번열(五心煩熱)[3], 광대뼈 부근의 홍조도 생긴다.

간(肝)은 인간의 모든 기능을 조절하며, 정서를 안정시킨다(소설; 疏泄). '간장혈(肝藏血)' 기능도 있는데 이는 혈을 저장하고(肝血), 순환시킨다는 뜻이다. 또 '근(筋)'을 담당하는 기능도 가지고 있어, 근육의 수축과 이완이라는 운동을 제어한다.

간은 '눈(目)에 개규(開竅)한다'라고도 하며, 눈과 깊은 관계가 있다. 이 간의 음액(陰液)이 부족해지는 것이 '간음허(肝陰虛)'증이다.

눈이 정상적으로 기능하기 위해서는 눈과 신경계에 충분한 혈액이 필요하고, 또 안구의 운동을 담당하는 신경이나 근육의 정교하고 치밀한 반응도 요구된다. 이것들은 모두 혈(血)을 저장하고, 근(筋)을 담당하는 간과 관계가 깊기 때문에 간의 음액(陰液) 부족은 눈의 기능 실조에 반영되기 쉽다.

간음허(肝陰虛)에서 잘 나타나는 증후에는 먼저 눈과 관련된 증상으로서 눈이 피로해지고, 현기증이 나며, 눈이 시리기도 하고 건조해지며, 눈에 모래가 들어간 듯한 느낌도 생기며, 눈의 통증, 시력 감퇴, 노안의 진행 등이 있다. 또한 안색이 좋지 않고, 손톱이 무르며, 머리카락에 윤기가 없고, 머리카락이 빠지고, 휘청거리며, 얕은 잠을 자고, 꿈을 자주 꾸며, 손과 발의 저림, 근육의 쥐 또는 경련, 월경지연, 생리량 감소, 입 마름(口渴) 등의 간혈허(肝血虛)의 증상이 있고 그 위에 인후부 건조함, 몸의 열감, 달아오름, 상열감, 도한(盜汗), 협통(脇痛) 등이 생긴다.

간음허가 진행되면 상대적으로 왕성해진 간양(肝陽)을 억제할 수 없게 되어, 양기가 체내에서 상승하여 '간양상항(肝陽上亢)'증이 된다. 음액(陰液)이 부족해져 허열(虛熱)이 생기는 음허화왕(陰虛火旺)이 된다. 상반신(上半身), 특히 안면이나 머리 쪽(頭部)에 열증(熱證)이 나타나기 쉬우며, 두통, 안면홍조, 눈의 충혈, 현훈(目眩), 상열감, 초조함, 화를 잘 내며, 이명, 동계(動悸) 등이 생기기 쉽다. 음액(陰液)이 부족해져 상대적으로 이화작용이 항진되기 때문에 신경계의 흥분이나 내분비계 호르몬의 실조 등이 생기기 쉽다.

혀는 홍색 또는 짙은 홍색으로, 설태가 적다[간신음허증(肝腎陰虛)의 설상].

신정(腎精)과 간혈(肝血)은 인체 음액(陰液)의 기본이다. 부족해지면 서로 보충해주는 관계에 있고, 따라서 양쪽의 실조가 동시에 나타나는 경우도 많다. 이런 밀접한 관계를 '간신동원(肝腎同源)'이라고 부른다.

임상 응용 범위는 간신음허(肝腎陰虛), 간양상항(肝陽上亢)의 증후를 나타내는 질환으로 눈피로(asthenopia), 중심성 망막염(retinitis centralis), 백내장, 녹내장, 시력장애, 야맹증 등의 안질환과 고혈압, 자율신경 실조증(autonomic dysfunction), 동맥경화증, 갑상선기능항진증, 불면증, 만성 신염, 월경불순[menstrual irregularity; 희발월경(oligomenorrhoea), 무월경, 과소월경(hypomenorrhea)], 무배란, 불임증, 갱년기 장애 등이 있다.

어떤 처방인가요?

구성 약재는 지황(地黃), 산수유(山茱萸), 산약(山藥), 택사(澤瀉), 목단피(牧丹皮), 복령(茯苓), 구기자(枸杞子), 국화(菊花) 8가지이다.

군약(君藥)인 지황은 신음(腎陰)을 보하고(자음보신; 滋陰補腎), 정(精)을 보하고, 혈(血)을 채워 수(髓)를 자양(滋養)한다. 일반적으로 숙지황(熟地黃)[4] 을 사용한다.

산수유는 신약(臣藥)으로, 신(腎)과 간(肝)을 보하면서 정(精)과 같은 필요한 물질이 체외로 새어 나가지 않게 막는다(고섭; 固攝). 마찬가지로 산약은 신약으로서 신(臣)과 비(脾), 특히 비음(脾陰)을 보한다. 정(精)을 고섭하는 작용도 있다. 이제까지 군·신약(君·臣藥) 3개로 간(肝), 신(腎), 비(脾)를 자양(滋養)하므로 '삼보(三補)'라고 불린다. 지황의 배합량이 많기 때문에 신음(腎陰)을 보하는 것이 가장 주안점이 된다.

좌약(佐藥)에는 택사, 목단피, 복령 3가지가 해당한다. 택사는 습사(濕邪)를 중재하고(리습; 利濕), 성미(性味)가 끈적하여서 흡수되기 어려운 지황의 약점을 커버한다. 허열(虛熱)을 식히고 비뇨기계의 기능을 조정하는 작용도 있다. 목단피는 혈분(血分)의 열을 식히고, 산수유의 삽온성(澁溫性)을 완화해 준다. 혈행 촉진 작용도 있다. 복령은 비위(脾胃)의 습사(濕邪)를 다루며, 산약의 작용을 돕는다. 이 3가지 좌약은 군·신약(君·臣藥)의 흐름을 원활하게 하여 허열(虛熱)을 식히고, 몸의 부담감을 줄여주므로 '삼사(三瀉)'라고 불린다.

여기에 구기자와 국화가 더해져 기국지황환(杞菊地黃丸)이 된다. 구기자는 혈(血)과 정(精)을 만들고(생정혈; 生精血), 간신음허(肝腎陰虛)를 보한다(자보간신; 滋補肝腎). 눈에 강하게 작용하며, 눈의 기능을 회복시킨다(명목; 明目). 구기자에는 음액(陰液)뿐만이 아닌 양기(陽氣)를 보하는 힘도 있고(평보; 平補)[5], 오래전부터 강장약(强壯藥)으로서 불로장수 효과가 있다고 하였다. 강압(降壓) 작용도 있다. 국화는 명목(明目)하고, 열독(熱毒)을 제거한다(청열해독; 淸熱解毒). 간양상항(肝陽上亢)을 평정(平定)하는 작용도 있다(평간양; 平肝陽). 풍열사(風熱邪)를 가라앉히는 해표(解表) 작용도 있다(소산풍열; 疏散風熱). 구기자와 마찬가지로 강압 작용도 있다.

환약으로 만드는 경우는 생약을 분말로 만든 것을, 봉밀로 빚어 만든다. 봉밀은 사약(使藥)으로서 배합된 모든 약재를 조화시키는 역할을 가지고 있다.

이로써 기국지황환의 효능을 '자신양간(滋腎養肝), 명목(明目), 청간화(淸肝火)'라고 말할 수 있다.

혈허(血虛)가 현저한 경우에는 사물탕(四物湯)을 합방한다. 자주 피곤한 경우는 사군자탕(四君子湯)을 함께 복용한다.

출전은 '의급(醫級)'이다.

이런 환자에게

고혈압약(antihypertensives)을 복용하고 있습니다.
컨디션이 나빠지면 현훈(目眩)이 생기기도 합니다.

이명도 있다. 입이 마르기 쉽다. 겨울에도 도한(盜汗)을 흘린다. 혀의 색이 붉다. 간신음허(肝腎陰虛), 간양상항(肝陽上亢)으로 보아 본 방을 사용하였다. 2개월 정도 후에 현훈(目眩)이나 이명의 빈도가 줄어들었다. 3개월 후에 도한이 나오지 않았다. 반년 후에는 혈압약 복용을 쉬게 되었다.

눈피로(asthenopia)가 있습니다.
병원에서 처방된 안약도 최근에는 효과가 없습니다.

눈이 흐리고, 눈의 건조함도 있다. 미열(微熱)이 나기 쉬우며, 다리가 후끈 달아오르며, 밤에는 다리에 이불을 덮지 않고 잠든다. 최근 잘 잊어버린다. 간신음허(肝腎陰虛), 간양상항(肝陽上亢)으로 보아 본 방을 사용하였다. 5개월 정도 후에 눈의 피로감으로부터 완전히 해방되었다. 걱정이 되었던 현훈(目眩)도 일어나지 않았다.

용어 해설

1. 음액(陰液)은 인체의 구성성분 중 혈(血)·진액(津液)·정(精)을 가리킨다. 정은 생명체의 근본이 되는 물질로써 성장(成長)·발육(發育)·생식(生殖)을 담당하고 있다.
2. 개규(開竅)는 오장(五臟)의 기능이 반영되기 쉬운 기관을 가리킨다. 신(腎)이 약해지면 귀의 기능이 저하되는 등 오장의 상태는 개규하는 장소에 나타나기 쉽다. 귀(耳)를 신규(腎竅), 눈(目)을 간규(肝竅)라고 부른다.
3. 손바닥이나 발바닥이 달아오르는 것과 흉부의 불쾌한 열감이다.
4. 지황(地黃)은 현삼(玄蔘)과의 다년초 회경지황(懷慶地黃, *Rehmannia glutinosa* Libosch. f. *hueichinqensis*) 등의 뿌리이다. 그 상태로 건조한 것이 생지황(生地黃)이고, 술을 더하는 등 하여 찌고 건조하는 공정을 반복해서 만드는 것이 숙지황(熟地黃)이다.
5. 음양(陰陽)에 치우치지 않고, 쌍방을 보하는 것을 평보(平補)라고 한다. 구기자는 평보 하지만 대부분 음허(陰虛)에 사용된다.

보익제(보음) 補益劑 (補陰)

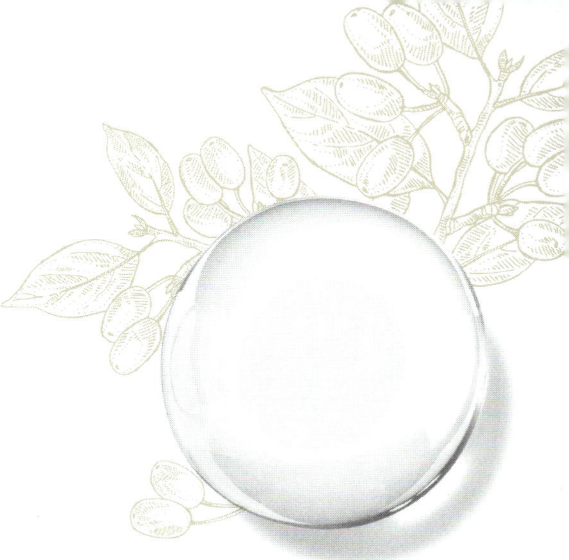

맥미지황환

麥味地黃丸

신음(腎陰)과 폐음(肺陰)을 동시에 자양(滋養)
호흡기계와 건조성 피부의 만성질환에 사용

맥미지황환(**麥味**地黃丸)은 육미지황환(六味地黃丸)에 **맥**문동(**麥**門冬)과 오**미**자(五**味**子)를 더한 처방이다. 주로 천해(喘咳, 숨이 차는 기침)를 동반하는 만성 호흡기계 질환을 치료한다. 중국에서 불로장수의 묘약으로서 귀중하게 여겨졌고, 팔선장수환(八仙長壽丸)이라는 별명도 붙여졌다.

어떤 사람에게 효과가 있나요?

맥미지황환은 '폐신음허(肺腎陰虛)'증을 치료하는 처방이다. '폐신음허'는 폐음허(肺陰虛)와 신음허(腎陰虛)가 동시에 생긴 상태로, 즉 폐와 신의 음액(陰液)이 동시에 부족해지는 체질이나 상태를 가리킨다.

인체의 근본적인 구성성분인 기(氣)·혈(血)·진액(津液)·정(精) 중 기능적인 면이 주가 되는 기를 '양기(陽氣)'라고 하고, 물질적인 면이 주가 되는 혈·진액·정을 '음액(陰液)'이라고 부른다. 음액(陰液)이 부족해져서 혈(血)이나 진액(津液)에 의한 자양(滋

養) 작용이 저하된 상태를 '음허(陰虛)'증이라고 한다.

폐는 오장(五臟) 중 하나로, 주된 기능은 호흡하여 공기 중으로부터 필요한 성분을 받아들이고, 체내의 불필요한 물질을 배출하는 것이다. 이것을 '폐는 기(氣)를 담당한다*'라고 한다. 또 체액을 조절하여 수분대사를 담당하는 기능도 가지고 있고, 이것은 '수도(水道)[1]를 통조(通調)한다'라고 표현한다. 폐를 자윤(滋潤)하고 영양분을 주는 음액을 폐음(肺陰)이라고 부른다. 폐, 기도, 체표의 분비액과 조직과 깊은 관계가 있다.

폐음허(肺陰虛)는 이 폐음(肺陰)이 부족해지는 체질이나 상태를 가리킨다. 만성질환이나 만성적으로 몸 상태가 좋지 않거나, 염증, 건조한 환경 등에서 생기기 쉽다. 폐음허 상태가 되면 만성적인 마른기침(乾咳)을 하고, 가래가 적고, 가래가 점조해서 뱉기 어려우며, 가래에 피가 섞이고(血痰), 쉰 목소리(嗄聲), 입 마름(口渴), 건조한 피부 혹은 건조한 인후부, 살이 빠지는 등의 증상이 생긴다. 음액 부족으로 인해 상대적으로 생기는 허열(虛熱)[2]의 영향으로 안면홍조, 오후의 열감, 미열, 도한(盜汗) 등도 볼 수 있다.

신(腎)도 오장(五臟) 중 하나로, 주된 기능은 살아가는 데 필요한 에너지와 영양의 근본 물질인 '정(精)을 저장하는 것**'과 성장(成長)·발육(發育)·생식(生殖)에 관여한다'이다. 또 '수(水), 납기(納氣)에 관여하는***' 장부로서 체액 대사의 전반적인 조절이나 호흡, 특히 흡기(吸氣)에 관여하는 기능도 가지고 있다. 폐가 들이마신 청기(淸氣)를 신(腎)이 체내로 받아들인다(납기; 納氣). 신의 음양 실조는 전신에 위치한 장부(臟腑)의 음양 실조를 야기하고, 각 장부의 음양 실조는 신의 음양을 실조 시킨다.

신음허(腎陰虛)는 신의 음액(陰液)이 부족해지는 체질이나 상태를 가리킨다. 만성질환이나 만성적인 컨디션 불량, 과로, 생활 습관의 부주의함, 불규칙한 생활, 영

---

* 肺主氣 〈역자 주〉

** 腎藏精 〈역자 주〉

*** 腎主納氣 〈역자 주〉

양부족, 노쇠화, 스트레스 등이 생기기 쉽다. 신음허가 되면 허리나 무릎이 불편하고 무력해지며, 현훈, 건망, 이명, 성기능 장애, 월경 부조, 불임, 탈모증, 건조한 피부, 살이 빠지는 등의 증상이 생긴다. 허열(虛熱)의 영향으로 상열감, 오심번열(五心煩熱)[3], 광대뼈 부근의 홍조, 열감, 도한(盜汗), 불면, 진한 소변이 나오는 등의 증상도 볼 수 있다. 열감과 건조함은 오후나 야간에 심해진다.

폐와 신은 기의 생성에 관여하고, 호흡을 담당하는 관계에 있다. 또 폐와 신은 체내의 수분대사에 관여하며 협조하는 관계에 있다. 따라서 폐신음허(肺腎陰虛)가 되면 호흡기계 혹은 체액의 균형이 무너지기 쉽다.

혀는 붉은색으로, 설태는 적다(폐신음허증의 설상).

임상 응용 범위는 폐신음허증(肺腎陰虛證)의 증후를 나타내는 질환으로 만성 기관지염, 기관지확장증(bronchiectasis), 폐기종(emphysema), 기관지 천식, 폐결핵, 후각장애, 혀통증(glossalgia), 아토피성 피부염 등이 있다.

어떤 처방인가요?

구성 약재는 육미지황환(六味地黃丸)의 구성성분인 지황(地黃), 산수유(山茱萸), 산약(山藥), 택사(澤瀉), 목단피(牧丹皮), 복령(茯苓)에 오미자(五味子), 맥문동(麥門冬)이 더해진 8가지 약재이다.

군약(君藥)인 지황은 일반적으로 숙지황(熟地黃)을 사용한다. 혈(血)과 음액(陰液)을 보하고(보혈자음; 補血滋陰), 신음(腎陰)을 자윤(滋潤)하여 정(精)을 보하고(보신; 補腎), 수(髓)를 기른다. 자양강장(滋養强壯)이나 혈당 강하 작용, 변비 개선작용(통변; 通便), 강심(强心)작용도 있다.

신약(臣藥)인 산수유는 신(腎)과 간(肝)을 보하면서, 정(精) 등 인체에 필요한 물질이 체외로 새어나가지 않도록 막는다(고섭; 固攝). 마찬가지로 산약도 신약(臣藥)으로서 신과 비(脾) 특히 비음(脾陰)을 보한다. 정(精)을 고섭하는 작용도 있다. 이제까지 군·신약(君·臣藥) 3가지로서 신(腎), 간(肝), 비(脾)를 자양(滋養)하므로 '삼보(三補)'라고 부른다. 지황의 배합량이 제일 많기 때문에 주로 신음(腎陰)을 보한다.

좌약(佐藥)에 해당하는 약재는 택사, 목단피, 복령 3가지이다. 택사는 습사(濕邪)를 중재하며, 성미(性味)가 끈적하여 흡수되기 어려운 지황의 약점을 커버한다. 허열(虛熱)을 식히고 또 비뇨기계의 기능을 조절한다. 목단피는 혈분(血分)의 열을 식히고, 산수유의 삽온성(澁溫性)을 완화해 준다. 혈행 촉진작용도 있다. 복령은 비위(脾胃)의 습사(濕邪)를 다루며, 산약의 작용을 돕는다. 이 3가지 좌약은 군·신약(君·臣藥)의 흐름을 원활하게 하여 허열을 식히고 몸의 부담감을 줄여주므로 '삼사(三瀉)'라고 한다.

오미자는 수렴(收斂) 작용이 있고, 활탈(滑脫)[4]을 낫게 하고 몸을 자윤(滋潤) 한다(자음수삽; 滋陰收澁). 특히 폐를 수렴하여 신을 자윤하고(염폐자신; 斂肺滋腎), 납기(納氣)하여 기침을 진정시키고, 가래를 줄이고(지해화담; 止咳化痰), 호흡곤란, 천해(喘咳)를 관해(寬解) 한다. 발한(發汗)을 억제하고, 진액을 유지한다(생진렴한; 生津斂汗). 유정(遺精, ganacratia)과 만성적인 설사(下痢)를 치료한다(섭정지사; 攝精止瀉). 중추신경계의 흥분계와 억제계를 조화롭게 하여 정신을 안정시킨다(안신; 安神). 강장(强壯) 작용도 있고, 정신쇠약에도 좋다. 알레르기성이나 소양성 피부질환에도 사용된다.[5]

맥문동(麥門冬)은 진액을 생성하여, 건조함을 해소하고(윤조생진; 潤燥生津), 폐나 기도의 점막을 자윤(滋潤)하여(자음윤폐; 滋陰潤肺), 점조한 가래를 객출하기 쉽게 하여 진해(鎭咳)한다(지해거담; 止咳祛痰). 생진(生津) 작용으로 허열(虛熱)을 식히고, 폐열(肺熱)을 누르고, 소염, 해열한다. 답답하여 진정되지 않는 불안감(심번; 心煩)을 해소하는 작용(청심제번; 淸心除煩)과 강심(强心), 자양강장(滋養强壯) 작용도 있다.

환약은 약재를 분말로 만들고 봉밀로 반죽하여 제조한다. 봉밀은 사약(使藥)으로서 배합된 모든 약재를 조화시키는 역할도 가지고 있다.

이로써 맥미지황환의 효능을 '자보폐신(滋補肺腎), 평천지해(平喘止咳)'라고 말할 수 있다. 자보신음(滋補腎陰) 하는 육미지황환에 자음윤폐(滋陰潤肺), 평천지해(平喘止咳) 하는 맥문동과 오미자를 더해 폐신음허(肺腎陰虛)의 해천(咳喘)과 흡기성 호흡곤란에 적용되는 처방이 된다.

숨이 차거나, 피곤해지기 쉬운 등 폐기허증(肺氣虛證)에 의한 증상이 있으면 맥문동탕(麥門冬湯)을 병용한다.

출전은 '의급(醫級)'이다. 미맥지황환(味麥地黃丸)으로도 일컬어진다.

이런 환자에게

기관지확장증(bronchiectasis)입니다. 기침이 멈추지 않고, 고름과 같은(膿性) 가래가 나옵니다.

82세의 남성. 가끔 가래에 피가 섞인다. 야간에도 기침하여 잠을 잘 자지 못하는 경향이 있다. 다리와 허리가 빼근하다. 이명도 있다. 폐신음허증(肺腎陰虛證)으로 보아 본 방을 사용하였다. 3개월 후부터 기침과 가래가 가벼워졌다. 야간의 기침도 점점 줄어들었고, 편히 잠들 수 있게 되었다. 이전에는 곧바로 숨이 차고 체력도 없었지만, 반년 후에는 30분 정도 산책이 가능할 정도로 회복되었다.

아토피성 피부염입니다. 매년 가을과 겨울에 악화됩니다.

가을이 되면 피부가 꺼칠꺼칠해지고, 가려움이 심해집니다. 보습제가 없어서는 안 되고, 심하면 스테로이드 외용약을 사용합니다. 가을, 겨울은 기침형 천식(cough variant asthma, CVA)도 생기기 쉽다. 폐신음허증(肺腎陰虛證)으로 보아 본 방을 사용하였다. 7월부터 복용을 시작해 12월에는 꽤 건조함이 개선되었다. 신년 이후부터는 스테로이드를 사용하지 않아도 지낼 수 있게 되었다. 기침형 천식의 증상도 한 번도 생기지 않았다.

용어 해설

1. 수도(水道)는 진액(津液)이 통하는 길이다.
2. 열증(熱證)에는 열사(熱邪)가 왕성해져서 생기는 '실열(實熱)'과 음액(陰液)의 소모에 의해 상대적으로 열의 형세가 강해지는 '허열(虛熱)'이 있다. 실열의 경우는 열사(熱邪)를 식히고, 허열의 경우는 음액(陰液)을 보한다.
3. 손바닥과 발바닥이 달아오르는 것과 흉부의 불쾌한 열감
4. 활탈(滑脫)은 땀이나 대변, 소변, 정액 등이 새어 나가는 것을 말한다. 내장하수(內臟下垂, splanchnoptosis) 혹은 탈항(脫肛)을 가리키는 경우도 있다.
5. 육미지황환(六味地黃丸)에 오미자를 더한 처방을 도기환(都氣丸)이라고 한다. 자보간신(滋補肝腎)·염폐평천(斂肺平喘)하는 약리작용을 가지고 있다.

보익제(보음) 補益劑 (補陰)

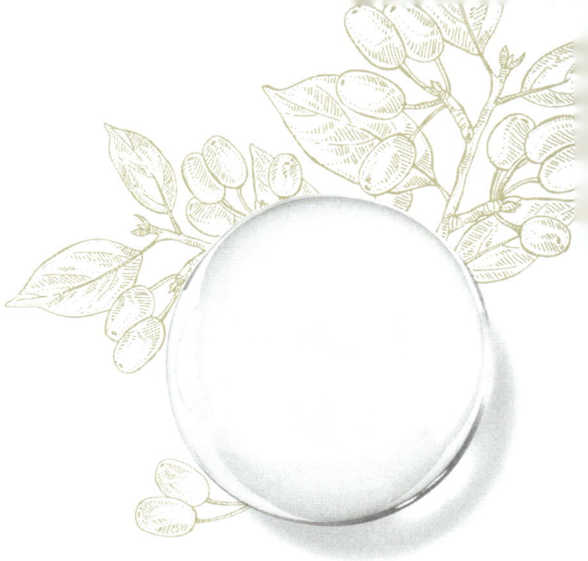

자음강화탕
滋陰降火湯

음허(陰虛)를 자윤(滋潤)하여 화사(火邪)를 누름
허열(虛熱)에 의한 만성 호흡기질환 등에 사용

자음강화탕(**滋陰降火**湯)은 **음**(**陰**)을 **자**윤(**滋**潤)하여 **화**(**火**)를 누르는(降) 처방이다. 음은 인체의 구성성분 중 혈(血)과 진액(津液) 등의 음액(陰液)을 가리킨다. 화(火)는 음액이 부족하여 생긴 화사(火邪)[1]를 말한다. 본 방은 음액을 자윤하여, 화사를 식히는 것으로 병과 증상을 개선한다.

어떤 사람에게 효과가 있나요?

자음강화탕은 '폐신음허(肺腎陰虛), 음허화왕(陰虛火旺)'증을 개선하는 처방이다.

폐(肺), 신(腎)은 모두 오장(五臟) 중 하나이다. 폐는 호흡을 통해 공기 중으로부터 산소 등의 유효한 성분(청기; 淸氣)을 흡수하고, 체내의 이산화탄소 등의 불필요한 노폐물(탁기; 濁氣)를 배출하고 기의 생성에 깊게 관여한다. 또한 기와 진액을 전신에 산포하고(선발; 宣發), 호흡을 조정하여 진액을 점점 아래쪽으로 내려 보낸다(숙강; 肅降). 호흡, 체액의 조정, 체온조절, 발한(發汗), 면역 기능과의 관계가 깊다. 피부와 코의 기능도 폐(肺)에 포함되어 있다.

또 신(腎)은 살아가기 위해 필요한 에너지나 영양의 근본 물질인 '정(精)'을 저장하고, 사람의 성장(成長)·발육(發育)·생식(生殖)에 관여한다. 체액의 대사를 전반적으로 조절하기도 한다. 골(骨)이나 수(髓)의 형성도 하고, 호흡 특히 흡기(吸氣)를 담당하고 있다. 내분비계 호르몬, 생식기계, 비뇨기계 등은 신과 관계가 깊다.

과로나 큰 병, 만성적인 컨디션 불량, 생활습관의 부주의함, 노쇠화, 발열성 질환 혹은 만성질환에 의한 체력 저하 등으로 인해 인체의 기능이 쇠약해지면, 신(腎)의 기능이 저하된다. 특히 염증 등에 의해 혈(血)·진액(津液)·정(精)이라고 하는 음액(陰液)이 부족해지면 '신음허(腎陰虛)'증이 된다. 이것은 비유하자면 마른나무와 같은 상태로, '신수(腎水)가 마른다'라고 표현한다. 오장(五臟) 중 하나인 간(肝)의 음액도 같이 감소하는 '간신음허(肝腎陰虛)'증이 되는 경우도 많다.

음액이 부족해지면 상대적으로 양기(陽氣)가 항진되고 신화(腎火), 간화(肝火)라고 하는 화사(火邪)가 발생한다. 화열(火熱)은 체내에서 상승하는 성질이 있으므로 화사가 상염(上炎)하여 폐에 이르면 폐를 불태운다. 그 결과 폐의 음액이 감소하고 '폐음허(肺陰虛)'증이 된다.

폐음허가 되면 건조한 기침(乾咳)이 나온다. 심하면 기침이 계속해서 난다. 가래(痰)는 적거나 나오지 않는다. 나와도 점조해서 뱉기 어렵고 피가 섞여 있다(血痰). 인후부가 건조하고 아프며, 입이 마르고(口渴), 숨이 막히며, 숨이 차고(호흡촉박; 呼吸促迫), 변이 딱딱하고, 변비, 피부가 건조해지는 등의 증후도 나타난다.

음허로 인해 생긴 화사(火邪)(허열; 虛熱)의 형세가 강한 상태를 '음허화왕(陰虛火旺)'이라고 한다. 손과 발의 달아오름, 상열감, 미열(微熱), 휘청거림, 허리나 무릎에 힘이 없고, 도한(盜汗) 등의 증상이 나타난다. 허열이 상항(上亢)되어 심(心)에 다다르면 의식이나 정신을 혼란스럽게 하고, 짜증이 나고, 초조함, 가슴이 답답하여 진정되지 않는 불안감(심번; 心煩) 등이 강하게 나타난다. 마른나무에는 불이 붙기 쉬운 것처럼 말이다.

혀는 붉고(열증의 설상), 설태가 적고 건조하다. 설태가 없는 경우도 있고, 가끔 경면설(鏡面舌)이 된다(음허증의 설상).

이번 증(證)처럼, 하반신(하초; 下焦)이 허하기(신음허; 腎陰虛) 때문에, 허화(虛火, 허열; 虛熱)이 상승하고, 상반신(상초; 上焦)에서 열증(熱證)과 같은 실증(實證)을 나타내는 증상을 '상성하허(上盛下虛, 상실하허; 上實下虛)'라고 한다. 체내에 허실(虛實)이 협잡(挾雜)된 상태이다. 오랫동안 몸이 좋지 않았거나 기저 질환이 있으면, 그 때문에 체력과 기능이 쇠약해지고 하초가 허해져, 내열(內熱) 등의 병사(病邪)를 제어하지 못하고 풍선처럼 병사가 체내에서 상승하여 상초에서 병태(病態)가 생긴 상태이다.

임상 응용 범위는 폐신음허(肺腎陰虛), 음허화왕(陰虛火旺)의 증후를 나타내는 질환으로 만성 기관지염, 기관지확장증(bronchiectasis) 등의 만성 호흡기질환, 폐결핵, 늑막염(pleuritis), 신우신염(pyelonephritis), 당뇨병 등이다.

호흡기질환에 있어서는 기침 등의 증상이 야간에 악화되는 환자에게 주효(奏效)한 경우가 많다. 신(腎)이 담당하는 비뇨기계와 폐(肺)가 담당하는 호흡기계의 염증과 체액 손실을 동반하는 질환에 사용되는 경우도 많지만, 이것들에 얽매일 필요는 없다.

어떤 처방인가요?

구성 약재는 지황(地黃), 당귀(當歸), 작약(芍藥), 지모(知母), 황백(黃柏), 천문동(天門冬), 맥문동(麥門冬), 백출(白朮), 진피(陳皮), 감초(甘草), 생강(生薑), 대조(大棗) 총 12가지이다. 지황[2]에는 생지황(生地黃)과 숙지황(熟地黃)이 있고, 각각 약리 작용이 다르다. 본 방에는 원래 이 두 가지 약재가 배합되어 있다.

군약(君藥)에 해당하는 약재는 숙지황, 당귀, 작약 3가지이다. 숙지황은 미온성(微溫性)이고, 혈을 보하며(보혈; 補血), 음액(陰液)을 보하고(자음; 滋陰), 혈허(血虛)와 음허(陰虛)를 개선한다. 장관(腸管, enteric) 내를 자윤(滋潤)하여 변비를 개선하는 작용도 있다(윤장; 潤腸). 당귀는 보혈하는 동시에 혈행(血行)을 개선하는 작용(활혈; 活血)이 있다. 작약은 백작약(白芍藥)을 사용하고, 보혈하는 동시에 간(肝)의 기능 항진을 누그러뜨리고(평간; 平肝), 기혈(氣血)의 흐름을 부드럽게 한다. 군약 3가지로 음혈(陰血)을 늘리고, 간화(肝火)를 누른다.

신약(臣藥)인 생지황(生地黃)은 한성(寒性)으로, 자음보혈(滋陰補血) 하며 혈분(血分)의 열을 식히는 힘이 강하다(청열량혈; 淸熱凉血). 지혈(止血) 작용도 있다. 한성(寒性)으로 자음(滋陰) 하므로 음허내열(陰虛內熱)과 음허화왕(陰虛火旺)의 개선에 적합하다(청허열; 淸虛熱). 숙지황에 비해서 청열생진(淸熱生津) 작용이 강하다. 지모는 청열(淸熱) 하는 동시에 화사(火邪)에 의한 음액 소모를 막는다(자음윤조; 滋陰潤燥). 혈당 강하 작용도 있다. 황백은 습열(濕熱)을 제거하고(청열조습; 淸熱燥濕), 청허열 한다. 또한 소화, 장의 기능을 바로잡으며(整腸), 항균에 효과적이다. 생지황, 황백, 지모 3가지로 신화(腎火)를 눌러 허열(虛熱)을 가라앉힌다.

마찬가지로 천문동과 맥문동은 신약(臣藥)으로서, 폐(肺)를 자음(滋陰) 하여 폐열(肺熱)을 식힌다. 게다가 천문동은 허열(음허화왕; 陰虛火旺)을 치료하고, 폐신(肺腎)을 자양(滋養)한다(자보폐신; 滋補肺腎). 맥문동은 생진(生津) 작용을 통해 허열을 가라앉힌다. 강심(强心) 작용과 심번(心煩)을 해소하는 작용도 있다(청심제번; 淸心除煩). 이 2가지 약재(천문동, 맥문동)는 자주 병용된다[청폐탕(淸肺湯) 등]. 진액(津液)을 보하여 허열을 누르고, 점조한 가래를 촉촉하게 하여 뱉어 내기(喀出) 쉽게 하며, 진해거담(鎭咳祛痰) 한다. 백출과 진피는 좌약(佐藥)으로서, 비위(脾胃)를 보하고, 소화 흡수를 촉진하며(건비화위; 健脾和胃), 음혈(陰血)의 생성을 돕는다. 감초는 사약(使藥)으로서 자감초(炙甘草)를 사용하고, 비위의 기능을 조정하면서 기를 보하고(익기화중; 益氣和中), 모든 약재의 약성(藥性)을 조화롭게 한다. 생강과 대조도 비위(脾胃)의 기능을 조절한다(화위; 和胃).

이로써 자음강화탕(滋陰降火湯)의 효능을 '자보폐신(滋補肺腎), 청허열(淸虛熱)'이라고 할 수 있다. 신음(腎陰)의 결핍을 채우고, 폐의 화사(火邪)를 식힌다.

만성적으로 피곤하고, 고단하며 쇠약해진 상태(허로; 虛勞)에는 육미지황환(六味地黃丸)과 병용하기도 하지만, 위장(胃腸) 기능이 저하되어 설사하는 환자에게는 사용하지 않거나 신중하게 사용한다.

출전은 '만병회춘(萬病回春)'이다.

이런 환자에게

> **만성 기관지염입니다.**
> **밤에 기침이 나오는 경우가 많고, 푹 자지 못합니다.**

이불에 들어가 몸이 따뜻해지면 기침이 나온다. 가래는 잘 나오지 않는다. 인후부에 건조한 느낌이 있고, 피부소양증도 있다. 폐음허(肺陰虛)로 보아 본 방을 사용하였다. 1개월 후에 완치되었다. 그 후에도 복용을 계속하였더니 자주 피곤해하지 않게 되었고, 푹 잘 수 있게 되었다. 피부의 가려움도 많이 감소하였다. 아침이나 오후에 기침이 나오는 경우나 치밀어 오르는 듯한 심한 기침이 나오는 경우는 맥문동탕(麥門冬湯)을 사용한다.

> **아토피성 피부염입니다.**
> **피부가 건조하고 특히 밤에 가려움이 심해집니다.**

체내에 열이 가득 차 있는 느낌이 있다. 스테로이드 외용약으로 증상은 완화되지만, 사용하지 않으면 재발한다. 간신음허(肝腎陰虛), 음허화왕(陰虛火旺)으로 보아 본 방을 사용하였다. 2개월 후부터 (증상이) 가벼워지기 시작했다. 피부의 증상은 차츰차츰 좋아졌고, 9개월째부터는 외용약을 사용하지 않아도 좋아졌다. 만성화된 아토피성 피부염에, 음허화왕이 보이는 경우는 적지 않다. 또, 아토피성 피부염에 한하지 않고 피부가 거뭇한 사람에게 본 방이 유효한 경우가 많다고도 한다.

용어 해설

1. 화사(火邪)는 육음(六淫) 중 하나로 열사(熱邪)와 같다.
2. 지황(地黃)은 현삼(玄蔘)과의 다년초 회경지황(懷慶地黃, *Rehmannia glutinosa* Libosch. f. *hueichinqensis*) 등의 뿌리이다. 그대로 건조한 것이 생지황(生地黃), 술을 더하는 등 찌고 건조하는 공정을 반복하여 만드는 것이 숙지황(熟地黃)이다. 일반적으로 생지황은 한성(寒性)으로 청열생진(清熱生津)하고, 숙지황은 미온성(微溫性)으로 보혈자음(補血滋陰) 하는 데에 사용된다. 일본에서는 생지황[건지황(乾地黃)이라고도 한다] 중국에서는 숙지황이 사용되는 경우가 많다. 청열생진과 보혈자음을 동시에 행하고 싶은 경우는 본 방과 같이 둘 다 사용한다.

보익제(기음쌍보) 補益劑 (氣陰雙補)

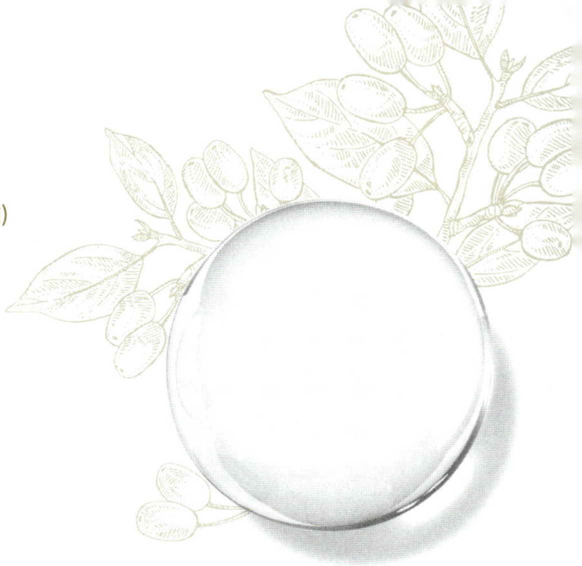

생맥산

生脈散

기(氣)와 진액(津液)을 모두 보충
만성기(慢性期)를 포함한 심폐(心肺)질환 등의 체력 회복에 사용

생맥산(生脈散)은 인삼(人蔘), 맥문동(麥門冬), 오미자(五味子)로 구성된 처방이다. 기(氣)와 진액(津液)을 보하고, 체력을 회복시킨다.

어떤 사람에게 효과가 있나요?

생맥산은 '기혈량허(氣血兩虛)'증을 치료하는 기본 처방이다.

'기혈량허'는 기(氣)와 음(陰) 양쪽이 부족한 체질이나 상태를 의미한다. 이 경우의 음은 주로 진액(津液)을 가리킨다. 진액은 인체의 정상적인 생리 활동에 필요한 수액(水液)이다.

기가 부족하면 피로 권태감, 무력감, 숨이 참, 호흡촉박[호흡궁박, RDS (respiratory distress syndrome)]등의 여러 증상이 생긴다. 폐기(肺氣)와 위기(衛氣)[1]가 약해지면 주리(腠理)[2]가 열리고, 땀이 많이 나오게 된다. 진액 부족으로 입이 마르거나(口渴) 인후가 건조해진다. 진허(津虛)에 의해 상대적으로 열의 형세가 늘어나면, 허열(虛熱)

이 생기고(음허화왕; 陰虛火旺), 열감, 상열감, 발열, 도한(盜汗) 등의 증상도 나타나게 된다. 허열이 심신(心神)을 교란하면 답답해져 진정되지 않는 불안감이 생긴다.

뜨거운 환경이나 더운 계절에 사람이 온열사(溫熱邪)나 서열사(暑熱邪)에 침범 받으면, 땀을 줄줄 많이 흘리고, 심신(心神)은 피곤해지고, 육체는 권태로워져 힘이 들어가지 않고, 숨이 차며, 인후부 갈증 혹은 입의 갈증(口渴)이 생긴다. 이것처럼 기(氣)가 소모되고, 음액(陰液)을 잃은 탈수에 본 방이 유효하다.

오장(五臟) 중 폐(肺)가 허해 기침이 만성적으로 계속되는 타입의(구해폐허; 久咳廢墟) 기음량허증(氣陰兩虛)에도 적합한 방이다. 폐음허(肺陰虛)에 의한 건조한 기침(乾咳), 소량의 가래 혹은 가래가 없거나 피가 섞인 가래(血痰), 입 마름(口渴), 혀의 건조감, 인후부의 자극감, 열감, 또 폐기허에 의한 숨이 차고, 자한(自汗)[3] 등이 관찰된다.

한방에서는 '땀(汗)은 심액(心液)이다'라고 말하며, 땀을 대량으로 흘리면 심(心)의 음액(陰液)이 소모된다. 심은 오장 중 하나로 순환기계뿐만이 아닌 대뇌 신피질(neocortex) 등 고차원적인 신경계와도 깊은 관계가 있다. 이 심의 음액이 감소하게 되면 불면, 불안감, 초조함 등의 증상이 생긴다.

'외감열병변증(外感熱病辨證)'은 열증(熱證)을 나타내는 외감병(외감열병; 外感熱病)의 여러 단계에서 인체의 정기(正氣)와 병사(病邪)의 힘 관계를 변증하는 것이다. 외감열병변증의 개략을 아래에 기술한다.

먼저, 병사(病邪)가 인체에 침입한 시점에서는 정기(正氣)는 쇠약해져 있지 않는 '사성정실(邪盛正實)'의 단계이다. 정기와 병사가 격하게 싸우게 되면 표증(表證), 위분증(衛分證), 기분증(氣分證)에 해당한다.[4] 그 다음으로 정기가 쇠약해지면 '사성정허(邪盛正虛)'의 단계가 된다. 이것은 영분증이(營分證)나 혈분증(血分證)에 상응한다. 그 중 병사의 형세가 약해지면 '사쇠정허(邪衰正虛)'의 단계가 된다. 기허(氣虛)나 양허(陽虛), 음허(陰虛) 등에 상응한다. 병사의 형세가 쇠약해져 소실되는 것이 회복기이고, '사거정복(邪祛正復)'의 단계가 된다. 기음량허(氣陰兩虛) 등에 상응한다. 생맥산(生脈散)은 이 단계에 사용한다.

혀는 건조하며[진허증(津虛證)의 설상], 붉고(열증의 설상), 설태는 적고 건조하다[음허증(陰虛證)의 설상].

임상 응용 범위는 기음량허(氣陰兩虛)의 증후를 나타내는 질환으로, 만성 기관지염, 기관지확장증(bronchiectasis), 폐결핵, 부정맥, 협심증, 심근경색, 심부전, 심신쇠약, 자율신경 실조증(autonomic dysfunction), 불면증, 열중증(熱中症, heat stroke), 더위로 인한 무기력, 쇼크 상태, 만성질환을 동반한 좋지 않은 몸 상태, 수술 후의 체력 회복 등이다.

어떤 처방인가요?

구성 약재는 인삼(人蔘), 맥문동(麥門冬), 오미자(五味子) 3가지이다.

군약(君藥)인 인삼은 성미(性味)가 감(甘)·미고(微苦)하고 미온(微溫)하여 비(脾)·폐경(肺經)에 들어가고, 소화 흡수 기능을 높여(健脾), 기를 보한다(보기; 補氣). 대사(代謝)가 개선되어, 쇠약해진 신체의 기능이 좋아진다(보허; 補虛). 폐기(肺氣)와 심기(心氣)를 보하는 작용도 강하다. 기(氣)를 보익(補益)하여, 진액을 만들고(익기생진; 益氣生津), 폐를 보한다. 위(胃)의 진액도 보하고, 입 마름(口渴)을 해소해 준다(생진지갈; 生津止渴). 정신안정작용도 있다(안신; 安神). 중추신경계를 흥분시켜, 내분비계 호르몬을 자극하고, 강심(cardiotonic)시키고, 탈수 등에 의해 생기는 쇼크 상태나 혈압 저하를 개선한다.

신약(臣藥)인 맥문동은 성미(性味)가 감미고(甘微苦)하며 미한(微寒)하고 폐(肺)·심(心)·위경(胃經)에 들어가고, 진액을 생기게 하여 건조함을 해소해 주며(윤조생진; 潤燥生津), 자양강장(滋養强壯) 한다. 진액(津液)뿐만이 아닌 혈(血)도 보한다(자음; 滋陰).[5] 폐에 관해서는 기도의 점막을 자윤하여(자음윤폐; 滋陰潤肺), 점조한 가래를 촉촉하게 하여 객출하기 쉽게 하여 기침을 멈추게 한다(지해거담; 止咳祛痰). 생진(生津) 작용으로 허열(虛熱)을 식히고, 폐열(肺熱)을 제거하며(양음청열; 養陰清熱), 소염, 해열한다. 심번(心煩)을 해소하는 작용(청심제번; 清心除煩)이나 강심, 혈압상승 작용도 있다. 인삼과 맥문동을 합쳐 익기양음(益氣養陰) 하는 약효가 높아진다.

산온성(酸溫性)하여 폐(肺)·신(腎)·심경(心經)에 들어가는 오미자에는 수렴(收斂)작용이 있어, 좌·사약(佐·使藥)으로서 음액(陰液)을 고섭(固攝)한다(염음; 斂陰). 고섭은 정(精) 등 인체에 필요한 물질이 체외로 새어 나가지 않도록 막는 것이다. 활탈(滑脫)[6]을 치료하여 인체를 윤택하게 한다(염음수삽; 斂陰收澁). 폐를 수렴하여 신(腎)을 자윤(滋潤)하고(렴폐자신; 斂肺滋腎), 납기(納氣)하여 기침을 진정시켜 가래를 줄이고(지해화담; 止咳化痰), 호흡곤란, 천해(喘咳)를 관해(寬解, remission)한다. 도한(盜汗)을 포함한 발한 과다를 억제하고, 진액을 유지한다(생진렴한; 生津斂汗). 유정(遺精, ganacratia)과 만성적인 설사를 치료한다(섭정지사; 攝精止瀉). 중추신경의 흥분과 억제를 조화롭게 하여 정신을 안정시킨다(녕심안신; 寧心安神). 강장(强壯) 작용이 있어 정신쇠약에도 좋다. 폐기를 고섭하여 인삼의 보기(補氣) 작용을 돕고, 진액을 고섭하여 맥문동의 보음생진(補陰生津) 작용을 돕는다.

이로써 생맥산의 효능을 '익기염음생진(益氣斂陰生津)'이라고 할 수 있다. 3개의 약재가 각자 보하고 열을 억누르고, 수렴시키는 것으로(일보일청일렴; 一補一淸一斂), 익기양음(益氣養陰), 생진(生津)작용, 염음지한(斂陰止汗)의 효과를 발휘한다. 폐는 전신의 기를 담당하고 있어, 폐기(肺氣)를 보하면 다른 장부(臟腑)의 기도 왕성하게 된다. 기를 보하여 진액(津液)이 생기고, 발한(發汗)을 멈추게 하여 음액(陰液)이 소중하게 보존된다. 그 결과 약해진 맥(脈)이 다시 충실해지고 소생한다는 의미로부터 본 방에는 '생맥(生脈)'이라는 이름이 붙게 된 것이다.

본 방은 한결같이 허해진 기나 진액을 보하는 처방으로, 병사(病邪)가 대부분 보이지 않는 단계(사소허다; 邪少虛多)나 전부 보이지 않는 상태(순허무사; 純虛無邪)에 사용된다. 따라서 강한 염증 등의 병사가 아직 존재하는 단계나, 서열(暑熱)이 왕성한데 기음(氣陰)이 아직 손상되어 있지 않는 단계에는 사용하지 않는다.

음허(陰虛)로 허열(虛熱)이 왕성해진 경우는 인삼 대신에 서양 인삼(*Panax quinquefolius* L., 화기삼 또는 미국 인삼)을 사용한다. 손과 발 말단의 냉증이 있는 경우는 부자인삼탕(附子人蔘湯, 부자이중탕; 附子理中湯)을 병용한다.

이런 환자에게

> **몸 상태가 좋지 않던 중, 쉬지 않고 계속해서 일을 해서 그런지 끝내 몸져눕게 되었습니다.**

수액을 맞고 어느 정도는 회복되었지만, 피로감과 권태감이 없어지지 않아 일을 쉬고 있다. 인후가 건조하고, 혀도 말라 있다. 기음량허증(氣陰兩虛證)으로 보아 본 방을 사용하였다. 2일 후에는 혀의 건조함이나 피로감이 눈에 띄게 좋아졌다. 5일 후에는 하고자 하는 마음이 생겨 일에 복귀하였다.

> **숨이 막힐 것 같이 기침이 계속 나옵니다. 숨 차는 증상도 있습니다.**

가래가 잘 뱉어지지 않는다. 피곤해지기 쉬우며, 기운이 없다. 혀는 붉은색이다. 기음량허증(氣陰兩虛證)으로 보아 본 방을 사용하였다. 2개월 정도 후에 기침이 나아졌다. 8개월 정도 계속 복용했더니 기침이 완치되었고 숨 차는 증상도 없어져 건강해졌다.

용어 해설

1. 위기(衛氣)는 맥관(脈管) 외의 기(氣)로 주리(腠理)를 담당한다.
2. 주리(腠理)는 피부 등의 틈이고, 체액이나 땀을 관리하며 체온을 조절한다. 피부를 덮는 막상(膜狀)의 조직이 되어 외사(外邪)의 침입에 저항하여 인체를 지킨다. 땀샘, 모공, 피하조직에 가까운 개념이다.
3. 자한(自汗)은 낮에 특히 움직이지 않더라도 나오는 땀 혹은 조금 움직였을 뿐인데도 나오는 땀을 가리킨다. 방울방울 떨어지는 것 같이 많이 나오는 것이 아닌, 몸에 촉촉이 땀이 배는 것 같은 땀이다.
4. 위분(衛分), 기분(氣分), 영분(營分), 혈분(血分)이라는 증(證)은 외감열병(外感熱病)을 음액(陰液) 소모의 경과에 따라 변증하는 '온병학(溫病學)'에서 성립한 '위기영혈변증(衛氣榮血辨證)'의 각 단계의 변증 명이다. 병변이 체내에 침입해 음액을 소모함에 따라 위분(衛分), 기분(氣分), 영분(營分), 혈분증(血分證)으로 분류하는 것이다.
5. 자음(滋陰)은 음액(陰液)을 보하는 것이다. 음액은 인체의 구성성분 중 혈(血)·진액(津液)·정(精)을 가리킨다.
6. 활탈(滑脫)은 땀이나 대변, 정액 등이 새어 나가는 것이다. 내장하수(內臟下垂, splanchnoptosis)나 탈항(脫肛)을 가리키는 경우도 있다.

보익제(기음쌍보) 補益劑 (氣陰雙補)

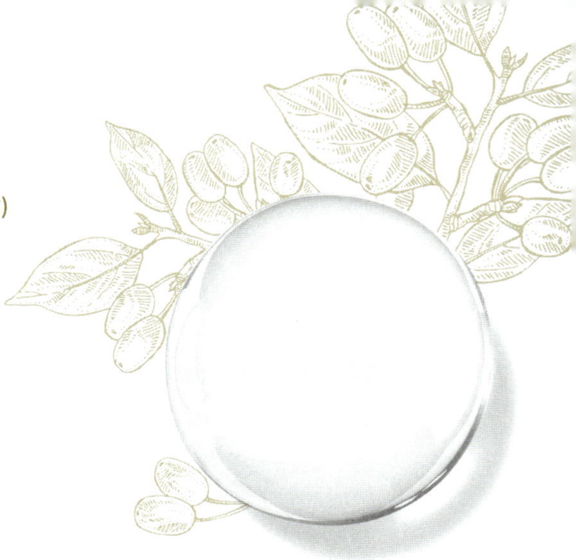

맥문동탕

麥門冬湯

호흡기, 소화기의 건조함을 체내부터 해소
기관지염, 인후염, 위염 등에 효과적

인간의 건강을 유지하기 위해서 어느 정도의 쾌적한 온도나 습도의 범위라는 것이 존재한다. 이것은 매일매일 생활하는 외계(外界)의 환경을 말하는 것이지만 체내 환경에 대해서도 같은 말을 할 수 있다. 손과 발 또는 하복부가 너무 찬 경우에는 건강을 해치고, 위에 열이 쌓여 염증이 계속돼도 곤란해진다. 수분이 쌓여 붓는 경우도 좋지 않고 목과 폐가 건조해도 괴롭다.[1]

맥문동탕(麥門冬湯)은 이 중 체내의 건조함을 해소하는 처방이다.

어떤 사람에게 효과가 있나요?

맥문동탕은 '폐위음허(肺胃陰虛), 폐위기역(肺胃氣逆)'증[2]을 개선하는 처방이다.

'폐위음허'는 폐음허(肺陰虛)와 위음허(胃陰虛)가 동시에 나타나는 증이다. 호흡기계와 소화기계 양쪽에서 진액[3]이 부족해지는 증상을 가리킨다. 병은 폐(肺)에 있지만, 병의 근본적인 원인은 위(胃)에 있는 것이 특징이다.

위는 먹은 음식물로부터 인체에 필요한 진액(津液)을 만들어 내는 장부(臟腑)이다. 오장학설(五臟學說)[4]에서는 위는 폐의 어머니(母)에 해당하는 장부로, 위의 기능 실조가 폐의 병을 야기하는 상태에 해당한다. 게다가 위의 진액이 고갈되면 허화(虛火)[5]가 위로 솟아오르고, 폐의 건조함을 야기한다. 폐위음허(肺胃陰虛)에 의해 폐기(肺氣)와 위기(衛氣)가 상역(上逆) 하면 '폐위기역(肺胃氣逆)'이 된다.

위의 진액이 부족해져 허화가 솟아오르면, 폐의 진액을 증발시키기 때문에 가래(痰)나 타액(唾液)이 줄어들게 된다. 혈담(血痰)이 나오는 경우도 있다. 허화에 의해 가래가 응축되어 점조해져 가래를 뱉어내기 어렵게 된다. 타액을 흘리는 경우도 있다. 호흡을 담당하는 폐의 기능이 실조되면 호흡이 얕아지게 되고, 숨이 차기 쉬우며, 가끔은 호흡이 괴롭게 된다. 폐기가 상역(上逆) 하여 기침이 나온다. 호흡기계가 건조해지면 자극에 약하게 되고, 인후부의 자극감이나 건조함, 이물감이 생긴다. 기침이 계속해서 나고, 심하게 기침하여 잘 멈추지 않고 계속하는 경우가 많다. 허화가 위로 솟아올라 얼굴이 빨개지며 심하게 기침하는 경우도 자주 있다. 기역(氣逆)의 증후이다. 게다가 폐위(肺胃)의 문호(門戶)라고 불리는 인후두부(咽喉頭部)가 폐위의 음액이 감소하여 습윤한 상태가 아니게 되고, 목과 입안이 마른다(口渴). 혀는 건조하여 빨갛고, 설태는 적고 건조한 상태이다.

맥문동탕은 폐음허(肺陰虛)를 치료하는 약이라고 생각하는 경향이 있지만, 위음허(胃陰虛)에도 유효한 처방이다. 위의 진액이 부족해지면 상복부 불쾌감이나 식욕부진, 더 나아가 위기상역(胃氣上逆)으로 인해 구역질, 구토, 헛구역질(乾嘔)*, 딸꾹질(呃逆), 트림(噯氣) 등이 생기기 쉽다. 진액이 고갈되어 허열(虛熱)이 전신에 미치면 손과 발의 달아오름, 도한(盜汗), 불면, 피로 권태감 등의 증후도 나타나게 된다.

또한, 조증(燥證)에는 외조(外燥)와 내조(內燥)가 있다. 외조는 가을의 건조한 기후 등의 영향으로 주로 호흡기계 등이 피해를 본 상태이다. 그에 비하여, 내조는 체내의 조직의 진액이 소모되어 생기는 병의 증(證)을 가리킨다.[6] 맥문동탕(麥門冬湯)

* 구토할 때 소리만 나고 토물(吐物)이 없는 증상 〈역자 주〉

은 이 내조를 치료하는 대표적인 처방이다.

임상 응용 범위는 만성 기관지염, 기관지확장증(bronchiectasis), 만성 인두염, 폐결핵, 기관지 천식, 인후두이상감증(globus pharyngeus), 백일해(百日咳, pertussis) 등으로, 폐위음허증(肺胃陰虛證)으로 기역(氣逆)의 증후를 보이는 것들이다. 혹은 위·십이지장 궤양, 위축성 위염, 만성 위염 등으로, 위음부족(胃陰不足)으로 기역(氣逆) 구토하는 것에도 효과적이다. 고혈압이나 동맥경화증 등으로 기역(氣逆)인 환자에 응용하는 경우도 있다.

어떤 처방인가요?

구성 약재는 맥문동(麥門冬), 인삼(人蔘), 감초(甘草), 갱미(粳米), 대조(大棗), 반하(半夏) 총 6가지이다.

성미(性味)가 감한(甘寒)한 맥문동은 군약(君藥)으로서 폐경(肺經)과 위경(胃經)에 들어가, 양음생진(養陰生津)[7] 하며, 조증(燥證)을 개선하고, 허열(虛熱)을 식힌다. 청심제번(淸心除煩) 작용이 있고, 불면증에도 좋다. 인삼, 감초, 갱미, 대조는 신약(臣藥)으로서 익위(益胃)하여 위기(胃氣)를 강하게 하고, 자양위음(滋養胃陰)[8] 하여 소화기계의 기능을 좋은 상태로 돌려 자연적으로 진액이 폐로 올라가게 하여 자윤(滋潤)한다. 인삼은 보중익기(補中益氣)하고 맥문동과 함께 생진(生津)하며, 감초, 갱미, 대조는 비위(脾胃)를 자양(滋養)하며 폐를 윤택하게 한다. 감초와 대조로 급박한 증상을 완화한다.

비위기역(脾胃氣逆)에 대해서는 좌약(佐藥)인 반하(半夏)가 강역하기(降逆下氣)[9] 한다. 화담(化痰) 작용으로 기침을 진정시킨다. 반하는 성미가 조(燥)한 약재지만 많은 양의 맥문동과 배합되어 있기 때문에 영향은 없다. 역으로 맥문동의 끈적한 풍미가 반하와의 배합으로 없어지며 소화 흡수가 쉬워진다. 감초는 자감초(炙甘草)를 사용하고, 사약(使藥)으로서 폐를 윤택하게 하고, 인후두부의 염증을 진정시키며, 모든 약재의 약성(藥性)을 완화한다.

이로써 맥문동탕의 효능을 '윤폐익위(潤肺益胃), 강역하기(降逆下氣)'라고 할 수 있다. 폐위(肺胃)의 건조함을 윤택하게 하면서 위에서 음액(陰液)의 생성을 촉진하여 근본적으로 폐의 건조함을 개선하고, 폐위음허증(肺胃陰虛證)을 치료한다. 반하를 배합시켜 강역하기하며, 폐위기역(肺胃氣逆)에 대처하는 것도 본 방의 특징이다.

오행학설(五行學說)에서 폐의 어머니에 해당하는 위기(胃氣)를 보하면 폐의 병을 치료하는 것이 이 처방의 특징이다. 본치(本治)와 표치(標治)[10]를 동시에 진행한다. 윤폐(潤肺) 작용으로 폐를 윤택하게 하고(표치), 익위(益胃) 작용으로 위기를 강하게 하여 진액의 생성을 촉진한다(본치).

위(胃)나 인후부가 건조하다고 해서 물을 마신다거나, 사탕을 빨아먹거나 해서 점막을 촉촉하게 만들어도 일시적으로 증상이 완화되긴 하지만 근본적인 해결책은 되지 않는다. 대증요법(對證療法)적인 증상 완화도 중요하지만, 점막 자체의 건조함에 대해서 체내부터 윤택하게 할 필요가 있는 경우 맥문동탕이 강력한 처방이 된다.

기침이 심하면 마행감석탕(麻杏甘石湯)을 병용한다. 염증이 강한 경우는 백호가인삼탕(白虎加人蔘湯)을 합방한다. 대변이 딱딱한 경우는 마자인환(麻子仁丸)을 합친다. 본 방은 허화(虛火)를 식히는 방제로, 폐위(肺胃)의 냉증(冷症)에 의한 기침이나 숨이 참, 구역질, 구토에는 사용하지 않는다.

출전은 '금궤요략(金匱要略)'이다.

이런 환자에게

마른기침으로 기침이 나기 시작하면, 사레 들린 것처럼 계속 기침하여, 토할 것 같습니다.

담배 연기의 자극 등으로 목이 근질근질 해지면, 기침이 속에서부터 올라온다. 심하게 기침하는 경우는 얼굴이 새빨갛게 된다. 전형적인 증례이다. 맥문동탕(麥門

冬湯)을 사용하고 1개월 반 뒤에 아주 좋아졌다.

입냄새가 신경 쓰입니다. 치과의사에게 진료를 받기도 하였고, 구취 관련 외래 진료를 받아도 이상이 없다고 하며 원인불명이라고 합니다.

위(胃)에서 솟아올라오는 듯한 냄새가 있다. 트림(噯氣)이 자주 나온다. 위음허(胃陰虛)에 의한 위기상역(胃氣上逆), 허화(虛火)에 의한 구취로 보아 맥문동탕(麥門冬湯)을 복용하게 하였다. 반년 후에 구취가 없어졌다.

용어 해설

1. 과도한 건조함으로 인해 건강이 나빠지는 경우이다. 이 병사(病邪)를 조사(燥邪)라고 말하며 증을 조증(燥證)이라고 한다. 점막이 건조해지거나 염증이 생기기 쉽다.
2. '폐위(肺痿)'증이라고 한다. 위(痿)에는 기능의 상실이나 위축(萎縮)의 의미가 있다. 폐결핵(肺結核)을 가리키는 경우도 있다.
3. 진액(津液)은 인체에 필요한 수분이다.
4. 중국 고대의 철학 목(木)·화(火)·토(土)·금(金)·수(水)의 오행(五行)은 서로 영향을 주고받으며 균형을 지킨다. 한의학의 오장(五臟)도 이것에 기초한다. 이 중에서 비위(脾胃)와 폐(肺)는 모자(母子) 관계에 있고, 위기(胃氣)는 폐기(肺氣)의 어머니이다.
5. 병사(病邪) 중 하나로, 화사(火邪)에는 실화(實火)와 허화(虛火)가 있다. 화사가 강해 왕성한 경우가 실화이고, 화를 식히는 수(水)가 충분히 없는 경우 형세가 증가하여 생긴 화사가 허화이다.
6. 내조(內燥)에는 상조(上燥), 중조(中燥), 하조(下燥)가 있다. 몸의 상부에 조사(燥邪)가 침입하면 폐가 영향을 받아 마른기침(乾咳), 인후부 건조함, 가래량 감소, 혈담(血痰) 등의 증상이 나타난다. 중부(中部)에 침입하면 위가 피해를 당하고, 헛구역질(乾嘔), 식욕부진, 체중감소 등이 생긴다. 하부에 침입하면 신(腎)의 기능이 실조되어 당뇨병이나 변비 등이 생긴다.
7. 양음생진(養陰生津)은 진액(津液)을 생기게 하고 몸에 필요한 수분인 음액(陰液)을 자양(滋養)하는 것이다.
8. 자양음위(滋養胃陰)는 위의 음액을 자양하여 윤택하게 하는 것이다.
9. 강역하기(降逆下氣)는 기의 상역(上逆)을 낮추는 것이다.
10. 병변(病變)의 본질이 '본(本)'이고, 외부에 나타나는 증상이 '표(標)'이다. 체질 개선 등 근본치료가 본치(本治)이고, 대증치료가 표치(標治)이다. 본치도 표치도 중요하지만, 표치만으로는 병기가 반복될 뿐이다.

보익제(기음쌍보) 補益劑 (氣陰雙補)

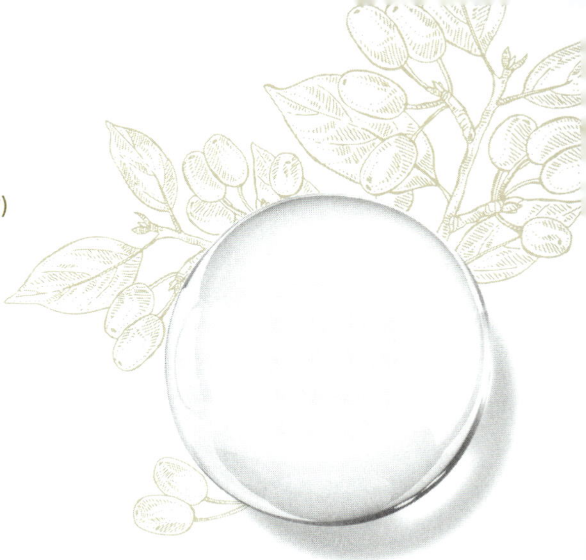

자감초탕
炙甘草湯

피곤해지기 쉬운 사람의 심(心)의 기(氣)와 음(陰)을 동시에 보함
정상적이지 않은 맥박을 동반한 모든 질환에 사용

자감초(炙甘草)는 **감초**(甘草)를 구운 것(자; 炙)이다. 감초가 배합된 한약은 많고, 약국제제 212개의 처방 중 147개의 처방, 전체의 69%에 감초가 들어가 있다. 대부분 감초의 역할은 사약(使藥)으로서 모든 약재의 약성(藥性)을 조화롭게 하는 비교적 소소한 역할이지만, 본 방에서는 군약(君藥)으로서 중요한 역할을 다하게 된다.

어떤 사람에게 효과가 있나요?

자감초는 '심기음량허(心氣陰兩虛)'증을 개선하는 처방이다.

인체의 중요한 구성성분은 기(氣)·혈(血)·진액(津液)[1]이다. 이것을 음양(陰陽)으로 나누면, 기는 양(陽), 혈과 진액은 음(陰)이 된다. 각자를 칭하여 양기(陽氣), 음혈(陰血)이라고 부른다. 이 양기와 음혈의 음양 밸런스가 정상일 때, 우리는 건강하게 살 수 있다.

그러나 이것들의 양이 적은 경우나 흐름이 나쁜 경우는 몸 상태가 무너지고, 병이 된다. 오장(五臟)[2]인 심(心)에 있어서 이 두 개가 부족한 상태인 증이 '심기음량허(心氣陰兩虛)'이다.

오장(五臟) 중 심(心)의 기능은 심장을 포함한 혈액순환(혈맥; 血脈)과 인간의 의식이나 사유 등 고차원적인 정신활동(신지; 神志)을 담당한다. 이 중 혈맥의 기능에 있어서 음혈(陰血)이 부족해지면 혈맥이 채워지지 못한다. 또 양기(陽氣)가 허약해지면 박동을 규칙적으로 계속하게 하는 힘이 약해진다. 이 결과, 맥박이 불규칙적으로 혹은 규칙적으로 흐트러지고(脈結代)[3], 두근거림(動悸)이 생긴다.

양기허약(陽氣虛弱)은 심장의 펌프 기능이 약해진 상태이다. 또 음혈부족(陰血不足)은 관상동맥(coronary artery)을 포함하여, 전신을 흐르는 혈액량이 부족해진 상태이고, 충분한 산소나 영양이 심장에 공급되지 못하는 것을 의미한다. 펌프가 약해져 있으므로, 펌프의 기능을 높이기 위해 음혈(陰血)이 충분히 필요한 상황인데도, 실제로는 펌프에 공급되는 음혈이 부족한 상태이다. 따라서 펌프는 점점 무리해서 작동하지 않으면 안되므로, 결국 심장은 허약해지게 된다.

심기(心氣)가 부족하면 숨 차는 증상이 생긴다. 조금 움직이는 것만으로도 점점 땀이 나온다(자한; 自汗). 피곤해지기 쉬우며, 가슴이 답답해지는 경우(胸苦)도 나타난다. 한편, 심혈(心血)이 허하면 신지(神志)를 담당하는 심장의 기능도 저하되어, 짜증이 나고, 답답하여 진정되지 않는 불안감·불쾌감(심번; 心煩)이 생긴다. 불면도 나타난다.

음혈부족(陰血不足)이 폐로부터 위쪽에 영향을 미치게 되면, 마른기침(乾咳)과 목이 마르고, 입 마름(口渴)이 생기게 된다. 음혈부족이 장(腸)에 다다르면 대변이 마르게 되고, 변비가 된다. 밤은 음(陰)이 맡고 있는 시간대이기 때문에, 밤에 음혈부족으로 양(陽)이 억제되지 않아 성하게 되면 도한이 생긴다. 피부가 건조해지고, 손과 발이 달아오르는(번열; 煩熱) 증상도 나타난다. 숨을 내쉴 때 뜨겁다고 호소하는 경우도 있다.

혀도 건조하고, 두껍지 않으며 야위어 있다. 혀의 색은 흰 편이며(기허나 혈허의 설상), 설태가 적거나 혹은 없다(음혈부족의 설상).

임상 응용 범위는 심기음량허(心氣陰兩虛)의 증후를 나타내는 협심증, 부정맥, 심근염(myocarditis), 심장신경증(cardiac neurosis)*, 심계항진, 심장판막증, 갑상선기능항진증, 바제도 병(Basedow's disease), 빈혈, 폐결핵, 자율신경 실조증(autonomic dysfunction), 고혈압 등이 있다.

어떤 처방인가요?

구성 약재는 감초(甘草), 지황(地黃), 인삼(人蔘), 맥문동(麥門冬), 아교(阿膠), 마자인(麻子仁), 대조(大棗), 계지(桂枝), 생강(生薑) 총 9가지이다.

군약(君藥)인 감초는 구운 자감초(炙甘草)를 사용한다. 심의 양기(陽氣)를 보하는 힘이 강하다. 기를 보해서(익기; 益氣) 혈도 만들어낸다. 마찬가지로 지황은 군약으로서 생지황(生地黃)을 사용한다.[4] 생지황은 음액(陰液)과 혈을 보하고(양음보혈; 養陰補血), 혈분(血分)의 열(혈열; 血熱)을 식힌다(청열량혈; 淸熱凉血). 열을 식혀 진액(津液)을 생기게 한다(청열생진; 淸熱生津). 오장(五臟)의 부족한 부분을 보하고, 혈맥(血脈)을 통하게 하고, 진정(鎭靜), 자양강장, 강심(强心)한다. 지혈 작용도 있다.

인삼은 신약(臣藥)으로서 심의 양기를 보하며, 동시에 오장의 비(脾)와 폐(肺)의 기(氣)도 보하고 그 위에 진액을 만들어, 자감초를 돕는다. 마찬가지로 신약에 해당하는 맥문동은 폐의 음혈(陰血)을 보하고(양음윤폐; 養陰潤肺) 심의 기능을 조정하여, 심번(心煩)을 제거하며(청심제번; 淸心除煩), 지황을 보좌한다. 아교와 마자인도 신약으로서 음혈을 보하고, 혈맥(血脈)을 채운다. 마자인은 장(腸)을 윤활하게 하여 대변을 잘 통하게 하는 작용도 있다(통변; 通便).

대조는 좌약(佐藥)으로서 심(心)과 비(脾)의 기를 보하고, 정신을 안정시킨다(안신;

* 심장신경증(cardiac neurosis): 심장신경증은 가슴 두근거림이나 답답함, 통증 등이 기질적인 문제(검사상의 이상) 없이 증상만 나타나는 경우를 말한다. 〈출처: 경희대 한방병원, 심장신경증〉〈역자 주〉

安神). 마찬가지로 좌약인 계지와 생강은 온성(溫性)인 약재로, 심의 양기를 따뜻하게 하고(온양; 溫陽), 혈맥을 통하게 한다(온통혈맥; 溫通血脈). 혈관확장작용도 있고, 관상동맥도 확장한다.

인삼과 맥문동의 조합은 자윤(滋潤) 작용을 강하게 하여 오장(五臟)의 기를 증진할 수 있다. 생강과 대조의 조합은 위장의 소화 흡수 기능(건비; 健脾)을 활성화한다.

이로써 자감초탕의 효능을 '익기자음(益氣滋陰), 온양복맥(溫陽復脈)'이라고 할 수 있다. 모든 약재의 조합에 의해 음혈이 보해져서 혈맥이 채워지게 되고, 양기가 보해져서 혈맥의 기능이 회복된다. 관상동맥을 포함한 전신을 흐르는 혈액량이 증가하고, 심장의 펌프 기능도 회복되고 혈액 순환이 평상시의 상태로 돌아오게 된다. 기혈(氣血)이 충족되어 음양(陰陽)이 조화롭게 되어 동계(動悸)나 맥의 결대(結代)가 없어지게 되어 본 방의 이름을 '복맥탕(復脈湯)'이라고도 한다.

가슴 두근거림(動悸)이 심하다면 산조인탕(酸棗仁湯)이나 계지탕가용골모려탕(桂枝湯加龍骨牡蠣湯)을 함께 복용한다. 기허(氣虛)가 두드러지면 보중익기탕(補中益氣湯)을 병용한다. 냉증(冷症)이 강해지면 인삼탕을 합친다. 설사(下痢)를 하는 경우라면 사용하지 않는다.

출전은 '상한론(傷寒論)'이다. 원래는 술도 넣어서 끓인 처방이다. 술에는 온통혈맥(溫通血脈) 작용이 있어, 본 방의 약력(藥力)이 체내에 골고루 갈 수 있도록 하는 역할을 맡고 있다.

이런 환자에게

부정맥이고, 가슴 두근거림(동계; 動悸)이 있습니다.
가끔 흉통도 있습니다.

가슴이 두근거리는 증상(動悸)은 운동하는 동시에 자주 나타난다. 맥결대(脈結代) 증상도 보인다. 어제는 흉통으로 병원에 가니 병원에서 심장비대(cardiomegaly)

때문이라고 하였다. 피곤해지기 쉬우며, 숨이 차기 쉽다.

심기음허증(心氣陰虛證)으로 보아 본 방을 사용하였다. 4개월 후에는 숨이 차기 쉽거나 피곤해지기 쉬운 증상이 대부분 개선되었지만, 아직 두근거림(動悸)과 가슴이 답답한 증상(胸苦)이 남아있었다. 심기허(心氣虛)가 개선되었지만, 아직 심혈허(心血虛)가 남아있다고 생각하여 처방을 산조인탕(酸棗仁湯)으로 바꾸었더니 2개월 후에는 가슴 두근거리는 증상(動悸)이 소실되었다.

바제도 병(Basedow's disease)입니다. 병원에서 치료받고 있지만 최근 다시 증상이 나타납니다.

병원에서 바제도 병의 내복 치료를 장기간 지속하고 있다. 최근 다시 가슴이 두근거리게 되었다(動悸). 피곤해지기 쉽고, 검사치도 좋지 않다.

심기음량허(心氣陰兩虛)로 보아 본 방을 사용하였다. 3개월 후에는 동계(動悸)가 치료되었고, 처방을 계지가용골모려탕(桂枝加龍骨牡蠣湯)으로 변경하였다. 8개월 후에는 검사치도 거의 정상치로 바뀌었다.

자감초탕(炙甘草湯)이 바제도 병(Basedow's disease)에 사용되는 경우가 많지만, 특효약은 아니다. 선입견에 얽매이지 말고 환자의 증(證)을 정확하게 판단하는 것이 중요하다.

용어 해설

1. 기(氣)·혈(血)·진액(津液)은 인체의 기초적인 구성성분이다. 기는 생명 에너지, 혈은 혈액이나 영양, 진액은 정상적인 수액에 해당하는 개념이다. 기·혈·진액이 더도 말고 덜도 말고 적정한 양으로, 체내에서 부드럽고 매끄럽게 흐르면 건강한 상태라고 할 수 있다.
2. 한의학에서는 장부(臟腑)(오장육부; 五臟六腑)는 여러 생리 기능뿐만이 아닌 정서·의식 활동도 포함한 개념이다. 간단히 해부학적인 내장 등을 가리키는 것이 아니다. 장에는 심(心)·폐(肺)·비(脾)·간(肝)·신(腎) 5가지가 있고(오장; 五臟) 기와 혈을 생성하고 저장하는 기능을 가지고 있다. 예를 들어 오장 중 심(心)은 본문 중에 있는 것처럼 혈맥(血脈)과 신지(神志)를 담당하는 기능을 가지고 있어 심장(心臟, heart)이라고 하는 장기 등을 의미하는 것은 아니다.
3. 결대(結代)는 결맥(結脈)과 대맥(代脈)의 총칭이다. 결맥은 맥박이 느리고, 맥의 결손이나 기외수축(extrasystole)이 불규칙하게 나타나는 증상이다. 대맥은 맥박이 느리고, 맥의 결손이나 기외수축이 규칙적으로 나타나는 증상이다.
4. 지황은 회경지황(懷慶地黃, *Rehmannia glutinosa* Libosch, f. *hueichinqensis*) 등의 뿌리를 사용하고 있다. 뿌리를 그대로 건조한 것을 생지황(生地黃)이고, 술을 더하는 등 하여 찌고 건조하는 공정을 반복한 것을 숙지황(熟地黃)이라고 한다. 일반적으로, 생지황은 한성(寒性)으로 청열생진(淸熱生津)하고 숙지황은 미온성(微溫性)으로 보혈자음(補血滋陰)에 사용되고 있다. 지황은 성미가 끈적하여 소화 흡수되기 어려우므로 위장(胃腸)이 약한 경우는 주의하여 사용한다.

보익제(기음쌍보) 補益劑 (氣陰雙補)

청서익기탕
淸暑益氣湯

기(氣)와 진액(津液) 둘 다 보충
열 피로 또는 만성질환을 동반하고, 몸 상태가 좋지 않은 경우에 유효

청**서**익**기**탕(淸**暑**益**氣**湯)은 예로부터 그 이름이 가리키는 것처럼 여름(**暑**)의 더위로 몸 상태가 나빠지면 **기(氣)** 등을 보하여 몸 상태를 회복시키기 위해 만들어진 처방이다. 그러나 현대에서는 만성적인 질환이나 좋지 않은 몸 상태로 인해 기(氣)와 진액(津液) 둘 다 부족한 상태에 빠진 사람이 적지 않다. 이는 더위로 인해 무기력해질 때와 같은 상태이다. 본 방은 여름철 피로나 만성질환을 동반하는 좋지 않은 몸상태에 폭넓게 사용되는 처방이다.

어떤 사람에게 효과가 있나요?

청서익기탕은 '기진량상(氣津兩傷)'증을 개선하는 처방이다.

몸 상태가 좋지 않거나 병이 만성화되어 장기화되면 자율신경계의 흥분, 이화작용의 항진, 계속되는 염증 등으로 필요 이상으로 체액을 소모하게 된다.

물론 서열(暑熱)한 환경에 의해서도 똑같은 상태가 된다. 체액은 인체의 생리기능에는 중요한 수액(진액; 津液)이다. 이것이 소모되어 진액이 부족한 상태가 되면(진허; 津虛), 진액과 함께 체내를 돌면서 인체의 생리 활동을 추진하는 기(氣)도 부족해지게 된다(기허; 氣虛). 이것처럼 인체의 건강에 있어서 필요한 기와 진액 양쪽이 부족해진 상태가 '기진량상(氣津兩傷)'증이다. 탈수 및 그것을 동반하는 기능 저하의 상태에 가깝다.

기허증(氣虛證)에서는 피로 권태감, 몸이 무겁고, 무력감, 숨이 차고, 식욕부진, 다한(多汗), 감기에 걸리기 쉬운 등의 증상이 보인다. 또 진허(津虛) 상태라 입이 마르고(구갈; 口渴), 목이 마르며, 소변량 감소, 소변의 색이 진해지는 등의 증상이 생긴다.

진허증(津虛證)이 되면 체액이 적어지므로 열을 식히는 힘이 약해지고, 상대적으로 열의 형세가 증가한다(허열; 虛熱). 이렇게 되면 열감, 상열감, 발열, 도한(盜汗), 복통 등의 증상도 나타나게 된다. 가슴이 답답하여 진정되지 못하는 불안감(심번; 心煩)도 생기기 쉽다. 열사(熱邪)가 습사(濕邪)와 결합하여 습열(濕熱)이 되고, 설사(下痢)나 구토가 생기는 경우도 있다. 혀는 빨갛고(열증의 설상), 건조하며(진허증의 설상), 황색의 설태가 적게 있다(허열증의 설상).

임상 응용 범위는 기진량상(氣津兩傷)의 증후를 나타내는 질환으로, 만성질환을 동반하는, 수술 후의 체력 저하, 만성 방광염, 만성 구내염, 만성 장염, 궤양성 대장염, 열중증(熱中症, heat stroke), 더위로 인한 무기력함, 감염증 등이 있다.

원래는 여름철 피로, 더위 먹음, 더워서 생기는 식욕부진, 설사, 권태감, 여름을 타는 등 여름의 무더운 더위 때문에 몸 상태가 좋지 않게 되었을 때 대처하는 처방이다. 현재에 와서는 계절과 관계없이 만성적인 질환이나 몸 상태가 좋지 않아 기진량상증(氣津兩傷證)이 된 사람이 많고, 청서익기탕(淸暑益氣湯)은 1년 내내 활용 가능한 처방이 되었다.

어떤 처방인가요?

구성 약재는 인삼(人蔘), 황기(黃耆), 맥문동(麥門冬), 오미자(五味子), 백출(白朮), 당귀(當歸), 진피(陳皮), 황백(黃柏), 감초(甘草) 총 9가지이다. 기진량상(氣津兩傷)에 대한 기본 처방인 생맥산(生脈散)을 베이스로, 비위기허(脾胃氣虛)에 대한 기본 처방인 보중익기탕(補中益氣湯)을 합치고 시호(柴胡)와 승마(升麻)를 제거하고 황백(黃柏)을 더한 구성이다.

베이스를 이루는 생맥산은 인삼(人蔘), 맥문동(麥門冬), 오미자(五味子) 3가지로 구성되어 심플하고 효능이 뛰어난 처방이다.

군약(君藥)인 인삼은 소화 흡수 기능을 높이고(건비; 健脾), 기를 보하고(보기; 補氣), 전신의 기능을 높인다. 중추신경계를 흥분시켜 내분비계 호르몬을 자극하고, 탈수 등에 의해 생길지도 모르는 쇼크 증상도 개선한다. 맥문동은 신약(臣藥)으로서 진액(津液)을 생기게 하여 건조함을 촉촉하게 하고(윤조생진; 潤燥生津), 인체를 자양(滋養)한다. 진액뿐만이 아닌 영양분(혈; 血)을 보한다(자음; 滋陰)[1], 생진(生津) 작용으로 허열(虛熱)을 식힌다. 강심(强心) 작용도 있다. 심번(心煩)을 해소하는 작용도 있다(청심제번; 清心除煩). 오미자는 좌·사약(佐·使藥)으로서 활탈(滑脫)[2]을 치료하여 인체를 자윤(滋潤)한다(자음수삽; 滋陰收澁). 중추신경계의 흥분과 억제를 조화롭게 하여 정신을 안정시킨다(안신; 安神). 기침도 진정시켜 가래를 줄이고(지해화담; 止咳化痰), 도한(盜汗)을 포함하여, 스며 나오는 땀을 억제하여 진액을 유지한다(생진지한; 生津止汗). 이 3가지 약재의 상호작용을 통해 기진량상(氣津兩傷)을 개선한다.

청서익기탕은 생맥산(生脈散)을 기본으로 조합된 처방이다. 군약(君藥)은 생맥산의 군약인 인삼이다. 황기(黃耆)도 군약으로서 인삼과 마찬가지로 보기건비(補氣健脾) 하는 동시에 체표(體表)를 단단하게 하여 땀을 멈추고(지한; 止汗), 기허(氣虛)로 인한 내장하수(內臟下垂, splanchnoptosis)와 진액이 새어 나가는 것(기허하함; 氣虛下陷)을 막는다(보기승양; 補氣昇陽).

신약(臣藥)은 마찬가지로 생맥산에 배합되어 있는 맥문동과 오미자가 역할을 다한다. 맥문동과 오미자의 조합에 의해 기와 음액(陰液)이 둘 다 보충되고, 더 나아가 땀과 함께 활탈(滑脫) 하는 것을 막는 것이 가능해진다. 마찬가지로 신약에 해당하는 백출은 비위(脾胃)의 기능을 조절하여(건비; 健脾), 습사(濕邪)를 제거하고(조습; 燥濕) 수분의 흐름을 좋게 한다.

좌약(佐藥)에는 당귀, 진피, 황백이 해당한다. 당귀는 영양실조 증상(혈허; 血虛)을 개선하는 동시에(보혈; 補血), 혈류의 개선에도 작용한다(활혈; 活血). 진피는 기의 흐름을 조절하여 위의 기능을 좋은 상태로 돌리고(이기화위; 理氣和胃), 구토를 억제하며(지구; 止嘔), 복부 팽만감을 완화한다(제만; 除滿). 황백(黃柏)은 습열(濕熱)을 제거하는 동시에(청열조습; 淸熱燥濕), 허열(虛熱)을 식힌다(청허열; 淸虛熱). 장의 기능을 바로잡고(整腸), 소염, 항균에도 효과적이다.

감초(甘草)는 자감초(炙甘草)를 사용하고, 사약(使藥)으로서 비위(脾胃)의 기능을 조절하고 기를 보하며(익기화중; 益氣和中) 모든 약재의 약성(藥性)을 조화롭게 한다.

이로써 청서익기탕의 효능을 '익기생진(益氣生津), 양음청열(養陰淸熱)'이라고 할 수 있다. 생맥산(生脈散)의 익기생진 효능에 보중익기탕(補中益氣湯)의 보기건비(補氣健脾)하는 힘이 더해진 처방이다. 탈수 등으로 인해 일시적으로 심한 기진량상증(氣津兩傷證)으로부터 회복시켜, 기진량상에 의한 인체의 기능 저하를 신체의 깊은 속부터 차근차근 개선하는 작용이 강하다.

본 방을 보중익기탕의 가감방(加減方)이라고 받아들여도 좋다. 보중익기탕에 맥문동(麥門冬)과 오미자(五味子)가 더해지는 처방이므로 기(氣)와 함께 진액(津液)을 보하는 작용이 첨가된다. 또한 기와 진액이 새어 나가는 것을 막는 구성이 되기도 한다. 그리고 역으로 시호(柴胡)와 승마(升麻)가 제거되므로 보중익기탕이 자신 있어 하는 승양(昇陽) 작용이 약해져서 내장하수(內臟下垂, splanchnoptosis) 등의 기허하함(氣虛下陷)을 치료하는 힘이 부족해진다.

설사나 구토가 심하면 오령산(五苓散)을 함께 복용한다. 고열이 있다면 백호탕(白虎湯)을 병용한다. 미열이 계속되어 좀처럼 열이 내리지 않는다면 삼물황금탕(三物黃芩湯)을 합방한다. 손과 발이 무겁고 나른함 등의 증상이 강한 경우는 보중익기탕(補中益氣湯)을 병용하는 것이 좋다.

이 처방의 출전은 명대(明代) 말기의 의서 '의학육요(醫學六要)'이다. '온열경위(溫熱經緯)'와 '비위론(脾胃論)'에도 같은 이름의 처방이 있지만 처방 내용은 다르다. 서열(暑熱)인 기후나 환경에 의해 몸이 좋지 않게 되는 원인이 되는 병사(病邪)를 서사(暑邪)라고 말하며, 특히 고열과 발한(發汗), 입 마름(口渴) 등의 열사(熱邪)의 형세가 왕성한 증(서열; 暑熱)에는 '온열경위'의 청서익기탕을 사용하고, 구토나 설사 등의 습사(濕邪)의 형세가 왕성한 증(서습; 暑濕)에는 '비위론'의 청서익기탕을 사용한다. 모두 명방(名方)이다.

이런 환자에게

당뇨병입니다. 자주 피곤하고, 입 마름(口渴) 증상이 심합니다.

기력(氣力)이 솟아나지 않고, 식욕도 없다. 혀는 빨갛고, 설태가 거의 없다. 기혈량상(氣血兩傷)으로 보아 본 방을 사용하였다. 2개월 후부터 입 마름이 많이 완화되기 시작했고, 7개월 째에는 좀처럼 피곤하지 않아졌다. 혈당치나 당화혈색소(HbA1c)도 안정되었다.

미열(微熱)이 자주 있습니다. 신체가 무겁고, 피곤합니다.

특히 저녁부터 열감이 강하다. 손과 발의 열감, 밤에는 이불에서 손과 발을 내놓고 잔다. 도한(盜汗)을 자주 흘린다. 기진량상(氣津兩傷)으로 보아 본 방을 사용하였다. 3개월 정도 복용 후 미열이 나는 빈도가 줄어들었다. 8개월 후에는 미열과 손과 발의 열감이 대부분 없어졌다. 1년 후에는 좀처럼 피곤하지 않고, 건강해졌다.

용어 해설

1. 자음(滋陰)은 음액(陰液)을 보하는 것이다. 음액(陰液)은 인체의 구성성분 중 혈(血)·진액(津液)·정(精)을 가리킨다. 정은 신(腎)에 축적된 생명의 근원(源)이다. 즉, 음액(陰液)은 단순한 진액이 아니고 더 나아가 인체를 자양(滋養)하는 힘을 가진 물질이다.
2. 활탈(滑脫)은 땀이나 대변·소변·정액 등이 새어 나가는 것이다. 내장하수(內臟下垂, splanchnoptosis)나 탈항(脫肛)을 가리키는 경우도 있다.

보익제(기음쌍보) 補益劑 (氣陰雙補)

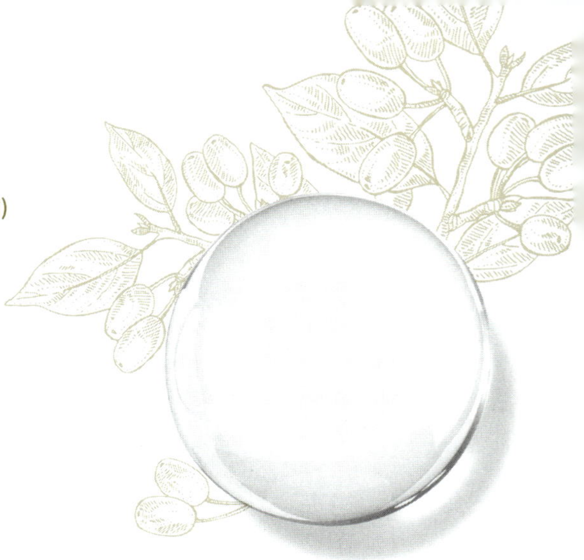

청심연자음

清心蓮子飮

상성하허(上盛下虛)의 증상을 개선
체력이 쇠약해진 사람의 비뇨기계 만성질환 등에 사용

상성하허(上盛下虛)는 상반신은 실증(實證)인데 하반신은 허증(虛證)인(신허; 腎虛) 언밸런스한 상태이다. 하반신이 허해 허화(虛火)(허열; 虛熱)가 상반신으로 올라가 열증(熱證)을 나타낸다. 만성적으로 좋지 않은 몸 상태를 가지고 생활과 일을 계속해야 하는 사람에 자주 보인다. 본 방은 위와 같은 허실(虛實)의 불균형을 조정하는 것이 특징이다.

어떤 사람에게 효과가 있나요?

청심연자음(淸心蓮子飮)은 '기음량허(氣陰兩虛), 심화왕(心火旺)'증을 개선하는 처방이다.

인체에 필수 불가결인 구성성분은 기(氣)·혈(血)·진액(津液)[1] 이다. 기를 양기(陽氣), 혈과 진액을 음액(陰液)[2] 이라고 부르는 경우도 있다. 이 양기와 음액의 음양(陰陽) 밸런스가 맞춰지지 않으면 건강하게 살아갈 수 없고, 밸런스가 붕괴되면 좋지 않은 몸 상태나 병의 근본적인 원인이 된다.

기허(氣虛)는 양기(陽氣)가 부족해진 체질을 가리킨다. 소화 흡수 기능을 비롯하여 전신의 기능과 흥분성이 저하되어 있는 상태이다. 기운이 없고(少氣), 피곤해지기 쉬우며, 무기력하고 손과 발에 힘이 없고, 식욕부진 등의 증상을 동반한다.

한편, 음액(陰液)이 부족해지는 체질을 음허(陰虛)라고 한다. 체액이 부족해져서 건조해지고 탈수 증상이 생긴다.

음허증(陰虛證)이 되면 체액이 부족해져 상대적으로 열증(熱證)이 강해져 나타나기 쉬워진다(음허화왕; 陰虛火旺).[3] 이것은 전신의 억제성이 저하되어 상대적으로 흥분성이 높아지는 상태이고, 자율신경계의 흥분이나 이화작용의 항진이 있는 상태와 같다.

양기와 음액은 음양호근(陰陽互根)[4] 관계로 밀접하게 이어져 있고, 한쪽이 부족해지면 다른 쪽도 부족해지기 쉬워지고 양쪽이 부족한 상황이 생기기 쉽다. 기허(氣虛)와 음허(陰虛)가 동시에 존재하는 증(證)이 '기음량허(氣陰兩虛)'이다. 흥분성의 저하(기허; 氣虛)와 항진(음허; 陰虛)이 혼재한 상태이다.

음허에 의해 생긴 열사(熱邪)가 위로 올라가고, 오장(五臟)인 심(心)에 이르면 '심화왕(心火旺)'증이 된다. 이 증이 되면 허열(虛熱)이 생겨 짜증이 나고, 초조해지며, 불면, 꿈을 많이 꾸고, 불안감, 상열감, 입 마름(口渴), 인후부의 건조함, 구내염, 입술이 건조해지고, 가슴이 답답하고 괴로우며(胸苦), 가슴 두근거림(動悸), 미열, 오후부터 생기는 열감, 손바닥과 발바닥의 열감, 도한(盜汗) 등의 증상이 나타난다.

비뇨기, 생식기계에서는 탈수에 의한 소변량 감소나 농축뇨(oligohydruria), 배뇨통, 탁한 소변, 혈뇨 혹은 자율신경계의 긴장에 의한 빈뇨, 잔뇨감, 더 나아가 뇌 흥분성의 과항진에 의한 유정(遺精, ganacratia) 그리고 기허에 의한 고섭(固攝) 작용[5] 저하가 원인이 되어 생기는 출혈(기불섭혈; 氣不攝血)인 부정출혈 등이 보이게 된다.

혀는 빨갛고 건조하며(음허화왕의 설상), 혀에 붙어 있는 설태가 적다(음허의 설상).

임상 응용 범위는 기음량허(氣陰兩虛), 심화왕(心火旺)의 증후를 나타내는 질환으로, 자율신경 실조증(autonomic dysfunction), 불면증, 갱년기 장애, 고혈압, 구내염,

방광염이나 요도염 등의 만성 요로감염증, 신경인성 방광 등의 신경증, 전립선염, 전립선비대증, 신우신염(pyelonephritis), 아토피성 피부염, 꽃가루 알레르기, 기관지염, 당뇨병 등이다. 비뇨기계의 질환에 자주 사용되는 경향이 있지만, 이에 얽매일 필요는 전혀 없다.

상성하허(上盛下虛)는 상실하허(上實下虛)라고 해도 좋으며, 체내에 허실(虛實)이 협잡(挾雜)해 있는 상태이다. 근본적인 원인은 장기간에 걸친 좋지 않은 몸 상태와 질환이고 이에 따라 체력과 기능이 쇠약해져 하초(下焦)[6]가 허해진 상태가 된다. 그러면 내열(內熱)과 같은 병사(病邪)를 컨트롤하지 못해, 그것이 풍선과 같이 체내에서 위로 올라가 상초(上焦)에서 병태(病態)가 나타나게 되는 것이다.

어떤 처방인가요?

구성 약재는 연자육(蓮子肉), 맥문동(麥門冬), 황금(黃芩), 지골피(地骨皮), 인삼(人蔘), 황기(黃耆), 복령(茯苓), 차전자(車前子), 감초(甘草) 총 9가지이다.

군약(君藥)인 연자육은 심화(心火)를 내리고(청심; 淸心), 신음(腎陰)을 보한다(익신; 益腎). 전신을 자윤(滋潤)하여 뇌의 흥분성을 진정시킨다. 유정(遺精, ganacratia)을 멈추게 하는 작용도 있다.

신약(臣藥)인 맥문동은 음액(陰液)을 보하고(자음; 滋陰), 체액을 자윤(滋潤)하여 열을 식히고, 이화작용의 항진을 진정시키고 소염·해열한다.

감초 이외의 남은 약재들은 모두 좌약(佐藥)에 해당한다. 황금은 열증(熱證)을 낫게 하고(청열; 淸熱), 진정 및 강압(降壓) 작용이 있다. 지골피도 청열(淸熱)하지만, 이쪽은 허열(虛熱)을 식히는 힘이 강하다(청허열; 淸虛熱). 인삼은 기(氣)를 보하고, 비(脾)의 기능을 높인다(보비익기; 補脾益氣). 황기도 비위(脾胃)의 기능을 높이고, 기를 보한다. 인삼과 황기의 조합에 의해 보비익기 하는 힘이 강해진다. 복령은 비위의 기능을 좋은 상태로 다시 되돌리며 습독(濕毒)을 운반해 제거하고(건비운습; 健脾運濕), 비위의 기능을 조정(화중; 和中)하여 설사(下痢)를 멈춘다. 차전자는 이수(利水)하고 비뇨기계의 열을 제거하고(이수통림; 利水通淋), 자양(滋養) 작용으로 하초(下焦)를 튼튼하게 한다. 복령과 차전자의 이뇨 작용으로 방광의 긴장이 완화되고, 비뇨기계로의 자극이 경감된다.

감초(甘草)는 자감초(炙甘草)를 사용하고, 사약(使藥)으로서 비위(脾胃)의 기능을 조절하여 기를 보하며(익기화중; 益氣和中) 모든 약재의 약성(藥性)을 조화롭게 한다.

이로써 청심연자음(清心蓮子飮)의 효능을 '익기자음(益氣滋陰), 청심화(清心火), 이수(利水)'라고 할 수 있다. 진정과 흥분 둘 다 작용하여 균형이 무너진 것을 바로잡아 주며 모든 증상을 개선한다.

짜증이 나고, 가슴 두근거림(動悸), 불면 등 심화왕(心火旺)이 강해지면, 황련해독탕(黃蓮解毒湯)이나 산조인탕(酸棗仁湯)을 함께 복용한다. 입 마름(口渴) 등의 건조함이 강한 경우는 맥문동탕(麥門冬湯)이나 육미지황환(六味地黃丸)을 합방한다. 유정(遺精, ganacratia)이 있고 상성하허(上盛下虛)가 없는 경우는 계지가용골모려탕(桂枝加龍骨牡蠣湯)을 사용한다.

비뇨기계 증상의 경우 나이가 들어감에 따라 생겼을 경우는 팔미지황환(八味地黃丸), 염증이 강해 통증이나 열감을 동반한다면 용담사간탕(龍膽瀉肝湯), 만성화된 질환이면 오림산(五淋散) 등을 투여한다. 본 방은 상성하허의 경향이 있는 경우나 스트레스나 긴장에 의해 비뇨기계에 문제가 생기는 곳에 자주 사용한다.

상성하허의 모든 증상에 대해서는, 음허화왕증(陰虛火旺證)일 때의 두통이나 어깨 결림에는 육미지황환(六味地黃丸), 간양화풍증(肝陽化風證)일 때의 현기증이나 이명에는 조등산(釣藤散), 비위불화증(脾胃不和證)일 때의 구토나 설사(下痢)에는 반하사심탕(半夏瀉心湯), 충임허한증(衝任虛寒證)일 때의 손과 발 등 말단은 차가우나, 상반신이나 얼굴에 열이 오르는 증상 또는 월경불순(menstrual irregularity)에는 온경탕(溫經湯), 한담증(寒痰證)일 때의 천식과 기관지염에는 소자강기탕(蘇子降氣湯) 등을 사용한다.

출전은 '화제국방(和劑局方)'이다.

이런 환자에게

방광염이 자주 생깁니다. 특히 걱정거리가 많을 때 악화됩니다.

자주 피곤해하며, 빈뇨가 있고 배뇨 시에 불쾌감을 동반한다. 상열감과 입 마름(口渴)이 있다. 기음량허(氣陰兩虛), 심화왕(心火旺)으로 보아 본 방을 사용하였다. 1개월 후에 배뇨 시의 불쾌감이 경감되었다. 2개월 째에는 상열감이나 입 마름이 느껴지지 않게 되었다. 3개월 후에는 치료되었다.

초조해져서 잠에 들 수 없습니다. 구내염도 좀처럼 낫지 않습니다.

피곤한데도 잠에 들 수 없다. 잠에 들어도 자주 꿈을 꾼다. 걱정거리가 계속 있다. 기음량허(氣陰兩虛), 심화왕(心火旺)으로 보아 본 방을 사용하였다. 1개월 정도로 구내염이 깨끗이 나았다. 2개월 정도에는 초조함과 불면이 개선되었다. 몸 상태가 좋아져서 반년 정도 한약 복용을 계속하였고 치료를 종료하였다. 그 후에는 재발하지 않았다.

용어 해설

1. 기(氣)는 생명 에너지, 혈(血)은 혈액이나 영양, 진액(津液)은 정상적인 수액에 상응하는 개념이다. 기(氣)·혈(血)·진액(津液)이 더도 말고 덜도 말고 적당한 양으로, 체내에서 부드럽고 매끄럽게 흐르면 건강한 상태이다.
2. 음액(陰液)에는 정(精)도 포함되어 있다. 정은 신(腎)에 축적된 생명의 근원(源)이며, 생명 에너지의 근본이다.
3. 음액(陰液)이 부족해지면 상대적으로 형세가 증가한 열사(熱邪)를 허열(虛熱)이라고 부른다.
4. 음(陰)과 양(陽)은 서로 도우며, 의존한다. 이 관계를 음양호근(陰陽互根)이라고 한다.
5. 고섭(固攝) 작용은 기(氣)의 작용 중 하나로 생명에 필요한 물질이 체외로 새어 나가지 않도록 막는다.
6. 한방에는 삼초(三焦)라고 부르는 개념이 있는데, 인체를 크게 세 부분으로 나눠 흉부 위를 상초(上焦), 중심부를 중초(中焦), 배꼽부터 아래를 하초(下焦)라고 한다.

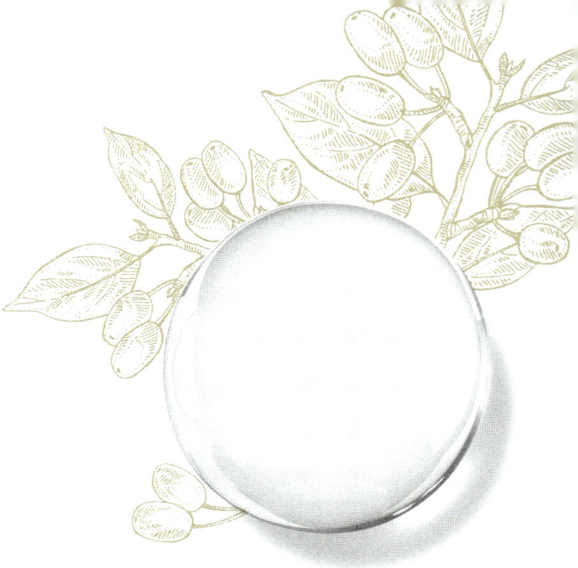

보익제(보양) 補益劑(補陽)

팔미지황환
八味地黃丸

비뇨기계, 생식기계의 병태(病態)에 효과적
고령자만이 아닌 젊은 사람에게도 사용

2018년 일본인 평균 수명은 여성이 87.32세, 남자는 81.25세이다. 일본은 각각 세계 2위, 3위의 장수국이다. 장수는 마땅히 기뻐해야 할 일이지만 가능하다면 '건강하게' 오래 사는 것이 중요하다. 은퇴를 한다면 여행을 다니든가, 맛집을 찾아다닌다거나, 낚시 또는 골프 삼매경인 삶을 사는 꿈을 꾼다. 60세에 정년 은퇴한다고 하면 관에 들어가기 전까지 시간은 넉넉히 있다.

그러나 60세를 넘으면, 큰 병에는 걸리지 않더라도 허리 통증, 무릎 통증, 빈뇨, 불면 등 불쾌한 증상이 항상 따라다닌다. 외과나 비뇨기과에 가거나 심료(心療)내과*에 가느라 바쁘다. 단순한 노화 현상으로 끝나는 경우도 있지만, 명확한 질환이 발견되는 경우도 있다. 몸의 이쪽저쪽이 부실해지고, 여러 장기에 걸친 질환이 된다. 이것이 고령자의 좋지 않은 건강 상태의 특징이다. 이런 경우 강한 약효를

* 일본에서는 정신증(psychosis)은 정신건강의학과에서, 신경증(neurosis) 및 경도 우울장애 등은 심료내과에서 맡는다. 〈역자 주〉

나타내는 것이 팔미지황환(八味地黃丸)이다.

어떤 사람에게 효과가 있나요?

팔미지황환(八味地黃丸)은 신기환(腎氣丸)이라고도 불리는 것처럼, 신기(腎氣)를 강하게 해주는 처방이다. 신기는 오장(五臟) 중 '신(腎)'의 기능을 가리키는 말이며, 오늘날의 신장(腎臟, kidney) 기능 등을 의미하는 것이 아닌 성장(成長)·발육(發育)·생식(生殖)에 관여하는 장부(臟腑)로서, 내분비계 호르몬이나 생식기계를 포함한다. 말하자면 생명 활동의 근간을 좌지우지하는 장부이다. 신기가 쇠약해지면 신허(腎虛)가 되고, 내분비계나 생식기계가 쇠약해져 비뇨기계가 잘 작동하지 않게 되고, 하반신의 혈류가 악화되어 냉증(冷症)이나 저림이 나타나고, 역으로 열감이 생기는 경우도 있다.

팔미지황환이 적합한 증(證)은 '신양허(腎陽虛)'증이다. 신(腎)이 쇠약해진 신허(腎虛)이기 때문에 다리와 허리에 힘이 없고, 무겁고, 피곤해지기 쉬우며, 요통, 머리의 회전이 둔해지고, 잘 잊어버리며, 동작이 완만해지고, 현훈(目眩), 이명, 탈모증, 성기능 장애 등의 증상이 나타나게 된다. 추위를 잘 타게 되며, 안색이 하얗고, 언제나 졸리고, 빈뇨, 소변량 과다, 설사 등의 증상도 동반한다. 혀는 하얗게 되고 습윤하다. 점심에는 소변이 줄어들지만 밤이 되면 빈뇨 증상이 나타나는 경우나 배뇨곤란으로 부종이 생기는 케이스도 있다.

한 가지 더, 팔미지황환(八味地黃丸)은 '신음양량허(腎陰陽兩虛)'증에도 유효하다. 이것은 신양허증(腎陽虛證)에 신음허증(腎陰虛證)이 합쳐진 증으로, 손과 발의 열감, 입 마름(口渴), 짜증이 나고, 불면, 도한(盜汗) 등의 허열(虛熱)[2] 증상이 동시에 보인다. 음과 양은 서로 의존하는 관계이므로, 양허(陽虛)와 동시에 음허(陰虛) 상태가 되는 것이 적지 않다. 겨울에는 손과 발이 차가워지지만, 여름에는 역으로 열감이 올라오는 증상도 보인다.

팔미지황환은 일반적으로 중년 이후의 노화현상을 동반하는 증상, 특히 비뇨기계나 생식기계의 병태(病態)에 많이 사용된다. 만성 신염, 신증후군(nephrotic syndrome), 방광염, 전립선비대, 빈뇨, 요실금 등의 신장 비뇨기계 질환, 저림이나 통증을 동반한 좌골 신경통, 추간판 탈출에도 좋다. 백내장, 녹내장 등의 안질환과 피부가 건조하여 생기는 피부소양증에도 사용한다. 당뇨병, 고혈압, 동맥경화, 자율신경 실조증(autonomic dysfunction), 건망증, 불임증, 무월경, 갱년기 장애나 남성 성기능 장애, 비만증(나잇살)에도 사용한다.

팔미지황환(八味地黃丸)이라고 하면 고령자의 약, 혹은 노화 방지의 묘약이라고 생각하는 경향이 있지만 젊은 사람에게도 운동 부족이나 식생활의 흐트러짐으로 인해 쉽게 신양허증(腎陽虛證)에 빠지게 된다. 흔들리는 토대 위에 집이 올라가 있는 상태이다. 이 경우는 팔미지황환을 복용하면 좋다.

어떤 처방인가요?

처방명 그대로 8종류의 한약재로 구성되어 있으며, 지황(地黃)이 주약(主藥)인 처방이다. 구성 약재는 지황, 산수유(山茱萸), 산약(山藥), 택사(澤瀉), 복령(茯苓), 목단피(牧丹皮), 계지(桂枝), 부자(附子) 총 8가지이다.

지황은 군약(君藥)으로서 숙지황(熟地黃)을 사용한다. 보혈(補血)하면서 신허(腎虛)를 보한다. 신약(臣藥)은 산수유와 산약, 계지와 부자이다. 산수유는 신(腎)과 간(肝)을 보하면서 필요한 물질이 체외로 새어 나가지 않게 막는다(고섭; 固攝). 산약은 신(腎)과 비(脾)를 보한다. 산수유와 산약은 군약인 지황과 조합되어 자양강장(滋養強壯)하며 쇠약해진 하반신을 보한다. 또 계지는 몸을 따뜻하게 하여 혈액순환을 촉진하여 기를 순환시키고, 부자도 몸을 따뜻하게 하여 내분비계 호르몬과 자율신경계를 흥분시켜 대사를 높인다. 이 두 가지 약재로 신양(腎陽)을 보한다.

좌약(佐藥)은 택사, 복령, 목단피 3가지로, 복령과 택사에는 이수(利水) 작용이 있고, 비뇨기계의 기능을 조정한다. 목단피에는 혈분(血分)의 열을 식혀 혈행(血行)을 촉진하는 작용이 있다. 3가지 약재로 군·신약(君·臣藥)의 흐름을 원활하게 하여 몸의 부담감을 줄여준다. 환약(丸藥)인 경우는 약재를 분말 내어 봉밀(蜂蜜)로 반죽하여 제조하고, 봉밀은 사약(使藥)으로서 구성 약재를 조화롭게 하는 역할을 가지고 있다.

지황, 산수유와 산약의 조합을 '삼보(三寶)'라고 하고, 신음(腎陰)을 강하게 보한다. 계지와 목단피의 조합은 계지복령환(桂枝茯苓丸)과 온경탕(溫經湯)에도 있고, 활혈화어(活血化瘀)하는 효능을 강하게 해준다. 계지와 복령의 조합도 계지복령환에 있듯이 혈액과 체액의 흐름을 개선한다. 목단피와 택사는 허열(虛熱)을 식히는 데 좋다. 이로써 팔미지황환의 효능을 '온보신양(溫補腎陽)'이라고 할 수 있다.

하반신의 부종과 소변량 감소가 심하면 이수작용이 있는 우슬(牛膝)과 차전자(車前子)를 가미한 우차신기환(牛車腎氣丸)이 좋다. 허열의 증상이 강한 경우는 신음허증(腎陰虛證)이므로 팔미지황환으로부터 부자(附子)와 계지(桂枝)를 제거한 육미지황환(六味地黃丸)을 사용한다. 팔미지황환이 노화 방지에 좋다고 생각하여, 상열감이나 입 마름(口渴)과 같은 증상이 있는데도 팔미지황환을 복용하는 분들이 있겠지만, 그것은 틀렸다고 할 수 있다.

지황 등 위(胃)에 부담이 되는 약재의 배합량이 많으므로 위장(胃腸)이 건강하지 않은 사람에게는 소건중탕(小建中湯)이나 보중익기탕(補中益氣湯)을 투여한다.

출전은 한방 고전인 '금궤요략(金匱要略)'이다.

이런 환자에게

혈당치가 높고, 몇 년 전에 당뇨병으로 진단받았습니다.
통원 치료를 받으면서 식이요법과 운동을 병행하고 있지만 수치가 개선되지 않았습니다. 나른한 증상도 걱정이 됩니다.

59세 남성. 야간 빈뇨로 자는 동안에도 화장실에 가기 위해 3회 정도 일어난다. 이로 인해 수면의 질이 좋지 않게 되어, 피곤함이 가시지 않는다. 발이 시리고, 위장은 건강한 편이라 설사는 없다.

이 남성은 신양허증(腎陽虛證)이다. 빈뇨와 발이 시린 것은 신양허증의 전형적인 증상이다. 팔미지황환을 복용하고 4, 5개월 정도 후에 빈뇨 등의 자각증상이 개선되기 시작했고, 1년 후에는 혈당치가 정상범위 내에 들어왔다.

상열감이 있으면 육미지황환(六味地黃丸)이 좋다. 입 마름(口渴)이 심하다면 백호가인삼탕(白虎加人蔘湯)이 적당하다.

초등학교 3학년의 남자아이이고, 현재까지도 일주일에 2번은 잠을 자면서 소변을 봅니다. 학교 캠프에 갈 수 있을지 없을지 걱정됩니다.

어머니의 말로는 아이가 어렸을 때부터 손과 발이 차다고 했다. 목이 마른지 찬 우유를 자주 마신다. 혀는 흰색이고, 습윤하다.

이 아이도 신양허증(腎陽虛證)으로 판단하고, 팔미지황환(八味地黃丸)을 복용하게 하였다. 2개월 후에 일주일동안 밤에 잠을 자면서 소변(夜尿)을 보지 않았던 적도 있었고, 3개월 후에는 자면서 소변을 거의 보지 않는다. 손과 발이 따뜻해졌다. 아이도 증(證)이 맞다면 팔미지황환을 사용하면 좋다. 위장(胃腸)이 약한 아이에게는 소건중탕(小建中湯)이 좋다.

용어 해설

1. 신허(腎虛)에서는 각종 기능 저하, 혈액순환의 정체, 대사의 저하 등에 의해 실증(實證)이 나타나기 쉽다. 추운 환경이나 차가운 음식물, 세균, 바이러스 등 한사(寒邪)에 의한 한증(寒證)을 실한(實寒)이라고 하는 것에 비해, 인체의 기능이 약해져서 상대적으로 생기는 한증을 허한(虛寒)이라고 한다. 실한(實寒)은 실한을 제거하여 몸 상태를 다시 좋은 상태로 돌리고, 허한은 몸의 기능을 높여 컨디션을 회복시킨다.
2. 열증(熱證)에도 실열(實熱)과 허열(虛熱)이 있다. 염증이나 스트레스, 과음 및 폭식, 자율신경계의 흥분, 병원성 감염 등 때문에 생기는 열증이 실열이고, 열과 균형을 맞춘 음액(陰液)이 만성질환이나 탈수, 영양실조 등에 의해 감소하여 상대적으로 생기는 열증이 허열이다. 실열은 열사(熱邪)를 발산하는 것으로, 허열은 음액을 보해서 열증을 치료한다.

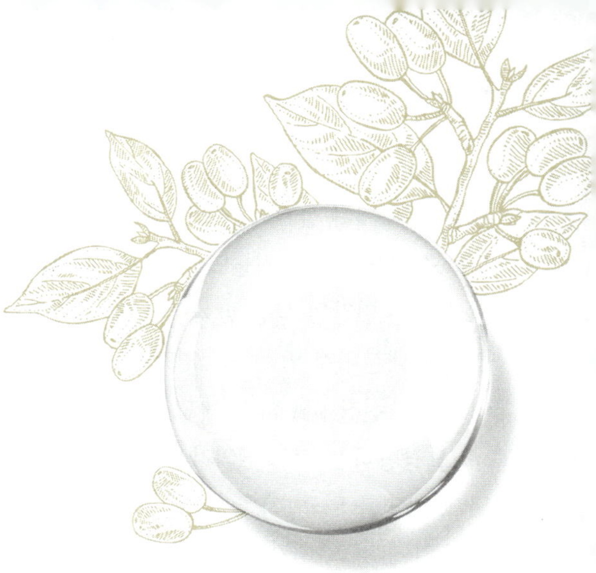

보익제(보양) 補益劑 (補陽)

우차신기환

牛車腎氣丸

소변이 잘 나오지 않는 증상을 동반한 신양허(腎陽虛)를 개선
중·노년 이후의 허리 통증이나 배뇨장애, 부종 등에 사용

우차신기환(牛車腎氣丸)이라는 처방 명대로 팔미지황환(八味地黃丸)(별명: 신기환; 腎氣丸)에 **우**슬(牛膝), **차**전자(車前子)를 더한 처방이다. 이 두 가지 처방 모두 신양허증(腎陽虛證)에 사용되는데, 소변량이 많은 경우는 팔미지황환을 사용하고, 적은 경우에는 본 방을 사용하는 경우가 많다.

어떤 사람에게 효과가 있나요?

우차신기환은 '신양허(腎陽虛), 수종(水腫)'증을 개선하는 처방이다.

신(腎)은 오장(五臟) 중 하나로, 그 기능(신기; 腎氣)은 살아가기 위해 필요한 에너지나 영양의 기초적인 물질인 정(精)을 저장하고, 인간의 성장(成長)·발육(發育)·생식(生殖) 및 수액과 골을 담당하고, 수(髓; 척수와 골수)를 만든다. 이 신의 양기(陽氣)가 부족해지는 체질을 '신양허(腎陽虛)'증이라고 부른다. 양기는 기를 가리키는 말인데, 인체의 구성성분을 음양으로 나누어 생각하는 경우 음액과 대비하여 양기라고 부른다. 나이가 들거나 생활 습관의 부주의함, 과로, 만성질환에 의한 체력 저하 등으로 인해 인체의 기능이 쇠약해지고 냉증이 생겨 이 증(證)이 된다.

신(腎)은 인간의 성장·발육·생식에 관여하는 장부이고, 현대의학과 대응시키면 호르몬 내분비계 또는 생식기계의 기능과 관련이 깊다. 또 수액(水液)을 담당하고 있으므로 신장(腎臟, kidney) 기능과 비뇨기계의 기능과도 관계가 깊다. 게다가 골(骨)을 담당하는 것도 신이기에 골격의 형성과 유지도 신의 상태에 크게 좌지우지 된다. 나이를 먹고, 호르몬 내분비계나 생식기계가 쇠약해져 비뇨기계가 잘 작동하지 않게 되고, 뼈가 약해지게 되는 것은 신이 쇠약해져서이다.

신허가 되면 각종 기능 저하, 혈액순환의 정체, 대사의 저하 등이 생기기 때문에 한증(허한; 虛寒)[1]이 나타나기 쉽다. 인체의 기능이 약해져서 상대적으로 생긴 한증(寒證)이 신허(腎虛)와 함께 나타나고 신양허증(腎陽虛證)이 된다.

신의 기능이 쇠약해지면 다리와 허리에 힘이 없고, 무겁고, 피곤해지기 쉬우며, 허리 통증, 머리의 회전이 둔해지고, 잘 잊어버리고, 동작이 완만해지고, 현훈(目眩), 이명, 탈모증, 발기부전(erectile dysfunction, ED)과 조루 등의 증상이 나타난다. 쓰러지기도 하고, 넘어지기 일쑤다. 게다가 허한(虛寒)에 의해 하반신이나 손과 발이 차갑고, 추위를 잘 타며, 안색이 하얗고 언제나 졸리고, 설사(下痢) 등의 증상도 나타나게 된다.

소변에 관해서는 빈뇨, 소변량 과다가 되는 경우도 있다면, 주간에는 소변량이 감소하지만, 밤이 되면 빈뇨가 되는 경우, 더 나아가 배뇨곤란으로 부종을 동반하는 경우도 있다. '수종(水腫)'은 진액(津液)이 정체되어 생기는 이상(異常) 수액이 피부에 흘러넘치는 것으로 부종과 거의 동일한 개념이다.[2] 특히 하반신의 부종이 두드러지면 하지의 통증도 자주 보인다. 즉, 소변의 배출이 나빠지고(뇨불리; 尿不利), 부종을 동반한 신양허증(腎陽虛證)에 본 방이 유효하다.

혀는 하얗고 습윤하며(신양허증의 설상), 통통하게 크다[수종증(水腫證)의 설상]. 설태도 하얗고 습윤하다(신양허증의 설상).

임상 응용 범위는 신양허(腎陽虛), 수종(水腫)의 증상을 나타내는 질환으로 만성 신염, 신증후군(nephrotic syndrome), 전립선염, 전립선비대증, 추간판 탈출증(HIVD), 당뇨병, 갑상선기능항진증, 고혈압, 동맥경화증, 자율신경 실조증(autonomic dysfunction), 불임증, 무월경, 갱년기 장애, 발기부전(erectile dysfunction, ED), 성기능 장애(조루 등), 비만증(나잇살) 등이 있다.

중·노년이 되면 허리통증, 냉증, 잔뇨감, 불면 등 불쾌한 증상에 시달릴 기회가 많아진다. 단순한 노화 현상으로 끝나는 경우도 많지만, 본 방이나 팔미지황환 등 신(腎)을 보하는 한약 처방이 유효한 경우가 있다. 특히 본 방은 허리가 무겁고 뻐근하며, 다리가 붓고, 소변이 잘 나오지 않는 증후가 현저히 보이는 신양허증(腎陽虛證)에 효과가 있다.

어떤 처방인가요?

구성 약재는 지황(地黃), 산수유(山茱萸), 산약(山藥), 계지(桂枝), 부자(附子), 택사(澤瀉), 복령(茯苓), 목단피(牧丹皮), 우슬(牛膝), 차전자(車前子) 총 10가지이다.

군약(君藥)인 지황은 숙지황(熟地黃)[3]을 사용한다. 혈(血)과 음액(陰液)을 보하며(보혈자음; 補血滋陰), 신음(腎陰)을 자윤(滋潤)하여 정(精)을 보하고(보신; 補腎), 수(髓)를 자양(滋養)한다. 자양강장(滋養强壯)과 강심(强心) 작용이 있다. 성미(性味)가 끈적하여 소화되기 어렵기 때문에(니체성; 膩滯性)[4], 위장(胃腸)의 부담이 되는 경우도 있지만, 장관(腸管, enteric) 내를 촉촉하게 하여 변비를 개선하는 작용도 있다(윤장통변; 潤腸通便).

신약(臣藥)은 4가지 약재로 이루어져 있다. 산수유는 신(腎)과 간(肝)을 보하면서(보간신; 補肝腎), 정(精) 등 인체에 필요한 물질이 체외로 새어 나가지 않도록 막는다(섭정고신; 攝精固腎). 산약은 기(氣)와 음액(陰液)을 자양하고(익기양음; 益氣養陰), 신(腎)과 비(脾)를 보한다(보비익신; 補脾益腎). 고정(固精) 작용도 있다. 산수유와 산약으로 간(肝)과 비(脾)를 보해 정혈(精血)을 증가시키고, 군약을 돕는다. 또 계지는 경맥(經脈)을 따뜻하게 하여 외감풍한(外感風寒)을 퇴치한다(온경산한; 溫經散寒). 혈액순환을 촉진하여 체내의 물의 흐름을 돕는다(통양이수; 通陽利水). 부자도, 신체를 따뜻하게 하여 신양(腎陽)을 보하고, 신기(腎氣)를 만든다. 계지와 부자 둘 다 신양을 보해 따뜻하게 한다(온보신양; 溫補腎陽).

지황, 산수유와 산약의 조합을 '삼보(三補)'라고 하고, 신음(腎陰), 간음(肝陰), 비음(脾陰)을 자보(滋補)하는 중요한 배합이다.

좌약(佐藥)은 택사, 복령, 목단피 3가지이다. 택사는 신(腎)에 작용하여 과다한 습기(濕氣)를 제거한다(이수삼습; 利水滲濕). 니체성(膩滯性)인 지황의 약점을 커버한다. 허열(虛熱)을 식히고, 비뇨기계의 기능을 조정하는 작용도 있다. 복령은 비위(脾胃)의 기능을 높이고(건비; 健脾), 비위의 습사(濕邪)를 제거하여 위내정수(胃內停水)를 제거하고, 기의 흐름을 좋게 하여 산약의 작용을 돕는다. 목단피는 혈분(血分)의 열을 식히고(청열량혈; 清熱凉血), 혈행(血行)을 촉진하며(활혈거어; 活血祛瘀), 산수유의 작용을 돕는다. 이로써 3가지 좌약은 니체성(膩滯性)인 군·신약(君·臣藥)의 흐름을 원활하게 해주고, 허열을 식히고, 신체로의 부담을 가볍게 해준다. 이것을 삼보에 대비하여 '삼사(三瀉)'라고 부른다.

이것에 우슬(牛膝)과 차전자(車前子)가 더해지면, 본 방의 조합이 된다. 우슬은 활혈거어(活血祛瘀)하고 간신(肝腎)을 보하고(보익간신; 補益肝腎), 수액의 흐름을 개선한다(이수; 利水). 차전자는 체내의 수습(水濕)을 제거한다(이수삼습; 利水滲濕). 약간의 보익간신(補益肝腎) 작용도 있다. 우슬과 차전자로 보익(補益)하면서 이수 작용을 강하게 해준다.

환약으로 하는 경우는 약재를 분말로 만들어 봉밀로 반죽하여 제조하고, 봉밀은 사약(使藥)으로서 배합된 모든 약재를 조화롭게 하는 역할을 가지고 있다.

이로써 우차신기환의 효능을 '온보신양(溫補腎陽), 이수소종(利水消腫)'이라고 할 수 있다. 팔미지황환(八味地黃丸)으로 신양(腎陽)을 보하고, 모든 기능을 높여 순환을 개선하고 우슬과 차전자로 이수 작용을 강하게 해준다. 목단피와 택사는 허열(虛熱)을 누르는 데 좋다. 목단피, 택사, 산수유에는 혈압강하 작용이 있다. 지황, 산약, 택사는 혈당치를 낮춘다. 삼사(三瀉)약의 배합 덕분에 삼보(三補)하는 약재들의 니체성(膩滯性)이 완화되어 본 방의 장기 복용이 가능해진다.

본 방을 복용하여 위에 부담을 주는 경우는 소건중탕(小建中湯)이나 보중익기탕(補中益氣湯), 사군자탕(四君子湯), 향사양위탕(香砂養胃湯) 등을 병용한다. 신양(腎陽)이 부족해져 이수가 가능하지 못하고, 수액이 체내에 쌓여 소변불리(小便不利)가 되는 경우에 본 방을 사용하고, 신양이 부족해서 수액을 고섭(固攝)하지 못해 빈뇨가 되는 경우는 팔미지황환(八味地黃丸)을 사용한다.

출전은 '제생방(劑生方)'이다.

이런 환자에게

허리가 아픕니다. 허리가 뻐근하고 무거우며, 차가워지면 아파집니다.

장기간의 사무직 생활로 같은 자세로 일을 하고 있다. 소변이 나오는 것이 잘되지 않는다. 신양허(腎陽虛), 수종(水腫)으로 보아 본 방을 사용하였다. 3개월 후에 허리 통증이 소실되었다. 혈류 악화(혈어; 血瘀)와 진액 정체(수종)에 의한 허리 통증에, 본 방이 효과가 있다고 생각할 수 있다.

**전립선염입니다. 소변이 나오는 것이 조금씩 나빠졌고,
잔뇨감이 있습니다.**

피곤해지기 쉽고, 정력 감퇴의 기미가 보인다. 하반신이 차다. 야간에 몇 번이나 화장실을 가고 싶어서 잠에서 깬다. 신양허(腎陽虛), 수종(水腫)으로 보아 본 방을 사용하였다. 8개월 정도 후에 증상이 개선되었다.

용어 해설

1. 허한(虛寒)에 대비하여 추운 환경과 차가운 음식물, 세균과 바이러스 등과 같은 한사(寒邪)에 의해 생긴 한증(寒證)을 실한(實寒)이라고 한다. 실한에 대해서는 한사를 제거하여 몸 상태를 좋은 상태로 돌리고, 허한에 대해서는 신체의 기능을 높여서 몸 상태를 회복시킨다.
2. 부종뿐만이 아닌, 복수(腹水, ascites)나 흉수(胸水, pleural fluid)도 수종에 포함된다.
3. 회경지황(懷慶地黃, *Rehmannia glutinosa* Libosch. f. *hueichinqensis*) 등의 뿌리를 그 상태로 건조한 것이 생지황(生地黃), 술을 더하는 등 하여 찌고 건조하는 공정을 반복하여 만든 것이 숙지황(熟地黃)이다.
4. 니체성(膩滯性)은 끈적끈적하고 끈기가 강한 성질이다. 특히 니체성인 약재를 장기 복용할 경우, 비위(脾胃)의 부담이 되기 쉽다.

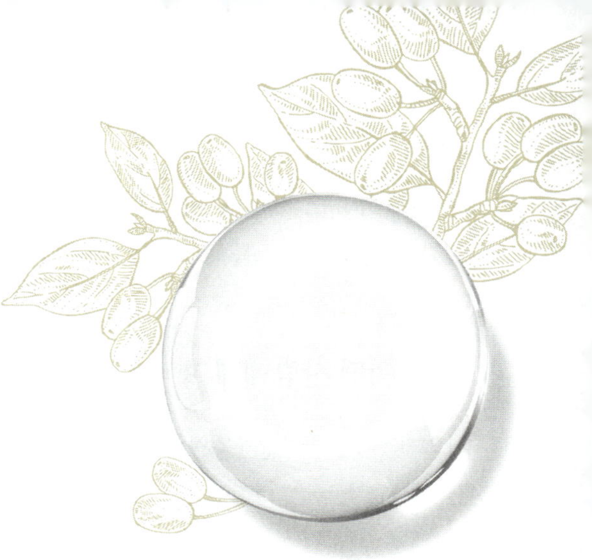

화해제 和解劑

사역산

四逆散

스트레스로 인해 몸 상태가 좋지 않을 때 효과적
소화기, 호흡기 등 광범위한 질환에 사용

스트레스가 많은 시대이다. 스트레스가 원인으로 몸 상태가 무너지는 사람이 매일 약국에 방문한다. 우울증이나 자율신경 실조증(autonomic dysfunction), 심신증(心身症), 불면증 등 정신적인 질환뿐만이 아닌, 신경성 위염이나 궤양, 역류성 식도염, 과민성 대장 증후군 등 소화기계 질환, 기관지 천식 등 호흡기계, 아토피성 피부염이나 다한증 등의 피부과, 월경불순(menstrual irregularity) 등 부인과 질환, 고혈압, 심질환, 성기능 장애 등 신체적 질환도 많다. 자주 짜증이 나며, 현훈(目眩), 두통 등의 증상도 나타난다. 스트레스에 고통받는 현대인은 적지 않다.

스트레스가 생기는 원인은 가까이에 있다. 콘크리트에 둘러싸여 자연과 접촉하는 것이 극단적으로 적은 생활 환경, 효율이나 스피드 중시로 너무나도 바쁘게 사는 생활 리듬, 노트북이나 스마트폰의 보급으로 밤낮 가릴 것 없이 일에 압박되는 나날들, 복잡한 인간관계부터 생기는 중압감, 노력을 해도 보답받지 못하고, 해결되지 않는 문제가 나날이 쌓여 가는 시대이다.

마치 타인의 일인 것처럼 '스트레스가 쌓이지 않게 하는 것이 좋아'라고 말하는 것은 간단하지만, 세상에는 스트레스를 잘 발산할 수 있는 사람들만 있는 것은 아니다. 그런 스트레스를 품고 있는 사람들에게 사역산(四逆散)이 도움이 된다.

어떤 사람에게 효과가 있나요?

사역산(四逆散)은 '간기울결(肝氣鬱結)'증을 개선하는 대표적인 처방이다. 이 증은 정신·정서나 혈류의 조정에 관여하는 오장(五臟) 중 '간(肝)'의 기(氣)가 정체된 체질과 상태를 가리킨다.[1] 정신적인 스트레스나 과도한 긴장, 정서(情緖) 변동 등에 의해 자율신경이 실조되기 쉬운 체질이라고 말할 수 있다. 누구나 스트레스 혹은 긴장으로 가슴이 두근두근하거나 땀을 흘리거나 식욕이 없어지기도 하지만, 이 증(證)을 가진 사람은 스트레스가 미치는 영향이 범위가 넓고 깊어, 정신·정서뿐만이 아니라 소화기계, 호흡기계, 순환기계, 내분비계 등에도 영향을 미친다.

먼저 기의 흐름이 정체되면 우울감, 정서 불안정, 짜증이 나고, 한숨을 자주 쉬며, 걸핏하면 화를 내고, 가슴이 답답하고, 어깨 결림 등 증상이 나타나기 쉽다. 또 양기(陽氣)가 사지의 말단까지 다니지 못하게 되어서 손과 발의 말단이 차갑게 된다(말초순환장애, peripheral circulation disturbance). 그만큼 몸이 약간 뜨거워지는 경우도 있다. 기의 실조가 폐(肺)에 미치면 기침이 나온다. 심장(心臟, heart)에 미치면 가슴 두근거림(動悸)이 생긴다. 위장에 다다르면 복통이 생기고, 복부가 차는 느낌이 드는 팽만감, 식욕부진 등의 증상도 나타난다. 부인과 질환이면 월경불순(menstrual irregularity), 월경통, 배란통, 월경전증후군(PMS)이 생기고, 그것에 더하여 신경인성 방광, 소변량 감소, 빈뇨, 부종, 비염, 사정통 등이 생기는 경우도 있다. 혀는 일반적으로 붉은 기가 돌고 있다. 혀 아래 정맥(설하정맥, sublingual vein)이 부풀어 올라와(怒脹) 있는 경우도 있다.

특히 소화 흡수 기능이 실조된 경우는 '간비불화(肝脾不和)'증이라고 부른다. '비(脾)'는 오장(五臟) 중 하나로 소화 흡수에 관여한다. 이 증의 경우 비위(脾胃)의 연동운동이 실조되거나 평활근이 경련하여, 가스의 정체, 복부 팽만감, 흉협부가 그득하여 괴로우며(胸脇苦滿), 배에서 소리가 나고, 무른 변(軟便), 설사(下痢), 변비와 설사의 반복, 시원하게 배변하지 못하고, 대변의 모양이 가늘거나, 대변이 조금씩 끊어져서 나오는 등의 증상이 생긴다.[2] 긴장이나 불안할 때마다 하루에 몇 번이라도 이 증상이 보이는 경우도 많다.

간기울결(肝氣鬱結)과 함께 염증이 존재하는 경우도 적지 않다. 간염과 담낭염, 담관염, 담석 등이 보이게 된다. 염증으로 인한 동통(疼痛)으로 말초혈관이 수축하고, 더욱 손과 발의 냉증이 생기기 쉽다.

상술한 것 이외에도, 불안신경증(anxiety neurosis), 강박장애(obsessive-compulsive disorder), 공황장애 등의 신경증, 갱년기 장애, 안면 홍조(blushing), 위산과다, 갑상선종, 신경통, 비만증(스트레스성) 등이 보이게 된다.

사역산은 어찌 되었든 스트레스로 몸 상태가 무너지고, 이 같은 병이나 증상으로 괴로워하는 환자에 대하여 응용 범위가 넓은 처방이다.

어떤 처방인가요?

구성 약재는 시호(柴胡), 작약(芍藥), 지실(枳實), 감초(甘草) 총 4가지이다.

군약(君藥)인 시호는 간기울결(肝氣鬱結)을 풀어 기를 흐르게 한다. 이 작용을 소간해울(疏肝解鬱)이라고 한다. 조바심, 우울감 등을 완화해 준다. 소화 및 해열 작용도 있고, 염증의 열을 내린다. 신약(臣藥)에 해당하는 작약은 백작약(白芍藥)을 사용하고, 근육의 경련이나 긴장을 완화시켜준다. 군약과의 배합으로 소간해울 작용이 강화된다. 간(肝)을 자양(滋養)하는 힘도 강해진다. 좌약(佐藥)은 지실로서, 기를 순환시키는 이기약(理氣藥)으로서 위장의 연동운동을 조정하고 경련을 완화한다. 감초는 사약(使藥)으로서 자감초(炙甘草)를 사용하고, 군·신·좌약(君·臣·佐藥)을 조화롭게 해주며 위장 기능을 지키고, 급박한 증상을 완화한다.

긴장하면 어깨에 힘이 들어가게 되고, 몸이 딱딱하게 굳어진다. 이럴 때 체내에서도 마찬가지로 꽉 긴장되어 오그라드는 현상이 일어난다. 위장이 꽉 수축하면 위통(胃痛)이 되고, 대장이 수축하면 경련성 변비나 과민성 대장 증후군이 된다. 기관지가 수축하면 기침(咳)이나 기관지 천식이 생기고, 방광이 수축하면 빈뇨나 배뇨장애가 생긴다. 이것처럼 꽉 긴장되어 딱딱하게 된 움직임을 완화하는 것이 사역산(四逆散)이다.

시호(柴胡)와 작약(芍藥)은 소간해울(疏肝解鬱) 시키는 최강 콤비이다. 대시호탕(大柴胡湯)에도 같은 배합이 있다. 게다가 당귀를 배합하면 월경불순(menstrual irregularity)에도 효과적이므로 가미소요산(加味逍遙散)에도 보이는 조합이다. 작약과 감초의 조합은 작약감초탕(芍藥甘草湯) 그 자체가 되며, 평활근의 긴장을 풀어주고 강한 진통, 진경(鎭痙) 작용을 나타나게 된다. 시호(柴胡)와 지실(枳實)의 배합은 정신적인 스트레스를 풀어주는 효과가 강하다. 작약(芍藥)과 지실의 조합은 기혈(氣血)을 흐르게 하고, 근육의 경련과 동통을 완화한다. 이로써 사역산(四逆散)의 효능을 '소간해울(疏肝解鬱), 이기지통(理氣止痛)'이라고 할 수 있다.

가슴 두근거리는 증상(動悸)이 신경 쓰이는 경우는 계지가용골모려탕(桂枝加龍骨牡蠣湯)을 합친다. 초조하거나 정서가 불안정하고 자주 피곤하다는 증상을 호소하는 사람에게는 육군자탕(六君子湯)을 합친다. 위가 답답하거나(심하비; 心下痞) 통증을 느끼고, 식욕부진이 심하면 반하후박탕(半夏厚朴湯)을 병용한다. 염증이 강해져 열이 나는 경우는 황련해독탕(黃蓮解毒湯)과 합방하거나 대시호탕(大柴胡湯)을 투여한다.

출전은 한나라 시대(漢代)의 고전 '상한론(傷寒論)'이다.

이런 환자에게

> **수년 동안 옆구리와 배가 가끔 그득해져서 아픕니다.**
> **명치 부근까지 혹은 등에 걸쳐 통증이 있는 경우도 있습니다.**
> **검사를 받아봤지만 간, 담낭, 췌장 등에 이상이 없다고 합니다.**

통증은 스트레스를 받을 때 혹은 긴장할 때 심해진다. 편안한 상태이면 줄어든다. 요즘 자주 화가 나며, 짜증 내면서 부하 직원을 대하는 경우가 많아졌다. 부인이 한숨을 자주 쉰다고 말해주었다.

전형적인 간기울결증(肝氣鬱結證)이다. 사역산(四逆散)을 복용하게 하였다. 구역질이 심할 때는 소시호탕(小柴胡湯)으로 바꾸는 등 하여 4개월 정도 후에 증상이 깔끔히 나았다.

염증이 있다면 처음부터 소시호탕(小柴胡湯)이나 대시호탕(大柴胡湯)이 좋다.

> **긴장하거나 스트레스를 받는 상황이면 설사를 합니다. 병원에 가도**
> **신경성 설사 혹은 과민성 대장 증후군이라고 이야기합니다.**
> **어렸을 때부터 신경질적인 편입니다.**

평소에 설사를 자주 하는 것은 아니지만 스트레스에 약하다. 설사뿐만이 아니고, 배에 가스가 쌓여 팽만감을 느낀다거나, 꾸르륵 소리가 나오기도 한다. 배변 후에는 잔변감이 있다.

이 사람은 간비불화증(肝脾不和證)이다. 스트레스로 간기(肝氣)가 정체되고, 비(脾)의 기능이 흐트러지게 된다. 사역산(四逆散)을 반년 정도 복용하여 치료하였다. 이 병태(病態)가 계속되면 차차 비기허증(脾氣虛證)이 되고, 만성적으로 무른 변(軟便)이나 설사(下痢)가 된다. 이 경우는 육군자탕(六君子湯)이 좋다.

용어 해설

1. 기(氣)의 흐름이 정체된 증(證)을 '기체(氣滯)'라고 한다. 간기울결(肝氣鬱結)은 기체의 한 종류이다. '기는 혈의 인솔자(氣爲血之帥), 혈은 기의 어머니(血爲氣之母)'라는 말이 있는 것처럼 기체가 되면 혈의 흐름도 나빠지기 쉬우며, '혈어(血瘀)'증이 같이 나타나기 쉽다. 이것을 '기체혈어(氣滯血瘀)'라고 한다. 혈행(血行) 장애와 기능 정체가 동시에 일어난 상태로, 부인과계 질환과 소화기의 궤양이 관찰되기 쉽다.
2. 간비불화(肝脾不和)의 경우, 복부 아래쪽에서 증상이 나타나기 쉽다. 만약 구역감, 트림(噯氣), 명치 부근의 팽만감과 통증 등 상복부에서 증상이 나타나는 경우는 육부(六腑)인 '위(胃)'의 기능 실조이므로 '간위불화(肝胃不和)'증이 된다. 대시호탕(大柴胡湯)이나 오수유탕(吳茱萸湯)이 적당하다.

화해제 和解劑

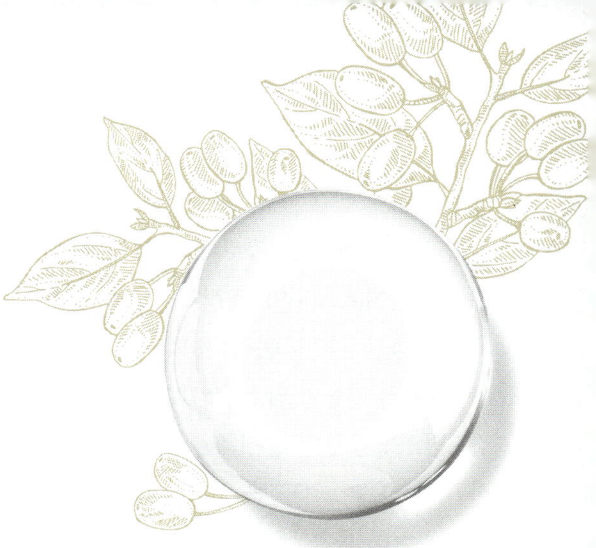

가미소요산

加味逍遙散

간(肝)·비(脾)의 실조 혹은 부족한 혈, 열증(熱證)을 개선
갱년기 장애와 월경불순, 정서 불안정 등에 사용

가미소요산(加味逍遙散)은 갱년기 장애 등에 자주 사용되는 처방이다. 의료용 엑스제의 효능에는 체질이 허약한 부인(婦人)으로, 월경불순(menstrual irregularity), 갱년기 장애, 혈도증(血道症)* 등의 증상이 있는 경우라고 기재되어 있다.

가미소요산이라고 말하자면 신경질적으로 호소하는 경우가 많은 여성을 연상하는 경향이 있지만, 실제로는 좀 더 응용 범위가 넓다. 문자 그대로 소요산(逍遙散)에 가미(加味)한 처방이므로, 원래 소요산을 알면 활용의 폭이 넓어진다.

어떤 사람에게 효과가 있나요?

가미소요산은 소요산(逍遙散)에 목단피(牧丹皮)와 산치자(山梔子)를 가미한 처방이다.

* 혈도증(血道症): 월경, 임신, 출산, 산후, 갱년기 등 여성 호르몬의 변화에 따라서 나타나는 정신 불안, 초조함 등의 정신신경 증상 및 신체 증상을 말한다 〈역자 주〉

소요산은 '간울(肝鬱)·혈허(血虛)·비허(脾虛)'증을 개선하는 처방이다. 간울(肝鬱)은 간기울결(肝氣鬱結)을 가리키고, 정신·정서와 혈액, 각 장부를 컨트롤하는 간(肝)의 기능이 울체(鬱滯)되어, 조정이 제대로 되지 않는 증(證)이다. 혈허(血虛)는 인체에 필요한 영양을 의미하는 혈(血)이 부족한 증이며, 비허(脾虛)는 소화 흡수를 담당하는 비(脾)의 기능이 약한 증이다. 위 세 가지 증을 열거하는 것이 마치 욕심꾸러기 같지만, 이 증들이 동시에 나타나는 경우가 많다. 예를 들어 스트레스로 우울해지고(간울; 肝鬱), 그 때문에 위(胃)의 상태가 나빠지게 되고(위허; 胃虛), 머리가 멍해지는(혈허; 血虛) 몸 상태가 된다.[1]

간울은 스트레스 등에 의해 자율신경계가 실조되기 쉬운 증으로 우울감, 정서불안정, 짜증남, 자주 화내며, 가슴이 답답하며(胸苦), 한숨을 자주 쉬고, 흉협부가 그득해져 괴롭고(胸脇苦滿), 어깨 결림, 기침, 가슴 두근거림(動悸), 복통 등의 증상이 나타난다. 자율신경 실조증(autonomic dysfunction) 외 다른 것은 심신증(心身症), 신경증, 만성 간염, 간경변(초기), 담낭염, 신경인성 방광 등도 보이게 된다. 혀는 약간 붉다.

혈허가 되면 머리가 멍해지고, 휘청거림, 눈이 피로해지기 쉬우며, 손과 발이 저리고, 가슴 두근거림(動悸), 얕은 잠을 자고, 꿈을 자주 꾸는 등의 증후가 나타난다. 간울과 겹쳐 간울혈허증(肝鬱血虛證)이 되면 두통, 현훈(目眩), 더 나아가 입과 인후부의 건조함, 손과 발의 열감 등의 열증(熱證)도 생기기 쉽다. 열증은 오후에 강해지는 경우가 많다. 또한 월경불순(menstrual irregularity), 월경통, 무월경, 월경전에 가슴이 붓는 월경전증후군(PMS), 불임증, 갱년기 장애, 자궁근종 등의 질환도 나타나기 쉽다.

간기(肝氣)가 울체(鬱滯)되어 비위로 상승(相乘)[2]하면, 비위(脾胃)의 기능이 저하되어 비허(脾虛)가 된다. 식욕부진, 피곤해지기 쉬운 등의 증상이 나타난다. 기(氣) 흐름의 조화도 유지하지 못하고 한열왕래(寒熱往來)가 생기기도 한다.

소요산(逍遙散)은 '간비불화(肝脾不和)'증을 개선하는 처방이기도 하다.[3] 간(肝)과 비(脾)가 조화되지 못하고, 가스의 정체, 복부 팽만감, 배에서 소리가 나고, 변비와 설사의 반복, 시원하게 배변하지 못하는 등의 증상이 생긴다. 신경성 위염, 만성 위염, 위·십이지장 궤양, 간기능장애, 과민성 대장 증후군 등이 보인다

가미소요산은 소요산이 이용되는 증에 더하여 열증(熱證)이 있는 경우에 사용한다. 간울혈허(肝鬱血虛)가 계속되면 기울(氣鬱)이 열을 정체시켜 음혈(陰血)[4]을 잃게 되고, 화사(火邪)의 형세가 강해진다. 이것이 '간울화화(肝鬱化火)'증이다. 짜증이 나며, 자주 화내고, 상열감, 다한(多汗), 미열, 안면홍조, 눈의 충혈감, 습진(濕疹), 변비 등의 열증이 나타나게 된다. 혀는 빨갛고, 설태가 황색이다. 게다가 화사(火邪)는 음혈(陰血)을 소모하고, 비허(脾虛)로 인해 혈(血)의 생성이 늦어지고, 점점 혈허가 진전되어 휘청거림 또는 불면 등의 혈허 증상이 강하게 나타나는 경우도 있다. 응용 범위는 소요산(逍遙散)에 준하지만, 열증(熱證)이 강한 갱년기 장애나 고혈압 등에 적합하다. 월경 전에 악화되는 여드름, 기미(간반; 肝斑)에도 사용한다.

어떤 처방인가요?

구성 약재는 소요산의 시호(柴胡), 당귀(當歸), 작약(芍藥), 복령(茯笭), 백출(白朮), 감초(甘草), 생강(生薑), 박하(薄荷) 총 8가지에 목**단**피(牧**丹**皮)와 산**치**자(山**梔**子)를 더한 것이다. 별명은 '**단치**소요산(**丹梔**逍遙散)'이다.

소요산의 군약(君藥)은 시호로 간기울결(肝氣鬱結)을 개선한다.[5] 신약(臣藥)에 해당하는 당귀와 작약에는 간혈(肝血)을 보하는 양혈유간(養血柔肝) 작용[6]이 있고, 간을 보호하며 군약을 돕고, 간혈을 채워 간양(肝陽)[7]의 지나친 작용을 진정시킨다. 활혈(活血) 작용도 있고, 혈류를 조절한다. 작약은 백작약(白芍藥)을 사용한다.

백출, 복령, 감초는 좌약(佐藥)으로서 건비화중(健脾和中)[8]하고, 간울(肝鬱)로 억제되었던 소화 흡수 기능을 높인다. 잃어버린 것만 같았던 혈(血)의 생성도 돕게 한다. 마찬가지로 박하는 좌약으로서 간의 울열(鬱熱)을 발산하고, 군약을 돕는다. 생강도 좌약으로서 기를 하강시켜(剛氣) 화중(和中) 한다.

감초는 자감초(炙甘草)를 사용하고, 사약(使藥)으로서 모든 약재의 약성(藥性)을

조화롭게 한다. 시호에는 모든 약재의 약효를 간경(肝經)[9]으로 이끄는 사약으로서의 작용도 있다. 게다가 목단피는 혈중의 열을 차갑게 하고, 산치자는 간의 열을 중재한다.

시호와 작약의 조합은 사역산과 같으며, 소간해울(疏肝解鬱) 하는 최강 콤비라고 할 수 있다. 진정·진경(鎭痙)·진통 효과도 있다. 이곳에 당귀의 보혈(補血)·행기(行氣)·완급(緩急) 작용이 더해져, 간울혈허(肝鬱血虛)에서 없어서는 안되는 조합이 된다. 당귀와 작약의 양혈유간(養血柔肝) 작용은 월경을 안정시킨다. 사물탕(四物湯)에도 보이는 조합이다. 백출과 복령은 건비(健脾) 작용을 하며, 식욕부진과 피로 권태감, 부종에 좋다. 게다가 목단피와 산치자를 가미하였기에 열증이 개선된다. 이로써 가미소요산의 효능을 '소간해울(疏肝解鬱), 양혈건비(養血健脾), 청열량혈(淸熱凉血)'이라고 할 수 있다.

소양감이 심한 건조성 습진(濕疹), 손이 트고, 주부습진 등 혈허 증후가 강하다면 사물탕(四物湯)을 병용한다. 구역감, 기침 등 위(胃)와 폐(肺)의 증상이 있으면 반하후박탕(半夏厚朴湯)을 합친다. 월경 전의 부종이 심해지면 오령산(五苓散)을 병용한다. 갱년기에서 상열감과 현훈(目眩)이 심해지면 여신산(如神散)을 투여한다.

소요산(逍遙散)의 출전은 '화제국방(和劑局方)'으로 가미소요산은 '내과적요(內科摘要)' 등 여러 가지 설이 있다.[10]

이런 환자에게

갱년기에 접어들면서, 상열감과 불면으로 고민입니다.

45세가 되자 월경주기가 조금씩 흐트러지기 시작했다. 혀가 빨갛다.

간화증(肝火證)과 비슷한 것으로 가미소요산(加味逍遙散)을 사용하였다. 1개월 후 '상열감과 불면은 모두 신경 쓰지 않게 되었지만 어깨 결림이 생겼습니다'라고 하였다. 다시 1개월 후, 현훈(目眩)이 괴롭다고 말하였다. 증(證)은 줄곧 간화(肝火)라서 같은 처방을 사용하였고, 8개월 정도 복용하였더니 모두 개선되었다.[11] 이처럼 호소하는 증상이 많고, 호소하는 증상이 쉽게 변하는 사람에게 본 방을 사용할 기회가 많다.

변비로 배가 더부룩합니다.
대변은 딱딱하고, 토끼 똥과 같은 모양입니다.

간울혈허(肝鬱血虛)의 경련성 변비 같으므로 가미소요산(加味逍遙散)을 사용하였고, 약 반년 후 변비 체질이 개선되었다.

사물탕(四物湯)을 더해도 좋다. 당귀(當歸)에는 윤장(潤腸) 작용이 있다. 고령자의 변비에는 윤장탕(潤腸湯)* 등을 사용한다. 대황감초탕(大黃甘草湯)으로는 복통과 설사(下痢)가 생기는 경우도 있다.

위와 같은 처방으로 자연스럽게 개선시키고 싶다.

* 윤장탕: 지황, 당귀, 황금, 지실, 행인, 후박, 대황, 도인, 마자인, 감초로 이루어진 처방. 체력 중등도 또는 다소 허약하고 가끔 피부가 건조한 사람의 변비에 사용 〈출처: 쯔무라 한방 윤장탕 엑스과립〉 〈역자 주〉

용어 해설

1. 소화 흡수 기능이 저하(비허; 脾虛)되어 영양불량 상태(혈허; 血虛)가 되고, 자율신경계가 실조(간울; 肝鬱)되는 경우도 있다.
2. 오장(五臟)은 오행(五行) 학설에 기초하여 인체를 바라보는 시각이다. 다섯 개의 장(臟)은 상호작용을 하면서 건강을 유지하며, 촉진하는 관계를 상생(相生), 억제하는 관계를 상극(相剋)이라고 한다. 너무 억제하여 건강 상태를 붕괴시키고 있는 상태의 관계가 상승(相乘)이다.
3. 사역산(四逆散)도 간비불화(肝脾不和)를 개선하는 대표적인 처방이다. 단, 사역산에는 지실(枳實)로 기를 순환시키는 것에 비해 소요산(逍遙散)은 백출(白朮), 복령(茯苓), 당귀(當歸) 등으로 기혈(氣血)을 보한다.
4. 음혈(陰血)은 혈(血)을 가리킨다. 장부(臟腑)의 기능을 평온하게 발휘하게 하는 물질적 기초이다.
5. 간기울결(肝氣鬱結)을 푸는 작용을 소간해울(疏肝解鬱) 작용이라고 한다. 시호(柴胡)는 소간해울 하는 대표적인 약재 중 하나이다.
6. 양혈소간(養血疏肝)으로 간(肝)의 음혈(陰血)을 보하여 간기(肝氣)의 유연한 활동성을 지킨다. 정서나 자율신경계를 담당하는 간이 평온하게 기능한다면 우울감이나 조바심 등의 간울(肝鬱) 증상이 자연스럽게 완화된다.
7. 간양(肝陽)은 정서나 자율신경계 등 간(肝)의 기능적인 면을 가리킨다.
8. 화중(和中)은 중초(中焦) 즉, 주로 소화기계의 기능을 조정하는 것이다.
9. 간경(肝經)은 경락(經絡) 중 하나이다. 병에 관련된 경락에 약재의 약효를 인경(引經) 하는 것도 사약(使藥)의 작용이다.
10. '화제국방(和劑局方)'은 12세기(송대; 宋代)에 편찬된 중국의 국정 처방집이다. 가미소요산(加味逍遙散)은 16세기(명대; 明代)에 기술되었다.
11. 다른 증상과 병이더라도 증(證)이 같다면 처방은 같아도 좋으며, 이를 '이병동치(異病同治)'라고 한다. 단 처방을 변경해달라고 몇 번이라도 호소하는 환자에게는 그것대로 대응하는 유연성도 필요하다.

화해제 和解劑

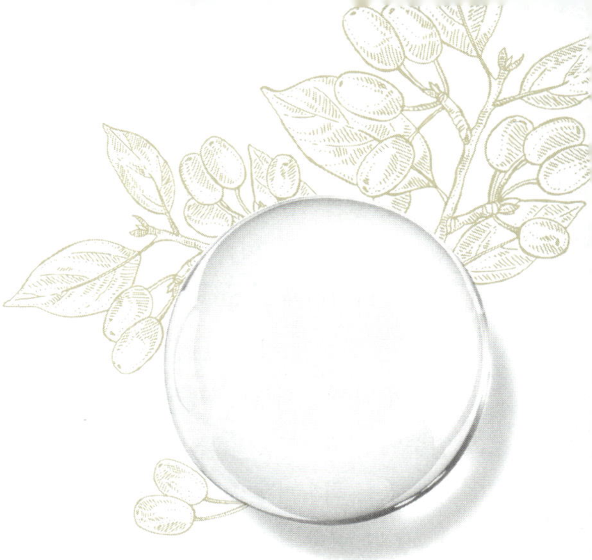

자음지보탕
滋陰至寶湯

간울혈허(肝鬱血虛)를 치료하면서 폐를 자윤(滋潤)
만성 기침과 가래를 동반하는 호흡기계 질환 등에 사용

자음지보탕(滋陰至寶湯)은 허약한 사람의 만성 기침과 점조한 가래를 동반하는 폐나 기관지 등의 호흡기계 질환에 사용되는 처방이다. 자율신경계의 실조나 신경증(神經症, neurosis)의 증상을 동반하는 상태에 효과를 발휘한다.

어떤 사람에게 효과가 있나요?

자음지보탕(滋陰至寶湯)은 '간울혈허비허(肝鬱血虛脾虛), 폐허(肺虛)'증을 치료하는 처방이다.

'간(肝)'은 오장(五臟) 중 하나로, 몸의 내장 기능을 조절하고, 정신·정서를 안정시킨다(소설; 疏泄). 이 간의 기능(간기; 肝氣)의 흐름이 나빠지게 되고, 울체(鬱滯)된 증을 '간울기체(肝鬱氣滯)' 혹은 '간울(肝鬱)'이라고 한다.

간울이 되어 평온하게 소설하지 못 하게 되고, 자극에 대한 반응이 민감하게 되고, 긴장하기 쉬워진다. 짜증, 우울감, 정서 불안정, 자주 화가 나며, 가슴이 답답하고, 한숨을 쉬기도 하며, 흉협부가 그득하여 괴롭고(흉협고만; 胸脇苦滿), 근육에 쥐(cramp)가 나고, 어깨 결림, 기침, 가슴 두근거림(動悸), 복통, 복부 팽만감 등의 증상이 나타나게 된다.

'혈(血)'은 전신을 자양(滋養)하는 작용 및 그 물질적 기초를 가리킨다. 혈의 자양 작용이 약해진 체질이 '혈허(血虛)'증이다. 안색이 좋지 않고, 피부에 생기가 없고, 입술이 트고, 손톱이 물러지기 쉬우며, 눈이 침침해지고, 현기증이 나며, 머리가 멍해지고, 휘청거림, 가슴 두근거림(動悸), 사지가 저리며, 근육이 씰룩씰룩 쥐(cramp)가 나는 등의 증상이 나타나게 된다.

'비(脾)'는 오장(五臟) 중 하나로 육부(六腑)의 위(胃)와 공동으로 음식물(수곡; 水穀)을 소화해 영양물질(수곡의 정미; 精微)을 흡수하고 기(氣)·혈(血)·진액(津液)·정(精)의 생성원을 만들어 낸다. 이 비의 기능(비기; 脾氣)이 저하되면 '비기허(脾氣虛)' 혹은 '비허(脾虛)'증이 된다. 기혈(氣血)의 생성이 부족해지면 흡수 능력이 저하되고, 대사의 저하, 진액의 수송 장애 등이 생긴다.

'폐(肺)'는 오장 중 하나로, 호흡을 통해 공기 중으로부터 필요한 성분(산소 등)을 흡입하고, 체내의 불필요한 물질(이산화탄소 등)을 배출한다. 또 기와 진액을 전신의 구석구석까지 산포하고(선발; 宣發) 호흡을 조절하여 진액을 아래쪽까지 밀고 나간다(숙강; 肅降).

오장의 폐에는 폐 등의 호흡기계, 코, 피부, 점막 등의 기관이 포함되어 있다. 폐의 기능을 폐기(肺氣)라고 하고, 폐를 자윤(滋潤)하고 영양분을 주는 음액(陰液)을 폐음(肺陰)이라고 부른다. 폐음은 폐와 기도, 체표의 분비액 및 조직액과 관계가 깊다.

이 폐음이 부족해지는 체질과 상태가 '폐음허(肺陰虛)'증이다. 만성질환 혹은 만성적으로 몸이 좋지 않거나, 염증, 건조한 환경 등으로 생기기 쉽다. 마른기침(乾咳)을 반복하고, 가래가 적고, 가래가 점조해 뱉기 어려우며, 가래에 피가 섞이기도 하고(血痰), 쉰 목소리(嗄聲), 입 마름(口渴), 인후부가 건조하며, 피부가 건조해지고, 마르는 등의 증상이 나타나기 쉽다. 음액(陰液) 부족에 의해 상대적으로 생기는 허열(虛熱)[2]의 영향으로 안면홍조, 오후의 열감, 미열, 도한(盜汗), 상열감, 손바닥과 발바닥의 열감도 볼 수 있다.

이로써 간울혈허비허(肝鬱血虛脾虛), 폐음허증(肺陰虛證)이 동시에 나타나는 경우는 만성적인 폐 또는 기관지의 질환으로, 기침이 나오며 가래를 뱉어 내기 어렵고(폐음허; 肺陰虛), 영양상태와 소화 기능이 저하되고(혈허비허; 血虛脾虛), 신경증(神經症)의 증상도 있는(간울기체; 肝鬱氣滯) 상태이다. 폐와 기관지의 염증이 장기간에 걸쳐 계속되면 전신의 영양상태와 소화 흡수 기능이 저하되고, 그 위에 자율신경계가 실조된 상태에 가깝다고 생각할 수 있다.

혀는 빨갛고, 붙어 있는 설태가 적다(폐음허증의 설상).

자음지보탕(滋陰至寶湯)의 임상 응용 범위는, 간울혈허비허(肝鬱血虛脾虛), 폐음허(肺陰虛)의 증후를 나타내는 질환으로, 만성 기관지염, 폐결핵, 기관지확장증(bronchiectasis), 자율신경 실조증(autonomic dysfunction), 우울증, 히스테리 등이다. 허약한 여성에 사용되는 경우가 많다고 하지만 남성에게 사용하는 경우도 많기 때문에 그에 얽매일 필요는 없다.

어떤 처방인가요?

구성 약재는 시호(柴胡), 당귀(當歸), 작약(芍藥), 백출(白朮), 복령(茯笭), 지모(知母), 지골피(地骨皮), 맥문동(麥門冬), 패모(貝母), 향부자(香附子), 진피(陳皮), 박하(薄荷), 감초(甘草) 총 13가지이다. 소요산[3](거생강; 祛生薑)을 베이스로 하여 자음(滋陰)·윤폐(潤肺)·이기(理氣)·청열(淸熱)하는 약재를 더한 구성이 된다.

소요산(逍遙散)의 군약(君藥)인 시호는 간기(肝氣)의 울결(鬱結)을 풀어 기를 흐르게 한다(소간해울; 疏肝解鬱). 당귀는 신약(臣藥)으로서 혈을 보하고, 인체를 자양(滋養)한다(보혈양혈; 補血養血). 마찬가지로 신약인 작약은 백작약(白芍藥)을 사용하고, 보혈양혈한다. 간(肝)의 음혈(陰血)을 보충하여서 간의 소설(疏泄) 작용을 정상화하고, 기혈(氣血)의 흐름을 조정한다(유간; 柔肝).

좌약(佐藥)인 백출은 비위(脾胃)의 기능을 높이고(건비; 健脾), 기를 보하는(보기; 補氣) 동시에 담습(痰濕)을 제거하고(조습; 燥濕), 수종(水腫)을 해소한다(소종; 消腫). 복령은 비위를 보하고(건비화중; 健脾和中) 수습(水濕)을 제거한다(이수삼습; 利水滲濕). 박하는 간기(肝氣)의 울결(鬱結)을 풀고 자율신경계를 조정한다. 좌·사약(佐·使藥)인 감초는 자감초(炙甘草)를 사용하고, 비위(脾胃)의 기능을 조정하면서 기를 보하고(익기화중; 益氣和中), 모든 약재의 약성(藥性)을 조화롭게 한다.

이로써 소요산에 아래에 기술할 6가지 약재가 더해져, 자음지보탕(滋陰至寶湯)이 된다. 지모는 열사(熱邪)를 가라앉힌다(청열사화; 淸熱瀉火). 실열(實熱)뿐만이 아닌, 허열(虛熱)도 식힌다(청허열; 淸虛熱). 열사에 의한 음액(陰液) 소모를 막는다(자음윤조; 滋陰潤燥). 지골피는 허열(虛熱)을 식히고(청열량혈; 淸熱凉血), 허열을 제거한다(퇴허열; 退虛熱). 맥문동(麥門冬)은 진액(津液)을 생성하고, 음액(陰液)을 보하며(자음; 滋陰), 건조함을 제거한다(윤조생진; 潤燥生津). 혈(血)을 보하고, 인체를 자양강장(滋養强壯)한다. 폐에서는 기도의 점막을 자윤하고(자음윤폐; 滋陰潤肺), 점조한 가래를 촉촉하게 하여 객출하기 쉽게 해 기침을 멈추게 한다(지해거담; 止咳祛痰)

패모(貝母)는 천패모(川貝母)[5]를 사용하고, 폐(肺)를 자윤하고(윤폐; 潤肺), 담(痰)을 제거하며(윤조화담; 潤燥化痰), 기침을 진정시킨다(진해; 鎭咳). 청열(淸熱) 작용으로 폐열(肺熱)을 제거하고, 윤폐(潤肺) 작용과 함께 폐음허(肺陰虛)를 치료한다. 향부자(香附子)는 울결(鬱結)된 기의 흐름(기체; 氣滯) 특히 간기(肝氣)의 흐름을 원활하게 한다. 혈의 흐름도 조절하고(행기활혈; 行氣活血), 동통(疼痛)을 완화해 준다. 진피(陳皮)는 기의 흐름을 조절하여 비위(脾胃)의 기능을 고쳐 놓고(이기건비화위; 理氣健脾和胃), 폐에는 가래가 많은 기침(습담; 濕痰)을 치료한다(조습화담; 燥濕化痰).

이로써 자음지보탕의 효능을 '소간해울(疏肝解鬱), 양혈건비(養血健脾), 자음청열(滋陰淸熱), 윤조화담(潤燥化痰)'이라고 할 수 있다. 소요산(消遙散)의 소간(疏肝)·양혈(養血)·건비(健脾) 작용에 더해, 지모, 지골피가 청허열(淸虛熱)하고 맥문동, 패모가 자음윤폐(滋陰潤肺), 향부자, 진피가 이기(理氣)하는 구성이 된다.

출전은 '만병회춘(萬病回春)'이다.

이런 환자에게

오랫동안 기침을 하여 괴롭습니다.
가래는 적지만 뱉어 내기 어려우며, 목에 가래가 끓습니다.

밤이 되면 미열이 난다. 겨울에도 도한(盜汗)이 나온다. 체력이 없고 바로 눕고 싶어 한다. 혈허비허(血虛脾虛), 폐음허증(肺陰虛證)으로 보아 본 방을 사용하였다. 2개월 후, 가래를 뱉어 내기(喀出) 쉬워졌다. 6개월 후에는 기침도 줄어들고, 밤중에는 기침으로 일어나는 경우가 없게 되었고 건강해졌다.

가까운 의원에서 기관지확장증(bronchiectasis)이라고 진단받았습니다.
끈적끈적한 황색 가래가 나옵니다.

체력이 없고, 오래 못 걷는다. 곧잘 초조해지며, 자주 화낸다. 간울혈허비허(肝鬱血虛脾虛), 폐음허증(肺陰虛證)으로 보아 본 방을 사용하였다. 3개월 후 가래가 하얗게 되고, 끈적한 것이 없어졌다. 9개월 후, 30분 정도 천천히 산책이 가능하게 되었다. 가족에게는 '곧잘 화내는 소리가 없어졌다'고 좋아하였다.

용어 해설

1. 인체의 기초적인 구성성분 중 혈(血)·진액(津液)·정(精)을 음액(陰液)이라고 한다.
2. 열증(熱證)에는 열사(熱邪)의 형세가 왕성하게 되면 생기는 '실열(實熱)'과, 음액(陰液)의 소모로 인해 상대적으로 열의 형세가 강해지는 경우인 '허열(虛熱)'이 있다. 실열의 경우는 열사를 가라앉히고, 허열의 경우는 음액을 보한다.
3. 소요산(逍遙散)의 구성 약재는 시호(柴胡), 당귀(當歸), 작약(芍藥), 백출(白朮), 복령(茯苓), 박하(薄荷), 생강(生薑), 감초(甘草) 총 8가지이다.
4. 작약(芍藥)의 뿌리 외피가 붙어 있는 채로 건조한 것을 적작약(赤芍藥), 외피를 제거하고 건조한 것을 백작약(白芍藥)이라고 한다. 야생종을 적작약이라고 하는 경우도 있다. 적작약은 혈분(血分)에 있는 여분의 열(울열; 鬱熱)을 가라앉히고(청열량혈; 淸熱凉血), 활혈거어(活血祛瘀)하는 작용이 강하다.
5. 패모(貝母)는 백합과(Liliaceae)의 다년초 중국패모(*Fritillaria verticillate*) 등의 인경(鱗莖, 비늘줄기)을 사용하고 있고, 산지 등에 따라 약효가 다르기 때문에 구별하여 사용하고 있고, 천패모(川貝母)와 절패모(浙貝母)가 있다. 어느 패모라도 화담(化痰), 지해(止咳), 연견(軟堅) 작용이 있다. 천패모는 윤폐(潤肺) 작용이 강하고, 절패모는 청열해독(淸熱解毒) 작용이 강하다.

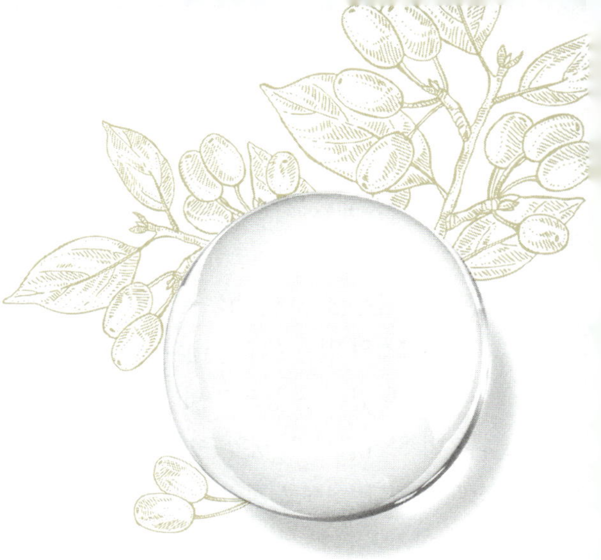

화해제 和解劑

반하사심탕

半夏瀉心湯

한열(寒熱), 승강(昇降), 허실(虛實)과 같이 상반되는 작용을 화해(和解)
가슴 답답함(비증; 痞證)과 구토, 설사(下痢) 등의 위장 증상을 개선

한방에는 한열(寒熱)이라는 개념이 있다. 체내에 한열이 조화롭다면 건강한 상태라고 할 수 있다. 그러나 과음·폭식이나 피로, 스트레스, 위장(胃腸)이 허약한 등의 원인으로 양쪽이 결합하여, 비위(脾胃)의 기능을 저해하는 경우가 있다. 이럴 경우 한열을 화해(和解)하여 위장 기능을 조정하는 것이 반하사심탕(半夏瀉心湯)이다.

어떤 사람에게 효과가 있나요?

반하사심탕은 '한열호결지비(寒熱互結之痞)'증을 개선하는 처방이다.

한열호결(寒熱互結)은 한사(寒邪)와 열사(熱邪)가 결합하여 있는 상태이다. 이 2가지가 심와부(心窩部)에 서로 결합하여 있어 비위(脾胃)의 승강(昇降) 기능[1]이 실조 되었을 때, 심와부의 비증(痞證)이 생긴다.[2] 이것이 한열호결의 비증이다. 비증(痞證)이라는 것은 막혀 통하지 못하는 상태를 가리킨다.

본래는 비기(脾氣)가 상승하고 위기(胃氣)가 하강하는 것이 정상적인 상태이다.[3]

비기가 하강하고 위기가 상승하면 비위가 조화롭지 않게 되고, 답답한 증상을 비롯하여 위장(胃腸)의 모든 증상이 생긴다. 이것을 '비위불화(脾胃不和)'라고 한다. 본방은 비위불화증(脾胃不和證)을 개선하는 처방이라고도 할 수 있다.

한열호결의 열은 위열(胃熱)과 심열(心熱)을 가리킨다. 위장의 염증과 자율신경계의 흥분과 같은 증상으로 나타난다. 한사(寒邪)는 식습관의 영향 등으로 생기고, 위장이 차가워져 위 평활근이 긴장되어, 연동운동이 잘되지 않아 가스가 정체된 상태가 된다. 실제로 차갑지 않아도, 비위 기능이 떨어진다면 이 범주라고 보아도 좋다.

자주 보이는 증상은 상복부의 답답함, 팽만감이다. 울체(鬱滯)되어 있는 기(氣)가 물질과 결합하지 못한 상태이므로, 그다지 통증을 느끼지 못하는 것이 특징이다. '이곳에 위(胃)가 있다'라고 말하는 '위의 존재'를 심와부(心窩部)에서 느끼는 사람도 있다. 가볍게 문지르면 기분이 좋아진다(喜按). 게다가 위기(胃氣)의 상역(上逆)에 의한 구토, 오심(惡心), 딸꾹질(呃逆), 식욕부진이 생긴다. 비기(脾氣)가 역으로 내려가는 것으로 복명(腹鳴)과 설사(下痢)도 생긴다. 설태는 덕지덕지 두꺼워진 상태이고, 조금 황색이다.

임상 응용 범위는 위염, 장염, 위산과다, 위·십이지장 궤양, 소화불량, 위하수(胃下垂, gastroptosis), 위 무력증(gastric atony), 위확장, 과민성 대장 증후군, 구내염, 신경성 위염, 임산 오조(惡阻, hyperemesis gravidarum) 등. 명치 부분의 답답함, 구토, 설사(下痢) 3가지가 있다면 한열호결의 비증(寒熱互結之痞證)인 경우가 많다. 병명에 얽매일 필요는 없다. 구토는 구역감을 느낄 때, 설사는 무른 변(軟便) 정도라도 좋다. 증(證)이 정확하다면 위장형감모(胃腸型感冒), 자율신경 실조증(autonomic dysfunction), 불면증, 어깨 결림에도 유효하다. 폭식·과음에 의해 생긴 심하비(心下痞)에는 효과가 없다. 한열호결(寒熱互結)이 있어야지 비로소 효과가 나타난다.

어떤 처방인가요?

구성 약재는 반하(半夏), 건강(乾薑), 황금(黃芩), 황련(黃連), 인삼(人蔘), 대조(大棗), 감초(甘草) 총 7가지이다.

군약(君藥)인 반하는 신온성(辛溫性)[4]으로 산결제비(散結除痞)[5]하고, 기의 상역(上逆)을 완화하여 구토를 치료한다. 신약(臣藥)인 건강(乾薑)은 신열성(辛熱性)하므로 중초(中焦)를 따뜻하게 하여 한사(寒邪)를 제거한다(산한; 散寒). 강역지구(降逆止嘔) 작용도 있다. 반하(半夏)와 건강(乾薑)의 조합에 의해 위 평활근의 긴장이 풀리게 된다. 마찬가지로 황금(黃芩)과 황련(黃連)은 신약으로서 성미(性味)가 고한(苦寒)하여 여분의 열을 제거하고, 심하비(心下痞)가 풀리게 한다. 황금은 상초(上焦), 황련은 중초(中焦)의 열을 제거한다. 상술한 4가지 약재의 상호작용에 의해 한열이 조화롭게 되고, 비증(痞證)이 풀려 상역(上逆)한 기가 내려가게 된다. 인삼과 대조는 좌약(佐藥)으로서 성미(性味)가 감온(甘溫)하고, 건비익기(健脾益氣)하고, 한열호결(寒熱互結)되어 약해진 중초를 보한다. 반하와의 조합으로 비위(脾胃)의 승강(昇降) 작용이 되살아난다. 인삼은 상복부의 답답함도 풀어준다. 감초는 사약(使藥)으로서 자감초(炙甘草)를 사용하고, 비위의 기능을 조절하여 모든 약재의 약효를 조화롭게 한다.

이로써 반하사심탕의 효능을 '한열평조(寒熱平調), 산결제비(散結除痞)'라고 할 수 있다. 한열을 조화롭게 하여 비위(脾胃)를 보하고 기를 더하고(益氣), 비증(痞證)을 제거한다. 특징은 성미(性味)가 신온(辛溫)한 약재와 고한(苦寒)한 약재가 배합된 점에 있다. 한성(寒性)과 온성(溫性)의 협조로 음양을 조화롭게 한다. 고미(苦味)와 신미(辛味)를 합쳐 승강(昇降)의 균형을 되찾아 온다. 게다가 보약(補藥)과 사약(瀉藥)[6]의 조합으로 정기(精氣)를 보하고 사기(邪氣)를 제거하여 허실(虛實)의 밸런스를 맞춘다. 한열이 풀리게 되어, 승강 기능이 다시 원래대로 돌아오면 비증(痞證)도, 구토도, 설사도 자연적으로 치유된다. 한열(寒熱), 승강(昇降), 허실(虛實)이라고 하는 상반되는 작용을 화해하는 처방이다.

비위기허(脾胃氣虛) 증후가 강하다면 육군자탕(六君子湯)을 병용한다. 동일한 심하비(心下痞)도 과음·폭식으로 변비가 생겼다면 소승기탕(小承氣湯), 스트레스성인 경우는 사역산(四逆散)과 소시호탕(小柴胡湯), 자극되는 음식물을 너무 많이 먹었다면 삼황사심탕(三黃瀉心湯), 식욕부진과 배가 차가운 경우는 오수유탕(吳茱萸湯) 등이 좋다. 헛구역질(乾嘔)에는 맥문동탕(麥門冬湯)을 사용한다.[7]

본 방에는 가감 처방이 3가지가 있다. 첫 번째는 생강사심탕(生薑瀉心湯)이다. 건강(乾薑)을 줄이고 생강(生薑)을 가미한 것이다. 생강이 수분의 흐름을 좋게 하여 중초(中焦)의 수열호결(水熱互結)[8]이 해소되어, 답답함과 구토가 낫게 된다. 위장 내에서의 발효가 억제되어, 악취가 나는 트림(噯氣)에도 좋다. 두 번째는 감초사심탕(甘草瀉心湯)이다. 감초를 증량하여 보중(補中) 효과를 높여, 설사(下痢), 복명(腹鳴)에 대한 효력을 강하게 한다.[9] 불안, 초조함, 가슴이 답답한 증상 등을 동반하는 설사와 소화되지 않는 음식물이 나오는 설사에도 좋다. 위의 증상이 강한 경우에는 생강사심탕(生薑瀉心湯)을, 장의 증상이 강한 경우는 감초사심탕(甘草瀉心湯)이 있다. 세 번째는 황련탕(黃連湯)이다. 황금(黃芩)을 계지(桂枝)로 바꾸고, 황련(黃連)을 증량하여 상열하한증(上熱下寒證)[10]을 개선한다. 산한지통(散寒止痛) 작용이 하한(下寒), 즉 복부의 냉통에 효과적이다.[11] 상열(上熱)은 구토, 가슴이 답답함, 짜증, 입이 씀(口苦), 구취, 구내염 등으로 나타나게 된다. 상술된 처방은 모두 승강(昇降)을 조화롭게 하고, 한열(寒熱)을 조절한다.

출전은 '상한론(傷寒論)'이다 원래는 소시호탕(小柴胡湯)을 사용해야만 하는 환자에 잘못된 치료 방법인 하법(下法)을 사용하여서 중양(中陽)이 손상되고, 외사(外邪)가 침입하여 한열호결(寒熱互結)이 되고 심하비(心下痞)가 생길 때에 사용되는 처방이다.

이런 환자에게

언제나 위가 거북하고, 더부룩합니다. 트림도 자주 나옵니다.

복통은 없지만 대변은 1일 2~3회, 무른 변(軟便)이 나온다. 더부룩하고, 트림(曖氣)이라는 열을 나타내는 증상과 무른 변(軟便)이라는 한(寒)을 나타내는 증상 즉, 한열호결(寒熱互結)이다. 본 방을 복용하기 시작하였고 2개월 정도 후에 모든 증상이 깔끔히 소실되었다.

입냄새가 신경이 쓰입니다.
치과를 가도, 위 검사를 해봐도 이상이 없다고 합니다.

구내염, 어깨 결림, 발이 차다. 입냄새(口臭), 구내염이라는 열(熱)을 나타내는 증상과, 발이 차갑다는 한(寒)을 나타내는 증상이다. 본 방을 5개월간 복용하게 하였더니, 입냄새는 개선되었다. 심하비(心下痞)부터 어깨 결림이 생기는 경우는 많다.

용어 해설

1. 비(脾)에는 음식물을 소화 흡수시켜 자양분을 폐(肺)로 들어 올려 전신에 운수하는 기능이 있고, 이것을 비의 승청(昇清)이라고 한다. 위(胃)에는 음식물을 소화해 여분을 하강시키는 기능도 있는데, 이를 위의 강탁(降濁)이라고 한다. 이것들을 합쳐 비위(脾胃)의 승강(昇降) 기능이라고 한다.
2. 심와부(心窩部)의 비증(痞證)을 '심하비(心下痞)'라고 한다. 위부(胃部)가 답답해져 팽만감을 느끼는 상태이다.
3. 이것을 비위조화(脾胃調和)라고 한다. 비의 기능을 비기(脾氣), 위의 기능을 위기(胃氣)라고 한다.
4. 생약과 식품에는 성미(性味)라고 하는 속성이 있다. 성미는 생약이나 식품이 인체에 미치는 영향을 가리킨다. 성(性)에는 한(寒)·량(涼)·평(平)·온(溫)·열(熱)이 있고, 미(味)에는 산(酸)·고(苦)·감(甘)·신(辛)·함(鹹)이 있다. 오미(五味)는 수렴(收斂)·강기(降氣)·보익(補益)·발산(發散)·산결(散結) 등의 작용이 있다. 본 방은 성미의 이해가 처방 파악의 열쇠가 된다.
5. 산결제비(散結除痞)는 답답한 곳을 풀어주고, 비증(痞證)을 제거하는 것이다.
6. 사약(瀉藥)이라는 것은 병사(病邪)를 제거하는 약재이다.
7. 생강(生薑)도 건강(乾薑)도 생강이지만, 건강은 생강을 말려 건조한 것이다. 생강은 체표(體表)의 한사(寒邪)를 제거하고, 건강은 체내의 한사를 축출하는 것이다. 따라서 소시호탕(小柴胡湯)과 갈근탕(葛根湯)에서는 생강으로 표한(表寒)을 없애는 것이고, 반하사심탕(半夏瀉心湯)에서는 건강으로 배의 냉증(冷症)을 다루는 것이다.
8. 수열호결(水熱互結)은 수습(水濕)과 열사(熱邪)가 결합하여 붙어있는 상태이다.
9. 설사(下痢)에 장명(腸鳴)을 동반하지 않는 경우는 인삼탕(人蔘湯) 등이 좋다. 반하사심탕(半夏瀉心湯)류의 설사는 한증(寒證)이므로 배변 후 가벼운 느낌이지만 인삼탕 등이 적합한 방제인 경우는 허증(虛證)이므로 배변 후 나른해진다.
10. 상열하한(上熱下寒)이라는 것은 몸의 상부에 열증(熱證)이 있고, 하부에는 한증(寒證)이 있는 상태이다. 하부에서는 비위(脾胃)의 냉증(冷症)도 포함되어 있으므로 하한(下寒)의 '하(下)'에는 중초(中焦)도 포함하여 생각하는 것이 좋다.
11. 반하사심탕(半夏瀉心湯)을 사용하는 경우는 복통이 심하지 않은 점에서 식별할 수 있다.
12. 하법(下法)이라는 것은 노폐물을 배출시켜 병사(病邪)를 구제하는 치료법이다. 정기(正氣)를 소모하지 않게 주의하여야 한다. 중양(中陽)은 중초(中焦)의 양기(陽氣)를 가리킨다.

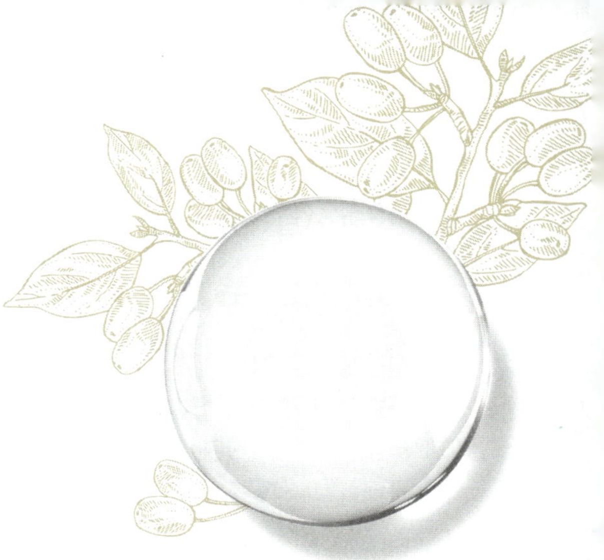

화해제 和解劑

소시호탕
小柴胡湯

초기 단계를 지난 감염증의 병사(病邪)를 치료
감기나 간염, 위염, 두드러기(蕁麻疹) 등에 사용

1996년 3월, 복수의 신문 1면에 '한약 부작용으로 10명 사망'이라는 헤드라인이 걸렸었다. 당시 만성 간염에 자주 사용된 소시호탕 엑스제에 의해 88명이 간질성 폐렴(pneumonia interstitialis)이 발생하였고, 10명이 사망했다는 내용이었다. 이 보도로 한방계는 크게 흔들렸다. 만성 간염에 광범위하게 사용되었던 소시호탕 엑스제의 사용량은 이 한 사건으로 급격하게 감소하였다.

원인 중 하나는 '만성 간염에는 소시호탕'이라는 병명에 따라서 처방을 정하는 점에 있다. 한약은 본래 환자의 증(證)[1]에 기초하여 처방이 결정된다. 증을 무시하고 병명만을 토대로 처방을 결정해서는 안 된다. 한약의 전문가라면 간질성 폐렴이 발병될 가능성을 미리 알 수 있는 사람에게는 투여하지 않는다. 한약을 서양의학적으로 투여했던 결과의 비극이라고 할 수 있다. '증을 정확히 판단할 수 있었다면'이라는 아쉬움이 남는다. 본 방은 응용 범위가 광범위한 처방인데도 아쉬운 사건이라고 할 수 있다.

어떤 사람에게 효과가 있나요?

소시호탕은 '반표반리(半表半裏)'증을 개선하는 기본 처방이다.

반표반리증(半表半裏證)은 감염증 등의 진행 중간 단계에서 볼 수 있는 증으로, 표증(表證)도 리증(裏證)도 아닌 증을 가리킨다.[2] 병사(病邪)가 인체에 침입하는 초기 단계가 표증(表證)이고, 사기(邪氣)가 완전히 체내에 침입해 장부(臟腑)에 기능장애가 생기는 상태가 리증(裏證)이다. 반표반리(半表半裏)는 사기가 인체에 침입하여 초기 단계를 지나쳐, 몸 안쪽으로 파고 들어가는 중간 단계라고 말할 수 있다. 이 처방의 출전인 '상한론(傷寒論)'에서는 한사(寒邪)에 의한 외감열병의 초기를 태양병(太陽病), 그리고 반표반리(半表半裏)인 단계를 소양병(少陽病)이라고 칭하였고, 반표반리증은 소양증(少陽證)이라고도 불린다.

이 증의 특징에는 한열왕래(寒熱往來)와 흉협고만(胸脇苦滿)[3] 이 있다. 한열왕래는 오한(惡寒)과 열감(熱感)이 되풀이되는 증상이다. 마침, 사기(邪氣)와 정기(正氣)의 힘 관계가 길항(拮抗) 관계에 있는 것이고, 줄다리기 같이 사기가 강해지거나 정기가 사기를 능가하는 것을 반복하는 상태이다.[4] 사기가 이기면 병은 점점 심해지고, 정기가 이기면 병이 낫는다. 이런 경우 소시호탕(小柴胡湯)은 인체를 사기로부터 지킨다.

반표반리증(半表半裏證)은 한열왕래(寒熱往來)와 흉협고만(胸脇苦滿) 이외에, 발열, 입이 씀(口苦), 오심(惡心), 구토, 기침, 목에 갈증이 느껴지고, 식욕부진 등의 증상이 보인다. 혀에는 백색 설태가 붙어있다. 주로 간과 담낭, 위, 폐, 기관지, 인두, 귀와 같은 몸 상부(上部)의 염증과 관계가 깊다. 한방에서는 표리(表裏)의 불균형, 넓게 말하면 음양의 언밸런스를 조화롭게 하는 치료법을 '화해(和解)'법이라고 부른다.[5]

임상에서의 응용 범위는, 감기, 인플루엔자, 간염, 담낭염, 위염, 식도염, 기관지염, 인후염, 편도염, 중이염, 이하선염, 흉막염, 신염, 신우신염(pyelonephritis), 방광염, 전신 홍반성 루푸스(SLE) 등 광범위하다. 화농성 질환에도 자주 사용한다.

소시호탕은 반표반리증 이외에도 자주 사용된다. 첫 번째는 '간울화화(肝鬱化火)'

증이다. 자율신경계 등에 관여하는 오장(五臟)의 간(肝)이 실조되고, 자율신경계가 흥분되어 열증(熱證)이 나타나는 상태에서, 정신적인 스트레스 등의 원인으로 생기게 된다. 초조함, 자주 화내며, 우울감, 입이 쓰고(口苦), 흉협고만(胸脇苦滿), 잠이 잘 안 오는 등의 증상이 나타난다. 자율신경 실조증(autonomic dysfunction)과 신경성 위염에 사용된다.

소화 흡수 대사에 관여하는 오장(五臟)인 비(脾)의 기능이 저하되는 '비기허(脾氣虛)'증에도 효과가 있다. 위·십이지장 궤양 등에 사용한다. 식욕부진, 기운이 없고(少氣), 자주 피곤해하는 등의 증상을 동반하는 경우가 많다.

수분의 흡수나 배설 기능이 나빠지고, 과잉 수분이 체내에 쌓이는 '담습(痰濕)' 증에도 사용된다. 오심(惡心), 구토, 기침, 많은 가래(多痰) 등 수분이 많은 증후가 관찰된다. 백색 설태가 많이 있는 경우가 많다. 기관지 천식 등에도 적용된다.

어떤 처방인가요?

구성 약재는 시호(柴胡), 황금(黃芩), 반하(半夏), 인삼(人蔘), 생강(生薑), 감초(甘草), 대조(大棗) 총 7가지이다.

군약(君藥)인 시호는 해표(解表)와 청열(淸熱)하는 작용이 있고, 한열왕래(寒熱往來)에 효과적이다. 소간해울(疏肝解鬱) 작용도 강하고, 반표반리증(半表半裏證)을 개선한다. 간울화화(肝鬱化火)에도 유효하다. 황금도 신약(臣藥)으로서 청열(淸熱)하는 작용을 가지고 있고, 시호와 협력하여 소양(少陽)의 병사(病邪)를 풀어준다. 시호와 황금은 같이 소화, 항균, 항바이러스 작용이 강하고, 자율신경계의 긴장을 완화하는 진정(鎭靜) 작용도 있다. 간을 보호하는 작용도 있다. 반하와 생강은 좌약(佐藥)으로서 위(胃)에 작용하며 구토를 멈춘다. 반하는 진해거담(鎭咳祛痰) 작용도 가지고 있다. 마찬가지로 좌약인 인삼, 대조는 비기허(脾氣虛)를 개선한다. 감초는 자감초(炙甘草)를 사용하고, 사약(使藥)으로서 인삼, 대조를 도와 모든 약재의 약효를 조화롭게 한다.

이로써 소시호탕(小柴胡湯)의 효능을 '화해반표반리(和解半表半裏)[화해소양(和解少陽)]'라고 할 수 있다. 소간해울(疏肝解鬱), 보기건비(補氣健脾), 화위구토(和胃嘔吐) 하는 효능도 있고 응용 범위는 넓다.

인후부의 통증과 구갈(口渴) 등 열증(熱證)이 강한 경우는 길경(桔梗)과 석고(石膏)를 가미한다(소시호탕가길경석고; 小柴胡湯加桔梗石膏). 빈혈과 월경불순(menstrual irregularity) 등의 혈허를 동반할 때는 사물탕(四物湯)을 병용한다. 짜증이 나는 증상이 심하면 황련해독탕(黃蓮解毒湯)을 합친다. 두통과 오한(惡寒), 관절통 등의 표증(表證)이 보이는 경우는 계지탕(桂枝湯)을 병용한다.[6] 입 마름(口渴)과 소변량 감소, 설사를 동반하는 경우는 오령산을 합방한다.[7] 불안감이 심한 경우와 신경성 기침이 나오는 경우는 반하후박탕(半夏厚朴湯)을 합친다.[8] 기침에 더해 황색의 점조한 가래와 흉통이 있는 경우는 소함흉탕(小陷胸湯)*을 함께 복용한다.[9] 역으로 수분이 많고, 점조하지 않은 가래가 나오는 경우는 소청룡탕(小靑龍湯)을 병용한다.

본 방은 조성(燥性)이 강한 약재의 배합이 많고, 장기간에 걸쳐 복용하면 체액을 소모해 음허증(陰虛證)[10]을 야기할 가능성이 있다. 따라서 음허의 증상을 보이는 사람에게는 본 방을 사용하지 않는다. 한편, 간질성 폐렴이 생긴 사람의 대부분은 음허증(陰虛證)이다. 서두에서 '한약의 전문가라면 간질성 폐렴이 발병될 가능성을 미리 알 수 있는 사람에게는 투여하지 않는다.'라고, 기술한 근거이다.

---

* 소함흉탕: 반하, 과루실, 황련으로 구성된 처방. 출전은 상한론. 〈역자 주〉

이런 환자에게

식욕이 없습니다. 명치 부근이 그득하고, 매슥거립니다.

최근, 일로 인한 스트레스가 심해졌다. 입이 쓰다(口苦). 혀에 백색 설태가 있다. 간울화화증(肝鬱化火證)으로 위의 기능이 실조 되어 있다. 소시호탕(小柴胡湯)을 1개월 복용하고 개선되었다.

기운이 없다면 육군자탕(六君子湯)을, 위의 답답함이 있다면 평위산(平胃散)이 좋다.

두드러기(蕁麻疹)가 반복되어 나타납니다. 심한 소양감이 있습니다.

피부의 부드러운 부분에 붉은 팽진이 생긴다. 심하면 전신에 생긴다. 이것은 담습(痰濕)에 열사(熱邪)가 한패가 되어 두드러기(蕁麻疹)가 된 케이스이다. 소시호탕(小柴胡湯)이 듣는 경우이고, 2개월 후에 완치되었다. 열감이 심해지면 인진호탕(茵陳蒿湯)을 합치면 효과적이다.

용어 해설

1. 증(證)은 환자의 병태(病態)나 체질을 나타낸다. 한방에서는 증에 따라서 처방을 결정한다. 같은 병이더라도 증이 다르다면 처방은 바뀐다. 이것을 '동병이치(同病異治)'라고 한다. 감기에 갈근탕(葛根湯), 꽃가루 알레르기에는 소청룡탕(小靑龍湯)을 결정하는 방법은 원래는 하지 않는다.
2. 표증(表證)에서는 오한(惡寒), 두통, 관절통 등의 증상이, 리증(裏證)에서는 고열, 심한 입마름(口渴), 발한(發汗) 등의 증상이 보인다. 반표반리증(半表半裏證)에서는 이 증상들은 나타나지 않는다.
3. 흉협부(胸脇部)가 그득한 통증이다.
4. 정기(正氣)는 병사(病邪)로부터 몸을 지켜 건강을 유지하는 데 필요한 기(氣)·혈(血)·진액(津液)으로 인체의 경우에는 필요한 기능과 물질을 가리킨다. 반표반리(半表半裏)에서는 정기가 강해지면 열감(熱感)이 나타나고, 사기가 강해지면 오한(惡寒)이 나타난다.
5. 화해제는 표리(表裏) 뿐만이 아닌 한열(寒熱)과 흉협(胸脇) 간의 불균형도 조절한다.
6. 본 방과 계지탕(桂枝湯)의 합방은 시호계지탕(柴胡桂枝湯)이 된다. 경련성 복통과 스트레스성 심신증(心身症)에도 좋다.
7. 본 방에 오령산(五苓散)을 합치면 시령탕(柴苓湯)이 된다. 신염과 신우신염(pyelonephritis), 위장염에 사용된다.
8. 본 방에 반하후박탕(半夏厚朴湯)을 합치면 시박탕(柴朴湯)이 된다. 시박탕은 기관지 천식에도 자주 사용된다.
9. 소시호탕(小柴胡湯)에 소함흉탕(小陷胸湯)을 더하면 시함탕(柴陷湯)이 된다. 기관지염과 폐렴, 흉막증에서 열증이 강한 경우에 효과가 있다.
10. 인체의 구성성분 중 혈(血)과 진액(津液)을 가리키는 '음액(陰液)'이 부족해지는 증이다. 만성질환의 대부분은 이 증이 된다.

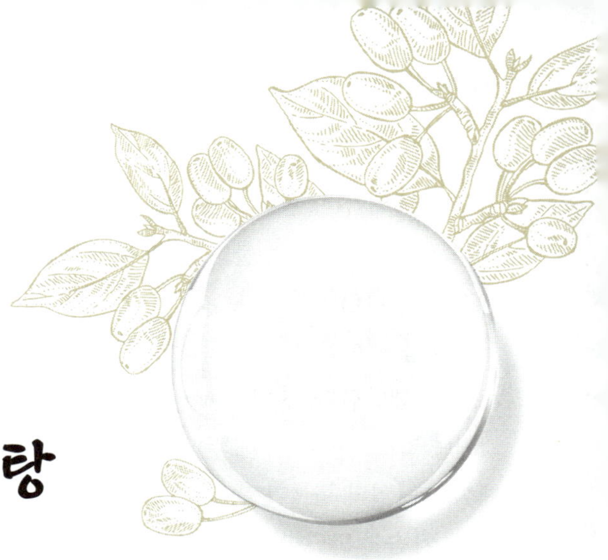

화해제 和解劑

시호계지건강탕

柴胡桂枝乾薑湯

간울(肝鬱)을 풀어 진액(津液)을 증가
정신 증상이 나타나는 허증(虛證)의 모든 증상에 사용

시호계지건강탕(**柴胡桂枝乾薑**湯)은 **시호(柴胡)**, **계지(桂枝)**, **건강(乾薑)**을 주된 약재로 한 처방이다. 시호가용골모려탕(柴胡加龍骨牡蠣湯)이 적용되는 정신 증상이 나타나고 있는 환자 중, 시호가용골모려탕을 사용할 수 없는 허증(虛證)[1] 인 환자에게 사용되는 경우가 많다. 별명은 시호계강탕(柴胡桂薑湯)이며 혹은 시호강계탕(柴胡薑桂湯), 강계탕(薑桂湯)이라고도 한다.

어떤 사람에게 효과가 있나요?

시호계지건강탕은 '간울화화(肝鬱化火), 진허(津虛), 위한(胃寒), 반표반리(半表半裏)' 증을 치료하는 처방이다.

간(肝)은 오장(五臟) 중 하나로, 몸의 모든 기능을 조절하고 정서를 안정시킨다. 자율신경계와 정서의 안정과 관계가 깊다. 이 간의 기능이 스트레스나 긴장의 영향으로 정체되면 '간울기체(肝鬱氣滯)'증이 된다. 더 나아가 스트레스가 지속되는 등으로 인해 열증(熱證)이 생기면 '간울화화(肝鬱化火)'증이 된다. 자율신경계가 흥분되고, 짜증, 우울감, 불면, 흉협부가 그득하여 괴롭고(흉협고만; 胸脇苦滿), 복부 팽만감 등이 나타나게 된다.

'진허(津虛)'증은 진액 부족의 증상을 가리킨다. 진액은 생리기능에 필요한 수액(水液)에 해당한다. 진허증(津虛證)이 되면 건조한 증후가 나타나고, 입 마름(口渴), 소변량 감소(뇨불리; 尿不利) 등의 증상이 나타난다. 열을 식히는 힘이 약해지고, 상대적으로 열의 형세가 증가하면(허열; 虛熱), 열감, 도한(盜汗), 가슴 두근거림(動悸), 복통, 가슴이 답답하여 진정되지 않는 불안감(심번; 心煩) 등의 증상도 나타난다.

'위한(胃寒)'증은 위(胃)에 한사(寒邪)가 침습해서 생기는 증이다. 육부(六腑)[2] 중 위의 기능은 음식물을 받아들여 소화하고, 인체에 있어서 유용한 물질로 변하게 하는 것이다. 이 위(胃)에 한사가 침습하면 차가워져 동통(疼痛)이 생기는 상태가 '위한'증이다. 상복부의 동통과 팽만감, 복부의 냉증(冷症) 등의 증상이 나타나게 된다.

'반표반리(半表半裏)'증은 병사(病邪)가 인체의 속으로 파고 들어가는 중간 단계를 의미한다. 이 증에서는 한열왕래(寒熱往來)와 흉협고만(胸脇苦滿)이 나타난다. 한열왕래는 오한(惡寒)과 열감(熱感)이 반복되는 증상을 가리킨다.

혀는 건조하며, 설태는 거의 없다(진허증의 설상).

반표반리가 되면 소시호탕 등을 사용하고 싶은 경우가 있다. 그러나 오심(惡心)이나 구토 증상 없이, 입 마름(口渴)과 소변불리(小便不利, 소변량과 횟수가 감소하는 것) 증상이 있는 경우는 소시호탕 등을 사용할 수 없고, 이럴 때 본 방이 효과적이다. 일반적으로는 병중 또는 병후, 머리를 쓰거나 육체노동 후, 산후, 영양불량 등의 상태에서 체력이 소모되어 약해져 있을 때(허증; 虛證)에 전술했던 증상이 보일 때 사용된다.

특히, 간울(肝鬱)로 인해 정신 증상이 나타나지만, 시호가용골모려탕(柴胡加龍骨牡蠣湯) 등이 사용될 수 없는 허약자(허증; 虛證)에 사용하는 케이스가 많다. 체력이 약해져 있는 상태에 혈색도 좋지 않고, 정신 과민 혹은 신경질적일 때, 복부에 동계(動悸)를 느끼는 타입에서 자주 보인다. 입 마름(口渴), 머리에서 땀이 나고(頭汗), 소변불리(小便不利), 설사(下痢) 혹은 무른 변(軟便), 손과 발이 차가워지기 쉽고, 심와부(心窩部)에 진수음(振水音)이 들리는 증상이 나타나는 경우도 많다.

임상 응용 범위는 간울화화(肝鬱化火), 진허(津虛), 위한(胃寒), 반표반리(半表半裏)의 증후를 나타내는 질환이다. 구체적으로는 자율신경 실조증(autonomic dysfunction), 갱년기 장애, 불면증, 노이로제(신경증; 神經症), 심신증(心身症)*, 신경쇠약, 감기, 인플루엔자, 기관지염, 폐렴, 폐결핵, 기관지 천식, 기관지확장증(bronchiectasis), 위무력증(gastric atony), 위하수(胃下垂, gastroptosis), 위산과다증, 신경성 위염, 위궤양, 간염, 담낭염, 흉막염, 복막염, 습진, 두드러기(蕁麻疹) 등이다.

어떤 처방인가요?

구성 약재는 시호(柴胡), 계지(桂枝), 건강(乾薑), 과루근(瓜蔞根), 황금(黃芩), 모려(牡蠣), 감초(甘草) 총 7가지이다.

군약(君藥)인 시호는 염증 등의 열을 중재한다(청열; 淸熱). 특히 한열왕래(寒熱往來)에 유효하고, 반표반리증(半表半裏證)을 개선한다(화해반표반리; 和解半表半裏).[3] 간기(肝氣)의 울결(鬱結)을 풀어 기를 흐르게 하는 힘도 강하다(소간해울; 疏肝解鬱). 간울화화(肝鬱化火)의 열증(熱證)을 식힌다(청간사화; 淸肝瀉火).

계지는 신약(臣藥)으로서 경맥(經脈)을 따뜻하게 하여 혈을 순환시킨다(통양; 通陽). 기의 상역(상충; 上衝)을 진정시키는 작용도 있다. 건강은 체내의 냉증(리한; 裏寒)을 제거하고(온리거한; 溫裏祛寒), 인체를 속에서부터 따뜻하게 한다(보양; 補陽). 특히 중초(中焦)(비위; 脾胃)를 따뜻하게 하여(온중; 溫中), 한사(寒邪)(특히, 리한; 裏寒)을 제거하여

* 심신증(心身症): 심리사회적 요인에 의해, 기질적 내지 기능적 장애가 인정되는 병태이다. 심신증의 예를 들자면, 위궤양, 과민성 대장 증후군, 편두통, 부정맥, 월경불순(menstrual irregularity), 기관지 천식, 과호흡 증후군, 아토피성 피부염, 메니에르병(meniere's disease), 본태성고혈압 등을 들 수 있다. 〈출처: 일본심신의학회〉 〈역자 주〉

통증을 완화해 준다(산한지통; 散寒止痛).

좌약(佐藥)인 과루근[4]은 진액(津液)을 증가시키고, 촉촉하게 하여 탈수 상태를 완화하고, 열을 식힌다(청열윤조; 淸熱潤燥). 황금은 습열(濕熱)을 제거한다(청열조습; 淸熱燥濕). 본 방에서는 시호와 황금으로 위열(胃熱)을 식히고, 흉협고만(胸脇苦滿), 한열왕래(寒熱往來), 심번(心煩)을 치료한다. 모려는 정신을 안정시켜 진정시킨다(진정안신; 鎭靜安神). 진액의 상실을 방지한다. 지한(止汗) 작용이 강하다. 본 방에서는 과루근과 모려로 진액을 증가시키고 입 마름(口渴), 소변불리(小便不利)를 치료한다.

감초는 사약(使藥)으로서 자감초(炙甘草)를 사용한다. 모든 약재의 약성(藥性)을 조화롭게 하고, 진통시켜(완급지통; 緩急止痛) 급박한 증상을 치료한다.

이로써 시호계지건강탕(柴胡桂枝乾薑湯)의 효능을 '소간해울(疏肝解鬱), 생진윤조(生津潤燥), 온리거한(溫裏祛寒), 화해반표반리(和解半表半裏)'라고 할 수 있다. 소시호탕(小柴胡湯)[5]의 구성 약재 중 조성(燥性)이 있는 반하를 자윤성(滋潤性)인 과루근으로 바꿔, 생강을 온성(溫性)이 강한 건강(乾薑)으로 바꾸고, 대조(大棗)를 진정(鎭靜) 작용이 강한 모려로 바꾸고, 보기(補氣) 하는 인삼을 계지로 바꿔 상충(上衝)을 진정시키는 처방이 된다.

소시호탕에도 배합되어 있는 시호와 황금의 한성(寒性)은 계지와 건강의 온성(溫性)에 따라 완화되고, 마찬가지로 조성(燥性)은 과루근의 자윤성(滋潤性)에 의해 약해지므로 한방에 통달하지 않는 자도 사용하기 쉬운 처방이라고 할 수 있다.

간울기체(肝鬱氣滯)가 심해지면, 사역산(四逆散) 등을 병용한다. 두근거림(動悸)이 심하면 영계출감탕(苓桂朮甘湯) 등을 합방한다. 도한(盜汗)이 심한 경우라면 계지가황기탕(桂枝加黃耆湯) 등을 배합한다. 식욕부진 등 기허(氣虛) 증상이 현저하다면, 사군자탕(四君子湯) 등을 합방한다. 오심(惡心)과 구토가 있다면 소반하가복령탕(小半夏加茯苓湯)을 병용한다.

출전은 '상한론(傷寒論)' 이다.[6]

이런 환자에게

> **어렸을 때부터 긴장하면 말을 더듬거립니다.**
> **가족과 떨어져 혼자 근무하게 되었는데 혼자 살게 되고서부터 말을 더듬는 것이 심해져 곤란합니다.**

긴장하면 머리서부터 땀이 난다. 신경질적이고 피곤해지기 십상이다. 간울화화(肝鬱化火), 진허증(津虛證)으로 보아 본 방을 사용하였다. 2개월 정도로 말을 더듬는 빈도가 많이 줄어들었다. 5개월 후에는 긴장해도 말을 더듬거나 머리서부터 땀이 나는 증상이 대부분 없어졌다.

> **갱년기 탓인가, 아무것도 하기 싫습니다.**
> **밤이 되면 두근거려서 잘 수가 없습니다.**

48세 여성이다. 최근 1년 정도, 월경이 늦어졌다. 가슴 두근거리는(動悸) 증상은 병원에서 진료받아도 이상이 없다고 하였다. 혈색이 좋지 않다. 입이 마른다(口渴). 발이 차갑다. 간울화화(肝鬱化火), 진허증(津虛證)으로 보아 본 방을 사용하였다. 복용을 시작하고 1개월 정도 후에 가슴 두근거리는 증상이 가벼워졌고, 3개월 후에는 입 마름 증상도 많이 나아졌다. 반년 후에는 옛날처럼 건강해졌고 외출하여 생활하는 것이 즐거워졌다.

용어 해설

1. 병에는 사람의 면역력과 저항력(정기; 正氣)이 저하되어 있어 병이 되는 경우와 정기는 약해져 있지 않지만 사기(邪氣)가 왕성해져서 병이 되는 경우도 있다. 한의학에서는 전자를 허증(虛證), 후자를 실증(實證)이라고 한다. 체격은 관계가 없다.
2. 오장육부(장부; 臟腑)는 인체의 기능적 단위이다. 오장(五臟)이 기(氣)·혈(血)·진액(津液)·정(精)을 생성하여 저장하는 장부인 것에 비해서 육부(六腑)는 음식물을 받아들여(수납; 受納), 아래쪽으로 전달해 배설해 가는 속이 빈 장부이다.
3. 표리(表裏)의 불균형, 넓게 말하면 음양(陰陽)의 언밸런스함을 조화롭게 하는 치료법을 화해법(和解法)이라고 한다. 한열(寒熱)과 장부(臟腑) 간의 불균형도 조절한다.
4. 과루근(瓜蔞根)의 별명은 천화분(天花粉)이다. 분말로 만들어 피부에 산포하기도 하며, 땀띠(한진; 汗疹)와 미란(erosion)에도 사용된다.
5. 소시호탕(小柴胡湯)의 구성 약재는 시호(柴胡), 황금(黃芩), 반하(半夏), 인삼(人蔘), 생강(生薑), 대조(大棗), 감초(甘草) 총 7가지이다.
6. 원래는 반표반리증(半表半裏證)의 치료를 잘못하여, 발한(發汗)과 공하법(攻下法)을 너무 많이 사용해 진액 부족과 위한(胃寒)을 야기시킨 상태에 사용되었다. 미열과 이장열(remittent fever)*, 도한(盜汗)을 동반한 결핵에도 자주 사용되었다.

---

* 이장열(remittent fever): 가장 흔한 형태의 발열로, 간헐열(intermittent fever)에 비해 체온의 변화가 심하지 않으나 정상체온으로 떨어지지 않는 열 〈출처: SMART 일차 진료 매뉴얼〉 〈역자 주〉

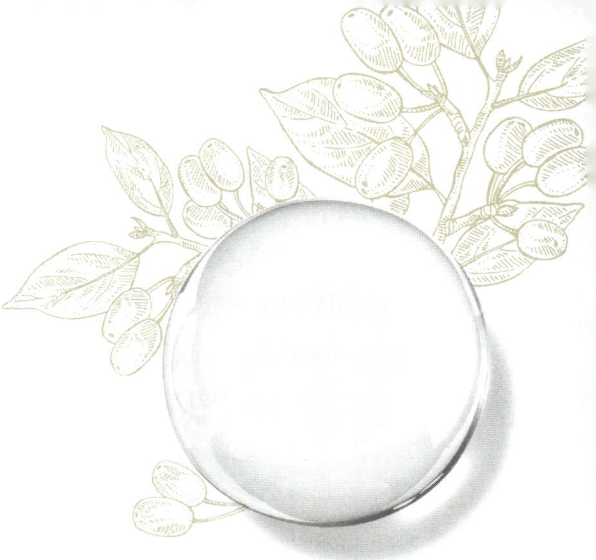

화해제 和解劑

시박탕

柴朴湯

기(氣)를 조정하여 담음(痰飮)을 제거
허약, 신경질적인 사람의 흉부와 위 질환에 사용

시박탕(**柴朴**湯)은 소**시**호탕(小**柴**胡湯)과 반하후**박**탕(半夏厚**朴**湯)을 합친 처방이다(소시호탕 합 반하후박탕; 小柴胡湯 合 半夏厚朴湯). 양 처방의 약효를 모두 가지고 있고, 담기호결(痰氣互結)이고 반표반리(半表半裏)의 증후도 볼 수 있는 호흡기질환 등에도 사용한다.

어떤 사람에게 효과가 있나요?

시박탕(柴朴湯)은 '담기호결(痰氣互結), 반표반리(半表半裏)'증을 치료하는 처방이다. '담기호결(痰氣互結)'증은 담(痰)[1]과 기(氣)가 서로 결합하여, 흐름이 부드럽지 못한 상태를 가리킨다. 담기호결이 인후두부에 생기고, 폐 부위나 위기(胃氣)의 흐름이 나빠지면 여러 증상과 병이 야기된다. 담기호결증은 본 방 내의 반하후박탕(半夏厚朴湯)으로 치료한다.

진액과 기의 흐름이 나빠지면 몸 상태가 악화된다. 목과 후두 부근(인후두부)이

좁고, 진액(津液)과 기(氣)의 흐름이 막히기 쉬우므로 진액이 응축되어 가래(담; 痰)가 되고, 인후두부에 정체되기 쉽다. 담은 기와 관계가 깊고, 기가 막히게 되면 담은 흐르기 어려워지게 되고, 담이 고정되면 기는 흐르기 어려워진다. 이 악순환이 담기호결(痰氣互結)이다. 주된 원인에는 정서의 변동과 불안정, 정신적 스트레스, 긴장, 불안, 호흡기계와 소화기계가 좋지 않을 때이다.

담기호결증(痰氣互結證)에 의해 생기기 쉬운 증은 담음(痰飮)[2]에 의한 '위기상역(胃氣上逆)'이다. 이것은 위 내에 생긴 류음(溜飮)[3]이 위의 긴장, 수축, 유문(幽門, pylorus)의 경련 등에 의해 역류하는 증이다. 오심(惡心), 구토, 딸꾹질(呃逆), 트림(噯氣), 상복부의 팽만감, 위의 답답함 등의 증상이 나타나게 된다. 현훈(目眩)과 두근거림(動悸)이 생기거나 위 부근에서 찰랑찰랑한 소리가 들리기도 한다(진수음; 振水音).

담습(痰濕)에 의한 '폐기역(肺氣逆)'도 자주 볼 수 있다. 기관지나 인후두부의 경련과 염증, 담(痰)의 분비에 의해 폐기가 상역(上逆)하고, 폐기역증이 된다. 기침, 객담(客談, sputum), 쉰 목소리(嗄聲), 인후부의 이물감과 자극감, 호흡곤란 등이 생긴다.

'반표반리(半表半裏)'증은 병사(病邪)가 인체의 속으로 파고 들어가는 중간 단계이다. 병을 조금씩 악화시키는 상태에 가깝다. 한열왕래(寒熱往來)[4], 흉협고만(胸脇苦滿)[5], 발열, 입이 쓰고(口苦), 오심(惡心), 구토, 기침, 목이 마르고, 식욕부진 등의 증상이 나타난다.

반표반리증은 본방 중 소시호탕(小柴胡湯)으로 치료한다. 소시호탕은 반표반리증 이외에 '비기허(脾氣虛)'증에도 효과가 있다. 비기허증은 음식물을 소화 흡수하여 기혈(氣血)을 생성하는 비(脾)의 기능이 약해진 체질이다. 피곤해지기 쉬우며, 기운이 없고(少氣), 식욕부진 등의 증상을 동반하는 경우가 많다.

시박탕(柴朴湯)의 적응증인 담기호결(痰氣互結)과 반표반리(半表半裏) 등의 증이 동시에 나타날 때는 스트레스 혹은 피곤해서 몸 상태가 무너지기 쉬울 때, 위(胃)부터 흉부에 걸쳐 폐색감과 불쾌감이 자주 생기고 호흡기, 소화기 질환 등을 앓고 있을 때이다. 신경질적인 사람이나 감기에 걸리기 쉽고, 자주 피곤하다고 말하는 허약체질인 경우도 많다. 혀에는 백색 설태가 많고 흠뻑(백니태; 白膩苔) 붙어 있다(담기호결증의 설상).

임상 응용 범위는 담기호결과 반표반리 양쪽의 증후를 나타내는 질환으로, 기관지 천식, 소아천식, 기관지염, 과호흡 증후군(과환기 증후군), 인두염, 상기도염, 역류성 식도염, 신경성 식도협착, 인후두이상감증(globus pharyngeus), 신경성 구토, 위염(특히 신경성 위염), 그 위에 불안신경증(anxiety neurosis), 심장신경증(cardiac neurosis), 자율신경 실조증(autonomic dysfunction), 히스테리, 우울병, 신경쇠약, 중이염, 비염, 혀통증(glossalgia), 감기, 인플루엔자 등이다.

어떤 처방인가요?

구성 약재는 소시호탕(小柴胡湯)을 구성하는 시호(柴胡), 황금(黃芩), 반하(半夏), 인삼(人蔘), 생강(生薑), 대조(大棗), 감초(甘草)와 반하사심탕(半夏瀉心湯)을 구성하는 반하(半夏), 후박(厚朴), 복령(茯笭), 생강(生薑), 소엽(蘇葉)을 합친 10가지이다. 역할은 반하후박탕이 주가 되고, 소시호탕이 부수적인 것이 된다.

반하후박탕의 군약(君藥)인 반하는, 담음(痰飮)을 제거하고, 울결(鬱結)을 해소한다(화담산결; 化痰散結). 정체되어 상역(上逆)한 기(기역; 氣逆)를 하강시켜 진정시키고, 위의 기능을 조절한다. 기침을 진정시키고, 가래(痰)를 삭히며, 구토를 억제한다.

신약(臣藥)인 박하는 기의 울결(鬱結)을 풀어, 기의 흐름을 원활하게 하고 폐색되어 있던 부분을 열어준다(행기개울; 行氣開鬱). 화담산결(化痰散結) 작용도 있다. 위장(胃腸)의 평활근 긴장을 풀어 유문(幽門)의 경련을 완화해 주고, 복부를 따뜻하게 하여 연동 운동을 촉진하고 복부 팽만감을 해소한다.

좌약(佐藥)인 복령은, 담습(痰濕)을 제거하여 비의 기능을 높이고, 반하를 도와 화담(化痰)하는 힘을 강하게 한다. 위(胃) 내 담음(痰飮)을 제거하고, 그 위에 이뇨 작용도 있어 위 내의 담음을 한 번에 제거한다. 마찬가지로 생강은 좌약으로서 화위(和胃)·지구(止嘔)·거담(祛痰) 작용이 있다.

사약(使藥)에 해당하는 소엽에는 소간(疏肝) 작용이 있고, 울결(鬱結)되어 있는 간기(肝氣)의 흐름을 좋게 하여, 기분(氣分)을 가볍게 한다. 소엽과 후박의 조합으로 자율신경계의 긴장을 완화해 주고, 평활근의 경련을 해소해서 폐색감이 해소된다. 위액의 분비를 촉진해 위장의 연동운동을 강하게 해주는 작용도 있다.

소시호탕의 군약인 시호에는 해표(解表)와 청열(清熱) 작용이 있어, 한열왕래(寒熱往來)에 유효하다. 소간해울(疏肝解鬱) 작용도 강하고, 반표반리를 화해(和解)[6] 한다.

신약(臣藥)인 황금(黃芩)에도 청열(清熱) 작용이 있고, 시호와 협력하여 반표반리의 병사(病邪)를 풀어준다. 시호와 황금은 함께 소염, 항균, 항바이러스 작용이 강하고, 자율신경계의 긴장을 완화해 주는 진정(鎮靜) 작용도 있다. 사약(使藥)에 해당하는 반하와 생강은 위에 작용하고, 구토를 멈춘다. 마찬가지로 좌약(佐藥)인 인삼과 대조는 비기허(脾氣虛)를 개선한다. 감초는 자감초(炙甘草)를 사용하고, 사약으로서 인삼과 대조를 도와 모든 약재의 약효를 조화롭게 하는 작용도 있다.

이로써 시박탕(柴朴湯)의 효능을 '이기강역화담(理氣降逆化痰), 화해반표반리(和解半表半裏)'라고 할 수 있다. 반하후박탕이 이기(理氣)·화담(化痰)·강역(降逆) 시켜 상역된 위기(胃氣)와 폐기(肺氣)를 진정시키고, 소시호탕이 반표반리(半表半裏)를 화해(和解)하고, 기를 보한다.

상복부의 답답함이나, 위의 진수음(振水音)이 강한 경우는 복령음(茯苓飮)을 병용한다. 소시호탕도 반하후박탕도 조성(燥性)이 강하므로 음허증(陰虛證)에는 사용하지 않는다.

소시호탕의 출전은 '상한론(傷寒論)'이고, 반하후박탕의 출전은 '금궤요략(金匱要略)'이다. 이 두 방제를 합방하여 시박탕(柴朴湯)이라고 한 것은 일본의 경험방이다.

이런 환자에게

기관지 천식으로 진단받았습니다. 언제 또 다음 (천식) 발작이 일어날까 불안해서 밤에는 좀처럼 잠을 잘 수가 없습니다.

하얀 가래(痰)가 자주 나온다. 위가 자주 메슥거린다. 담기호결(痰氣互結), 반표반리증(半表半裏證)으로 보아 본 방을 사용하였다. 1개월 후 위의 불쾌감이 경감되었다. 4개월 후 가래의 양이 줄어들었다. 한약을 복용하기 시작하고서부터 천식 발작은 일어나지 않았고, 10개월 후에 한약 치료를 종료하였다. 그 후에도 발작은 일어나지 않았다.

가끔 과호흡을 해서, 보건실에서 쉰 적도 있습니다.

여자 고등학생이다. 불안감이 심해질 때 과호흡이 잘 생긴다. 숨쉬기가 괴로우며, 가슴 두근거림(動悸)도 있다. 평상시 늘 피곤해지기 십상이다. 담기호결, 반표반리증으로 보아 본 방을 사용하였다. 과호흡이 일어나는 빈도가 조금씩 줄어들어, 반년 후에는 보건실에서 쉬는 경우가 없어졌다. 몸 상태가 좋아져서 한약의 복용을 계속하였더니 '몸이 건강해졌고, 월경도 안정되었다'라고 했고, 부모님도 반가워하였다.

용어 해설

1. 담(痰)은 진액이 정체되어 체내에 머무르는 정상적이지 않은 수액이다. 감기 걸릴 때 등에 기도에서 분비되는 가래(sputum)만을 의미하는 것이 아니다.
2. 담음(痰飮)은 정체된 수액(水液)이 모여 소재(所在)가 명확해지게 된 것이다.
3. 위(胃)에 체류되어 있는 음식물이다. 산성을 띠는 위액과 함께 위로 올라가기 쉽다.
4. 오한(惡寒)과 열감(熱感)이 반복되는 증상이다.
5. 흉협고만(胸脇苦滿)은 흉협부가 그득한 통증을 가리키는 것이다.
6. 화해법(和解法)은 체표의 불균형, 넓게 말하자면 음양(陰陽)의 밸런스를 조화롭게 하는 치료법을 가리킨다. 화해제는 표리(表裏) 뿐만이 아닌, 한열(寒熱)과 장부(臟腑) 간의 불균형도 조절한다.

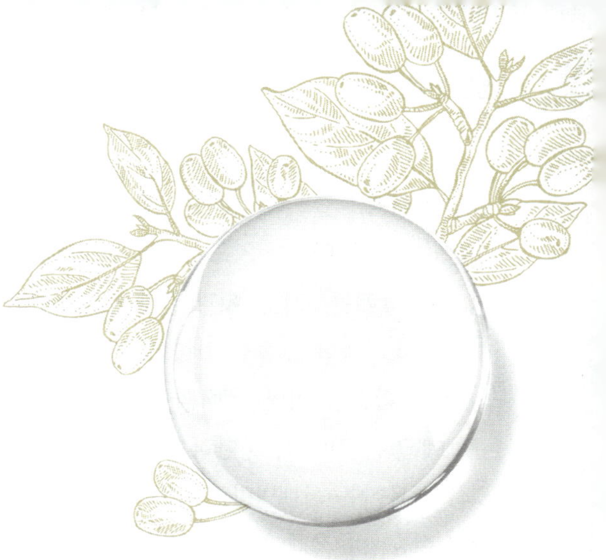

화해제 和解劑

시령탕

柴苓湯

병사(病邪)의 침입을 저지하여 수습(水濕)을 제거
수분대사(水分代謝) 장애를 동반한 각종 염증 등에 사용

시령탕(**柴苓**湯)은 소**시**호탕(小**柴**胡湯)과 오**령**산(五**苓**散)을 합친 처방이다(소시호탕 합 오령산; 小柴胡湯 合 五苓散). 위 조성대로 양 처방의 약효를 모두 가지고 있고, 소시호탕의 적응증인 반표반리(半表半裏)와 오령산의 적응증인 수습(水濕) 양쪽 증후를 나타내는 각종 염증 등에 사용되고 있다.

어떤 사람에게 효과가 있나요?

시령탕(柴苓湯)은 '반표반리(半表半裏), 수습(水濕)'증을 치료하는 처방이다.

감염증 등, 발열성·염증성 질환의 진행 과정에서 사기(邪氣)가 체내에 침입하는 초기 단계를 '표증(表證)', 사기가 완전히 체내에 침입하여 장부에 기능장애가 생긴 상태를 '리증(裏證)'이라고 한다. '반표반리(半表半裏)'증은 표증도, 리증도 아닌 사기가 인체에 침입하여 신체의 속으로 파고 들어가는 중간 단계이다. 병이 조금씩 악화되는 상태에 가깝다. 본 방 내의 소시호탕(小柴胡湯)은 이 반표반리증(半表半裏證)

을 치료한다.

반표반리증에서 자주 보이는 증상은 한열왕래(寒熱往來)와 흉협고만(胸脇苦滿)이다. 한열왕래는 오한(惡寒)과 열감(熱感)이 반복되는 증상으로, 흉협고만은 흉협부(胸脇部)의 그득한 통증을 가리킨다.

반표반리증은 병의 진행 과정에서 병사(病邪)와 정기(正氣)[1] 힘관계가 길항(拮抗)관계에 있는 것이고, 줄다리기 같이 병사가 강해지거나 정기가 병사를 능가하는 것을 반복하는 상태이며, 한열왕래가 생긴다. 이 상태에서 병사가 이기면 병은 심해져 리증(裏證)으로 들어가게 되고, 정기가 힘내서 병사를 축출해 내면 그것으로 병이 낫게 된다. 소시호탕은 이것처럼 줄다리기와 같은 상태일 때 병사가 신체의 속으로 침입하지 않도록 하는 작용이다.

반표반리증에서는 발열, 입이 쓰고(口苦), 오심(惡心), 구토, 기침, 목이 마르고, 식욕부진 등의 증상도 나타난다. 즉, 표증에서는 통상 오한(惡寒), 두통, 관절통 등의 증상이 보이고, 리증에서는 고열, 입 마름(口渴), 발한(發汗) 등의 증상이 나타나게 되고, 반표반리증에서는 이것들의 증상이 나타나지 않는다.

소시호탕은 반표반리증 이외에도 '간울화화(肝鬱化火)'증과 '비기허(脾氣虛)'증 등에 효과가 있다. 간울화화는 자율신경계 등에 관여하는 오장(五臟)의 간(肝)이 실조되고, 자율신경계가 흥분되어 '간울기체(肝鬱氣滯)'증이 되고, 그 위에 열증(熱證)[2]이 나타나게 되는 상태이다. 정신적 스트레스 등의 원인으로 생겨, 짜증이 나며, 자주 화내고, 우울감, 입이 쓰고(口苦), 흉협고만(胸脇苦滿), 잠이 잘 안 오는 등의 증상이 나타난다. 또 비기허는 소화 흡수와 대사에 관여하는 오장의 비(脾) 기능이 저하된 상태이다. 식욕부진, 기운이 없고(少氣), 피곤해지기 쉬운 등의 증상을 동반하는 경우가 많다.

시령탕의 다른 적응증인 '수습(水濕)'증은 수분의 흡수나 배설, 대사가 막혀 과잉 수분이 체내에 쌓이게 되는 상태이다. 위(胃)에 수습(水濕)이 쌓이게 되면 명치부근에서 찰랑찰랑 거리는 물소리(진수음; 振水音)가 난다. 게다가 위 내압(內壓)이 높아져 오심(惡心)과 구토가 생긴다. 물을 마셔도 바로 토해낸다(수역; 水逆). 장관(腸管,

enteric) 내에 수분의 흡수장애가 생기면 물 같은 설사(下痢)가 생긴다. 감염증과 식중독에 의한 설사와 다르며, 쿡쿡 찌르듯이 아픈 복통과 이급후중(裏急後重)[3]을 동반하는 경우는 적다. 또 신장(腎臟, kidney)에서 수분의 배설 장애가 생기면 부종과 소변량 감소가 생긴다. 신경계에 작용하여 혈관과 림프관의 수분 투과성에 이상이 생기는 경우도, 부종이 생긴다. 현훈(目眩)과 가슴 두근거림(動悸)을 동반하는 경우도 많다. 수습증(水濕證)은 본 방 내 오령산(五苓散)이 치료한다.

오령산이 유효한 수습증의 특징은 입 마름(口渴)과 소변량 감소가 보인다는 것이다. 소화기와 조직 내에는 남을 정도의 수습(水濕)이 존재하고 있음에도 불구하고, 그것이 혈액 안으로 들어가지 못하는데 혈관 내부는 오히려 수습이 부족한 상태가 되어, 입 마름과 소변량 감소가 생긴다. 수분이 체내에 편재되어 있는 것이다.

위와 같이 시령탕(柴苓湯)은 반표반리증(半表半裏證) 등의 소시호탕(小柴胡湯)의 적응증에 더해 입마름(口渴), 소변량 감소, 구토, 설사(下痢), 부종 등 수분의 흡수·배설 장애에 의한 수습 증후를 동반하는 상태에 적용된다. 면역기능을 조절하고, 염증을 낫게 하며 수분의 순환을 조절한다.

혀는 빨간색이며, 백색 설태가 붙어있다(반표반리증의 설상). 설태는 습윤하고 두꺼운 모양새이다(수습증의 설상).

임상 응용 범위는 반표반리, 수습의 증후를 나타내는 질환으로, 신염, 신우신염(pyelonephritis), 신증후군(nephrotic syndrome), 급성 위장염, 소화불량, 열중증(熱中症, heat stroke), 삼출성 중이염, 만성 비염, 임신성 고혈압(임신중독증), 간염, 간경변, 전신 홍반성 루푸스(SLE), 두드러기(蕁麻疹), 헤르페스, 건선, 만성 류마티스 관절염, 혈관부종(퀸케 부종, Quincke's edema), 감기 등이다.

이 외에, 본 방은 배란 유발작용이 있다는 보고도 있는 만큼 불임 치료에 사용되기도 한다. 또 항응고 작용과 면역조절 작용이 있다는 학계 보고도 있고, 항인지질 항체 수치가 높은 불임(습관성유산)의 치료에도 사용되기도 한다. 의약품 첨부문서의 효능, 효과에 명확하게 기술되어 있지는 않지만, 한약이 배란을 촉진하고 혹은 혈액을 잘 흐르게 하는 효과를 기대하여 서양 의학적으로 사용되는 예시도 있다.

한방적 사고 방법에 비교해봐도, 불임증과 습관성 유산의 병력이 있는 사람에게, 스트레스와 관계가 깊은 간울기체증(肝鬱氣滯證) 또는 착상부전(implantation failure)과 관련성이 높은 수습증(水濕證)이 보이는 경우가 있다. 본 방은 위 두개의 증 모두 효과가 있기 때문에, 복용하고 난 후 임신율이 상승하거나 유산율의 저하로 연결되는 케이스가 있다는 경우도 납득이 간다.

그러나 간울기체(肝鬱氣滯) 또는 수습(水濕)에 유효한 처방은 많고, 소시호탕(小柴胡湯)과 오령산(五苓散)을 사용할 때가 꼭 많은 것만은 아니다. 게다가 불임의 원인은 스트레스와 착상부전 외에도 다른 이유가 많이 있다. 증상과 병명부터만이 아닌, 환자의 증에 맞춘 처방 쪽이 훨씬 효과가 좋다.

어떤 처방인가요?

구성 약재는 소시호탕(小柴胡湯)을 구성하는 시호(柴胡), 황금(黃芩), 반하(半夏), 인삼(人蔘), 생강(生薑), 대조(大棗), 감초(甘草)와 오령산(五苓散)을 구성하는 택사(澤瀉), 저령(猪苓), 복령(茯笭), 백출(白朮), 계지(桂枝) 총 12가지이다.

소시호탕은 군약(君藥)인 시호를 중심으로 반표반리(半表半裏)를 화해(和解)[4]한다. 오령산은 군약의 택사를 중심으로 이수삼습(利水滲濕)하고(체내에 쌓여 있는 과잉 수습을 중재한다) 통양(通陽)한다.[5]

이로써 시령탕(柴苓湯)의 효능을 '화해반표반리(和解半表半裏), 통양이수(通陽利水)'라고 할 수 있다. 소시호탕이 반표반리를 화해하고, 통양(通陽)·이수(利水)·삼습(滲濕) 하는 오령산이 수분의 흡수·배설을 조정한다. 설사가 심하고 위의 답답함을 동반한 경우는 평위산(平胃散)을 병용한다. 담증(痰證)이 강한 경우는 황련해독탕(黃蓮解毒湯) 등을 병용한다.

출전은 '세의득효방(世醫得效方)'이다.

이런 환자에게

식욕이 없고 구역질만 납니다. 설사도 합니다.

목에 갈증을 느끼고, 자주 물을 마신다. 피곤함이 쌓였을 때, 이와 같은 증상이 나타나는 경우가 많다. 반표반리(半表半裏), 수습증(水濕證)으로 보아 본 방을 사용하였다. 3일 정도 복용하였더니 편해졌다. 1주 후에는 완전히 건강해졌다. 몸 상태가 좋아져서 본 방을 그 후에도 약 반년간 복용하였고, 위와 같은 증상으로 괴로워하는 것이 없어졌다.

발이 붓습니다. 저녁에는 발이 빵빵해져서 신발에 꽉 낍니다.

부종이 심해 통증을 느낄 때도 있다. 배뇨 횟수도, 1회당 소변량도 적다. 신우신염(pyelonephritis), 중이염에 걸린 적이 있다. 반표반리(半表半裏), 수습증(水濕證)으로 보아 본 방을 사용하였다. 2개월 후 부종이 조금씩 줄어들었고, 3개월 후 소변이 시원하게 나오게 되었다. 6개월 후 부종이 해소되었고, 체중이 3kg 줄어들었다.

용어 해설

1. 정기(正氣)는 병으로부터 몸을 지켜 건강을 유지하는 데 필요한 기(氣)·혈(血)·진액(津液)·정(精)으로 인체에 있어서 필요한 기능과 물질을 가리킨다. 반표반리(半表半裏) 단계에서 정기가 강해지면 열감이 나타나고, 사기(邪氣)가 강하면 오한(惡寒)이 나타난다.
2. 열증(熱證)은 환부의 발적, 열감 등의 염증 증상과 화농, 발열, 오한(惡寒), 충혈, 입 마름(口渴), 초조함, 불면, 다한, 동통, 출혈, 기침, 점조해서 뱉기(喀出) 어려운 가래, 인후부의 통증 등의 증상이다.
3. 뒤무직(tenesmus), 무지근한 배와 가까운 의미이며, 변의(便意)가 있지만 배변하지 못하거나, 조금밖에 배변할 수 없는 상태이다. 잔변감이 있다.
4. 표리(表裏)의 불균형, 넓게 말하자면 음양(陰陽)의 밸런스를 조화롭게 하는 치료법을, 화해법(和解法)이라고 한다. 화해제(和解劑)는 표리(表裏)뿐만이 아닌, 한열(寒熱)과 장부(臟腑) 간의 불균형도 조절한다.
5. 계지(桂枝)를 더해 이수제(利水劑)의 이수 효과가 높아진다. 이것을 통양(通陽) 작용이라고 한다. 이것과 같은 상승효과를 '행기화수(行氣化水)'라고 한다.

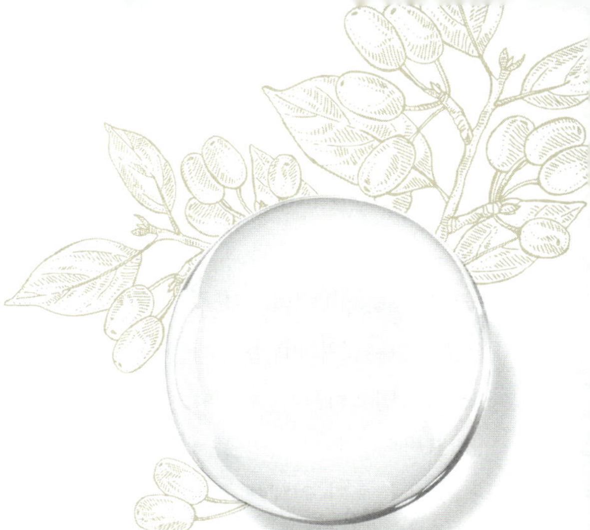

화해제 和解劑

대시호탕
大柴胡湯

양명소양합병(陽明少陽合病)**을 화해**(和解)
상복부의 긴장과 통증을 동반한 각종 염증에 많이 사용

한방에서는 병명에 따라서 처방을 결정하지 않고, 필히 환자의 증에 대응시켜 치료 방침을 결정하고, 처방을 판단한다(변증논치; 辨證論治). 그것을 위해 서양의학적으로는 같은 병이더라도 그 단계와 환자의 체력에 따라 처방이 변한다. 대시호탕(大柴胡湯)은 병이 체내에 침입하고, 그 위에 속 깊은 곳까지 들어가서 기(氣)의 정체와 열증(熱證)이 생기는 상태에 사용되는 처방이다.

어떤 사람에게 효과가 있나요?

대시호탕은 '양명소양합병(陽明少陽合病), 간울화화(肝鬱化火)'증에 대한 처방이다.

변증논치(辨證論治)에는 여러 방법이 있고, 예를 들어 기(氣)·혈(血)·진액(津液)의 상태를 보아 증(證)을 판단하는 '기혈변증(氣血辨證)' 혹은 오장육부(五臟六腑)의 밸런스를 보고 판단하는 '장부변증(臟腑辨證)', 주로 병사(病邪) 중 하나인 한사(寒邪)에 의한 외감열병(外感熱病)의 경과에 따라 분석하는 '육경변증(六經辨證)' 등이 있다.

육경변증(六經辨證)에서는 대개 외감열병(外感熱病) 초기 단계(표한; 表寒)를 '태양병(太陽病)', 사기가 체내의 속 깊게 침입하여 열증(熱證)을 나타내는 단계(리열; 裏熱)를 '양명병(陽明病)', 그리고 표증(表證)[1]도 리증(裏證)[2]도 아닌 단계(반표반리; 半表半裏)를 '소양병(少陽病)'이라고 부른다. 이것 중 소양병과 양명병이 동시에 보이는 증이 '양명소양합병(陽明少陽合病)'이다.

반표반리증은 감염병 등 발열성, 염증성 질환의 진행 도중에서 보이는 증(證)이다. 병사(病邪)가 인체에 침입하여, 몸속으로 파고 들어가는 중간 단계라고 말할 수 있다. 이 단계의 특징적인 증후로는 오한(惡寒)과 열감이 반복되는 증상(한열왕래; 寒熱往來)과 흉협부의 그득한 통증(흉협고만; 胸脇苦滿)이 있다. 병의 진행 과정에서 병사(病邪)와 정기(正氣)[3]의 힘 관계는 길항(拮抗) 관계에 있고, 병사(病邪)가 강해지거나 역으로 정기가 병사를 억누르기도 하는 것처럼 줄다리기 같이 반복하고 있다.

한열왕래와 흉협고만 이외에는, 위 기능(위기; 胃氣)의 상역(上逆)에 의해 구토, 입속이 쓰고(口苦), 오심(惡心), 식욕부진 등의 증상도 나타난다. 게다가 심신(心神)이 흐트러지면 우울감, 가슴이 답답하여 진정되지 않는 불안감(심번; 心煩)이 생긴다. 주로 인체 상부의 염증과 관계가 깊다.

병사(病邪)가 그 위에 침입하여 양명병(陽明病)이 되어 리열(裏熱)이 만들어지면(열결; 熱結), 염증은 인체의 하부 쪽으로도 퍼지게 되고, 대장의 통행이 막히고, 위 부근(심와부; 心窩部)이 답답하여 그득하고(심하비; 心下痞) 혹은 아프고(心下滿痛), 변비 등이 생긴다. 열사(熱邪)를 배설하기 위해서 설사(下痢)가 되는 경우도 있다.

한편, 장부변증(臟腑辨證)에서는 오장(五臟) 중 하나인 간(肝)의 기능 실조와 관계가 깊다. 간은 인체의 모든 기능을 조절(소설; 疏泄)하는 장부이고, 자율신경계와 정서의 안정, 기혈(氣血)의 흐름과 깊은 관계가 있다. 이 간의 기능(간기; 肝氣)의 흐름이 스트레스나 긴장의 영향으로 정체되고(간울; 肝鬱), 그 위에 심한 스트레스나 격한 감정 기복 등으로 간기가 실조되어 열증이 생기는 '간울화화(肝鬱化火)'가 된다. 자율신경계가 흥분되고, 짜증이 나며, 자주 화가 나고, 우울감, 불면, 안면홍조 등의 열증과 복부 팽만감이 나타나게 된다. 혀는 붉고(간울과 열증의 설상), 황색 설태가 있다(리열의 설상).

임상 응용 범위는 양명소양합병(陽明少陽合病), 간울화화(肝鬱化火)의 증후를 나타내는 질환으로 췌장염, 담낭염, 담관염, 담석증, 간염, 위장염, 위·십이지장 궤양, 식도염, 신염, 신우신염(pyelonephritis), 방광염, 상습적인 변비, 고혈압, 동맥경화증, 이상지질혈증(dyslipidemia), 당뇨병, 불면증, 자율신경 실조증(autonomic dysfunction), 신경증, 심신증(心身症), 신경성 위염, 위산과다, 어깨 결림, 중이염, 이하선염, 이명, 편도염, 인후염, 감기, 인플루엔자, 기관지염, 기관지 천식, 뇌출혈, 두드러기(蕁麻疹), 탈모증, 발기부전(erectile dysfunction, ED), 불임증, 비만증(스트레스성 비만) 등이 있다.

어떤 처방인가요?

구성 약재는 시호(柴胡), 황금(黃芩), 지실(枳實), 대황(大黃), 작약(芍藥), 반하(半夏), 생강(生薑), 대조(大棗) 총 8가지이다.

군약(君藥)인 시호는 병사(病邪)의 침입이 아직 깊지 않은 상태나 병변 초기에 병사를 발산시킨다(해표; 解表). 소염해열작용도 있고, 염증 등의 열을 중재한다(청열; 清熱). 한열왕래(寒熱往來)에 유효하며, 반표반리증(半表半裏證)을 개선하여 병사가 소양(少陽)에 있는 것을 풀어준다(화해소양; 和解少陽). 간기울결(肝氣鬱結)을 풀어 기를 흐르게 하는 힘도 강해진다(소간해울; 疏肝解鬱). 간울화화(肝鬱化火)에 대해서도 유효하다.

신약(臣藥)인 황금에도 청열(清熱) 작용이 있고, 시호와 협력하여 화해소양(和解少陽)한다. 시호와 황금은 같이 소염, 항균, 항바이러스 작용이 강하고, 자율신경계의 긴장을 완화하는 진정 작용도 있다. 간을 보호하는 작용도 있다. 마찬가지로 신약인 지실은 뭉쳐 있는 기를 열어 기를 순환시킨다(이기; 理氣). 위장의 연동운동을 조정하고 경련을 완화해 주며, 소화를 돕는다. 대황은 사하(瀉下)시키고, 양명(陽明)의 열결(熱結)을 배설하며(사하열결; 瀉下熱結), 소화관의 염증을 진정시킨다.

작약은 좌약(佐藥)으로서 백작약(白芍藥)을 사용하고, 근육의 경련과 긴장을 완화하고(유간; 柔肝), 진통, 진정시킨다. 대황과의 조합으로 열결 복통을 또 지실과의 조합을 통해 심와부(心窩部)의 복통을 치료한다. 또 시호와의 배합에 의해 소간해울(疏肝解鬱) 작용이 강화된다. 간을 보양하는 힘도 강하다. 마찬가지로 좌약인 반하와 생강은 위(胃)에 작용하여 기를 낮추고(화위강역; 和胃降逆), 구토를 멈춘다. 반하에는 진해거담(鎭咳祛痰) 작용도 있다. 생강에는 반하(半夏)의 독성을 억제하는 작용도 있다.

사약(使藥)에 해당하는 생강과 대조의 조합은 한사(寒邪)의 내습(內襲)에 의해 실조된 기혈(氣血)을 조정하고(조화영위; 調和營衛), 진액의 흐름을 도우며, 더 나아가 위장의 소화 흡수 기능(비위; 脾胃)을 조절하여 기를 만들고, 모든 약재의 약성(藥性)을 조화롭게 한다.

이로써 대시호탕의 효능을 '화해소양(和解少陽), 사하열결(瀉下熱結), 소간해울(疏肝解鬱)'이라고 할 수 있다. 화해가 메인이고 동시에 사하 작용이 있는 것이 특징이다. 소양병(少陽病)에 대해서는 사하 하지 않는 것이 원칙이지만 양명병과 합병이므로 사하약(瀉下藥)도 배합되어 있다.

본 방은 소시호탕(小柴胡湯)에서 인삼과 감초를 제거하고 대황, 지실, 작약을 더한 구성이다. 대황, 지실, 작약 3가지로 양명병(陽明病)의 열결(熱結)을 치료한다. 허증을 보하는 인삼과 감초는 필요하지 않으므로 배합하지 않는다. 소양병에 사용하는 소시호탕과 양명병에 사용하는 소승기탕(小承氣湯)(대황, 후박, 지실)을 가감하여 합친 처방이라고도 말할 수 있다. 또 시호, 작약, 지실은 사역산거감초(四逆散祛甘草)이므로 간울(肝鬱)에 유효한 배합이 된다.

입이 끈끈하고, 황달 등의 증후가 있다면 인진호탕(茵陳蒿湯)을 함께 복용한다. 기관지 천식의 경우는 반하후박탕(半夏厚朴湯)을 합방한다. 발열과 입 마름(口渴), 염증이 강할 때는 백호탕(白虎湯)을 더한다.

출전은 '상한론(傷寒論)'이다. 한대(漢代)의 장중경(張仲景)이 이 책에서 육경변증(六經辨證)을 제시하였다.

이런 환자에게

위가 답답하고 명치 언저리가 쓰리고, 아픕니다.

가끔 위산이 역류하여 식도 부위의 자극이 나타나기도 한다(탄산; 呑酸). 미식가로서 음주도 좋아한다. 혀에 황색 설태가 있다. 양명소양합병(陽明少陽合病)으로 보아 본 방을 사용하였다. 1개월 후에 위의 답답함과 명치 부근이 쓰리고 아픈 것이 소실되었다. 몸 상태가 좋아져서 계속 복용하였더니, 신경 쓰였던 입냄새가 없어졌고, 체중도 줄었다.

혈압이 높아, 계속 혈압을 낮춰주는 혈압약을 복용하고 있습니다.

원래 신경질적이고, 자주 짜증 낸다. 심한 어깨 결림이 있고, 상열감이 자주 있다. 간울화화(肝鬱化火)로 보아 본 방을 사용하였다. 3개월 후에 혈압이 조금씩 내려갔고, 혈압약을 줄여서 복용하고 있다. 6개월 후에는 짜증나는 것과 어깨 결림도 소실되었고 혈압약이 불필요하게 되었다.

용어 해설

1. 병사(病邪)가 체내에 침입한 초기 단계가 표증(表證)이다.
2. 병사(病邪)가 완전히 체내에 침입하여 장부에 기능장애가 생긴 상태가 리증(裏證)이다.
3. 정기(正氣)는 병사(病邪)로부터 신체를 지켜 건강을 유지하는 데 필요한 기능과 물질을 가리킨다. 반표반리(半表半裏) 단계에서 정기가 강하면 열감(熱感)이 나타나고, 병사가 강하면 오한(惡寒)이 나타난다. 이것이 한열왕래(寒熱往來)이다.

화해제 和解劑

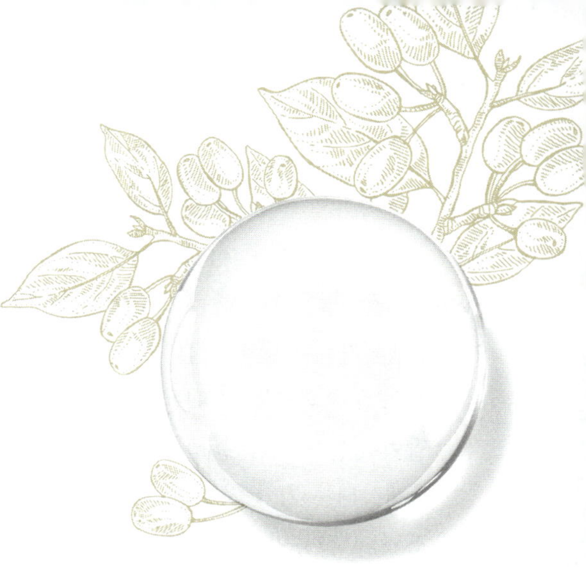

작약감초탕
芍藥甘草湯

간(肝)의 음혈(陰血)을 보하여 간기(肝氣)를 유화(柔和)
증상이 나타났을 때 복용하면 진정시키며, 다른 약과 함께 광범위하게 병용

작약감초탕(芍藥甘草湯)은 **작약**(芍藥)과 **감초**(甘草) 2가지로 구성된다. 일반적으로 갑자기 근육 경련[1]이 일어났을 때 복용되고 있지만, 간음허증(肝陰虛證)을 치료하는 기본 처방으로서 다른 약재와 함께 병용되는 경우가 많고, 응용 범위가 넓다.

어떤 사람에게 효과가 있나요?

작약감초탕은 '간음허(肝陰虛), 간기승비(肝氣乘脾)'증을 치료하는 기본 처방이다.

본 방을 이해하고자 하면 간(肝)에 대한 이해가 열쇠가 된다. 간은 오장(五臟) 중 하나로 오행(五行)[2]의 목(木)에 해당한다. 수목(樹木)의 가지처럼 넓은 범위에 미치며, 정신·정서나 각종 내장 기능, 혈류량 조절 등 전신의 생리기능이 원활하게 작동할 수 있도록 조절하는 기능(소설; 疏泄)을 가진 것이 간이다.

보다 구체적으로 기술하면 간은 '소설(疏泄)에 관여하는*' 장부(臟腑)로서 몸의 모든 기능을 조절하고, 정서(情緒)를 안정시킨다. 몸 전체의 컨트롤 룸과 같은 장소이다. 또한 '혈을 저장하는**' 기능도 있어, 혈을 저장하고(간혈; 肝血), 순환시킨다. 여성의 생식기능과 관련도 깊다. 게다가 간에는 '근을 담당하는(肝主筋)' 기능도 있어 근육의 수축과 이완과 같은 운동 제어도 한다. 또한 간은 '눈에 개규[3]한다***' 라는 말이 있는 것처럼, 눈(目)과의 관계도 깊다.

간에 저장되는 기(氣)와 혈(血)은 간기(肝氣), 간혈(肝血)이라고 불린다. 그 위에 기의 온조(溫照)[4] 작용이 주된 작용일 때는 간양(肝陽), 혈뿐만 아니라 진액도 포함한 자윤(滋潤) 작용을 간음(肝陰)이라고 일컫는다. 간혈·간음은, 자윤 작용을 통해 간기·간양의 소설(疏泄) 작용의 기초가 되고, 더 나아가 간기·간양의 기능 항진(승동; 升動)을 억제한다. 역으로 간기·간양은 소설 작용을 통해 간혈·간음의 자윤 작용을 발휘할 수 있게 한다. 간기·간양은 승동하기 쉬우며, 간혈·간음은 부족해지기 쉽다. 그래서 간음이 부족해지는 증이 '간음허(肝陰虛)'이다. 간음이 부족해지면 근맥(筋脈)이 자양되지 못하고 근육에 쥐가 나거나 경련이 생긴다. 손과 발이 저린 경우도 있다. 전해질 부족 등으로 인해 종아리에 쥐가 나는(비복근경련) 등이 자주 생기는 증상에 가깝다.

'간기승비(肝氣乘脾)'증은 원래 비기(脾氣)(소화 흡수 기능)가 약한 체질(비허증; 脾虛證)에 간기(肝氣)가 올라가 횡역(橫逆)하고, 비기가 조체(阻滯)되어 운화(運化) 기능이 실조되어 있는 상태이다. '비허간승(脾虛肝乘)'증이라고 부른다. 비허(脾虛)이기 때문에 간으로의 음혈(陰血) 공급이 부족해져 간음허(肝陰虛)가 되고, 간기가 승동(升動)하여 비에 횡역한다. 복통과 복부 팽만감, 진흙 형상의 대변이 보인다.

본 방은 돌발성 경련에, 유효성이 높고, 단독으로 증상이 있을 때 복용하는 경

* 肝主疏泄 〈역자 주〉

** 肝藏血 〈역자 주〉

*** 肝開竅於目 〈역자 주〉

우가 많다. 그러나 한의학에서는 간음허(肝陰虛)를 치료하는 기본 처방으로서 다른 처방과 병용할 때가 많다.

이미 작약감초탕이 들어가 있는 처방도 많다. 예를 들어, 소건중탕(大建中湯), 황련해독탕(黃蓮解毒湯), 당귀건중탕(當歸建中湯), 계지가작약탕(桂枝加芍藥湯), 계지가작약대황탕(桂枝加芍藥大黃湯), 사역산(四逆散) 등이다. 이 처방들이 적합한 증으로는, 모두 복직근이 경련은 없을지라도 단단하게 긴장되어 있고, 복통을 호소하는 경우일 때가 많다. 소시호탕(小柴胡湯)과 시호가용골모려탕(柴胡加龍骨牡蠣湯)에는 작약이 포함되어 있지 않지만, 대시호탕(大柴胡湯)에는 배합되어 있는 것도, 간음허(肝陰虛)에 의한 복직근 긴장의 유무와 관계가 있다.

본 방을 증상이 나타날 때 복용하여 사용하는 경우는 갑자기 나타나는(急迫性) 심한 경련과 동통(疼痛)이 일어날 때이다. 사지의 근육이 쥐가 나거나, 복직근 등 복부, 등, 허리 등의 근육(골격근)의 경련통에 한하지 않고 위장과 담낭, 신장, 요관, 기관지 등 속(체내) 근육(평활근)의 급박성 동통에도 효과가 있다. 동통의 대부분은 국소적으로 나타나고, 국소 근육이 단단하게 수축하여 경련을 일으키는 상태이다. 특히 심한 운동을 하거나 익숙지 않은 운동으로 땀을 많이 흘리게 되어, 사지 근육의 음허(陰虛)가 진행되어 생기는 경련과 동통 증상이 나타날 때 복용한다.

부인과 영역에서도 자주 사용된다. 자궁의 긴장이나 난관의 통과 장애 등 평활근의 긴장과 수축이 관여하고 있다고 생각되는 증(證)에 대해서, 메인 처방에 작약감초탕을 합쳐, 치료 효과를 높인다.

임상 응용 범위는 간음허(肝陰虛), 간기승비증(肝氣乘脾證)의 증후를 나타내는 질환으로 비복근경련, 위경련과 같은 소화관의 경련, 담석 동통, 장폐색, 요관결석으로 인한 동통, 좌골 신경통, 요통, 급성 요통(무거운 것을 들거나 허리를 비틀 때 갑자기 느껴지는 심한 허리 통증), 어깨 결림, 유착성 관절낭염(오십견), 낙침(落枕, 잠을 잘못자서 목과 어깨에 걸친 결림 현상), 기관지 천식, 월경곤란증, 배란통, 월경전증후군(PMS), 갱년기 장애, 배뇨통, 사정통 등이다.

본 방은 단순한 약재로 경련과 경련성 동통에 즉각 효과를 나타내 억제하지만 어디까지나 대증요법(對症療法)이다. 반복되어 생기는 경련과 동통의 근본적인 치료이기 위해서는 환자의 증에 맞는 처방이 필요하다.

어떤 처방인가요?

구성 약재는 작약(芍藥), 감초(甘草) 2가지이다. 군약(君藥)에 해당하는 작약은 백작약(白芍藥)[5]을 사용한다. 백작약은 혈(血)을 보하여 인체를 자양(滋養)한다(보혈양혈; 補血養血). 특히 간의 음혈(肝血·肝陰)이 부족한 것에 대하여 보충하고(양간음; 養肝陰), 간기(肝氣)·간양(肝陽)의 승동(升動)을 진정시켜 유화(柔和)하고, 소설(疏泄)을 정상적으로 하게 하여, 기혈(氣血)의 흐름을 조정한다(유간; 柔肝).[6] 이것으로 인해 근육(평활근과 골격근 둘 다)의 긴장과 구련(拘攣)(경련과 같은 것)을 진정시키고(해경; 解痙), 진통에도 효과적이다(완급지통; 緩急止痛). 특히 간기승비(肝氣乘脾), 간비불화(肝脾不和), 간위불화(肝胃不和) 등 간기(肝氣)의 정체(간기울결; 肝氣鬱結)와 관련되어 생긴 복통에 유효하다. 게다가 음액을 자양해 영기(營氣)를 잡아두고 수렴시켜(익음염영; 益陰斂營), 음액을 지킨다. 혈류의 삽체(澁滯)를 해소하고, 혈행(血行)을 활발하게 하는 작용도 있다(활혈; 活血). 중추성 진정 작용과 지혈 작용도 있다.

신약(臣藥)인 감초는 자감초(炙甘草)[7]를 사용한다. 비위의 기능을 높여(보비; 補脾), 기를 보한다(익기화중; 益氣和中). 기를 보하여서 혈을 만들고, 간혈(肝血)의 생성을 보조한다. 기혈을 조화롭게 하여 연급(攣急)과 경련을 완해(緩解)해 주고 백작약(白芍藥)과 마찬가지로 완급지통(緩急止痛) 한다. 익기(益氣) 작용은 심(心)의 양기(陽氣)를 보하는 힘이 강하다. 모든 약재의 약성(藥性)을 조화롭게 하여 독성을 완화해 준다.

백작약과 자감초는 중추에서는 억제 작용을 하여 진경(鎭痙)하지만, 근육에 대해서는 각자 흥분, 억제 작용을 한다. 이 작용들이 다른 약재를 병용함으로써 진경, 진통 작용이 상승적으로 강해진다.

이로써 작약감초탕의 효능을 '유간(柔肝), 해경지통(解痙止痛)'이라고 할 수 있다. 산미(酸味)인 백작약과 감미(甘味)인 자감초의 배합은 음혈(陰血)의 생성에 효과적이다(산감화음; 酸甘化陰).

신장결석인 경우 저령탕(猪苓湯)을 함께 복용하게 한다. 복통에 대해서는 안중산(安中散)과의 병용도 좋다.

출전은 '상한론(傷寒論)'이다.

이런 환자에게

수개월 전에 오십견이 발병했습니다.
왼쪽 팔을 위로 올리려고 해도 어깨에 심한 통증이 나타납니다.

본 방의 복용을 시작했더니 2주 만에 괜찮아졌다. 1개월 반 후에는 지하철 내 위에 있는 손잡이를 왼손으로 잡는 것이 가능할 정도가 되었다. 본 방의 복용을 그만두면 통증이 재발하여서 그 후에도 복용을 계속하였고 4개월 후에 완치되었다.

자주 설사합니다. 이전부터 자주 피곤해지고, 식욕이 없습니다.

조금이라도 스트레스를 받거나 긴장을 하면 불안해져 바로 설사(下痢)를 한다. 대변은 진흙과 같은 모양이다. 간기승비증(肝氣乘脾證)으로 보아 본 방을 복용하게 하였다. 2개월 정도 후부터 설사를 잘 하지 않게 되었다. 소요산(逍遙散)과 사군자탕(四君子湯)을 병용하여 체력적으로도 건강해졌다.

용어 해설

1. 다리에 쥐가 나는 등 근육이 잡아당겨지며 경련하고, 굴신(屈伸)이 곤란해진 상태이다.
2. 오행(五行)이라는 것은 만물을 목(木)·화(火)·토(土)·금(金)·수(水) 5개의 요소로 분류하고 각자의 성질과 상호적인 관계로 세계를 인식하는 철학의 이치이다. 오행은 서로 촉진하기도 하고(상생; 相生), 또 억제하면서(상극; 相剋) 안정과 균형이 유지되는 것이다. 한의학에서는 오행으로 사고하는 방식을 인간의 생리나 병리에 적용해 오장(五臟)이라는 기능의 밸런스를 인식한다.
3. 오장(五臟)의 기능이 반영되기 쉬운 기관을 가리킨다. 눈(目)은 간규(肝竅)라고도 한다.
4. 기(氣)의 기능 중 에너지 대사를 통해 몸을 따뜻하게 하여 체온을 유지하는 작용을 가리킨다.
5. 작약(芍藥)의 뿌리 외피가 붙어있는 대로 건조한 것을 적작약(赤芍藥), 외피를 제거하여 건조한 것을 백작약(白芍藥)이라고 한다. 야생종을 적작약이라고 하는 경우도 있다. 적작약은 혈분(血分)에 있는 여분의 열(울열; 鬱熱)을 식히고(청열량혈; 淸熱凉血), 활혈거어(活血祛瘀)하는 작용이 강하다.
6. 자음성(滋陰性)인 약재로 간양(肝陽)의 항진을 평정하는 치법을 평간(平肝)이라고도 한다.
7. 감초(甘草) 등의 뿌리 및 근경을 건조한 것을 생감초(生甘草), 구운 것을 자감초(炙甘草)라고 한다. 생감초는 청열해독(淸熱解毒)(항염증) 작용이 강하고, 비위(脾胃)의 기능을 조절하고, 기를 보하고, 모든 약재의 약성(藥性)을 조화롭게 한다. 보기(補氣) 작용은 자감초 쪽이 더 강하다. 감초의 과량복용에 의한 부작용(부종과 혈압상승을 동반한 위알도스테론증 등)에는 주의를 요구한다.

온리거한제 溫裏祛寒劑

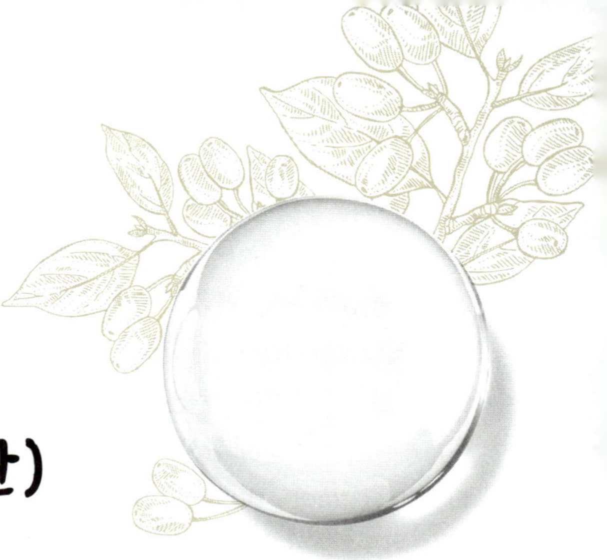

인삼탕(이중환)

人蔘湯 (理中丸)

중초(中焦)를 따뜻하게 하여 비위(脾胃)의 기능을 향상
설사, 구토, 답답한 느낌을 동반한 소화기 질환에 사용

인삼탕(人蔘湯)은 인삼을 배합하는 처방으로 별명은 이중환(理中丸) 또는 이중탕(理中湯)이라고 일컫기도 한다. 중초(中焦)[1]가 허약하여 한사(寒邪)가 침입하기 쉬운 증(중초허약증; 中焦虛弱證)을 치료하는 온중거한제(溫中祛寒劑)[2] 중 하나이다. 이중환(理中丸)에서 이중(理中)은 중초(中焦)를 이(理)롭게한다(조절한다) 라는 의미이다.

어떤 사람에게 효과가 있나요?

인삼탕(人蔘湯)은 '비위허한(脾胃虛寒)(비위양허; 脾胃陽虛)'증을 치료하는 대표적인 처방이다.

비(脾)와 위(胃)는 밀접한 관계가 있고[3], 협력하면서 음식물의 소화 흡수에 관여한다. 먼저 육부(六腑)의 위가 음식물을 받아들여(수납; 受納), 소화하고(부숙; 腐熟), 먹은 것을 인체에 유용한 형태(청; 淸)로 변화시켜 그것을 오장(五臟)의 비에 전한다. 남은 찌꺼기(탁; 濁)는 아래에 위치한 소장·대장으로 내린다(강탁; 降濁). 비는 청을 흡수시켜 폐로 들어 올리고(승청; 昇淸), 기혈을 생성하고, 전신에 운송한다(운화; 運化). 이 비위 기능이 저하되어 있는 상태를 '비위기허(脾胃氣虛)'증이라고 한다.

'비위허한(脾胃虛寒)'은 비위가 허약해져 있는 비위기허(脾胃氣虛)인 상태에, 한사(寒邪)가 침입한 증이다. 기(氣)의 온조(溫照) 작용[4]도 저하된 상태이므로 '비위양허(脾胃陽虛)'증이라고도 부른다. 상술한 비위의 기능 중 운화(運化)와 승강(昇降)(승청; 昇淸과 강탁; 降濁)의 기능 실조와 관계가 깊다.

비위허한은 병사(病邪) 중 하나인 한사(寒邪) 중에서, '리한(裏寒)'인 상황이다. 한사에는 외부로부터 인체에 침입해 와 체표부에 존재하는 표한(表寒)과 한사가 체내(리; 裏)에 깊게 침입해 장부(臟腑)나 경락(經絡)까지 도달된 리한(裏寒)이 있는데 본방은 리한증(裏寒證)을 치료한다.

비위허한증이 되면 비위(脾胃)의 승강(昇降) 작용이 실조되고, 위 부근이 그득해져 팽만감이 생기고(완복창만; 脘腹脹滿), 명치 부근(심와부; 心窩部)에 답답한 느낌이 생기고(심하비; 心下痞), 구역감, 무른 변(軟便), 설사(下痢)가 생긴다.

또 식욕부진이 있고, 미각이 저하되지만, 입 마름(口渴)은 없다(구담부갈; 口淡不渴). 위부(胃部)가 차서 아픈(완복냉통; 脘腹冷痛) 것도 있고, 아픈 부분을 따뜻하게 하고, 손으로 누르면 통증이 경감된다(희온희안; 喜溫喜按). 타액이 많다.

이런 증상에 더해 양기 부족으로 인해 무력감이 생긴다. 사지(四肢)에 관여하는 비위(脾胃)가 허약해져서 사지가 차고, 몹시 추위를 타는 것도 특징으로 소변의 색이 옅고, 양이 많아진다. 또 비의 통혈(統血) 기능이 저하되면 토혈(吐血), 혈변이 보이게 된다.

비위기허가 병의 근본적인 원인이기 때문에, 피로 권태감, 숨이 차기도 하고, 목소리에 힘이 없으며, 혈색이 좋지 않고, 생기가 없는 등의 증상도 보이게 된다. 이것들은 소화기계의 기능이 저하되어 있기 때문에 생기는 소화 흡수 장애, 대사의 저하, (위장의) 연동운동 부족으로 인한 류음(溜飮)과 가스의 정체, 혈액순환의 감소 등과 같은 상태에 가깝다.

즉, 인삼탕(人蔘湯)은 비위허한증(脾胃虛寒證)을 치료하는 기본 처방이지만 추운 환경과 차가운 음식물과 같은 한사(寒邪)가 체내에 침입해(한응; 寒凝), 갑자기 생기는 복통과 구토, 설사(下痢), 심하비(心下痞) 등에도 효과가 있다. 이 증을 '비위실한(脾胃實寒, 한사직중; 寒邪直中)'이라고 부른다.

혀는 담백색(淡白色)으로, 흰색 설태가 있다(허한증의 설상). 임상응용범위는 비위허한(脾胃虛寒)(비위양허; 脾胃陽虛)의 증후를 나타내는 질환으로 급성·만성 위장염, 위·십이지장궤양, 위하수(胃下垂, gastroptosis), 위 무력증(gastric atony), 소화불량, 위확장(gastrectasia), 빈혈 등이다.

어떤 처방인가요?

구성 약재는 건강(乾薑), 인삼(人蔘), 백출(白朮), 감초(甘草) 총 4가지이다.

군약(君藥)인 감초는 성미(性味)가 신열(辛熱)하며, 비(脾)·위(胃)·심(心)·폐경(肺經)에 들어가 체내의 냉증(리한; 裏寒)을 제거하고(온리거한; 溫裏祛寒) 인체를 속부터 따뜻하게 해준다(보양; 補陽). 특히 중초(中焦)를 따뜻하게 하고(온중; 溫中), 중초의 양기를 강하게 해주며(온건중양; 溫建中陽), 한사(특히 리한)를 흐트러지게 하여 통증(수한복통; 受寒腹痛)을 완화해 준다(산한지통; 散寒止痛). 상역(上逆)된 기(氣)를 하강시켜 구토를 막는다(강역지구; 降逆止嘔).

위장(胃腸)의 혈행(血行)을 개선하고, 소화액의 분비를 촉진하고, 복직근을 완화해 주고, 장관(腸管, enteric)의 연동운동을 안정되게 하며, 산통(疝痛)을 치료하는 효과도 있다. 소화기 점막이 자극되어 혈행이 좋아지게 되고, 복부의 냉증이 완화된다. 소화액의 분비가 증가하고, 장관(腸管, enteric)의 평활근 긴장이 완화되어, 연동 운동이 안정되고, 식욕이 증진된다.

신약(臣藥)인 인삼(人蔘)은 성미(性味)가 감(甘)·미고(微苦)·미온(微溫)하고, 비(脾)·폐경(肺經)에 들어가 비위(脾胃)를 보해 소화 흡수 기능을 높이고(건비; 健脾), 기를 보한다(보기; 補氣). 비위의 기의 승강을 조절하여, 운화 기능을 회복시키기 때문에, 대사 기능이 개선되고, 쇠약했던 전신의 기능이 높아진다(보허; 補虛). 폐기(肺氣)와 심기(心

氣)를 보하는 작용도 강하다. 실한(實寒)에 대해서는 경련성 동통을 완화해 주고, 심와비(心窩痞)를 제거하고, 구역질과 구토를 억제한다. 건강과 인삼의 조합은 비위의 혈행을 촉진하고 따뜻하게 하여 양기를 통하게 하는 효과가 있고(보기온중; 補氣溫中), 심하비(心下痞)와 복통, 설사(下痢), 구토의 치료에 자주 사용하게 된다.

백출은 좌약(佐藥)으로서 성미가 고(苦)·감온(甘溫)하여 비(脾)·위경(胃經)에 들어가 비위의 기능(소화 흡수 기능과 수습 운화기능)을 높여(건비; 健脾), 기를 보하는(보기; 補氣) 동시에 담습(痰濕)(수분대사 실조에 의해 수액이 체내에 과잉 축적된 것)을 제거(조습; 燥濕)하고, 수종(水腫)을 해소한다(소종; 消腫). 류음(溜飮)이 줄고, 위내정수(胃內停水)가 제거되고, 담기(痰氣)의 상역(上逆)이 해소된다. 이 작용은 건강(乾薑)이 혈관을 확장하고 순환을 촉진함으로써 강해진다.

감초(甘草)는 사약(使藥)으로서 자감초(炙甘草)를 사용한다. 비위의 기능을 조절하면서 기를 보하고(보기화중; 補氣和中), 모든 약재의 약성(藥性)을 조화롭게 한다. 건강과의 조합으로 중초(中焦)를 강하게 해주며, 폐를 따뜻하게 하고, 양기(陽氣)를 통창(通暢)[5]시킨다. 흉부의 답답한 느낌을 제거하고, 심하비(心下痞)와 타액이 많은 증상을 치료한다.

이로써 인삼탕의 효능을 '온중산한(溫中散寒), 보기건비(補氣健脾)'라고 할 수 있다. 신온성(辛溫性)한 약재로 리한(裏寒)을 제거하고, 감온성(甘溫性)인 약재로 중초(中焦)가 허약한 상태를 좋은 상태로 되돌려 허증(虛證)과 한증(寒證)을 동시에 치료한다.

허한(虛寒)이 대단히 심하면 부자(附子)를 더한다(부자인삼탕; 附子人蔘湯 혹은 부자이중환; 附子理中丸). 리한에 더하여 두통과 발열 등의 표한증(表寒證)도 보이는 경우는 계지(桂枝)를 더한다(계지인삼탕; 桂枝人蔘湯). 온열성(溫熱性)이 강하므로 외감발열(外感發熱)과 음허내열증(陰虛內熱證)에는 사용하지 않는다.

출전은 '상한론(傷寒論)'이다.

이런 환자에게

어렸을 때부터 대변이 무른 편이어서, 곧잘 설사를 하기도 합니다.

식사하면 바로 변의(便意)가 생기고, 1일 3회는 배변한다. 복통은 동반하지 않는다. 자주 피곤해하며, 발이 차다. 비위허한증(脾胃虛寒證)으로 보아 본 방을 사용하였다. 2개월 후 설사의 횟수가 줄어들었다. 5개월 후에는 설사는 거의 하지 않게 되었고 대변이 바나나 모양이 되었다. 냉증이 없으면 인삼백출산(人蔘白朮散), 피곤해지기 쉬우면 반하사심탕(半夏瀉心湯) 등을 사용하였다.

위 부근의 답답한 느낌이 있어, 식욕이 별로 없어 많이 먹지 못합니다.

조금 먹으면 위가 그득해져 구역질을 한다. 배가 차가워지면 살살 아프다. 비위허한증(脾胃虛寒證)으로 보아 본 방을 사용하였다. 4개월 후 위의 답답한 느낌이 줄어들었고 전보다 잘 먹게 되었다. 8개월 후 답답한 느낌은 전부 없어졌고, 체중이 늘어 건강해졌다. 냉증이 없으면 육군자탕(六君子湯), 위의 진수음(振水音)이 있는 것 같다면 복령음(茯苓飮) 등을 사용한다.

용어 해설

1. 한방에서는 삼초(三焦)라고 하는 개념이 있고, 인체를 크게 세 부분으로 나눠 가슴 윗부분을 상초(上焦), 몸 한가운데를 중초(中焦), 배꼽 아랫부분을 하초(下焦)라고 부른다. 오장(五臟) 중 심(心)·폐(肺)는 상초, 비(脾)는 중초, 간(肝)·신(腎)은 하초에 포함된다.
2. 온중거한제(溫中祛寒劑)에는 오수유탕(吳茱萸湯), 소건중탕(小建中湯), 대건중탕(大建中湯) 등이 있다.
3. 밀접한 관계에 있는 장부(臟腑)를 '표리(表裏)를 이룬다'라고 한다.
4. 온조(溫照)는 기(氣)의 작용 중 하나로, 에너지 대사를 통해 인체를 따뜻하게 하여 체온을 유지하는 작용이다.
5. 통창(通暢)은 막히지 않고 흐르는 것이다.

온리거한제 溫裏祛寒劑

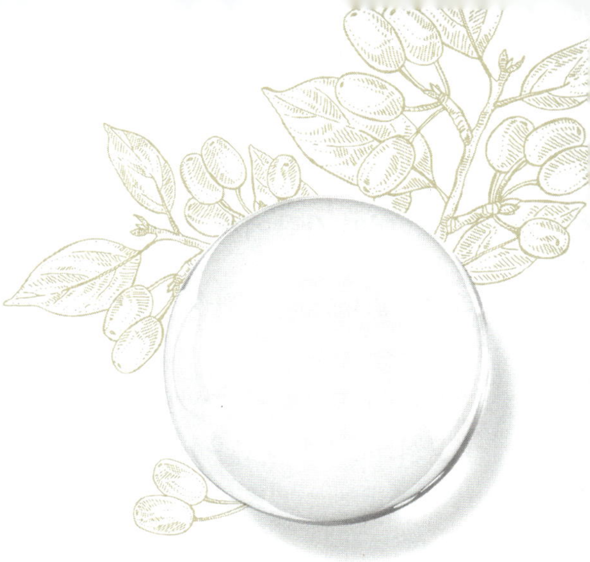

오수유탕

吳茱萸湯

위(胃)의 냉증을 제거하면서 위의 기능을 개선
구토와 두통 등 탁음(濁陰)의 상역(上逆)에 유효

구성 약재가 처방명이 된 한방 처방에는 오수유탕(吳茱萸湯), 인삼탕(人蔘湯), 감초탕(甘草湯) 등이 있다. 감초탕은 감초(甘草) 하나로만 이루어진 단방(單方) 처방이지만 오수유탕은 오수유(吳茱萸)에 3가지 약재가 더해져 있는 처방이다.

오수유가 배합되어 있는 처방은 오수유탕 이외에 온경탕(溫經湯)과 당귀사역가오수유생강탕(當歸四逆加吳茱萸生薑湯)이 있다. 온경탕은 냉증과 혈행(血行)이 불량할 때 또는 혈허(血虛)가 있을 때 사용한다. 당귀사역가오수유생강탕은 냉증과 혈허가 있는 경우 사용한다. 그리고 오수유탕은 위부(胃部)의 냉증을 동반하는 모든 증상에 사용한다.

오수유는 귤과의 관목 오수유(*Evodia rutaecarpa* Bentham)의 과실이고, 독특하고 강한 향기가 있어 몸을 따뜻하게 하는 강한 작용이 있다. 오수유가 배합 되어 있는 처방을 사용할지 말지를 결정하는 방법은 냉증을 동반하는 증상(한증; 寒證)이 환자에게 있는지를 보는 것이다. 오수유탕은 열증(熱證)이 있는 사람에게는 절대 사용하지 않는다.

어떤 사람에게 효과가 있나요?

오수유탕(吳茱萸湯)은 '위중허한(胃中虛寒), 탁음상역(濁陰上逆)'증을 개선하는 처방이다.

위(胃)는 육부(六腑) 중 하나로, 음식물을 받아들여(수납; 受納), 소화하고(부숙; 腐熟), 음식물을 인체에 유용한 형태로 변화시킨다. 게다가 음식물의 유용한 부분(청양; 淸陽)을 비(脾)[1]에 건네준 후, 남은 찌꺼기(탁음; 濁陰)를 소장·대장으로 내려 보낸다(강탁; 降濁).

위의 기능이 쇠약해진 곳에 한사(寒邪)의 자극이 더해진 증이 '위중허한(胃中虛寒)'이다. 이 상태가 되면, 위의 강탁 기능이 약해져, 탁음을 하강시킬 수 없게 된다. 이로 인해 탁음이 위(胃)에서 상부로 올라가게 된다. 이것이 '탁음상역'증이다. 위의 기능이 저하되고, 추워져 연동운동이 약화되고, 위 내의 물질이 밀어 올려지는 상태이다.

이 증의 환자는 위가 허약하여 차가워져 있고, 식욕부진, 위통(胃痛), 상복부의 답답한 느낌과 팽만감, 위산과다, 위의 진수음(振水音)이 생긴다. 게다가 위에 한사(寒邪)가 눌러앉아 있어서, 위부(胃部)가 차갑고, 추위와 찬 음식물을 싫어하게 되고 따뜻한 환경과 뜨거운 음식물을 좋아하게 된다(외한희난; 畏寒喜暖). 배가 차가워져 타액이 많아지게 되고, 설사(下痢)하기 쉽다.

위 내부의 탁음(濁陰)이 상역(上逆)하게 되면 위가 메슥거리고, 식사를 하면 구역질을 하고, 위산이 과다해지고(呑酸), 구토를 하기도 한다. 헛구역질(乾嘔), 딸꾹질(呃逆)도 생기기 쉽다.

위 내부의 한사(寒邪)가 두부(頭部)까지 상역하면, 두통이 생긴다. 두통은 편두통, 혹은 두항부(頭項部)의 심한 통증인 경우가 많다. 현훈(目眩)과 목덜미의 결림도 나타난다. 피곤하거나 월경 전에 생기기 쉽다.

한사(寒邪)가 심(心)[2]에 상역(上逆)하면, 심의 기능이 흐트러져, 짜증이 나며, 개운치 않고 진정되지 않는 불안감, 불쾌감(번조; 煩躁)가 생긴다. 때때로 가만히 안정을 취하지 못하게 된다.

위(胃)가 탁음(濁陰)을 내리지 못하면, 비(脾)는 청양(淸陽)을 올리지 못하게 된다. 이 경우 비기(脾氣)가 몸의 구석구석까지 두루 미치지 못하고, 손과 발이 차가워지고, 피곤해지기 쉬워진다. 혀는 붉은색인 부분이 적고, 흰 편이며 설태는 습윤하다.

이처럼 위(胃)의 기능 저하와 차가워진 허증(위중허한; 胃中虛寒)이 이 병의 근본적인 원인이고, 그 때문에 본래 하강해야 했어야 할 탁음(濁陰)이 상승하고 있는 실증(탁음상역; 濁陰上逆)이 생긴 증(본허표실; 本虛標實)[3]에 오수유탕(吳茱萸湯)을 사용한다.

임상 응용 범위는 만성·급성 위염, 위·십이지장 궤양, 위하수(胃下垂, gastroptosis), 위확장, 위산과다, 역류성 식도염, 간염, 편두통, 신경성두통, 메니에르병(meniere's disease), 자율신경 실조증(autonomic dysfunction) 등으로 위중허한(胃中虛寒), 탁음상역(濁陰上逆)의 증후를 나타내는 것들이다.

어떤 처방인가요?

구성 약재는 오수유(吳茱萸), 인삼(人蔘), 생강(生薑), 대조(大棗) 총 4가지이다.

군약(君藥)인 오수유는 열성(熱性)이 강해, 간(肝)[4]·신(腎)[5]·비(脾)·위(胃)에 귀경(歸經)[6]한다. 먼저 위를 따뜻하게 하여 구역질과 구토를 멈춘다. 다음으로 간을 따뜻하게 하여 상역(上逆)하는 것을 내리고(강역; 降逆), 정상화한다. 그리고 신을 따뜻하게 하여 구토와 설사를 멈추게 한다. 이것처럼 오수유는 그 자체로 광범위한 약효가 있다. 또 생강은 신약(臣藥)으로서 위를 따뜻하게 하고, 한기(寒氣)를 제거하며(온위산한; 溫胃散寒), 강역(降逆)하여 구토를 멈추고, 오수유의 작용을 돕는다.

위기(胃氣) 상역하고 하강하지 못하면, 비기(脾氣)도 정상적으로 상승하지 못하게 된다. 그래서 인삼이 좌약(佐藥)으로서 비기를 보하고(보비익기; 補脾益氣), 허(虛)해져 있는 비위(脾胃)의 기능 회복을 돕는다. 대조는 사약(使藥)으로서 보비익기하면서 모든 약재의 약성(藥性)을 조화롭게 한다. 게다가 인삼의 작용을 돕고, 생강과의 배합을 통해 비위의 기능을 조화롭게 한다.

이로써 오수유탕의 효능을 '온중보허(溫中補虛)[7], 강역지구(降逆止嘔)'라고 할 수 있다. 4가지 약재의 상호작용으로 위를 따뜻하게 하여 위의 기능을 보하고, 탁음(濁陰)의 상역(上逆)을 해소한다.

구토가 심하면 소반하가복령탕(小半夏加茯苓湯)을 함께 복용한다. 위의 냉통(冷痛)이 심해지면 안중산(安中散)을 합방한다. 한증(寒證)이 보이지 않는 경우는 복령음(茯苓飮)을 투여한다.

열성(熱性)이 강하므로, 열증을 동반한 위통(胃痛)과 탄산(呑酸), 두통 등에는 사용하지 않는다. 한열(寒熱)의 변증이 중요하다.

출전은 한대(漢代)의 고전 '상한론(傷寒論)'이다

이런 환자에게

식욕이 없고, 조금씩 먹어도 위가 그득합니다.
무리하여 먹으면 토합니다

몹시 추위를 타며, 배와 발이 차다. 타액이 많아지고, 설태가 습윤하다. 자주 피곤해하며 기운이 없다. 전형적인 위중허한(胃中虛寒), 탁음상역증(濁陰上逆證)으로 보아 오수유탕(吳茱萸湯)을 사용하였다. 반년 정도 후에 완전히 개선되었다.

구토가 심하면, 한약 1회분의 복용이 곤란한 경우는, 상태를 봐 가면서 조금씩 복용하게 하였다.

월에 3~4회 편두통이 생깁니다.
피곤하거나 생리 전에 심해집니다.

편두통이 일어날 때는 어지러운 통증으로, 심하면 손과 발이 차갑고 구토하고 가만히 있지 못한다. 위(胃)에 아무것도 들어있지 않을 때도, 헛구역질(乾嘔)하며 타액이 나온다. 탁음상역증(濁陰上逆證)으로 보아 오수유탕(吳茱萸湯)을 사용하였다. 2개월 후에는 편두통 발작이 월 1회로 감소하였고, 3개월 후에는 발작이 없어졌다.

용어 해설

1. 비(脾)는 오장(五臟) 중 하나로, 위(胃)에서 받아들인 청양(淸陽)을 흡수하여 기(氣)·혈(血)·진액(津液)을 생성하고, 그것을 오장의 폐(肺)로 들어 올려(승청; 昇淸), 전신에 운송한다(운화; 運化). 비와 위는 밀접한 연대를 맺고 있고, 이것을 '표리(表裏)를 이루는' 관계라고 한다. 기는 인체의 모든 생리기능을 추진하는 생명 에너지, 생명력이다. 혈은 생명 활동에 필요한 영양이다. 진액은 인체에 필요한 정상적인 수액이다.
2. 심(心)은 오장(五臟) 중 하나로, 심장(心臟, heart)을 포함한 혈액순환을 담당하는 것 외에도 정신(精神)·의식(意識)·사유(思惟) 등 인간의 고차원적인 정신활동(신지; 神志)도 담당한다.
3. '본(本)'은 근본적인 병의 원인, 그리고 '표(標)'는 실제로 외부로 나타나는 증상을 가리킨다.
4. 오장(五臟)인 간(肝)에는 전신의 생리기능이 원활하게 행해질 수 있도록 조절하는 기능이 있다(소설; 疏泄).
5. 오장(五臟)인 신(腎)에는 수분대사를 조절하는 작용이 있다. 구토와 설사는 수분대사의 이상이다.
6. 귀경(歸經)은 각각의 약재가 어떤 장부(臟腑) 혹은 경락(經絡)에 작용하는가를 나타내는 것이다. 그것에 의해 치료 적용 범위가 나뉜다. 경락은 기(氣)·혈(血)·진액(津液)이 체내에서 운행하는 통로이다.
7. 이 경우 '중(中)'은 중초(中焦), 즉 몸의 중심부에 있는 비위(脾胃)의 기능을 가리킨다.

온리거한제 溫裏祛寒劑

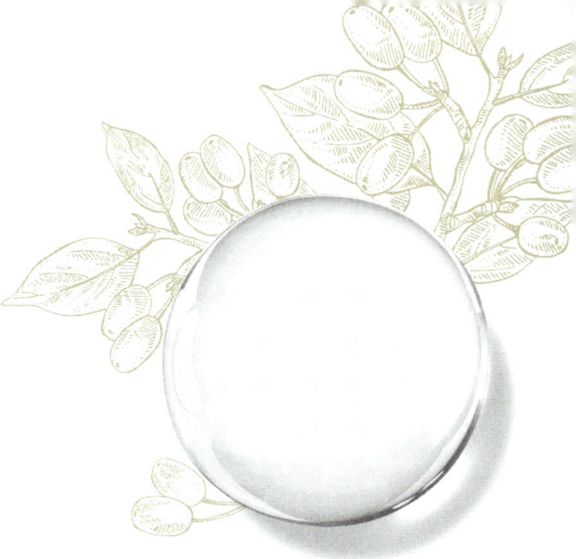

대건중탕

大建中湯

중초(中焦)를 따뜻하게 하고, 쇠약해진 기능을 보함
구토나 복만(腹滿)을 동반한 복부의 냉증, 통증에 사용

대건중탕(大建中湯)은 건중탕(建中湯)의 한 종류이다. 건중탕은 중초(中焦; 복부)를 따뜻하게 하여 비위(脾胃)의 기능을 튼튼하게 하는 방제를 가리킨다.[1] 본 방은 특히 보허(補虛)·산한(散寒) 작용이 강해서, 대건중탕이라는 이름이 붙게 되었다.

어떤 사람에게 효과가 있나요?

대건중탕은 '중초양허(中焦陽虛), 한성상역(寒盛上逆)'증을 치료하는 대표적인 처방이다. 허한(虛寒)에 의한 복통과 실한(實寒)에 의한 복통 양쪽에 효과적이다.

허한과 실한은 한사(寒邪)의 한 종류이다. 병의 원인(병인; 病因) 중 하나로, 더위, 추위 등의 환경의 변화가 너무 강한 경우이다. 이것을 육음(六淫)[2]이라고 한다. 한사(寒邪)는 자연계의 한랭(寒冷)이 야기하는 현상을 닮은 증상이 나타나는 병사(病邪)이다.

한사(寒邪)에는 추운 환경, 차가운 음식물, 세균 또는 바이러스의 감염 등의 영향으로 형세가 강한 한사가 인체에 침입한 실한(實寒)과, 오랫동안 몸 상태가 좋지 않았거나 생활 습관, 환경의 영향으로 인체의 기능이 약해져 양기(陽氣)가 쇠약해지고, 상대적으로 한사의 형세가 강하게 된 허한(虛寒)이 있다.[3]

'중초양허(中焦陽虛)'증은 중초(中焦)[4]의 양기가 부족해지고, 허한(虛寒)이 생긴 상태이다. 소화기계 전반적인 기능이 약해진 체질(비위기허; 脾胃氣虛)이 근본적인 원인이고, 소화 흡수를 충분히 하지 못해, 에너지 대사가 저하되고, 혈액 순환이 충분하지 못하게 되어 차가워진다. 양기가 허해진 상태이고, 체내에 한사가 생기기 쉽다(양허내한; 陽虛內寒). 위장의 연동운동이 충분하지 않으므로, 가스 등이 소화기관 내에 정체되기 쉽다. 체력이 약해지고, 피곤해지기 쉬우며, 복부의 긴장이 약해지고, 힘이 없다. 체내의 냉증(리한; 裏寒)으로 인해 장관(腸管, enteric)이 움직이지 못하게 되고, 한랭(寒冷) 자극 등으로 심한 복부산통(腹部疝痛)[5] 등의 증상이 생기기 쉽다. 장관(腸管, enteric)에 한정되지 않고, 요관 등의 평활근 경련에도 본 방이 유효하다.

'한성상역(寒盛上逆)'증은 찬 음식물을 과다하게 섭취하거나 추운 환경 등의 한랭(寒冷) 자극으로 형세가 왕성해진 한사(寒邪)가 침입해 위기(胃氣)가 상역(上逆)한 상태이다. 한랭 자극에 의해 장관(腸管, enteric) 평활근의 근긴장이 높아지게 되고, 연동운동이 정지되거나 국소적으로 항진되거나 한다. 복강 내의 혈관이 수축하고, 차가워진다. 중초양허증(中焦陽虛證)과는 다르고, 평소 허약하지 않더라도, 음식과 환경에 의해 강한 한사가 침입하여 생긴 실한(實寒) 타입이다.

중초의 양기가 약해지므로, 복부가 차가워져 아프고(냉통; 冷痛), 장명(腸鳴)과 설사(下痢)가 생긴다. 가스 등이 정체되어 복부가 팽만한 것도 있지만, 복벽은 약해져 허한 상태이다. 변비가 되는 경우도 있다. 또 추위를 많이 타게 되고, 사지가 차가워진다. 몸이 나른하고, 피곤해지기 쉽다. 위기의 상역으로 인해 구역질 혹은 구토를 하고 식욕이 좀처럼 없게 된다. 통증이 심하면 장이 꾸역꾸역 움직이는 것 같이 느끼고, 실제로 외부에서 장의 연동 운동을 보는 것도 가능하다. 한사(寒邪)가 상초(上焦)에 도달하면, 흉중(胸中)에서도 냉통(冷痛)이 생긴다. 한사(寒邪)가 피부에 침입하면, 피부가 아프고, 피부를 만질 수 없을 정도가 된다.

이 증들은 한랭(寒冷) 자극 등으로 인해 장관(腸管, enteric)과 장간막(腸間膜)의 혈관이 수축하여, 장관 내 근 긴장도가 높아지고, 연동 운동이 정지되거나 국소적으로 항진되어 생기는 산통(疝痛) 발작에 가깝다. 장관의 유착과 장의 통과 장애 등과도 관련이 있다고 생각된다.

혀는 담백색(淡白色) 혹은 청자색(青紫色)이고 습윤한 백색 설태이다(허한증의 설상).

임상응용범위는 중초양허(中焦陽虛), 한성상역(寒盛上逆)의 증후를 나타내는 질환으로 위염, 위경련, 장염, 장유착(수술 후 유착 등), 장협착증, 장폐색, 장염전(volvulus), 장중첩증(intussusception), 과민성 대장증후군, 충수염(맹장염), 게실염, 신장결석, 요관결석, 췌장염, 담석, 내장하수(內臟下垂, splanchnoptosis) 등이 있다.

어떤 처방인가요?

구성 약재는 촉초(蜀椒), 건강(乾薑), 인삼(人蔘), 교이(膠飴) 4가지이다.

군약(君藥)인 촉초는 화초(花椒), 천초(川椒)라고도 한다. 신열(辛熱)한 성미(性味)로 중초(中焦)(비위; 脾胃)를 따뜻하게 하고(온중; 溫中), 한사(寒邪)를 흩어지게 하고 습사(濕邪)를 제거하여(산한제습; 散寒除濕), 상역(上逆)한 기(氣)를 하강시켜 답답함과 폐색을 풀어준다(하기산결; 下氣散結). 이 작용들로 장관(腸管, enteric)의 연동 운동 이상과 경련을 치료하고, 장관(腸管, enteric) 내 정체된 가스를 배출한다. 비위허한(脾胃虛寒)에 의한 소화불량, 위내정수(胃內停水), 복통, 구토, 설사(下痢) 등에 사용된다. 구충(驅蟲) 작용도 있다.

신약(臣藥)인 건강은 촉초와 마찬가지로 성미(性味)가 신열(辛熱)하여 리한(裏寒)을 제거하여 몸을 따뜻하게 한다(온리보양; 溫裏補陽). 특히 중초(中焦)를 따뜻하게 하여 중초의 양기를 강하게 해주고(온건중양; 溫建中陽), 한사(寒邪)를 흩어지게 하여 통증을 완화해 준다(온중산한지통; 溫中散寒止痛). 게다가 기의 상역을 하강시켜 구토를 멈추게 하고(강역지구; 降逆止嘔), 군약을 돕는다.

인삼은 좌약(佐藥)으로서, 소화 흡수 기능을 높이고(건비; 健脾), 기를 보한다(보기; 補氣). 대사가 개선되어 잃어버린 전신의 기능이 높아지게 된다(보허; 補虛). 또 위의 진액(津液)을 보하여, 입 마름(口渴)을 해소한다(생진지갈; 生津止渴). 정신 안정 작용도 있다(안신; 安神). 위와 같은 작용은 주로 허한(虛寒)에 대한 작용이고, 실한(實寒)에 대해서는 인삼은 경련성 동통(疼痛)을 완화해 주고, 답답함을 제거하며 구역질과 구토를 억제한다.

교이(膠飴)는 좌·사약(佐·使藥)으로서 비기(脾氣)를 높여 기를 보하고(보비익기; 補脾益氣), 급박한 증상을 완화하고 통증을 억제하며(완급지통; 緩急止痛), 모든 약재의 약성(藥性)을 온화해 준다. 폐(肺)를 자윤(滋潤)하여 기침을 진정(鎭靜)시키는 작용도 있다(윤폐지해; 潤肺止咳). 교이는 쌀을 쪄서 당화시킨 조청 같은 것으로, 성분에 맥아당(maltose) 등이 포함되어 있다. 촉초(蜀椒)와 건강(乾薑)의 자극성이 있는 약미(藥味)는 교이와의 배합으로 완화된다. 인삼의 건비보기(健脾補氣) 작용을 돕는 작용도 한다. 작용이 세지 않고, 허약자의 복통, 위장장애, 변비, 기침, 체질 개선 등에 적용된다. 교이가 배합된 한약은 다른 약재를 끓인 후에 교이를 넣어 용해해 복용한다.

이로써 대건중탕(大建中湯)의 효능을 '온중보허(溫中補虛), 강역지통(降逆止痛)'이라고 할 수 있다. 몸을 따뜻하게 하지만 건조하게 하는 것이 아니며, 보하지만 머무르게(滯) 하는 것도 아니고, 한사(寒邪)를 제거하지만 음(陰)을 손상시키는 것이 아닌 구성이다.

양허(陽虛)로 오한(惡寒)이 심하다면 계지인삼탕(桂枝人蔘湯)을 병용한다. 비허(脾虛)가 강하여 설사(下痢) 증상이 두드러진 경우는, 인삼탕(人蔘湯)을 합방하거나 인삼탕으로 약을 바꾼다. 위기상역(胃氣上逆)에 의한 구토가 심해지면 오수유탕 또는 소반하가복령탕(小半夏加茯笭湯)을 함께 복용하게 한다. 복부 팽만감이 심하다면 반하후박탕(半夏厚朴湯)을 병용한다. 상복부의 한통(寒痛)이 심하다면 안중산(安中散)을 함께 복용하게 한다.

출전은 '금궤요략(金匱要略)'이다. 원전에는 '복용 후에 따뜻한 죽을 먹도록*'이라고 쓰여 있다. 본 방을 복용 중일 때는 따뜻하고 부드러운 것을 먹는 것이 좋을 것이다.

이런 환자에게

배란기나 월경 전에 난소 부근이 당기는 느낌의 통증이 있습니다.

난소 낭종으로 2번 수술하였다. 허리가 시리고, 배가 그득하다. 통증이 심하면 구역질도 한다. 중초양허(中焦陽虛), 한성상역(寒盛上逆)으로 보아 본 방을 사용하였다. 복용을 시작하고 2주일째부터 통증이 줄어들었고, 3주째에는 거의 없어졌다.

배가 차고 아픕니다. 팽만감도 있습니다.

원래 위장(胃腸)은 건강하지 않았다. 배에서 소리가 들리고, 설사(下痢)를 한다. 슈퍼마켓의 냉동식품 담당이 되고서부터 악화되고 있다. 중초양허(中焦陽虛), 한성상역(寒盛上逆)으로 보아 본 방을 사용하였다. 2주간 정도 복용하였더니 복통이 없어지게 되었다.

* 心胸中大寒痛, 嘔不能飮食, 腹中寒, 上庶皮起, 出見有頭足, 上下痛而不可觸近, 大建中湯主之. 大建中湯方: 蜀草二合(炒去汗) … 微火煎取一升半, 分溫再服; **如一炊頃, 可飮粥二升**, 后更服. 〈금궤요략 대건중탕 조문〉 〈역자 주〉

용어 해설

1. 건중탕(建中湯)에는 대건중탕(大建中湯) 외에도 소건중탕(小建中湯), 황기건중탕(黃耆建中湯), 당귀건중탕(當歸建中湯), 귀기건중탕(歸耆建中湯) 등이 있다. 모두 복부가 허약한 체질을 개선하고 냉증 등에 의한 복통을 완화하는 효과가 있다.
2. 자연계에는 육기[六氣; 풍(風)·한(寒)·습(濕)·열(熱)(화; 火)·서(暑)·조(燥)]가 있고, 사람은 그것 중에서 살아가고 있다. 자연계의 일원인 인체 내에도 육기가 존재하여, 이것들이 너무 강하여 병을 야기하는 상태가 될 때 육음(六淫)[풍사(風邪)·한사(寒邪)·습사(濕邪)·열사(熱邪)(화사; 火邪)·서사(暑邪)·조사(燥邪)]로 변한다.
3. 실한(實寒)에 대해서는 한사(寒邪)를 제거하여 몸을 본래의 좋은 상태로 되돌리고, 허한(虛寒)에 대해서는 몸의 기능을 높여 몸을 회복시킨다.
4. 한방에서는 삼초(三焦)라고 하는 개념이 있고, 인체를 크게 세 부분으로 나누어 가슴부터 위쪽을 상초(上焦), 한 가운데를 중초(中焦), 배꼽부터 아래를 하초(下焦)라고 부른다.
5. 산통(疝痛)이라는 것은 주로 복부 장기의 평활근 연축(攣縮)으로 인해 야기되는 동통(疼痛)이다. 강한 통증이 계속 반복되는 것이다.

온리거한제 溫裏祛寒劑

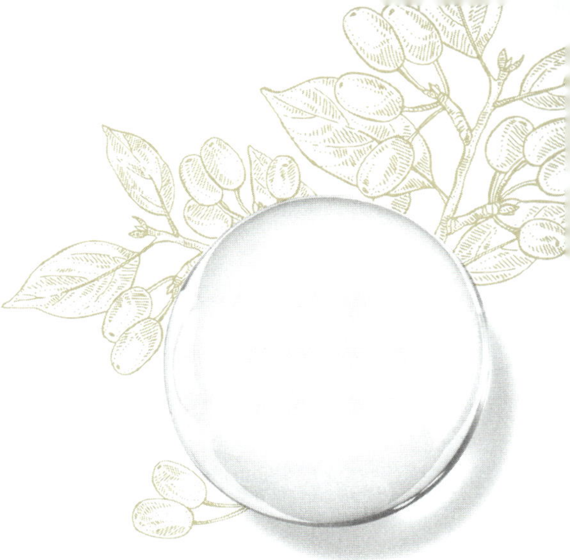

당귀탕

當歸湯

기혈(氣血)을 보(補)하고, 한사(寒邪)를 제거
차가워지면 악화되는 허증(虛證)일 때의 복통과 복만(腹滿)에 사용

당귀탕(**當歸**湯)은 **당귀(當歸)**를 주약(主藥)으로 한 처방으로, 냉증으로 허증(虛證)인 사람의 복통과 복부 팽만감을 동반하는 질환을 치료한다. 별명은 천금당귀탕(千金當歸湯)이다.

어떤 사람에게 효과가 있나요?

당귀탕은 '한응(寒凝), 기혈량허(氣血兩虛)'증을 치료하는 처방이다.

'한응'이라는 것은 체내에 침입해 온 한사(寒邪)가 기혈(氣血)을 응체(凝滯)시켜, 통증과 냉증, 혈행불량 등을 생기게 하는 증(證)이다. 한사(寒邪)는 병인(病因) 중 하나로, 자연계의 한랭(寒冷)에 의해 생기는 현상과 비슷한 증후를 야기하는 병사(病邪)이다. 전신 혹은 국소적인 냉증 등의 한랭증상이 나타나게 된다. 지속되는 격한 통증 또는 경련(쥐), 묽은 분비물과 배설물 맑은 콧물, 가래(痰), 무른 변(軟便), 설사(下痢), 빈뇨, 소변량 과다, 대하(帶下, leukorrhea) 등을 동반하는 경우가 많다. 추위를 심하게 타거나, 오한(惡寒), 발열, 복부 팽만감, 구토 등도 보이게 된다. 추운 환경과 찬 음식물을 싫어하고, 온난한 환경과 따뜻한 음식물을 좋아한다. 모든 증상은 차가워지면 악화되고, 따뜻해지면 완화된다.

한사(寒邪)에는 실한(實寒)과 허한(虛寒)이 있다. 실한은 추운 환경과, 차가운 음식물 등의 영향으로 형세가 강한 한사(寒邪)가 인체에 침입하는 것이다. 그에 대비하여 허한은 장기간 몸이 좋지 않거나 생활 습관의 영향으로 인체의 기능이 약해져서 양기(陽氣)가 쇠약해져, 상대적으로 한사의 형세가 강하게 되는 것이다.[1] 이것 중 본 방이 유효한 경우는 기저에 '기혈량허(氣血兩虛)'라는 쇠약해진 체질(허증; 虛證)이 있고, 그곳에 한랭(寒冷) 자극(실한; 實寒)이 더해져 통증 등의 증상이 생기는 케이스이다.

기혈량허증(氣血兩虛證)은 기(氣)와 혈(血) 양쪽이 부족해지는 체질과 상태를 의미한다. 기는 인체의 구성성분 중 하나로 살아가기 위해 필요한 생명 에너지에 가까운 개념이다. 기의 양이 부족해지는 체질이 기허(氣虛)이다. 기허가 되면 피곤해지기 쉬워지고, 기운이 없으며(少氣), 무기력하고, 식욕부진, 목소리에 힘이 없고, 말수가 줄어들고(懶言), 숨이 차고, 감기에 걸리기 쉬우며, 움직이고 싶어 하지 않고, 다한(多汗) 등의 증상이 나타나게 된다.

혈(血)은 전신을 자양(滋養)하는 작용 및 그 물질적 기초이다. 혈액(血液, blood)과 혈액이 운반하는 영양, 혹은 순환에 가까운 개념이다. 그 혈의 자양(滋養) 작용이 약해진 체질을 혈허(血虛)라고 한다. 혈허가 되면 안색이 좋지 않게 되고, 피부에 윤기가 없고, 입술이 트며, 손톱도 무르고, 눈이 침침해지고, 어지럽고, 머리가 멍해지며, 현기증도 나고, 가슴 두근거림(動悸), 사지의 저림, 근육이 씰룩씰룩 땅기고, 경련 등의 증상이 나타난다.

본 방이 적용되는 경우는, 기저에 기혈량허증이 있는 사람의 한응증(寒凝證)이다. 영양 상태와 생리기능이 함께 저하된 상태(기혈량허; 氣血兩虛)로 복부나 사지(四肢), 등(背)이 차가워져 있는 곳에, 한랭(寒冷) 자극이 들어와 평활근의 긴장이 강해지게 되거나 경련을 생기게 하여, 복통 또는 흉통이 생기는 상태이다. 심와부(心窩

部; 명치 부근)와 심장 부근이 아픈 경우도 있다. 증상은 차가워지면 악화된다. 심하면 경련성 통증이 어깨나 등까지 퍼진다.

혀는 담백색으로, 백색 설태가 있다(한응, 기혈량허증의 설상).

임상 응용 범위는 한응(寒凝), 기혈량허(氣血兩虛)의 증후를 나타내는 질환으로 급성·만성 위염, 위·십이지장 궤양, 위경련, 위확장, 협심증, 동맥경화에 의한 흉·복통, 요관결석, 늑간신경통, 월경통 등이다.

어떤 처방인가요?

구성 약재는 당귀(當歸), 작약(芍藥), 인삼(人蔘), 황기(黃耆), 촉초(蜀椒), 건강(乾薑), 육계(肉桂), 반하(半夏), 후박(厚朴), 감초(甘草) 10가지이다.

군약(君藥)인 당귀는 혈허증(血虛證)에 대하여 혈을 보하고, 인체를 자양(滋養)한다(보혈양혈; 補血養血). 게다가 혈 흐름의 개선에도 작용하고(활혈; 活血), 경맥(經脈)에 막힌 혈을 따뜻하게 하여 맥(脈) 내의 통로를 좋게 하고(통맥; 通脈) 지통(止痛)한다.

작약은 신약(臣藥)으로서 백작약(白芍藥)[2]을 사용한다. 백작약은 혈(血)을 보하여 몸을 자양하고(보혈양혈; 補血養血), 소설(疏泄) 작용[3]을 정상화하고, 기혈(氣血)의 흐름을 조절한다(유간; 柔肝).[4] 이를 통해 근육(평활근과 골격근 둘 다)의 긴장, 경직, 경련을 진정시키고(진경; 鎭痙), 진통작용도 있다(완급지통; 緩急止痛). 혈류를 좋게 하여 혈행(血行)을 왕성하게 하는 작용도 있다(활혈; 活血). 당귀와 작약을 조합하면 보혈자음(補血滋陰) 효과가 강하다.

인삼과 황기도 신약으로서 작용한다. 인삼은 소화 흡수 기능을 높여(건비; 健脾), 기를 보한다(보기; 補氣). 대사(代謝)를 개선하여, 쇠약해진 전신 기능이 높아진다(보허; 補虛). 실한(實寒)에 대하여 경련성 동통을 완화해 주고, 답답함을 제거하며, 구역질과 구토를 억제한다. 황기는 체표(體表)에서는 위기(衛氣)를 강화하여 체표를 단단하게 하고(익기고표; 益氣固表), 체내에서는 비기(脾氣)를 보하고(건비; 健脾), 폐기(肺氣)를 보한다.

좌약(佐藥)에 해당하는 촉초, 건강, 육계는 한응(寒凝)을 제거하고, 순환을 촉진하며, 연동 운동을 정상화하고, 진경(鎭痙) 작용한다. 촉초와 건강은 모두 성미(性味)가 신열(辛熱)하여 강한 신미(辛味)가 있어 자극성이 강하고, 인체를 속에서부터 따뜻하게 한다(온리; 溫裏). 소화관 점막이 자극되어 혈행(血行)이 좋게 되고, 복부의 냉증(冷症)이 완화되고, 소화액의 분비가 증가하며, 장관(腸管, enteric) 평활근의 긴장이 완화되고, 연동운동이 안정화되고, 산통(疝痛)이 치료되며, 식욕이 증진된다. 육계(肉桂)는 혈액순환을 촉진하고(통리혈맥; 通利血脈), 부족한 신양(腎陽)을 보하고(보화조양; 補火助陽), 인체를 따뜻하게 한다(온리거한; 溫裏祛寒). 지통(止痛) 작용도 있고, 복부와 허리의 냉통(冷痛)과 한응(寒凝)에 의한 통증을 치료한다.

마찬가지로 좌약(佐藥)인 반하(半夏), 후박(厚朴)은 이기강역(理氣降逆)하여 기기(氣機)[5] 유통을 좋게 하고, 연동 운동을 촉진하며, 평활근의 긴장을 완화해 가스 정체 등으로 인한 팽만감을 제거하고, 위를 건강하게 한다(건위; 健胃).

사약(使藥)인 감초는 자감초(炙甘草)[6]를 사용한다. 비위(脾胃)의 기능을 조절하면서 기를 보하고(익기화중; 益氣和中), 모든 약재의 약성(藥性)을 조화롭게 하며, 독성(毒性)을 완화해 준다. 기혈(氣血)을 조화롭게 하여 연급(攣急)[7]과 경련을 완화해 주고 완급지통(緩急止痛)한다. 백작약(白芍藥)과 자감초의 조합으로 진경(鎭痙), 진통 작용이 상승적으로 강해진다.

이로써 당귀탕(當歸湯)의 효능을 '온중산한(溫中散寒), 이기강역(理氣降逆), 보기양혈(補氣養血)'이라고 할 수 있다. 온중보허(溫中補虛), 강역지통(降逆止痛)하는 대건중탕(大建中湯)(촉초, 건강, 인삼, 교이)의 방의(方意)를 포함하였지만 보다 허증(虛證)인 사람에게 본 방을 사용한다.

비허(脾虛)이고 설사(下痢)가 현저한 경우는 인삼탕(人蔘湯)을 합방한다. 복부 팽만감이 심해지면 반하후박탕(半夏厚朴湯)을 병용한다.

출전은 '천금방(千金方)'이다.

이런 환자에게

> **배가 아픕니다. 평소에는 가벼운 통증이지만 가끔 강하게 찌르는 듯한 통증이 있습니다.**

복부 팽만감도 있고, 차가워지면 복통과 함께 악화된다. 검사를 하였지만 이상은 없다. 피곤해지기 쉬우며 무른 변(軟便)의 기미가 보인다. 한응(寒凝), 기혈량허증(氣血兩虛證)으로 보아 본 방을 사용하였다. 3주 후에는 통증이 많이 경감되었고, 2개월 후에는 통증이 완전히 가셨다. 배가 꼬르륵거리는 소리가 신경 쓰였지만, 그런 것도 없어졌다.

> **늑간 신경통입니다. 특히 피곤해질 때 통증이 있습니다.**

협복(脇腹)부터 심장 부근에 밀어 오르는 듯한 통증이 있다. 추위를 몹시 타며, 손과 발이 차갑다. 한응(寒凝), 기혈량허증(氣血兩虛證)으로 보아 본 방을 사용하였다. 1개월 후에는 통증이 상당히 완화되었다. 몸의 컨디션도 좋게 되었고, 감기에 걸리지 않게 되어 기뻐하였다.

용어 해설

1. 실한(實寒)에 대해서는 한사(寒邪)를 제거하여 몸을 다시 건강한 상태로 돌리고, 허한(虛寒)에 대해서는 몸의 기능을 높여 몸의 상태를 회복시킨다.
2. 작약(芍藥)의 뿌리 외피가 붙어 있는 상태로 건조한 것을 적작약(赤芍藥), 외피를 제거하고 건조한 것을 백작약(白芍藥)이라고 한다. 야생종을 적작약이라고 부르는 경우도 있다. 적작약은 혈분(血分)에 있는 여분의 열(울열; 鬱熱)을 식히고(청열량혈; 清熱凉血), 활혈거어(活血祛瘀)하는 작용이 강하다.
3. 소설(疏泄)은 오장(五臟)인 간(肝)의 기능으로, 전신의 생리기능이 원활하게 행해질 수 있도록 조절하는 것이다.
4. 자음성(滋陰性)인 약재로 간양항진(肝陽亢進)을 평정(平定)하는 치법(治法)이다. 평간(平肝)이라고도 한다.
5. 기(氣)가 가진 승(昇)·강(降)·출(出)·입(入)이라는 운동 형식이다.
6. 감초(甘草) 등의 뿌리 및 근경(根莖)을 건조한 것을 생감초(生甘草), 구운 것을 자감초(炙甘草)라고 한다. 생감초는 청열해독(清熱解讀)(항염증) 작용이 강하고, 보기(補氣) 작용은 자감초 쪽이 강하다.
7. 연급(攣急)은 다리에 쥐가 나는 등 근육이 당겨지며 경련이 일어나고, 굴신(屈伸)이 곤란해지는 상태를 가리킨다.

온리거한제 溫裏祛寒劑

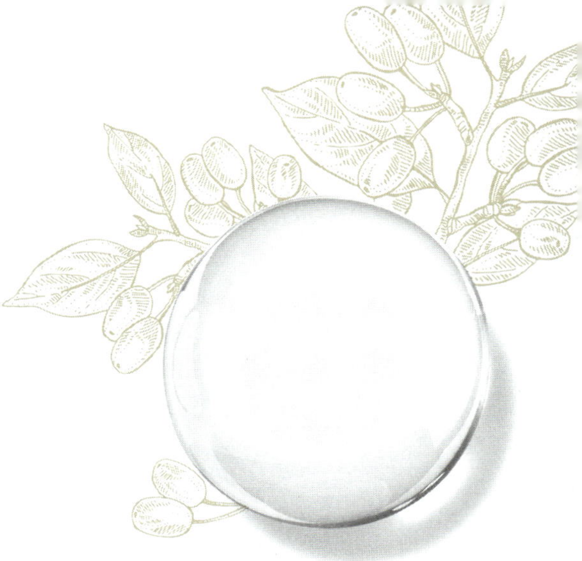

안중산

安中散

온중산한(溫中散寒)하여 위한(胃寒)을 제거
한사(寒邪)에 의한 복통과 팽만감에 사용

안중산(**安中**散)은 '**중**(**中**)을 편**안**(**安**)하게 하는' 기능이 있는 처방이다. 중은 중초(中焦)(복부)를 가리키고, 위장만이 아닌 간, 담낭, 췌장 등도 포함되어 있다. 안(安)은 통증을 완화해 안정시키는 의미를 포함하고 있다.

어떤 사람에게 효과가 있나요?

안중산은 '위한(胃寒)'증을 개선하는 처방이다.

위는 서양의학에서의 내장(內臟)인 위(胃, stomach)뿐만이 아닌, 한방의 육부(六腑) 중 하나로서의 위이다. 장부(臟腑)(오장육부; 五臟六腑)는 인체의 기능적 단위이고, 오장이 기(氣)·혈(血)·진액(津液)·정(精)을 생성시켜 저장하는 장부인 것에 비해, 육부는 음식물을 받아들여 아래쪽으로 전달해 배설해 가는 중간이 비어 있는 장부이다.

육부(六腑)인 위(胃)의 기능은 음식물(수곡; 水穀)을 받아들여(수납; 受納), 소화하고(부숙; 腐熟), 인체에 유용한 물질[수곡의 정미(精微)]로 바꾸는 것이다. 생명력을 만드는 현관문 같은 기능이고, 이것을 위기(胃氣)라고 부른다. 게다가 위는 수곡의 정미의 남은 찌꺼기(탁; 濁)를 아래쪽으로 내리는(강탁; 降濁) 기능도 가지고 있다. 따라서 서양 의학적으로는 위뿐만 아니라 십이지장, 소장 등도 포함된 장부라고 말할 수 있다. 이 위(胃)에 한사(寒邪)가 침습하고, 위가 차가워져 동통(疼痛)이 생긴 상태가 '위한(胃寒)'증이다. 추운 환경에 있거나 차가운 음식물 또는 날 것을 섭취하면 이 증이 된다. 차가워져서 위 평활근의 긴장과 경련 등과 연관되어 있다고 생각된다.

가장 큰 특징은 상복부(심와부; 心窩部)의 동통(疼痛), 위통(胃痛)이다. 심하면 경련성 동통이 된다. 급격하게 생기는 경우가 많다. 게다가 상복부 냉증, 위가 움직이지 않는 듯한 감각, 답답한 느낌과 팽만감(비만; 痞滿), 소화불량, 군침, 오심(惡心), 구토, 토수(吐水)(수용성 구토), 명치 언저리가 쓰리고 아픔, 탄산(呑酸) 등의 증후가 나타난다. 협통(脇痛), 하복부통, 변비, 물과 같은 변, 월경통 등의 증후가 생기는 경우도 많다.

찬 음식물로 통증이 악화되고, 역으로 따뜻하게 하면 완화되는 특징이 있다. 공복시에는 살살 아프거나 둔한 통증이 있는 경우도 많다. 특히 위 무력증이 있는 사람은 음식물의 위(胃) 내 정류(停留) 시간이 길어져서 위통(胃痛), 상복부 팽만감, 위의 불쾌감, 탄산, 명치 언저리가 쓰리고 아픈 것이 생기기 쉽다.

한사(寒邪)가 체내에 침입해 오면, 기혈의 흐름이 나빠진다(기체혈어; 氣滯血瘀). 한의학에서 '불통즉통(不通則痛; 통하지 않으면 바로 아프다)'라는 말이 있는 것처럼, 체내에서 기혈의 흐름 악화는 통증을 야기한다. 이것으로 인해 통증이 점점 강해진다(혈기자통; 血氣刺痛). 등(背)으로의 견인통(牽引痛)이 생기는 경우도 있다.

혀는 약간 담홍색으로, 백색 설태가 적게 있다(위한증의 설상). 혀가 청자색(青紫色)으로 하얗고 습윤한 설태가 있고, 혀가 수축하여 펴지기 힘들게 되는 경우도 있다(한증의 설상).

즉, 위가 차가워진 증에는, 안중산(安中散)이 적합한 위한증(胃寒證) 외에도 원래 위기(胃氣)가 약한 체질(위기허증; 胃氣虛證)이 기저에 있는 경우가 있다. 열을 만들어 내서 체온을 유지하는 기의 온조(溫照) 작용도 약해져 있어 차가워지기 쉽고, 작은 한랭(寒冷) 자극에도 차가워진다. 이것을 '위양허(胃陽虛)'증이라고 부른다. 그다지 위가 약하지 않더라도 강한 한랭(寒冷) 자극에 의해 위가 차가워진 위한증(胃寒證)이 실증(實證)인 경우에 비해, 원래 위가 약해서 차가운 것이 서투른 위양허증(胃陽虛證)은 허증(虛證)이다.

안중산(安中散)은 위양허증에는 효과가 없다. 그러나 위양허증인 경우가 적지 않고, 그곳에 한사(寒邪)의 침습이 있어 위한증이 된 경우. 말하자면 허실협잡(虛實挾雜) 타입에는 안중산이 효과적이다. 위양허증에서 자주 보이는 증후는 기운이 없고, 피곤해지기 쉬우며, 기력이 나지 않으며, 목소리가 작고, 식욕부진, 만성 복통, 몹시 추위를 타게 되는 등이다. 현대사회에서는 쾌적한 생활환경과 편식 등의 영향으로 알게 모르는 사이에 체내에 한사(寒邪)가 축적되는 케이스가 적지 않다.

임상 응용 범위는 위한(胃寒)의 증후를 나타내는 질환으로, 급성·만성 위염, 신경성 위염, 위산과다증, 위하수(胃下垂, gastroptosis), 위 무력증(gastric atony), 위·십이지장 궤양, 위경련, 만성 췌장염, 담석, 월경통, 히스테리 등이다.

맥주를 많이 마시는 등, 찬 음식물로 위를 차갑게 하여 생기는 상복부 통증과 명치 언저리가 쓰리고 아픈 곳에 효과적이다. 역으로 기름진 음식을 많이 먹거나 도수가 높은 것은 많이 마시면 열사(熱邪)로 바뀌어 야기된 복통에는 효과가 없다.[1] 마른 편인 사람에게 효과가 있다고 하는 경우도 있지만 관련성은 없다. 통통한 사람에게도, 위한증이라면 안중산은 효과가 좋다.

어떤 처방인가요?

구성 약재는 현호색(玄胡索), 소회향(小茴香), 축사(縮砂), 고량강(高良薑), 계지(桂枝), 모려(牡蠣), 감초(甘草) 7가지이다. 구성 약재 모두 진통 작용이 있다. 감초와 모려 이외는 전부 온성(溫性)으로 복부(중초; 中焦)[2]를 따뜻하게 하여 순환을 개선한다(온중산한; 溫中散寒).

군약(君藥)인 현호색은 온성(溫性)으로 한사(寒邪)를 중재하고, 기혈(氣血)의 흐름을 원활하게 한다(산한이기활혈; 散寒理氣活血). 기를 하강시키는 동시에 강한 진통작용을 가지고 있다(강기지통; 降氣止痛). 진경(鎭痙) 작용도 있다. 게다가 위산 분비를 억제한다.

신약(臣藥)인 소회향은 현호색과 마찬가지로 산한지통(散寒止痛)하며, 기의 흐름을 순환시켜 위(胃)의 기능을 조정한다(이기화위; 理氣和胃).

좌약(佐藥)에는 4가지 약재가 해당한다. 축사(縮砂)는 행기지통(行氣止痛)하는 동시에 위의 답답함을 해소하고(소식; 消食), 더 나아가 위장의 연동 운동을 정상화해 팽만감을 해소하고, 구토를 억제한다(지구; 止嘔). 소회향과 마찬가지로 방향성(芳香性)인 건위약(健胃藥)으로, 연동 운동을 촉진하고, 식욕을 증진시킨다. 고량강도 산한지통(散寒止痛) 하며, 중초(中焦)를 따뜻하게 하여 구토를 완화한다(온중지구; 溫中止嘔). 건강과 비슷하지만 보다 진통 작용이 강하고, 온중(溫中) 작용이 약하다. 계지는 혈액순환을 촉진하여 체내의 물(水)의 흐름을 돕는다(통양이수; 通陽利水). 양기를 통하게 하고(온통양기; 溫通陽氣), 기를 하강시킨다(강역; 降逆). 이 방제에서는 소화 흡수를 촉진한다. 모려는 정신을 안정시켜 진정시키고(진정안신; 鎭靜安神), 간양상항(肝陽上亢)을 진정시킨다(평간잠양; 平肝潛陽). 양기와 음액의 누출을 막는 작용이 있고(수렴고섭; 收斂固攝), 특히 지한(止汗)작용이 강하다. 체내의 종류(腫瘤)를 제거하는 작용도 있다(연견산결; 軟堅散結). 이 방제에서는 제산(制酸) 작용이 활용되어 위산(胃酸)을 중화하여 진통에 효과적이다(제산지통; 制酸止痛). 탄산(呑酸)과 명치 언저리가 쓰리고 아픈 것을 해소한다.

사약(使藥)인 감초는 자감초(炙甘草)를 사용하고, 비위(脾胃)의 기능을 조절하여 기를 보하면서(익기화중; 益氣和中), 모든 약재의 약성(藥性)을 완화한다.

이로써 안중산(安中散)의 효능을 '온중산한강기(溫中散寒降氣), 지통지구(止痛止嘔)'라고 말할 수 있다.[3]

오심(惡心)과 구토가 심해지면, 생강사심탕(生薑瀉心湯)을 병용한다. 신경성 위염에는 소시호탕(小柴胡湯)과 소요산(逍遙散)을 합방한다.

본 방에는 보익(補益)하는 성질이 대부분 없으므로, 위양허증(胃陽虛證)의 허실협잡(虛實挾雜) 타입에는 사군자탕(四君子湯), 보중익기탕(補中益氣湯), 인삼탕(人蔘湯), 오수유탕(吳茱萸湯) 등을 병용한다. 온성(溫性)이 강하므로, 염증성 복통에는 사용하지 않는다.

열사(熱邪)에 의한 상복부 통증에는 백호탕(白虎湯) 등을 사용한다. 병명과 증상에 구애되지 않고 증(證)을 정확히 판단하는 것이 한약 처방 판단의 기초이다.

출전은 '화제국방(和劑局方)'이다.

이런 환자에게

명치 언저리가 쓰리고 아픈 것이 계속되고 있다.
배를 따뜻하게 하면 편해집니다.

위(胃)의 통증도 있고, 물과 같은 액체가 위(胃)에서부터 올라온다. 설태가 습윤하다. 위한(胃寒)으로 보아 본 방을 사용하였다. 1주일 정도 복용하였더니 완치되었다.

위가 아픕니다. 찬 것을 너무 많이 마셨습니다.

위(胃)를 찌르는 듯한 통증이 있다. 위가 굳어서 움직이지 않는 듯한 느낌이 있어서, 괴롭다. 구역감도 있다. 위한(胃寒)으로 보아 본 방을 사용하였다. 2일 후에 완치되었다.

용어 해설

1. 본 방은 한사(寒邪)에 의한 통증에 특화된 처방이다.
2. 한방에는 삼초(三焦)라는 개념이 있다. 인체를 크게 세 부분으로 나눠, 가슴부터 위쪽을 상초(上焦), 한 가운데를 중초(中焦), 배꼽부터 아래를 하초(下焦)라고 부른다.
3. 소회향(小茴香), 축사(縮砂), 고량강(高良薑), 계지(桂枝) 등의 방향성(芳香性) 약재에는 방부 작용이 있어, 무력증(atony)인 사람의 위 내에 머무르는 음식물에 효과적이며, 불쾌감과 팽만감을 완화한다.

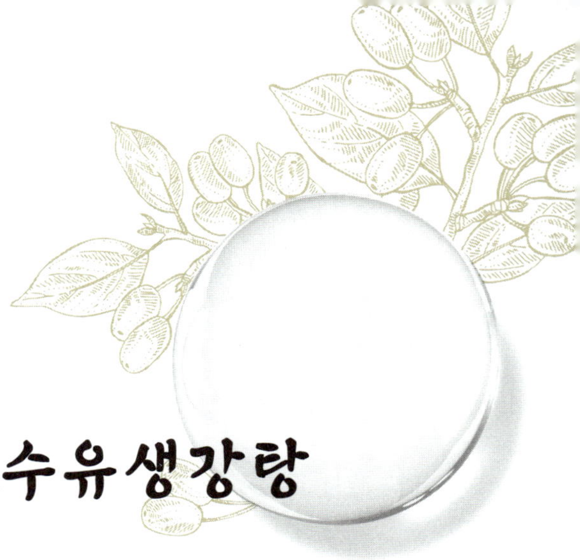

온리거한제 溫裏祛寒劑

당귀사역가오수유생강탕

當歸四逆加吳茱萸生薑湯

냉기를 제거하여 경맥(經脈)의 흐름을 개선
복통, 신경통, 동창(凍瘡, chilblain)* 등 냉증에 의한 증후에 사용

당귀사역가오수유생강탕(當歸四逆加吳茱萸生薑湯)은 실로 긴 이름이다. 약 210종이 있는 약국 조제 한약 중 가장 길다. **당귀사역탕**(當歸四逆湯)에 **오수유**(吳茱萸)와 **생강**(生薑)을 **가**미(加味)하면 이 처방이 만들어진다.

'**사**역(四逆)'은 **사**지(四肢)의 냉증이 중심이 되어 차가워지게 되는 증(證)**을 의미한다. 즉 본 방은 당귀(當歸)를 주약으로서 손과 발의 냉증 등을 개선하는 것으로, 병이나 좋지 않은 몸 상태를 치료해 나가는 처방이다. 이 작용은 오수유와 생강을 더해 증강된다.

* 동창(凍瘡, chilblain): 한랭에 과민한 사람에게 발생하는 비정상적인 국소적 염증 반응으로서, 임상적으로 차고 습한 환경에 노출되면 가려움증과 화끈감을 동반한 홍반 및 부종성 병변이 사지말단부에 발생하는 질환이다. 〈출처: 피부질환 백과사전, 정종영 저〉 〈역자 주〉

** 궐역(厥逆)을 뜻한다 〈역자 주〉

어떤 사람에게 효과가 있나요?

당귀사역탕 및 당귀사역가오수유생강탕은 '혈허수한(血虛受寒)'증을 개선하는 처방이다.

이 증의 베이스에 있는 것은 혈허증(血虛證) 즉, 혈이 부족한 체질이다. 혈은 인체를 구성하는 기본 성분 중 하나로, 혈액(血液, blood)만이 아닌 혈액이 운반하는 영양, 그것에 더하여 신체를 자양(滋養)하는 작용이라는 개념도 포함되어 있다. 혈허는 영양이 부족한 경우만이 아닌, 혈액순환과 자율신경계, 내분비계 등이 실조되어도 발생한다. 인체의 구석구석까지 혈액과 영양이 공급되지 않게 되고, 필요한 곳에 필요한 자양분이 공급되지 않는 체질과 상태가 혈허(血虛)이다.

이 혈허 증상에서는 혈이 부족해져 있기 때문에, 손과 발은 물론 신체 전체가 충분히 자양(滋養)되지 못하고, 외부로부터의 한사(寒邪)[1]의 영향을 받기 쉽다. 그 결과 한사는 경맥(經脈)[2]에 쉽게 침입하여 경맥 내 혈의 흐름을 막게 하고, 경맥의 기능이 저해된다(한응경맥; 寒凝經脈). 한랭(寒冷) 자극에 의해 말초 혈관이 수축하여 있는 상태에 가깝다. 이것이 '혈허수한(血虛受寒)'증이다.

신체를 따뜻하게 하는 힘(양기; 陽氣)의 흐름이 한사(寒邪)에 저해되어 있기 때문에 사지가 충분히 따뜻해지지 못하고, 손과 발에 강한 냉증(사지궐한; 四肢厥寒)이 생긴다. 더 나아가 손과 발의 저림과 통증이 생기는 경우도 있다. 하복부 냉증, 허리가 시리고, 대퇴부의 내측과 사타구니의 냉증, 복통(특히 하복부통), 요통, 두통 등도 야기된다. 배에 가스가 쌓이기 쉽고, 또 월경통도 생긴다. 신체 내부를 순환하는 경맥의 어느 부분이 한사에 침입되어 있는지에 따라 증후가 나타나는 장소나 구체적인 증상이 다르게 나타난다.

혈이 부족해져 뇌로 운반되는 혈액량이 감소하면 일어섰을 때 현기증이 생기기도 한다. 냉증에 의한 두드러기(蕁麻疹), 동창(凍瘡, chilblain), 위장의 경련, 불임 등도 생긴다. 피부에 있어서는 울혈(鬱血)이 생기거나, 입술과 손톱이 자색(紫色)이 되는(청색증, cyanosis) 경우도 있다.

어느 증후라도 한랭(寒冷) 자극에 의해 악화되고, 따뜻해지면 완화된다.

혀의 색은 붉은 부분이 적고 하얀 편이며, 그 위에 백색 설태가 있다.

한사는 추운 환경과 차가운 음식물 등, 외부로부터 침입하는 경우도 있지만, 체질의 악화로 체내에서 생기는 경우도 있다. 기허(氣虛), 혈허(血虛), 양허(陽虛)[3] 증(證)의 경우, 체내에서 한사가 생기기 쉽다.

임상 응용 범위는, 좌골 신경통을 시작으로 한 신경통, 요통, 말초순환장애, 레이노병, 동창(凍瘡, chilblain), 두드러기(蕁麻疹) 등의 피부질환, 만성 류마티스 관절염, 섬유근육통, 만성 관절염, 월경통, 월경곤란증, 불임증, 위·십이지장 궤양, 설사 등으로 혈허수한(血虛受寒)의 증후를 나타내는 질환이다.

어떤 처방인가요?

당귀사역가오수유생강탕(當歸四逆加吳茱萸生薑湯)의 구성 약재는 당귀(當歸), 계지(桂枝), 작약(芍藥), 세신(細辛), 목통(木通), 감초(甘草), 대조(大棗), 오수유(吳茱萸), 생강(生薑) 총 9가지이다.

당귀(當歸)는 군약(君藥)으로서 부족한 혈을 보하고(보혈양혈; 補血養血), 경맥(經脈)에 쌓여 있는 혈(血)을 따뜻하게 하여 맥 내에서 잘 통하게 한다(통맥; 通脈). 마찬가지로 군약인 계지는 경맥을 따뜻하게 하여 혈을 순환시키고(통양; 通陽), 한사(寒邪)를 제거한다(온경산한; 溫經散寒). 체표(體表) 부위 등의 혈관 확장 작용에 상응한다. 경맥에서 혈의 흐름을 개선하는 것으로(활혈통맥; 活血通脈), 당귀의 통맥(通脈) 작용을 돕는다.

작약은 신약(臣藥)으로서 백작약(白芍藥)을 사용하고, 혈을 시작으로 하여 음액(陰液)[4] 을 보하고(양혈익음; 養血益陰), 당귀의 양혈(養血) 작용을 강화해 준다. 마찬가지로 신약인 세신은 문자 그대로 가는(細) 형상이며 신온성(辛溫性)인 약재로 온경산한(溫經散寒)하여 계지를 서포트한다. 진통 작용도 있다. 목통은 좌약(佐藥)으로서 경맥(經脈)을 통하게 한다. 이수(利水) 작용도 있다. 대조와 감초는 사약(使藥)으로서 비위(脾胃)의 기능을 높여 기를 보하고(익기건비; 益氣健脾), 당귀나 작약의 보혈(補血) 작용을 높여, 계지와 세신의 통양(通陽) 작용을 보좌하는 동시에 모든 약재의 약성(藥性)을 조화롭게 한다. 감초는 자감초(炙甘草)를 사용한다.

오수유는 열성(熱性)이 강한 약재로, 산한(散寒) 작용이 있다. 위를 따뜻하게 하여 구토를 멈추게 하고, 간을 따뜻하게 하여 상역(上逆)하는 것을 낮추고(강역; 降逆), 신(腎)을 따뜻하게 하여 구토와 설사(下痢)를 멈추게 한다.[5] 생강은 위(胃)를 따뜻하게 하여 한기를 흩뜨리고(온위산한; 溫胃散寒), 강역(降逆)하여 구토를 멈추고, 오수유의 작용을 돕는다.

당귀사역탕(當歸四逆湯)의 효능은 '온경산한(溫經散寒), 양혈통맥(養血通脈)'이다. 당귀사역가오수유생강탕에서는 '산한지구(散寒止嘔)'하는 효능이 강하다. 혈허수한(血虛受寒)에 의한 응한(凝寒)이 오래 계속되는 경우(구한; 久寒)이나 구토나 복통이 있는 경우는 당귀사역가오수유생강탕 쪽이 좋다.

본 방은 계지, 세신, 오수유 등의 성미(性味)가 신온(辛溫)하고 산한(散寒) 작용이 있는 약재와 당귀, 작약 등의 온양보혈(溫陽補血) 약과 조합하는 것으로 한응경맥(寒凝經脈)을 치료해 가는 방제(온경산한제; 溫經散寒劑)가 된다. 양(陽)과 음(陰) 양 쪽을 보하는 명방(名方)이다.

냉증(冷症)이 심하면 인삼탕(人蔘湯)과 계지가출부탕(桂枝加朮附湯)을 더한다. 통증이 심해지거나 혹은 오래 계속된다면 계지복령환(桂枝茯苓丸) 등 활혈(活血) 작용이 있는 처방을 합친다. 배를 따뜻하게 하면 편해지는 월경통에는 당귀탕(當歸湯) 등 산한(散寒) 작용이 강한 처방을 합방한다.

출전은 '상한론(傷寒論)'이다. 원전에서는 배합 약재에 통초(通草)가 있지만, 이것은 현대의 목통(木通)을 가리킨다.

이런 환자에게

불임증입니다. 기초체온이 낮고, 생리불순이 있습니다

월경이 늦어지는 편으로 월경통도 심하다. 통증은 배와 허리에 핫팩을 붙여 따뜻하게 하면 경감된다. 혈허수한증(血虛受寒證)으로 보아 본 방을 사용하였다. 4개월 정도부터 월경이 안정되었고, 1년 후에는 임신하였고, 그다음 해에는 무사히 출산하였다.

허리가 아픕니다. 병원에 다니지만 나아지지 않습니다.

냉증으로 여름은 에어컨이 질색이고, 겨울에는 욕조에 들어가 있어도 배와 허리가 좀처럼 따뜻해지지 않는다. 어렸을 때는 동창(凍瘡, chilblain)이 생기기도 하였다. 혈허수한증(血虛受寒證)으로 보아 본 방을 사용하였다. 통증은 서서히 줄어들었고, 3개월 후부터 병원에 안 가도 좋아지게 되었다.

용어 해설

1. 한사(寒邪)는 병사(病邪)(육음; 六淫)중 하나이다. 자연계에는 육기[六氣; 풍(風)·한(寒)·습(濕)·열(熱)(화; 火)·서(暑)·조(燥)]가 있고, 인간은 그중에서 살아가고 있다. 또 육기는 인체 내에도 존재한다. 이것이 강해지게 되면 인간에 병을 야기하는 상태가 되었을 때, 육기는 육음[(풍사(風邪)·한사(寒邪)·열사(熱邪)]으로 바뀐다.
2. 기(氣)·혈(血)·진액(津液)이 체내에서 운행하는 통로를 경락(經絡)이라고 한다. 경락은 전신에 미치지 않는 데가 없고 펼쳐져 있고, 각 부분을 밀접하게 결합하고, 신체 전체를 유기적으로 기능하게 한다. 이 경락 중, 그 주된 줄기 부분을 경맥(經脈)이라고 한다. 기는 생명 에너지, 진액은 정상적인 수액에 상응하는 개념이다.
3. 기허는 기가 부족해진 증이다. 양허(陽虛)는 기허(氣虛)에 더해 신체를 따뜻하게 하는 기능도 저하되어 있는 증이다.
4. 음액(陰液)은 인체의 구성성분 중 혈(血)·진액(津液)·정(精)을 가리킨다. 정은 신(腎)에 축적된 생명의 근원이다.
5. 간(肝)에는 전신의 생리기능이 원활하게 행해질 수 있도록 조절하는 기능(소설; 疏泄), 신(腎)에는 수분대사를 조절하는 작용이 있다.

온리거한제 溫裏祛寒劑

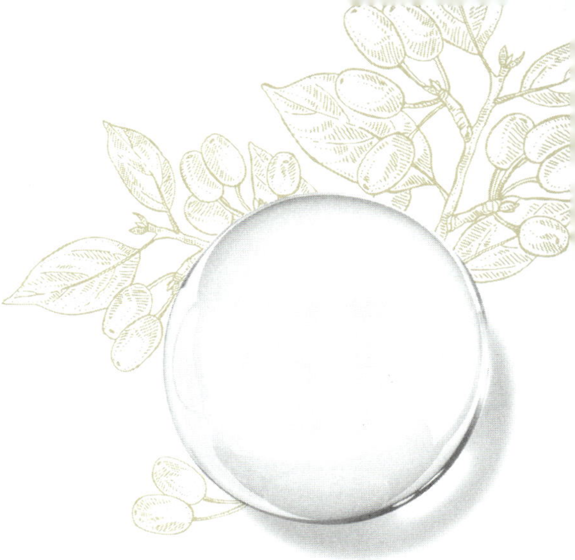

온경탕
溫經湯

냉증, 혈행이 불량할 때, 혈허(血虛)를 개선
세 개의 증(證)을 갖춘 부인과 질환에 높은 효과

온경탕(溫經湯)은 냉증(冷症), 혈행이 불량할 때와 혈허(血虛)에 효과가 있는 처방이다. 부인과 질환의 대부분은 이 3개의 어느 쪽과도 관계가 있으므로 부인과 질환에 광범위하게 사용되기 쉬운 처방이라고 말할 수 있다. 특히 냉증, 혈행이 불량할 때, 혈허 3가지 전부를 안고 있는 환자에게는 날카로운 효과를 발휘한다.

수비 범위가 넓은 처방이므로 한약 초심자라도 사용하기 쉽지만, 증(證)을 정확하게 관찰하는 것이 가능하다면 날카로운 솜씨를 발휘할 수 있다.

어떤 사람에게 효과가 있나요?

온경탕은 '충임허한(衝任虛寒), 혈어혈허(血瘀血虛)'증을 개선하는 처방이다.

충임허한(衝任虛寒)은 충맥(衝脈)과 임맥(任脈)[1]의 기능이 허약해져 한사(寒邪)로부터 타격을 받고 있는 증(證)으로, 여성의 월경과 관련이 깊다. 충맥과 임맥의 혈이 부족해져 한사로부터 침입받으면, 충·임맥 내부의 혈이 순환되지 못하게 된다. 골반 내 동맥의 혈행(血行)이 악화되어 있는 상태이다. 그 결과 월경통, 월경이 늦어지게 되고, 생리량이 줄어들고, 생리혈이 거무칙칙하게 되며, 생리 중 혈괴가 섞여 있는 등의 월경불순(menstrual irregularity) 더 나아가 무월경, 불임 등의 증후도 나타난다. 자궁 내막이 상처 입으면 부정출혈(atypical genital bleeding)이 생긴다. 월경이 빨리 오거나 과다월경(hypermenorrhea)이 되는 경우도 있다. 부인과 이외에서는 하복부 냉증, 허리가 시리고, 동통(疼痛), 냉통(冷痛), 복부 팽만감, 설사(下痢), 다리의 냉증과 같은 증상들이 생기기 쉽다.

혈어혈허(血瘀血虛)는 혈어와 혈허 두 개를 겸비한 증이다. 혈어증은 충임허한으로 인해 혈행이 악화하여 발생한다. 특히 정맥 쪽에서 혈행이 악화되고, 울혈(鬱血)이 생기기 쉽다. 그 결과 골반 내에서 난소나 자궁의 기능 실조가 오기 쉬우며, 월경통과 월경이 늦어지고, 생리혈이 거무칙칙하고, 생리 중 거뭇한 혈괴(血塊), 부정출혈 등의 증후가 생긴다.

혈허증은 허한(虛寒)과 혈어(血瘀)로 인해 영양불량의 상태가 생겨 야기된다. 몸이 충분하게 자윤(滋潤)되지 못해 피부에 생기가 없고, 입술이 건조해지기 쉽다. 눈이 쉽게 피로해지며, 저림, 어지러움 등의 증후를 동반하기 쉽다. 허한이 있고 그 위에 혈허(血虛)가 있으므로 손과 발의 냉증, 몹시 추위를 타는 것과 안색이 청백색이게 되는 등의 증후도 나타난다.

혈어와 혈허 둘 다 있으면 열증(熱證)이 생기기 쉽고, 손바닥이 화끈거리고, 밤에 미열(微熱)이 나고, 기분이 어수선하여 진정되지 않고, 입술이 건조해지는 증상이 나타난다. 하초(下焦)가 차가워져 있으므로, 열증은 상반신에 나타나기 쉽다.[2] 손바닥의 작열감, 입술의 건조감은 이 증(證)의 중요한 지표이다.

혀는 담백색(淡白色) 혹은 어두운 색으로, 청자색(青紫色)의 반점이 보인다.

이와 같이 충임허한, 혈어혈허증의 부정출혈, 월경불순[menstrual irregularity; 희발월경(oligomenorrhoea), 과소월경(hypomenorrhea)], 무월경, 불임증, 월경통에 사용하는 경우가 많지만, 진행성 지장각피증(거친 손, 주부습진), 동창(凍瘡, chilblain)에도 사용된다.

어떤 처방인가요?

구성 약재는 오수유(吳茱萸), 계지(桂枝), 당귀(當歸), 천궁(川芎), 작약(芍藥), 목단피(牧丹皮), 아교(阿膠), 맥문동(麥門冬), 인삼(人蔘), 감초(甘草), 반하(半夏), 생강(生薑) 총 12가지이다.

군약(君藥)[3]인 오수유는 신미(辛味)가 강한 대열성(大熱性)인 약재로, 한사(寒邪)를 따뜻하게 하여 발산(發散)시켜 냉통을 완화한다. 마찬가지로 군약인 계지도 신미(辛味), 온성(溫性)으로 온경산한(溫經散寒)[4]하여 혈을 순환시킨다. 두 약재의 배합에 의해 동맥이 확장되어, 온경산한(溫經散寒)과 혈행(血行) 개선, 진통 효과가 점점 강해진다. 당귀사역가오수유생강탕(當歸四逆加吳茱萸生薑湯)에도 보이는 조합이다.

당귀, 천궁, 작약은 혈어(血瘀)를 제거하면서 양혈조경(養血調經)[5]한다. 작약은 백작약(白芍藥)을 사용한다. 정맥의 울혈(鬱血)이 완화된다. 당귀작약산(當歸芍藥散)에서도 보이는 구성이다. 또, 미한성(微寒性)인 목단피에도 혈어를 제거하는 작용이 있다. 계지와의 조합으로, 계지복령환(桂枝茯苓丸)과 마찬가지로 활혈(活血) 작용이 강해진다. 허열(虛熱)도 제거한다. 이 4가지 약재들이 신약(臣藥)으로서 작용한다.

아교는 간혈(肝血)과 신음(腎陰)을 자양(滋養)하고, 몸을 자윤(滋潤) 한다. 조혈(造血)과 지혈(止血) 작용도 있다. 맥문동도 음액(陰液)을 기르며, 청열(淸熱) 효과도 있다. 두 약재의 배합으로 양음윤조(養陰潤燥) 하며, 허열을 완화한다. 자감초탕(炙甘草湯)에서도 보이는 조합이다. 게다가 오수유와 계지의 온조성(溫燥性)을 완화하는 역할도 가진다.

인삼과 감초는 보중익기(補中益氣)하여 소화 흡수 기능을 높여, 체내의 기혈(氣血)을 보충한다. 반하는 위기(胃氣)를 하강시켜 인삼, 감초와 함께 건비화위(健脾和胃)하는 데에 효과적이다. 생강은 온리산한(溫裏散寒)하고, 반하와 함께 온중화위(溫中和胃)하여 소화 흡수를 높인다. 이로써 6가지는 확실히 군·신약(君·臣藥)을 보좌하는 좌약(佐藥)이다. 감초는 자감초(炙甘草)를 사용하고, 사약(使藥)으로서 모든 약재의 약효를 조화롭게 한다.

이로써 온경탕(溫經湯)의 효능을 '온경산한(溫經散寒), 거어양혈(祛瘀養血)'이라고 할 수 있다. 차가워져 굳어진 혈을 따뜻하게 하여 흐르기 쉽게 하여 하반신의 냉증과 상반신의 허열(虛熱)을 완화하고, 혈을 보하면서 혈행 불량을 개선한다. 게다가 익기화위(益氣和胃)하여 새로운 혈을 만들고, 조경(調經)한다. 허실한열(虛實寒熱)이 혼재해 있는 증(證)에 적합한 처방이다.

이 편리한 처방은 스시(お寿司), 덴뿌라(天ぷら)와 고기 감자 조림(니쿠쟈가, 肉じゃが)이 들어있는 쇼카도벤또(松花堂弁当, 십자 형태로 나뉜 상자에 가이세키 요리를 보기 좋게 담은 도시락)와 닮아 있다. 스시를 좋아하는 사람, 덴뿌라를 좋아하는 사람, 고기 감자 조림을 좋아하는 사람 모두가 좋아하는 도시락이니, 어느 것을 좋아할지 모르는 손님에게 대접하기 쉬워진다. 온경탕(溫經湯)도 환자의 증을 정확히 판단하지 못해도 사용하기 쉽다.

그러나 쇼카도벤또는 스시를 가장 좋아하는 사람에게는 뭔가 아쉽다. 그런 사람은 스시만을 먹는 쪽이 좋다. 온경탕도 냉증, 혈어, 혈허 3가지가 모두 있을 때는 엄청나게 유효하지만, 3가지가 갖추어지지 않는 경우는 다른 처방 쪽이 예리하게 듣는다.

부정출혈의 색이 맑을 경우는 사물탕을 합쳐 보혈(補血)하는 힘을 강하게 한다. 출혈이 멈추지 않는다면 궁귀아교탕(芎歸阿膠湯)과 합방한다. 냉증이 없는 부정 출혈에는 황련해독탕(黃蓮解毒湯)을 사용한다. 위가 좋지 않은 경우는 육군자탕(六君子湯)을 병용한다. 단순한 혈어증이면 계지복령환(桂枝茯苓丸) 등 다른 처방이 좋다.

출전은 '금궤요략(金匱要略)'이다.

이런 환자에게

> **냉증입니다. 특히 발끝, 허벅지 내측, 하복부가 차갑습니다.**

하반신이 차갑지만, 손바닥은 따뜻하다. 입술은 적자색(赤紫色)으로 자주 건조해져 벗겨진다. 온경탕을 복용하고 3개월 정도 후에 냉증이 개선되었다. 저림 등의 혈허(血虛) 증상이 심하고, 혈어(血瘀)의 증후가 나타나지 않는 경우는 당귀사역가오수유생강탕(當歸四逆加吳茱萸生薑湯)이 좋다.

> **생리가 안정되지 못하고 늦어집니다.**
> **생리량은 소량으로 거무칙칙한 색을 하고 있습니다.**

월경통도 있지만 배를 따뜻하게 하면 편해진다. 생리혈에는 혈괴(血塊)가 섞여 있다. 온경탕을 복용하고, 약 1년 뒤 월경주기가 안정되었다. 생리 혈도 깔끔해졌다.

양 증례에 하초의 냉증(冷症), 혈어(血瘀), 혈허(血虛) 3가지로 이루어진 세트가 보인다. 이런 경우에 온경탕을 사용한다.

용어 해설

1. 충맥(衝脈)과 임맥(任脈)은 함께 체내의 기(氣)·혈(血)·진액(津液)이 운행하는 경맥(經脈) 중 하나로 충맥은 혈해(血海)라고도 불리고 생식능력을 담당하며 월경을 조절한다. 임맥은 임신에 관여한다.
2. 혈허(血虛)가 계속되면 음액(陰液) 부족이 만성화되어, 음허증(陰虛證)이 된다. 음허가 되면 열을 식히는 힘이 약해지고, 열증(熱證)이 생기기 쉽다. 이것을 음허화왕(陰虛火旺)이라고 한다. 이번 증(證)에서는 충임허한(衝任虛寒)으로 하복부가 차가워져 있어, 상반신에서 열증이 생기는 상성하허(上盛下虛), 상열하한(上熱下寒)인 상태이다. 즉 열사(熱邪)의 세력이 강해져 열증이 생기는 실열(實熱)에 대비되어, 음액이 부족해져서 생기는 열증을 허열(虛熱)이라고 부른다.
3. 한약은 일반적으로 복수의 약재가 조합되어 있어, 각자 역할 분담이 있다. 처방의 중심이 되는 약재는 군약(君藥)이라고 한다. 군약 다음으로 중요한 약재는 신약(臣藥)이라고 부른다. 군약의 작용을 보좌하고, 강하게 해준다. 그리고 군·신약(君·臣藥)을 도우면서 이러한 경향을 취하는 약재를 좌약(佐藥)이라고 부르며 특정한 장소로 인도하는 약재를 사약(使藥)이라고 부른다. 한약은 이 약재들의 상호작용으로 약효를 발휘한다.
4. 온경산한(溫經散寒)은 경맥(經脈)의 혈을 따뜻하게 하여 순환시키고, 한사(寒邪)를 없어지게 한다.
5. 양혈(養血)은 혈을 길러 보하는 것으로, 조경(調經)은 월경을 조절하는 것이다.

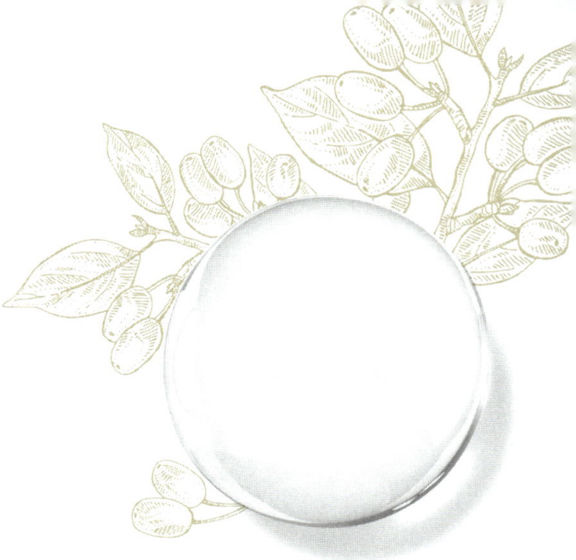

온리거한제 溫裏祛寒劑

오적산

五積散

한·습사(寒·濕邪)를 제거하여 기혈(氣血)을 흐르게 함
상열하냉(上熱下冷) 또는 통증을 동반한 모든 병에 활용

오적산(**五積**散)은 한(寒), 담(痰)[1], 기(氣), 혈(血) 식(食) **5가지**의 사기(邪氣)가 체내에 적체된 '**오적**(**五積**)'증을 치료한다는 의미로부터 이름이 지어졌다.[2] 특히 체내의 한사(寒邪)를 제거하는 작용이 강하고, 한사에 의해 생기는 오적을 해소하는 처방이라고 생각하면 이해하기 쉽다. 한사(寒邪)의 존재로 인해 만성적으로 경과하면, 그다지 심한 증상을 동반하지 않는 질환에 사용되는 경우가 많다.

어떤 사람에게 효과가 있나요?

오적산(五積散)은 '외감풍한(外感風寒), 내적한습(內積寒濕), 기체혈어(氣滯血瘀)'증을 개선하는 처방이다.

외부의 병사(病邪)는, 일반적으로 먼저 체표(體表)부터 침입하고, 그 다음에 체내로 파고 들어간다. 이 감염 초기 단계에서 병사가 아직 체표에 있는 증을 표증(表證)이라고 한다. 그 중 오한(惡寒)과 신체통 등의 한증(寒證)을 동반하는 표증(表證)

을 표한(表寒)(풍한표증; 風寒表證)이라고 부른다. 바이러스 또는 세균 감염, 차갑고 추운 환경 등에 의해 생긴다. 외부로부터 병사(病邪)가 야기하는 병변(외감병; 外感病) 중, 위와 같은 풍한사기(風寒邪氣)에 의한 증을 '외감풍한(外感風寒)'이라고 부른다. 그리고 체내에 한·습사(寒·濕邪)가 모이고 쌓여 있는 증이 '내적한습(內積寒濕)'이다. 차갑거나 혹은 날것의 음식물을 섭취 등으로 인해 이와 같은 증이 된다. '기체혈어(氣滯血瘀)'는 기가 울체(鬱滯) 되고, 혈의 흐름도 막혀 있는 증을 가리킨다.

풍한사기에 의해 체표의 기능이 정체되어서 땀샘 또는 모공(주리; 腠理)이 폐색되고, 경맥(經脈)의 흐름이 막힌다. 그 결과 발열, 두통, 전신통(관절통 또는 근육통), 무한(無汗) 등의 증상이 생긴다. 근육과 관절에 기혈(氣血)이 가서 도달하지 못하면, 목과 등이 뻣뻣해지고, 허리가 시리고, 딱딱한 것이 마치 널빤지와 같고 아프며, 허리부터 발에 걸쳐 힘줄이 불거진다. 담습(痰濕)이 폐(肺)나 비위(脾胃)에 정체되면, 가슴이 그득해져 괴롭고, 식욕부진, 구토, 요통, 하복부통, 설사(下痢) 등의 증상이 발생한다. 정신적으로는 분돈(奔豚)[3] 등도 생긴다. 여성에서는 백색 대하(帶下, leukorrhea)가 많이 나오는 경우도 있다.

혀에는 백색 설태가, 때때로 습윤하게 존재한다[한습증(寒濕證)의 설상].

이것처럼 주로 체내 외의 한사(寒邪)로 인해 생긴 여러 울체(鬱滯)가 복합적으로 생기는 증상에 본 방이 적용된다. 특히 장기간에 걸친 한랭(寒冷) 자극으로 하반신에 한사가 머무르고, 역으로 상반신에는 두통 등의 열증(熱證)이 보이는 증상(상열하냉; 上熱下冷)의 각종 질환에 유효하다.

임상 응용 범위는 외감풍한(外感風寒), 내적한습(內積寒濕), 기체혈어(氣滯血瘀)의 증후를 나타내는 질환으로 급성·만성 위장염, 위산과다, 위·십이지장 궤양, 위경련, 좌골 신경통 등의 신경통, 관절통, 두통, 요통, 감기, 기관지 천식, 냉방병, 월경통, 월경불순(menstrual irregularity), 무월경, 갱년기 장애, 요관감염증(방광염, 요도염 등), 류마티스 관절염, 여드름, 한랭(寒冷) 두드러기(蕁麻疹) 등이다.

어떤 처방인가요?

구성 약재는 마황(麻黃), 백지(白芷), 육계(肉桂), 건강(乾薑), 창출(蒼朮), 후박(厚朴), 진피(陳皮), 반하(半夏), 복령(茯苓), 길경(桔梗), 지실(枳實), 당귀(當歸), 천궁(川芎), 작약(芍藥), 생강(生薑), 감초(甘草) 총 16가지이다.

군약(君藥)인 마황은 위기(衛氣)의 울체(鬱滯)를 해소하고, 주리(腠理)를 열고, 발한(發汗)하여 표폐(表閉)를 풀어주고(발한해표; 發汗解表), 체표(體表)의 풍한사(風寒邪)를 발산시킨다(소풍해표; 疏風解表). 또 폐(肺)의 선발(宣發)작용[기와 진액을 전신에 산포(散布)하는 기능]을 정상화하고(선발폐기; 宣發肺氣), 기침을 완화한다. 발한으로 열을 발산시키고, 해열한다. 마찬가지로 백지는 군약으로서 마황과 같은 신온해표약(辛溫解表藥)으로 거한(祛寒) 시켜 체표의 풍한사(風寒邪)를 발산하고(거풍해표; 祛風解表), 습사(濕邪)를 제거하고(조습; 燥濕), 진통한다. 소종배농(消腫排膿) 작용도 있다. 군약 2가지로 발한해표(發汗解表), 거풍지통(祛風止痛) 한다.

신약(臣藥)인 육계는 혈액순환을 촉진하고(통리혈맥; 通利血脈), 몸을 따뜻하게 한다(온리거한; 溫裏祛寒). 마찬가지로 신약인 건강은 체내의 냉증(리한; 裏寒)을 제거하여 몸을 따뜻하게 한다(온리보양; 溫裏補陽). 특히 중초(中焦)를 따뜻하게 하여 중초의 양기를 강하게 해주고(온건중양; 溫建中陽), 한사(寒邪)를 흩트려서 통증을 완화해 준다(온중산한지통; 溫中散寒止痛). 게다가 기의 상역(上逆)을 하강시켜 구토를 멈추게 한다(강역지구; 降逆止嘔). 또 폐를 따뜻하게 하여 수음(水飮)을 제거하고(온폐화음; 溫肺化飮), 마황의 해표(解表) 작용을 돕는다.

그 외 약재는 좌약(佐藥)에 해당한다. 창출은 습사(濕邪)를 건조하여 제거하고(조습; 燥濕), 동시에 비위의 기능을 높인다(건비; 健脾). 후박은 기를 순환시킨다(행기; 行氣). 이 행기 작용에 의해 습사를 제거하는 방법이 진전된다. 진피는 기의 흐름을 조절하여 위(胃)의 기능을 되돌리고(이기화위; 理氣和胃), 구토를 억제하며(지구; 止嘔), 복부 팽만감을 완화한다(제만; 除滿).

반하는 담습(痰濕)을 건조해 제거하고(조습화담; 燥濕化痰), 기를 하강시켜 위기(胃氣)

의 상역(上逆)을 완화하고(강역화위; 降逆和胃), 구역질하는 것을 치료한다(지구; 止嘔). 복령은 건비하여 기의 흐름을 좋게 하는 동시에 체내의 과잉 습사(濕邪)를 중재한다(이수삼습; 利水滲濕). 설사를 멈추게 하거나(지사; 止瀉), 정신안정 작용도 있다(안신; 安神).

길경(桔梗)은 폐(肺)의 선발(宣發) 기능을 높여(개선폐기; 開宣肺氣), 가래(痰)를 삭히고 기침을 멈춘다(지해거담; 止咳祛痰). 배농(排膿) 작용도 있다. 지각은 기를 움직이게 하여 비위(脾胃)의 연동 운동을 촉진하고(행기관중; 行氣寬中), 복부 팽만감을 제거한다(제만; 除滿). 길경에는 모든 약재의 약효를 끌어올리는 힘이 있고, 지각에는 하강시키는 작용이 있다(일승일강; 一昇一降). 두 약재의 배합으로 인해 상초(上焦)의 기(氣)를 승강(昇降)시켜 열고(개흉행기; 開胸行氣), 흉부의 기체(氣滯)를 풀어(관흉; 寬胸) 기기(氣機)[4]를 조절한다.

당귀(當歸)는 혈(血)을 보해 몸을 자양(滋養)한다(보혈양혈; 補血養血). 더 나아가 혈의 흐름을 개선하는 데에도 작용하고(활혈; 活血), 경맥(經脈)에 머무르는 혈을 따뜻하게 하여 맥 내의 길을 좋게 하고(통맥; 通脈), 지통(止痛)한다. 천궁(川芎)은 당귀보다도 강하게 활혈(活血)하고, 기를 흐르게 한다(활혈행기; 活血行氣). 작약은 백작약(白芍藥)을 사용하고, 보혈양혈(補血養血)하는 동시에 간(肝)[5]의 기능을 조절하여, 기혈(氣血)의 흐름을 조절한다(평간; 平肝). 또 근육의 긴장을 완화해 주고(유간; 柔肝), 진통에도 효과적이다(완급지통; 緩急止痛). 생강은 한사(寒邪)를 발산하는 동시에(산한; 散寒), 위의 기능을 조절하여 소화 흡수를 촉진하고, 구토를 진정시킨다(화위지구; 和胃止嘔). 또한 반하(半夏)의 독성(毒性)을 억제한다.

감초는 자감초(炙甘草)를 사용하고, 좌·사약(佐·使藥)으로서 비위(脾胃)의 기능을 조절하면서 기를 보하고(익기화중; 益氣和中), 모든 약재의 약성(藥性)을 조화롭게 한다.

이로써 오적산의 효능을 '해표온리(解表溫裏), 조습화담(燥濕化痰), 이기활혈(理氣活血)'이라고 할 수 있다. 말초의 혈행(血行)을 개선하고 체표(體表)를 따뜻하게 하는 약재와 체내를 따뜻하게 하는 약재로 음양(陰陽), 표리(表裏)의 병사(病邪)를 동시에 치료한다. 본 방은 이진탕(二陳湯), 평위산(平胃散), 사물탕(四物湯), 계지탕(桂枝湯), 반하후박탕(半夏厚朴湯) 등의 가감방(加減方)을 합체시킨 구성이다. 다방면으로 응용할 수 있지만, 배합된 약재의 수가 많은 만큼, 효과의 즉각성이 부족하다.[6]

복부의 냉증과 구토가 심하면, 오수유탕(吳茱萸湯)을 병용한다.

출전은 '화제국방(和劑局方)'이다.

이런 환자에게

어렸을 때부터 자주 토하고, 설사를 합니다. 냉증이 있습니다.

감기에 자주 걸린다. 위산과다 증상도 있다. 외감풍한(外感風寒), 내적한습(內積寒濕)으로 보아 본 방을 사용하였다. 4개월 정도 복용하였더니 위장(胃腸)의 상태가 완전히 좋아졌다. 말랐었지만 체중이 늘어나고, 체력이 붙어 건강해졌다고 기뻐하였다.

생리불순입니다. 생리량이 적고, 생리주기가 늘어나는 편입니다.

월경통도 심하다. 하복부나 발이 차가워진다. 내적한습(內積寒濕), 기허혈어(氣虛血瘀)로 보아 본 방을 사용하였다. 3개월 후부터 월경통이 가벼워졌고, 7개월 후부터는 안정되어 월경을 한다.

용어 해설

1. 수분대사의 실조에 의해 생기는 이상한 수액을 담음(痰飮)이라고 부른다. 담음은 비(脾)·폐(肺)·신(腎)·간(肝)·삼초(三焦) 등의 기능 실조나 습사(濕邪), 양기(陽氣) 부족 등에 의해 발생한다. 이 중 물과 같은 유동성이 강한 물질을 수음(水飮), 점조하여 유동성이 낮은 물질을 담(痰)이라고 한다. 오적(五積)의 담은 담음을 가리킨다고 생각된다.
2. 한(寒), 습(濕), 담(痰), 기(氣), 혈(血)을 오적이라고 하는 경우도 있다.
3. 분돈(奔豚)은 심한 두근거림(動悸), 두통, 상열감 등 하복부부터 머리 가슴 부분(頭胸部)에 기(氣)가 상충(上衝)하는 듯한 이상감각과 발작을 가리킨다. 신경성 심계항진(心悸亢進, palpitations)에 가깝다.
4. 기(氣)가 가지고 있는 승(昇)·강(降)·출(出)·입(入)이라는 운동형식을 가리킨다.
5. 오장(五臟)의 간(肝)은 수목의 가지와 같이 유연하게 체내에 퍼져 있고, 정신·정서나 각종 내장 기능, 혈류량 조절 기능 등, 전신의 생리기능이 원활하게 행해질 수 있도록 조절하는 기능(소설; 疏泄)을 가지고 있다.
6. 일반적으로 구성 약재 수가 적은 처방일수록 즉각적인 효과를 발휘한다.

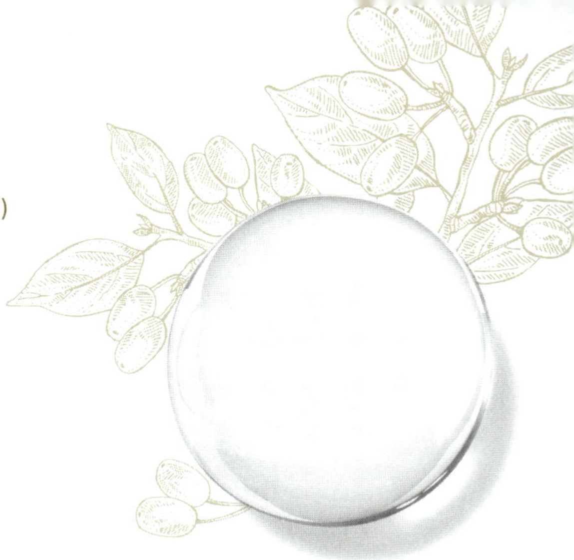

청열제(청열사화) 清熱劑 (清熱瀉火)

백호가인삼탕

白虎加人蔘湯

정기(正氣)를 보호하면서 열사(熱邪)를 제거
형세가 있는 열사에 의한 염증과 감염증에 유효

열사(熱邪)는 병이나 몸 상태가 좋지 않은 원인(병인; 病因) 중 하나이고, 그 열사가 환자의 어느 곳에 존재하는가, 형세가 어느 정도인가 등에 의해 다양한 종류, 다양한 모양의 증후나 병변(열증; 熱證)이 나타나게 된다. 한방에서는 열증을 나타내는 병(열병; 熱病)에 대해서 일률적으로, 청열제(清熱劑)로 열을 식혀 버리는 것이 아닌, 환자의 증(證)에 따라서 여러 방제를 사용하고, 열병의 근본적인 치료를 진행한다.

예를 들어 열병의 초기에는 오한(惡寒)과 두통이 보이지만, 심해지면 열감이 강해지고, 입 마름(口渴)이 생긴다. 게다가 악화되면 고열이 나기도 하며, 헛소리를 말하는 등, 의식에도 영향을 미치고 더 진행되면 출혈이 나오게 된다. 한방에서는 각자의 단계에 응하여 처방을 구별하여 사용한다.

백호탕(白虎湯)과 백호가인삼탕(白虎加人蔘湯)은 체내에 조금 깊은 곳에 존재하는 열사(熱邪)가 인간의 면역력과 저항력(정기; 正氣)과 격하게 싸우고 있을 때 사용하는 처방이다.

어떤 사람에게 효과가 있나요?

백호가인삼탕(白虎加人蔘湯)은 '기분열성(氣分熱盛), 위열(胃熱), 기음량허(氣陰兩虛)' 증을 개선하는 처방이다.

열병(熱病)의 증(證)을 판단하는 방법(변증; 辨證) 중 하나인 '위기영혈변증(衛氣榮血辨證)'에서, 병사(病邪)가 안(리; 裏)으로 들어간 병태(病態)를 '기분(氣分)'증이라고 하고 '기분열성(氣分熱盛)'증은 체내에 침입한 열사(熱邪)의 형세가 왕성한 상태로 '기분(氣分)'에 머무르며, 정기와 격하게 싸우고 있는 상태를 가리킨다.[1]

열병의 다른 변증법인 '육경변증(六經辨證)'에서는, 양명병인 '양명경'증에 해당된다. 양명위경(陽明胃經)[2]이 주행하는 머리 부분(頭部), 코, 구강, 인후두부, 경부(頸部), 비위, 서혜부에 열증(熱證)이 생기기 쉽다.

기분열성증(氣分熱盛證)은 위(胃)를 중심으로(위열; 胃熱), 체내에 강한 열사(熱邪)가 존재하고 있다. 정기는 쇠약해져 있지 않고 아직 강한 상태이다. 따라서 정기와 사기(邪氣)(열사; 熱邪)가 체내에서 격하게 싸우고 있기 때문에 비교적 고열 혹은 열감이 있으며, 땀이 많이 나온다(多汗). 오한(惡寒)은 없다. 안면홍조, 작열감, 입 마름(口渴), 입냄새(口臭), 복부 팽만감, 미각의 감퇴, 몸이 무겁고, 헛소리를 하는 등의 정신이 흐트러지고, 불면, 요실금, 지성 피부, 두통, 손과 발끝의 냉증(열궐; 熱厥) 등의 증상도 나타난다. 혀는 붉고, 황색 설태가 있다. 여기까지가 열을 체외로 발산시키는 백호탕(白虎湯)의 적응증이다. 고열, 입 마름(口渴), 다한(多汗), 힘이 센 맥(脈)이 4대 증상이다.

게다가 열이 강해지면, 진액(津液)이 손상된다. 진액의 소모가 빈번해지면 입 마름이 심해지게 되고, 수분을 보충하여도 좀처럼 나아지지 않는다. 흉부의 열감과 폐색감, 가슴이 답답함, 가슴이 답답하여 진정되지 않는 불쾌감(심번; 心煩), 짙은 색의 소변 등이 보인다. 또, 열을 동반한 발한(發汗) 작용으로 진액이 피부부터 잃기 시작할 때, 기(氣)도 같이 새어 나가 소모되고, 기허증(氣虛證)이 된다. 이것이 '기음량허(氣陰兩虛)'증[기음량허의 음은 진액(津液)과 같은 의미]이다. 이 증이 되면, 백호탕이 적용되는 증에서 보이는 증후에 더해, 숨이 차고, 무력감, 피로 권태감, 등(背) 부위 경도의 오한 등, 기허의 증후가 보이게 된다. 혀는 백호탕의 경우보다도 건조한 증상이 더 진전되어 있어 윤기가 적으며, 황색 설태도 건조한 상태이다. 여기까지 오면 백호가인삼탕(白虎加人蔘湯)의 적응증이 된다.

임상 응용 범위는 만성 위염, 급성 간염, 기관지염, 폐렴, 인플루엔자, 열중증(熱中症, heat stroke), 일본뇌염, 당뇨병, 갑상선기능항진증, 고혈압, 뇌전증, 만성 류마티스 관절염, 부비동염, 치주병, 구내염, 인두염, 결막염, 치통, 피부염, 습진, 건선, 한포진(汗泡疹, pompholyx), 야뇨증, 레이노병, 감염증 등으로 기분열성(氣分熱盛), 위열(胃熱), 기음량허(氣陰兩虛)의 증후를 나타내는 것들이다.

어떤 처방인가요?

구성 약재는 석고(石膏), 지모(知母), 감초(甘草), 갱미(粳米), 인삼(人蔘) 총 5가지이다.

백호탕(白虎湯)의 군약(君藥)인 석고는 위열(胃熱)을 식히고, 열을 체외로 발산시킨다(해기투표; 解肌透表). 특히 양명위경(陽明胃經)의 열을 식히는 작용이 강하다. 심번(心煩)을 풀어주고, 입 마름(口渴)을 풀어준다. 지모는 신약(臣藥)으로서 위열을 식히고(청열사화; 淸熱瀉火), 열에 의한 음액의 소모를 방지하며(자음윤조; 滋陰潤燥), 군약의 작용을 돕는다. 혈압강하 작용도 있다.

감초와 갱미는 좌약(佐藥)으로서 기(氣)와 진액(津液)을 보해(익기생진; 益氣生津), 위를 지키고, 군·신약(君·臣藥)의 작용을 돕는다. 또 한성(寒性)이 강한 청열제(淸熱劑)인 석고와 지모의 자극으로부터 위를 보호한다. 그리고 감초는 사약(使藥)으로서 모든 약재의 약성(藥性)을 조화롭게 한다. 감초는 생감초(生甘草)를 사용한다. 백호가인삼탕(白虎加人蔘湯)에 있어서는 인삼이 기를 보하면서(보기; 補氣), 위의 진액을 보하고, 입 마름(口渴)을 해소한다.

이로써 백호가인삼탕(白虎加人蔘湯)의 효능을 '청열사화(淸熱瀉火), 익기생진(益氣生津)'이라고 할 수 있다. 5가지 약재의 상호작용으로 정기(正氣)를 손상시키지 않고,

사기(邪氣)를 제거한다. 중국에서는 인삼 대신에 인삼보다 자음청열(滋陰淸熱) 효과가 강한 서양삼(*Panax quinquefolius* L., 화기삼 또는 미국 인삼)이 자주 상용된다.

석고에는 위(胃)만이 아닌 폐(肺)의 열을 식히는 힘도 있다[폐(肺)·위(胃)의 경맥(經脈)에 들어간다]. 위열(胃熱)을 식히는 경우는 본 방처럼 지모(知母)와 조합하지만, 폐열(肺熱)을 제거하고 싶은 경우에는 마행감석탕(麻杏甘石湯)의 구성처럼 마황(麻黃)과 조합한다.

진액(津液)의 손상이 심하면 맥문동탕(麥門冬湯)을 합치거나, 죽엽석고탕(竹葉石膏湯)을 사용한다. 당뇨병으로 신음허증(腎陰虛證)[3] 이 명확한 경우는 육미지황환(六味地黃丸)을 합방한다. 오한(惡寒)과 열감을 반복하는 증상(한열왕래; 寒熱往來)이 있다면 소시호탕(小柴胡湯) 등의 시호제(柴胡劑)를 합친다. 상열감 등 양기(陽氣)가 강한 경우는 백호가계지탕(白虎加桂枝湯)이 좋다.

위열(胃熱)이 이번 증(證)처럼 체외로 발산하려 하지 않고, 체내에 틀어박혀 있는 대변(大便)을 건조시켜, 변비가 되는 경우도 있다. 이 경우는 양명병(陽明病)의 양명부증(陽明腑證)에 해당하고, '열결(熱結)'증이라고도 불리며, 대승기탕(大承氣湯) 등의 승기탕(承氣湯) 종류를 사용한다. 본 방과 합쳐도 좋다.

한성(寒性)이 강해 냉증, 혀의 색이 흰 등 한증(寒證)이 보이는 사람에게는 사용하지 않는다. 또한 열증(熱證)에서도 음허증(陰虛證)에서 생기는 허열(虛熱)[4]에는 사용하지 않는다.

출전은 '상한론(傷寒論)'이다. 전술한 육경변증(六經辨證)은 이 '상한론'에서 전개되는 변증법(辨證法)이다.

이런 환자에게

피부가 가려워서 견딜 수가 없습니다.
자는 동안에도 막 긁고 쥐어뜯게 됩니다.

피부는 건조한 기미가 보이고, 환부가 붉고 열이 깃들어 있는 듯이 느껴진다. 기분열성(氣分熱盛), 음허증(陰虛證)으로 보아 본 방을 사용하였다. 가려운 증상은 차츰 낫게 되었고, 3개월 정도로 완치되었다. 열감(熱感)이 없다면 당귀음자(當歸飮子)를 투여한다.

만성적으로 코가 막힙니다.
끈적끈적한 콧물이 조금씩 나옵니다.

맛이 강한 요리나 술을 좋아한다. 구내염이 자주 생기며, 입냄새(口臭)가 있다. 위열증(胃熱證)으로 보아 본 방을 사용하였다. 4개월 정도 후에 코가 뻥 뚫렸다. 그 후 입냄새도 없어지게 되었다. 구내염도 생기지 않게 되었다.

용어 해설

1. 열병(熱病)은 병사(病邪)가 출현한 발병 초기 단계가 지나면, 정기(正氣)와 싸우는 것이 심해지는 열성기(熱盛期)에 들어가는 것이다.
2. 양명위경(陽明胃經)은 경락(經絡) 중 하나이다. 경락은 기(氣)·혈(血)·진액(津液)이 체내에서 운행하는 통로이다.
3. 신음허증(腎陰虛證)은 성장(成長)·발육(發育)·생식(生殖)과 체액 조절에 관여하는 오장(五臟) 중 신(腎)의 음액(陰液)이 부족한 상태이다. 당뇨병의 경우, 다뇨, 상열감, 손과 발의 작열감, 도한(盜汗) 등의 증후가 나타난다.
4. 허열(虛熱)은 진액이 손상되어(음허증; 陰虛證) 상대적으로 생기는 열증(熱證)이다. 열 그 자체의 형세가 있는(실열; 實熱) 것이 아닌, 열과의 밸런스를 맞추고 있던 진액이 줄어들어 생기게 된다. 본 방이 유효한 것은 허열이 아닌 실열이다.

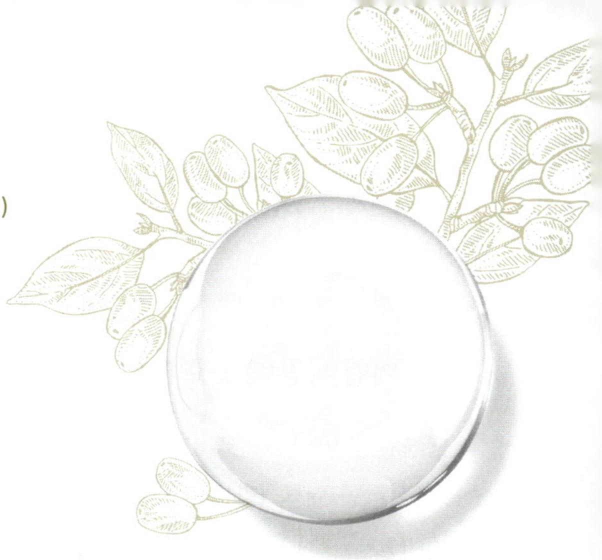

청열제(청열사화) 清熱劑 (清熱瀉火)

용담사간탕

龍膽瀉肝湯

간담(肝膽)의 열사(熱邪) 또는 습사(濕邪)를 제거
두부(頭部)의 열증(熱證) 또는 하복부의 습열(濕熱)에 사용

방제 명에는 여러 의미가 포함되어 있다. 예를 들어 계지복령환(桂枝茯苓丸)의 이름에는 구성 약재(계지, 복령)가 포함되어 있다. 보중익기탕(補中益氣湯)에는 효능이 명시되어 있다.

이번에 해설하는 **용담사간**탕(**龍膽瀉肝**湯)의 이름에는 군약(君藥)의 이름과 효능 양 쪽이 포함되어 있다. 본 방의 군약이 **용담(龍膽)**, 효능이 **사간(瀉肝)**인 셈이기 때문이다.

사간이라는 것은 정신·정서나 생리기능의 조절에 관여하는 오장(五臟) 중 간(肝)의 실조에 의해 생긴 병사(病邪), 특히 열사(熱邪)를 제거하는 것을 가리킨다. 스트레스나 과음·폭식에 의해 생긴 열증을 개선하는 것이 본 방이다. 간과 표리(表裏)의 관계에 있는 육부(六腑)인 담(膽)의 열도 사(瀉)하는 작용이 있다. 용담(龍膽)에도

'담(膽)'의 한자가 포함되어 있어, 용담사간탕의 이름은 가케코토바(掛け言葉)*처럼 아름답다.

어떤 사람에게 효과가 있나요?

용담사간탕(龍膽瀉肝湯)은 '간담실화상염(肝膽實火上炎), 간담습열하주(肝膽濕熱下注)' 증을 개선하는 대표적인 처방이다.

간담(肝膽)은 전술했던 것처럼, 각각 오장육부(五臟六腑) 중 하나이다. 담(膽)의 기능은 주로 담즙(膽汁, bile)을 저장하는 담낭(膽囊, gallbladder)으로서의 작용과 정신적으로는 모든 일의 결단에 관여하는 작용 2가지이다. 스트레스나 과음·폭식의 반복에 의해 간담(肝膽)의 기능이 실조되어 생긴 열사(熱邪)가 상염(上炎)하고, 간경(肝經)과 담경(膽經)[1]을 통하여 인체의 상부(上部)에 도달하고, 증후를 생기게 하는 것이 '간담실화상염(肝膽實火上炎)'증이다. 자율신경계의 과흥분, 과민성과 관계가 깊다고 생각된다.

이 증의 경우는 간경과 담경이 다니는 두항부(頭項部), 눈, 귀 등에 증후가 나타나는 경우가 많다. 자주 보이는 증후는 두통, 두부(頭部)의 창통(脹痛), 눈의 충혈, 눈곱, 현훈(目眩), 난청, 이명, 코피, 입이 씀(口苦), 안면홍조, 협통(脇痛), 초조함, 화가 자주 남, 숨이 짧으며(短氣), 안달이 남, 불면 등이다. 혀는 붉고, 황색 설태가 붙어 있다.

간담(肝膽)의 실조에 의해 생긴 열사(熱邪)가 습사(濕邪)와 결합하여 하강하면 '간담습열하주(肝膽濕熱下注)'증이 된다. 열사가 인체에서 상승하는 것에 비해, 습사는 무거워서 아래로 잠겨 간다. 이 증의 경우도 습사가 열사를 뒤덮어, 인체의 하부

* かけことば(掛け言葉): 같은 음이면서 의미가 다른 말을 이용하여, 그것을 위 아래로 걸쳐 두 가지의 의미를 포함하게 하는 것. 〈출처: 와카(和歌)의 한국어역에 있어서 수사(修辭)의 번역 마쿠라코토바(枕詞)·조코토바(序詞)·가케코토바(掛詞)를 중심으로〉 〈역자 주〉

에서 증후를 생기게 한다. 과도한 음주, 자극적인 음식, 느끼한 음식, 맛이 진한 음식을 선호해 습열(濕熱)이 생기는 경우도 많다.

이 증의 경우도 간경(肝經)이 다니는 생식기와 비뇨기에서 증상이 나타나기 쉬우며, 음부의 통증, 소양감, 부종, 열감 그 외, 진한색의 소변, 탁한 소변, 배뇨통, 잔뇨감, 빈뇨, 황색 대하, 냄새가 강하고 점조한 대하(帶下, leukorrhea) 등이 생기기 쉽다. 하복부의 염증에 가깝다. 간담사화상염증(肝膽瀉火上炎證)과 같이 혀는 붉고, 황색 설태가 있는 편이고, 설태가 두껍고 끈적끈적한 경우가 많다.

임상 응용 범위는 편두통, 급성 결막염, 외이염, 비염, 부비동염, 구내염, 황달, 간염, 급성 담낭염, 급성 신우신염(pyelonephritis), 방광염, 요도염, 외음부염, 질염, 성기 칸디다증, 고환염, 음부소양증, 급성 전립선염, 서혜부 림프절염, 치질, 항문주위염, 고혈압, 자율신경 실조증(autonomic dysfunction), 불면증, 성기능 장애, 두부(頭部)의 습진, 지루성 피부염, 탈모증, 아토피성 피부염, 대상포진(herpes zoster), 대하 등으로 간담실화상염(肝膽實火上炎), 간담습열하주(肝膽濕熱下注)의 증후를 나타내는 것이다.

어떤 처방인가요?

구성 약재는 용담(龍膽), 황금(黃芩), 산치자(山梔子), 택사(澤瀉), 목통(木通), 차전자(車前子), 당귀(當歸), 지황(地黃), 시호(柴胡), 감초(甘草) 10가지이다.

군약(君藥)인 용담은 성미(性味)가 고한(苦寒)[2]한 약재로 간경(肝經)에 들어가, 상반신에서는 간담(肝膽)의 실화(實火)를 진정시키고, 하반신에서는 간담의 습열(濕熱)을 제거한다. 이 용담 1가지로 용담사간탕의 역할을 다하고 있고, 그 위에 다른 약재를 배합하여 용담의 힘을 강화해 주고 결점을 보완해준다. 황금(黃芩)과 산치자(山梔子)도 성미가 고한(苦寒)한 약재로, 신약(臣藥)으로서 열을 식혀 습사(濕邪)를 제거하고(조습청열; 燥濕淸熱), 군약의 약효를 강화해 준다.

좌약(佐藥)인 택사, 목통, 차전자는 이수(利水) 작용으로 습사를 제거하여 열을 배제하고, 습열(濕熱)을 제거한다.

간담실화(肝膽實火)와 성미(性味)가 고한(苦寒)약은 음액(陰液)[3]을 소모시키기 쉽다. 그래서 지황과 당귀가 음액(陰液)을 보해, 정기[4]의 손상을 방지한다. 지황은 생지황(生地黃)을 사용한다. 시호는 간담의 기(氣) 흐름을 부드럽게 하고, 모든 약재의 간경(肝經)에서의 흐름을 촉진한다. 게다가 황금과의 조합으로 간담의 열을 식히고, 기를 상승시킨다. 이 지황, 당귀, 시호도 좌약으로서 작용한다. 감초는 생감초(生甘草)를 사용하고, 사약(使藥)으로서 고한성(苦寒性)인 약재의 자극을 약화시키고, 익기화중(益氣和中)[5] 하면서 모든 약재의 약성(藥性)을 조화롭게 한다.

이로써 용담사간탕의 효능을 '청간담실화(淸肝膽實火), 사하초습열(瀉下焦濕熱)'이라고 할 수 있다. 공격적인 약재 중 정기를 보하는 약재(지황과 당귀)가 배합되어(사중유보; 瀉中有補), 실화상염(實火上炎)을 하강시킨 고한성(苦寒性) 약재 중 승양약(昇陽藥; 시호)이 가미되어, 비위(脾胃)를 지키는 약재(감초)가 조합되어 있다. 이들로 인해 병사(病邪)를 제거하는 동시에 정기(正氣)의 손상을 막는 좋은 방제가 된다.

입 마름(口渴)이 심해지면 백호가인삼탕(白虎加人蔘湯)을 더한다. 변비가 생기는 경우는 조위승기탕(調胃承氣湯) 등을 합친다. 두통과 눈의 충혈이 심하면 국화차를 병용한다.

즉, 성미(性味)가 고한(苦寒)한 약재의 강한 작용이 완화되어 전체적인 밸런스는 어느 정도 안정되었지만, 그런데도 고한한 성미가 강한 처방이므로 위장(胃腸)이 약한 환자나, 냉증이 현저한 경우, 음허증(陰虛證)[6] 등에는 사용하지 않는다. 허증(虛證)의 증후가 보인다면 다른 증이므로, 조등산(釣藤散) 등을 투여한다.

출전은 17세기(청대; 淸代)의 중국 의서인 '의방집해(醫方集解)'이다.[7]

이런 환자에게

방광염입니다. 잔뇨감이 있고, 바로 화장실에 가고 싶어집니다.

배뇨 시의 작열감과 배뇨 후의 통증도 있다. 서혜 림프절이 부어 있다. 혀에 황색 설태가 끈적하게 붙어있다. 간담습열하주(肝膽濕熱下注)로 보아 용담사간탕(龍膽瀉肝湯)을 사용하였다. 3주간 정도 계속 복용하였더니 모든 증상이 없어졌다.

밤에 침대에 누워도, 초조해지고 조바심이 나서 좀처럼 잠을 잘 수가 없습니다.

자려고 침대에 누우면, 여러 가지 생각이 나고, 고민이 시작되면 머지않아 초조해지고 조바심이 난다. 자주 화낸다. 깨질 것 같은 박동성 두통도 있다. 간담실화상염증(肝膽實火上炎證)으로 생각하여 용담사간탕(龍膽瀉肝湯)을 복용하게 하였다. 3개월 정도 복용 후 잠에 잘 들 수 있게 되었고, 잠도 깊게 자게 되었다.

모두 바로 용담사간탕이 머리에 떠오르는 증례이지만 위장(胃腸)은 건강한가, 한증(寒證)은 아닌가 등 주의 깊고 신중하게 문진(問診)을 거듭하여, 최종적인 증(證)을 판단하지 않으면 안 된다. 본 방은 성미(性味)가 고한(苦寒)한 약재가 많이 배합되어 있으므로 증을 잘못 판단하면 위장장애가 오기 쉽다.

용어 해설

1. 간경(肝經)도 담경(膽經)도 경락(經絡) 중의 하나이다. 경락은 기혈(氣血)이 다니는 길이다. 장부(臟腑)에 이상이 생기면 같은 경락 위에서 이상이 생기기 쉽다.
2. 성미(性味)가 고한(苦寒)한 약재는 신체를 차갑게 하는 작용이 있는 쓴 약재이다. 염증과 내열(內熱)을 진정시키고, 해독하는 작용이 있지만 비위(脾胃)를 상하게 하여 냉증을 초래할 가능성도 있어 허약한 환자나 고령자 등에는 진중하게 사용하여야 한다.
3. 음액(陰液)은 인체의 구성성분 중 혈(血)·진액(津液)·정(精)을 가리킨다.
4. 정기(正氣)는 건강을 유지하기 위해 필요한 기(氣)·혈(血)·진액(津液)의 것으로, 인체에 있어서 필요한 기능과 물질을 가리킨다. 병사(病邪)로부터 몸을 지켜준다.
5. 화중(和中)은 중초(中焦), 즉 신체의 중심 부분에 있는 비위(脾胃)의 기능을 조절하는 것이다.
6. 음허증(陰虛證)은 음액(陰液)이 부족해지는 증이다.
7. 이 외에 '난실비장(蘭室秘藏)', '의종금감(醫宗金鑑)', '설씨십육종(薛氏十六種)' 등의 고전에도 개재되어 있다. 또 일관당(一貫堂)*의 처방 등에도 있고, '의방집해(醫方集解)'에 나오는 구성과 다른 경우도 많다.

* 일관당(의학)은 모리 도하쿠(森 道伯, 1867-1931)가 창시한 일관당류(一貫堂類) 후세파(後世派)이다. 인간의 체질을 3대증[어혈증(瘀血證), 장독증(臟毒證), 해독증(解毒證)]으로 분류하여 통도산(通導散), 방풍통성산(防風通聖散), 시호청간탕(柴胡淸肝湯), 형개연교탕(荊芥連翹湯), 용담사간탕(龍膽瀉肝湯) 5개의 처방을 운용하여 체질개선을 행한다. 〈역자 주〉

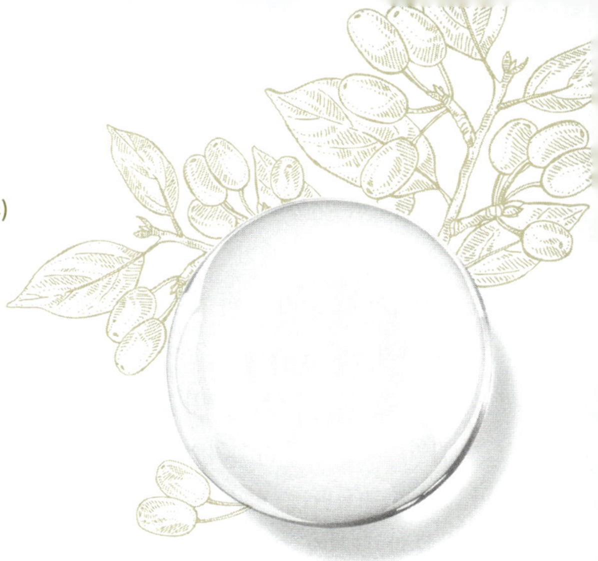

청열제(청열해독) 淸熱劑 (淸熱解毒)

황련해독탕

黃蓮解毒湯

과도한 열(熱)에 의한 염증을 개선
고열과 두통, 위염, 피부염 등에 사용

열은 사람이 살아가는 데 필수불가결한 것이다. 허리나 배가 차갑지 않은 쪽이 소화기계나 부인과계 질환에 잘 걸리지 않는다. 평소 열이 높은 쪽이 저체온보다도 면역력이 높다. 그러나 이 열, 무조건 많으면 좋다는 것은 아니다. 과다해지면 병이나 좋지 않는 몸 상태의 원인이 된다. 이 경우의 열을 '열사(熱邪)[1]'라고 부른다. 그리고 열사가 몸 상태를 붕괴시키는 원인이 될 때 도움이 되는 처방 중 하나가 황련해독탕(黃蓮解毒湯)이다.

어떤 사람에게 효과가 있나요?

황련해독탕(黃蓮解毒湯)은 '실열(實熱)'증을 개선하는 기본 처방이다.[2]

실열은 열사의 형세가 자주 사나워지는 상태로, 주로 염증 증상을 가리킨다. 동시에 자율신경계의 흥분과 이화작용의 항진, 각종 기능의 항진, 충혈도 의미한다. 증상은 심하고, 진행이 빠르다. 이 실열(實熱)에 대비하여, 다른 한 개의 열사(熱

邪) 타입을 '허열(虛熱)'이라고 한다. 허열은 열을 식히는 음액(陰液)[3]이 부족해져 상대적으로 열사의 형세가 증가한 상태이다. 불이 약해져도 주전자의 물이 적어지면 가열하기 쉬운 것과 비슷하다. 심한 염증이기보다는, 열이 깃들어 있는 느낌이다.[4] 황련해독탕(黃蓮解毒湯)은 이 2가지의 열사 중 실열을 개선한다.

실열로 보이는 증상은 고열, 안면홍조, 눈의 충혈, 몸의 열감, 입과 인후부의 갈증, 입이 씀(口苦), 조바심이 남, 불면 등이다. 각종 염증과 발진, 두드러기(蕁麻疹), 화농성 피부질환, 주사비(rhinophyma), 종기(癤, furunculus), 농피증(pyoderma), 감염증 등과 관계가 깊다. 특히 출혈과 습진을 동반하는 경우 '혈열(血熱)'이라고 부른다.[5]

실열(實熱) 중 열사(熱邪)가 오장(五臟) 중 심(心)의 기능을 어지럽게 한 증(證)을 '심화(心火)'라고 한다. 중추신경계와 자율신경계, 뇌, 심장의 항진(亢進) 상태로 가슴두근거림(動悸), 몹시 애타서 잠을 잘 수 없고, 꿈을 자주 꾸고, 안절부절못하여 진정되지 않고, 초조함, 가슴이 숨 막힐 듯이 덥고, 상열감, 안면홍조, 입 마름(口渴), 구내염 등의 증상이 나타난다. 걸리기 쉬운 병에는 자율신경 실조증(autonomic dysfunction), 불면증, 신경증, 조현병(schizophrenia) 등이 있다.

실열이 간(肝)에 영향을 미치면 '간화(肝火)'증이 된다. 자율신경계와 이화작용이 과항진(過亢進)되어, 조바심이 나고, 자주 화내며, 이것저것 생각하여 잠에 들기 어렵고, 흉협부의 그득한 통증(胸脇脹痛), 찌르는 듯한 두통, 현훈(目眩), 난청, 상열감, 안면홍조, 눈의 충혈, 입이 쓰고(口苦), 소변이 진하고, 변비 등의 증상이 나타난다. 자율신경 실조증(autonomic dysfunction), 신경증, 갱년기 장애, 고혈압, 담낭염, 간염 등과의 관계가 깊다.

오장육부(五臟六腑)인 위(胃)에 실열이 미치면 '위열(胃熱)'증이다. 장기인 위(stomach) 뿐만이 아닌 상부 소화기계 전체에 열증(熱證)이 생기고, 상복부 통증과 열감, 입냄새(口臭), 명치 언저리가 쓰리고 아프며, 구역감, 탄산(呑酸), 치통, 치경부 출혈 등의 증상이 나타나게 된다. 입술부터 위·십이지장에 걸쳐 뜨거워지는 느낌이다. 위염, 위·십이지장 궤양, 구내염, 치주병 등의 병이 되기 쉽다.

본 방은 '습열(濕熱)'증에도 유효하다. 습열은 열사(熱邪)와 함께 습사(濕邪)가 생기는 상태이다. 염증에 더해 체액의 삼출이나 수분의 흡수(吸收)·대사(代謝)·배설(排泄) 장애가 있다. 자주 보이는 증상은 입냄새(口臭), 입이 끈적함, 입이 씀(口苦), 치통, 치경통, 구역질, 구토, 협복부(胸脇腹部)의 팽만감 및 통증, 황달(黃疸), 설사(下痢), 이급후중(裏急後重), 배뇨통, 빈뇨 등이다. 위장염과 간염 등 소화기계의 염증과 방광염 등의 비뇨기계 질환에 해당한다.

황련해독탕(黃蓮解毒湯)은 열이 몸속에서 끈질기게 타고, 혈액과 소변이 뜨거워져 색이 진해진 증상에 효과적이다. 상술했던 어느 증(證)이더라도, 혀가 붉고, 설태가 황색인 것이 특징이다.

어떤 처방인가요?

구성 약재는 황련(黃連), 황금(黃芩), 황백(黃柏), 산치자(山梔子) 4가지이다

모두 성미(性味)가 고한(苦寒)한 약재이고, 소염과 해열 작용이 있다. 황련, 황금, 황백은 문자 그대로 황색(黃色)이고, 쓰다. 산치자는 치자나무의 붉은 열매이지만 쿠리킨톤(栗きんとん, 일본의 밤과자)을 황색으로 염색하는 데 쓰이는 것처럼, 전탕액(煎湯液)은 황색이고 쓰다. 이것을 합친 본 방제는 짙은 황색이고, 입이 비뚤어질 정도로 쓰다. 잘못하여 그 전탕액이 옷에 묻으면 황색으로 물들여진다. 한방(漢方)은 몸에 맞는다면 맛있다는 사람도 있지만, 이 처방만은 어느 정도 맞더라도 쓰다고 말하는 사람이 많다. 작용이 강하므로 위장(胃腸)이 약한 사람 등에는 신중하게 사용한다.

발열과 입 마름(口渴)이 심하면 백호탕(白虎湯)을 합친다. 변비에는 승기탕류(承氣湯類)를 병용하거나, 삼황사심탕(三黃瀉心湯)으로 대신한다. 황달에는 인진호탕(茵陳蒿湯)을 더한다. 실열(實熱)이 만성화되어 음액(陰液)이 마르고, 피부에 윤기가 없는 등 혈허(血虛) 증상도 있는 경우는 사물탕(四物湯)을 병용한다.[6]

본 방은 숙취에도 효과가 있다. 술은 과하게 마시면 체내에서 열독(熱毒)이 되고,

두통, 눈의 충혈, 입냄새(口臭), 달아오름, 위의 불쾌감, 진한 소변 등의 열증(熱證)을 야기한다. 숙취로 토할 것 같을 때처럼 쓴(苦) 한약이지만, 반복되는 추태를 반성하는 의미를 담아서 이것을 마시면 위가 쓱 편해지고 두통이 없어지게 된다. 구토, 설사(下痢) 등의 수분이 많은 증상이 있다면 오령산(五苓散)을 함께 복용한다.

출전은 '외치비요(外治秘要)[7]'이다.

이런 환자에게

위가 타는 듯한 통증이 있습니다.
명치 언저리가 쓰리고, 구역질도 합니다.
병원에서 표층성 위염(superficial gastritis)이라고 진단받았습니다.

위 점막에 염증이 있고, 충혈, 출혈, 미란이 생겼다고 말하였다. 입냄새(口臭)가 심하다. 전부 위열(胃熱)의 증상이다. 황련해독탕(黃蓮解毒湯)을 복용했더니 1개월 정도 걸려 완치되었다. 역으로 위가 차가워져 아픈 경우라면 오수유탕(吳茱萸湯), 스트레스로 인해 콕콕 찌르듯이 아프다면 사역산(四逆散)이 효과적이다.

아토피성 피부염입니다.
가려움이 심하며, 자는 중간에도 긁습니다.

팔꿈치 내측과 무릎 안쪽 목에 붉은 피부염이 있다. 피부는 표피의 각질이 벗겨지고(낙설, desquamation), 열감이 있다. 긁은 곳에서는 출혈이 있다. 병원 처방을 받아 외용약을 사용하고 있지만, 야간의 가려움증이 다 억제되지 않는다. 외용약과 함께 황련해독탕(黃連解毒湯)을 복용하였더니, 1개월 정도 후에 상당히 가려움이 줄어들었다.

아토피는 허열(虛熱)인 경우가 많으므로, 본 방을 장기간 계속 복용하는 경우는 적지만, 실열(實熱)이라면 효과가 있다. 증(證)을 단단히 확인한 후 대응하기를 바란다.

용어 해설

1. 열사(熱邪)는 병사(病邪)인 '육음(六淫)' 중 하나이다. 자연계에는 육기[六氣; 풍(風)·한(寒)·습(濕)·열(熱)(화; 火)·서(暑)·조(燥)]가 있고, 인간은 그중에서 살아가고 있다. 또 육기는 인체 내에도 존재한다. 단, 이것이 강해지게 되면 인간에 병을 야기하는 상태가 되었을 때, 육기는 육음[풍사(風邪)·한사(寒邪)·열사(熱邪)...]으로 바뀐다.
2. 황련해독탕(黃蓮解毒湯)은 전신의 염증에 효과적이므로 '삼초(三焦)의 실화(實火)'를 식히는 처방으로 처방되고 있다. 삼초는 상초(上焦; 가슴 위쪽), 중초(中焦; 몸의 한가운데), 하초(下焦; 배꼽부터 아래)의 총합으로 전신(全身)을 의미한다.
3. 음액(陰液)은 인체의 구성성분 중 혈(血)·진액(津液)·정(精)을 가리킨다. 이것들이 부족해지면 '음허(陰虛)'증이 되고, 허열(虛熱)이 생긴다.
4. 허열(虛熱)의 증상은 미열, 오후부터의 열감, 손바닥과 발바닥이 달아오르고, 목 윗부분의 열감, 도한(盜汗), 입술과 혀의 건조함 등이 있다. 음액(陰液)이 부족하여 열이 밖으로 스며 나오는 상태이다.
5. 혈열(血熱)은 허열(虛熱)로 생기는 경우도 있다. 실열(實熱)에 의한 출혈은 코피, 객혈(喀血), 혈뇨, 혈변 등 갑자기 다량으로 나오는 경우가 많으며, 역으로 허열에 의한 출혈은 만성화된 피부염, 부정출혈 등 소량으로 반복되어 생기는 경우가 많다.
6. 황련해독탕(黃蓮解毒湯)에 사물탕(四物湯)을 합치면 온청음(溫清飮)이 된다.
7. 7세기(당대; 唐代)에 편찬된 중국의 고대 의서이다.

청열제(청열해독) 淸熱劑 (淸熱解毒)

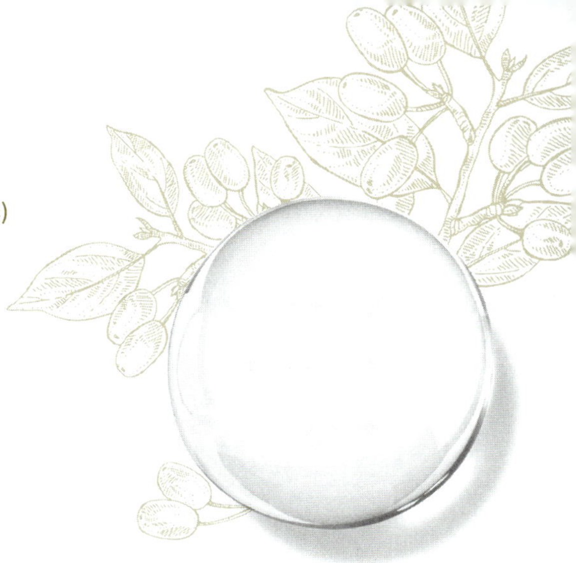

삼황사심탕

三黃瀉心湯

심화(心火)와 습열(濕熱) 등의 실열(實熱)을 제거
열증(熱證)을 동반한 답답한 느낌, 출혈, 정신 불안 등에 사용

삼황사심탕(三**黃**瀉心湯)은 **황**금(**黃**芩), **황**련(**黃**連), 대**황**(大**黃**) 3가지로 구성된 것으로, 그 이름이 붙었다. 사심탕(瀉心湯)은 심와부(心窩部)[위(胃) 부근]의 사기(邪氣)[열사(熱邪)나 온열사기(溫熱邪氣)]를 제거하고, 불쾌한 답답한 느낌(비증; 痞證)을 해소하는 전탕제(煎湯劑)라는 의미이다.

어떤 사람에게 효과가 있나요?

삼황사심탕은 '화사요심(火邪擾心)[1], 열성실혈(熱盛失血), 습열중조(濕熱中阻)'증을 개선하는 처방이다.

화사(火邪)는 자연계의 화열(火熱)에 의해 생기는 현상을 닮은 증상을 야기하는 병사(病邪)로, 형세가 강하여 열증(熱證)을 나타낸다. 환부의 발적, 열감, 화농(化膿) 등 염증 증상과 발열, 오한, 충혈, 입 마름(口渴), 조바심, 불면, 다한(多汗), 동통(疼痛), 출혈 등의 증상이 나타나기 쉽다.

심(心)은 오장(五臟) 중 하나로, 주된 기능은 심장(心臟, heart)을 포함한 혈액순환계(혈맥; 血脈)와 의식과 판단, 사유라고 하는 인간다운 고차원적인 정신활동(신지; 神志)을 담당하고 있다. 이 심의 기능(심기; 心氣)이 과도한 사고나 근심, 걱정 혹은 두뇌의 연속된 활동, 지나치게 열중하는 등 과도한 자극을 받아 항진되어, 열을 지닌 증상이 '화사요심(火邪擾心)'증이다.

이 증이 되면 화사(火邪)의 영향으로 인해 발열(發熱)이 생긴다. 화열(火熱)이 상초(上焦)[2]에 침입하면 안면이 달아오르고, 상열감이 있어 머리와 목의 근육이 뜨거워지고, 안면홍조, 눈의 충혈, 두통, 머리가 무거움(頭重), 현훈(目眩), 이명, 난청, 구강점막의 미란(erosion), 입냄새(口臭), 어깨 결림 등이 생긴다. 상초(上焦)의 화사(火邪)가 폐(肺)의 선발(宣發) 기능(기와 진액을 전신의 구석구석까지 산포하는 기능)을 저해하면 가슴이 그득해져 괴로워진다. 또 상초의 화열이 심신(心神)을 교란해, 떨떠름하여 진정되지 않는 불안감과 불쾌감(번조; 煩躁)이 생긴다. 초조해지며, 몹시 애타 눈이 말똥말똥해 잠이 안 오며, 가슴 두근거림(動悸), 짜증이 나고, 흥분하기도 한다. 화사는 진액(津液)을 소모하므로 진액이 감소하고, 입이 마르고(口渴), 소변의 색이 진해지게 되고, 대변이 딱딱해져 변비가 된다.

게다가 화열(火熱)이 혈(血)을 상체로 밀고 올라가, 머리 부분(頭部)을 채우고, 경맥(經脈)부터 흘러넘치게 될 정도가 되면 코피, 객혈(喀血; 폐, 기관지로부터의 출혈), 토혈(吐血; 소화기로부터의 출혈), 치경부 출혈, 망막 출혈 등 상초(上焦)의 출혈이 생긴다. 그것에 더하여 치질로 인한 출혈(hemorrhoidal bleeding)이나 혈변(血便), 자반(피하출혈) 등 중·하초(中·下焦)의 출혈도 생긴다. 이것을 '열성실혈(熱盛失血)'증이라고 부른다.

습열(濕熱)은 습사(濕邪)와 열사(熱邪)가 합쳐진 병사(病邪) 혹은 증(證)을 의미한다. 습사는 자연계의 습윤(濕潤)이 야기하는 현상을 닮은 증상이 나타나는 병사로, 끈적끈적하며 축축하고, 무겁고, 경과 속도가 느리고, 체내에 정체되기 쉽다. 열사는 전술한 화사(火邪)와 같다. 이 습열사기(濕熱邪氣)가 중초(中焦)의 기능을 저해하는 상태가 '습열중조(濕熱中阻)'증이다. 오장육부(五臟六腑)인 비위(脾胃) 기능이 저해되면 '비위습열(脾胃濕熱)'과 간담(肝膽)의 기능이 저해되는 '간담습열(肝膽濕熱)'

등이다. 비위습열증(脾胃濕熱證)이 되면, 식욕부진, 구역질, 입이 끈적거리고, 복부 팽만감, 진흙 형상의 대변 등의 증상이 생긴다. 간담습열증(肝膽濕熱證)이 되면, 간장(肝臟)과 담낭(膽囊)계의 염증, 그것들을 동반하는 소화기계의 실조, 자율신경계의 실조, 황달(黃疸) 등이 생긴다. 특징적인 것은 중초(中焦)는 위기(胃氣)의 강탁(降濁) 기능 등 체내에 있는 기(氣)의 승강(昇降)을 조절하는 부위이기 때문에 중초의 기능이 저해되면 기의 승강이 막히고, 기가 중초에 정체되어, 상복부의 답답한 느낌(비증; 痞證)이 생기는 것이다. 실열(實熱)에 의해 생기는 비증(심하비; 心下痞)이기 때문에 '열비(熱痞)'증이라고도 한다.

혀는 특히 앞쪽(설첨; 舌尖)이 붉은 색을 하고 있고[화사요심증(火邪擾心證)의 설상], 황색 설태가 있는 경우도 많다(열증과 습열증의 설상). 설첨이 아픈 경우도 있다.

임상 응용 범위는 화사요심(火邪擾心), 열성실혈(熱盛失血), 습열중조(濕熱中阻)의 증후를 나타내는 질환으로, 구내염, 급성·만성 위염, 역류성 식도염, 위·십이지장 궤양, 간염, 담낭염, 장염, 상기도염, 폐렴, 고혈압, 동맥경화증, 자율신경 실조증(autonomic dysfunction), 갱년기 장애, 혈도증(血道證), 부정출혈, 치질, 신경쇠약, 노이로제, 조현병(schizophrenia), 뇌전증, 뇌혈관질환의 예후와 예방, 두통 편두통, 삼차 신경통, 피부염, 주사(rosacea), 자반증이다.

어떤 처방인가요?

구성 약재는 황금(黃芩), 황련(黃連), 대황(大黃) 3가지이다.

군약(君藥)인 황금은 성미(性味)가 고한(苦寒)하므로, 습열(濕熱)을 제거한다(청열조습; 淸熱燥濕). 특히 오장(五臟) 중 폐(肺)의 열사(폐열; 肺熱)를 식히는(청폐; 淸肺) 등, 상초(上焦)의 습열(濕熱)을 제거하는 힘이 강하다. 마찬가지로 장(腸)의 열도 제거한다(사열; 瀉熱).

신약(臣藥)인 황련도 청열조습한다. 주로 중초(中焦)의 습열(濕熱)을 사(瀉)하고, 심의 열을 식힌다(청심사화; 淸心瀉火). 황금과 황련의 조합으로 상초의 실열(實熱)을 제거하고, 기혈(氣血)을 하강시켜 심와부(心窩部)의 답답함을 풀어준다(소비; 消痞). 황금, 황련에는 강압(降壓), 진정(鎭靜) 작용도 있다.

좌·사약(佐·使藥)인 대황도 성미(性味)가 고한(苦寒)하므로, 어열(瘀熱)[3]을 제거하고(사열축어; 瀉熱逐瘀), 배뇨를 촉진하고(통리대변; 通利大便), 열사와 답답함을 제거한다(사열소비; 瀉熱消痞). 습열(濕熱)을 변으로써 배출한다. 이와 같이 사하해독(瀉下解毒)하는 작용으로 군·신약(君·臣藥)의 작용을 돕는다. 리담(利膽) 작용과 이수(利水)작용도 있다.

이로써 삼황사심탕(三黃瀉心湯)의 효능을 '청심사화(淸心瀉火), 조습소비(燥濕消痞)'라고 할 수 있다. 구성 약재는 전부 성미(性味)가 고한(苦寒)하므로 항균 작용과 항바이러스 작용이 있고, 급성 염증에 유효하다. 황금(黃芩)과 황련(黃連)으로 상복부의 답답함 그리고 대황(大黃)으로 하복부의 답답함을 해소한다. 본 방은 화사(火邪)도 습열(濕熱)도 치료하지만, 습사(濕邪)보다 화사가 강한 상태에 적합하다.

사하(瀉下) 작용으로 청열(淸熱) 하는 본 방의 치료법(이사대청; 以瀉代淸)[4]은 발열에 즉각적인 효과가 있다. 그러나 진액(津液)을 소모하기 쉬우므로 주의 깊게 투여할 필요가 있다. 특히 음허(陰虛)에 의한 발열과 변비에는 사용하지 않는다. 청열(淸熱) 작용이 강하므로, 실열(實熱)에만 적용하고, 허열(虛熱)에는 사용하지 않는다. 고한성(苦寒性)이 강하여, 위의 부담이 크므로 장기간 사용하지 않는다.

황련해독탕(黃蓮解毒湯; 황련, 황금, 황백, 산치자)와 닮은 구성이지만 황련해독탕이 주로 이수(利水)작용으로 화사(火邪)나 습열(濕熱)을 제거하는 것에 비해, 본 방은 주로 사하(瀉下) 작용으로 이것들을 배설한다.[5]

구역질과 구토를 동반하는 경우는 반하사심탕(半夏瀉心湯)을 같이 복용한다. 발열이 두드러지는 경우는 백호탕(白虎湯)을 병용한다. 요로계 염증이 있는 경우는 황련해독탕(黃蓮解毒湯)을 사용한다.

출전은 '금궤요략(金匱要略)'이다. 사심탕(瀉心湯)이라는 별명도 있다. 차갑게 하여 복용한다.

또한 '상한론(傷寒論)'에 비슷한 작용의 대황황련사심탕(大黃黃連瀉心湯)(대황, 황련)

이 있다. 대황황련사심탕은 삼황사심탕(三黃瀉心湯)과 같이 어느 정도의 시간을 써서 끓이는 것이 아닌, 열탕*에 담그는 것만으로 마무리하는 처방이다. 이것으로 대황(大黃)의 사하 작용이 생기는 처방이 된다.[6]

이런 환자에게

고혈압입니다. 최근 어지럽습니다.

머리가 무겁고, 구역질도 난다. 안면홍조도 있고, 어제는 코피가 났다. 화사요심(火邪擾心), 열성실혈(熱盛失血)로 보아 본 방을 사용하였다. 3주간 정도 복용 후 모든 증상으로부터 해방되었다.

구내염입니다. 출혈이 있고, 욱신욱신 거리는 통증이 있습니다.

뺨 내측과 혀에 많은 수의 붉은 구내염이 있다. 위 부근에 불쾌감이 있다. 화사요심, 열성실혈, 습열중조로 보아 본 방을 사용하였다. 출혈과 통증은 3일 만에 없어졌고, 7일 만에 완치되었다.

* 침제법(浸劑法): 작은 주머니에 넣고 열탕에서 흔들어 성분을 우려내는 것. 〈역자 주〉

용어 해설

1. '요(擾)'는 '어지럽히다(亂)', '교란하다'의 의미가 있다.
2. 한방(漢方)에는 삼초(三焦)라고 하는 개념이 있고, 인체를 크게 세 부분으로 나눠, 가슴 위쪽을 상초(上焦), 한가운데를 중초(中焦), 배꼽 아래를 하초(下焦)라고 부른다.
3. 어열(瘀熱)은 습사(濕邪)의 영향 등으로 열사(熱邪)가 혈(血)과 함께 울체(鬱滯)되어 내부에 가득 차 있는 상태를 가리킨다.
4. 화사(火邪)를 사하(瀉下) 작용으로 체외로 배출하는 치료법을 한하법(寒下法)이라고 부른다. 열을 식히는 것이 아닌, 이것처럼 열의 근원 그 자체를 제거하는 방법을 부저추신(釜底抽薪)*이라고 한다. 중국 '병법 삼십육계' 중 하나로 가마솥 밑에서 장작을 꺼내서, 가마솥을 식히는 것처럼 활동의 근원을 파괴하여 이기는 병법이다.
5. 대황(大黃)이 습열(濕熱)을 변(便)으로써 배출하는 것에 비해, 산치자(山梔子)는 습열(濕熱)을 소변(小便)으로써 배출하는 작용이 있다. 이 두 개의 작용으로 습열을 제거(청열리습; 淸熱利濕)하는 것이 인진호탕(茵陳蒿湯)이다.
6. 대황(大黃)의 사하(瀉下) 작용은, 오래 끓이면 약해진다. 본 방은 대황의 사하 작용으로 사열(瀉熱)·어열(瘀熱) 작용을 주로 활용한다.

---

* '가마솥 밑에서 장작을 꺼낸다'라는 말이다. '상대의 근본이 되는 취약점을 공략하라'라는 뜻이며, 당나라 말기 대장군 이소가 절도사 감순의 반란을 진압할 때 일부러 곡창 지대인 무창을 넘겨준 뒤 각개격파 한 데서 유래하였다. 〈역자 주〉

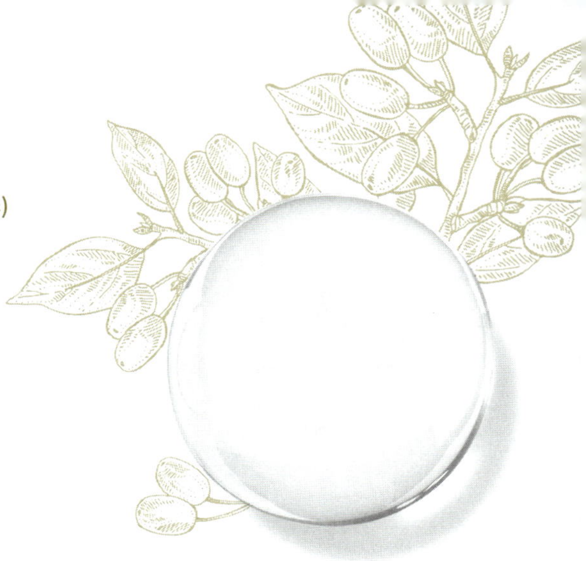

청열제(청열해독) 清熱劑 (清熱解毒)

온청음

溫清飮

보혈(補血)과 청열(清熱)을 동시에 작용
피부과와 부인과 영역에서 광범위하게 활용

온청음(**溫清**飮)의 '**온**(**溫**)'에는 문자 그대로 따뜻하게 하는 의미가 있고, '**청**(**清**)'에는 **청**열(**清**熱) 한다는 말이 있는 것처럼 차갑게 한다는 의미가 있다. 즉 본 방은, 따뜻하게 하여 차갑게 하는 처방이다.

단, 얼음물과 따뜻한 물을 섞으면 미지근한 물이 되는 것처럼 '온'과 '청'이 서로 효과를 상쇄하는 배합은 아니다. 따뜻해야 할 곳을 따뜻하게, 차가워져야 할 곳을 차갑게 하는 묘방이다.

어떤 사람에게 효과가 있나요?

본 방은 '혈허(血虛), 혈열(血熱)'증을 개선한다.

'혈'은 인체를 구성하는 기본 성분 중 하나이다. 혈액(blood)이라는 의미만이 아닌, 혈액이 운반하는 영양, 더 나아가 신체를 자양(滋養)하는 작용을 뜻하는 의미도 포함하는 개념이다. 이 혈이 부족해지는 체질과 병태를 '혈허(血虛)'라고 한다.

혈허는 빈혈 또는 영양실조와 같은 의미는 아니다. 영양이 충분하더라도 혈액순환과 자율신경계, 내분비계 등이 실조 되어 있으면 인체의 구석구석까지 혈액과 영양이 공급되지 못해 혈허가 된다. 필요한 곳에 필요한 영양분이 공급되지 않는 체질과 상태가 혈허이다.

이 혈허를 개선하는 것이 온청음(溫淸飮)의 '온(溫)'의 역할이다. 신체를 따뜻하게 하는 것으로 신체를 자양(滋養)하고, 보(補)한다. 혈허에 의한 증상과 질환은 적지 않다.

한편, 열증(熱證)을 생기게 하는 질환도 많다. 열증은 열사(熱邪)[1]에 의한 증후이다. 열사의 형세가 강하고, 염증과 자율신경계의 흥분, 각종 기능의 항진, 충혈 등이 생기는 경우, 이것을 실열(實熱)이라고 한다. 또한, 음액(陰液)[2]이 부족해지면 상대적으로 열사의 형세를 증가시키는 경우도 있고, 이것은 허열(虛熱)[3]이라고 부른다.

이처럼 실열 또는 허열의 상태로, 출혈과 발진을 동반하는 경우, 그 증을 '혈열(血熱)'이라고 부른다. 그리고 그 혈열을 개선하는 것이 온청음(溫淸飮)의 '청(淸)'의 역할이다.

혈허와 혈열은 단독으로 나타나는 경우도 많지만, 동시에 생기는 경우도 적지 않다.

혈허가 되면, 피부가 충분히 자양(滋養)되지 못하므로 안색이 나쁘고, 피부에 생기가 없으며, 피부에 윤기가 없어 꺼칠꺼칠하고, 가렵고, 입술이 트는 등의 증상이 생긴다. 머리카락도 가늘어지고 약해지며, 손톱이 무르고, 손톱의 색이 나빠지게 된다. 뇌가 혈허 상태가 되면 머리의 회전이 둔해지고, 머리가 멍해진다. 현훈(目眩) 또는 휘청거림, 이명, 두통도 생긴다.

혈허가 신경계나 근육에 다다르면, 손과 발의 저림, 근육의 경련, 쥐가 나고, 종아리에 쥐가 나기도 하며, 관절통 등이 생긴다. 혈허가 오래 계속되면, 가슴 두근거림(動悸), 불안감, 초조함, 잘 잊어버리고, 잠이 잘 안 오며, 얕은 잠을 자고, 꿈을 자주 꾸는 등의 증상도 보이게 된다. 혈허 상태가 난소(ovary)에 미치면, 월경이 늦어지고 생리량이 감소한다.

한편, 혈열(血熱)에서 보이는 증상에는 신체의 열감, 가려움, 입과 인후부의 갈증, 눈의 충혈, 입이 씀(口苦), 안면홍조, 짜증, 불면, 각종 염증, 발진, 피부염, 코피, 객혈(喀血), 하혈(下血), 혈변(血便), 혈뇨(血尿), 부정출혈 등이 있다.

열사(熱邪)가 오장(五臟) 중 심(心) 또는 간(肝)에 다다르고 중추신경계와 자율신경계에 영향을 미치면, 가슴 두근거림(動悸), 몹시 애타서 잘 수 없고, 이것저것 생각하다가 잠에 들기 어렵고, 꿈을 자주 꾸고, 안절부절못하면서 진정되지 않으며, 초조함, 가슴이 숨 막힐 듯이 덥고, 자주 화내며, 상열감, 두통, 현훈(目眩), 난청, 구내염, 흉협부의 창통(胸脇脹痛), 진한 색의 소변, 변비 등의 증상이 나타난다. 위(胃)에 미치면, 상복부 통증과 열감, 입냄새(口臭), 명치 언저리가 쓰리고 아픔, 구역질, 탄산(呑酸), 치통, 치경부 출혈 등도 보이게 된다. 혀는 붉고, 설태가 황색이다.

위와 같은 혈허(血虛) 증상과 혈열(血熱) 증상이 동시에 나타나는 것은, 의외로 많고 이때 온청음(溫淸飮)이 활약한다. 예를 들어 피부에 염증이 있고 발적이 있지만(혈열) 동시에 건조한 경우(혈허)와 여성 성기의 염증으로 부정 출혈이 있는 경우 등이다. 염증과 건조함과 공존하는 알레르기 체질에도 좋다.

임상 응용 범위는, 만성 습진, 만성 두드러기(蕁麻疹), 아토피성 피부염, 피부소양증, 건선, 수장족저농포증(손발바닥 농포증, pustulosis palmaris et plantaris; PPP), 백선(白癬, dermatophytosis), 그 외 각종 습진과 피부염, 각종 염증, 각종 출혈, 각종 알레르기 질환, 자율신경 실조증(autonomic dysfunction), 불면증, 신경증, 고혈압, 동맥경화, 월경불순(menstrual irregularity), 과다월경(hypermenorrhea), 부정출혈, 갱년기 장애, 베체트병(Behcet's disease) 등 혈허, 혈열의 증후를 나타내는 것들이다.

어떤 처방인가요?

구성 약재는 지황(地黃), 당귀(當歸), 작약(芍藥), 천궁(川芎), 황련(黃連), 황금(黃芩), 황백(黃柏), 산치자(山梔子) 8가지이다. 이는 혈허(血虛)를 개선하는 사물탕(四物湯)과 혈열(血熱)을 개선하는 황련해독탕(黃蓮解毒湯)과의 합방이다.

사물탕(四物湯)의 군약(君藥)인 지황은 숙지황(熟地黃)을 사용한다. 혈(血), 음액(陰液)을 보하고(자음보혈; 滋陰補血) 지혈(止血)에도 효과적이다. 신약(臣藥)인 당귀는 혈허를 보하는 동시에 혈행을 개선한다(보혈활혈; 補血活血). 좌약(佐藥)인 작약은 백작약(白芍藥)을 사용하고, 보혈(補血)하는 동시에 오장(五臟)인 간(肝) 기능을 조절하고(평간; 平肝), 지혈 작용도 있다. 마찬가지로 좌약인 천궁은 기혈(氣血)의 흐름을 조절한다(활혈행기; 活血行氣). 천궁은 사약(使藥)으로서 모든 약재의 약효를 충분히 발휘될 수 있도록 작용한다.

황련해독탕(黃蓮解毒湯)의 군약(君藥)인 황련(黃連)은 중초(中焦)[4]의 열(熱)을 식힌다. 신약(臣藥)인 황금(黃芩)은 상초(上焦)[4]의 열을 제거한다(청열; 清熱). 좌약(佐藥)인 황백(黃柏)은 하초(下焦)[4]의 열을 식힌다. 사약(使藥)인 산치자(山梔子)는 삼초(三焦)의 열을 사하고, 모든 약재를 돕는다.

이로써 온청음(溫清飮)의 효능을 '청열사화(清熱瀉火), 해독(解毒), 보혈활혈(補血活血), 지혈(止血)'이라고 할 수 있다. 약재 8가지의 상호작용에 의해 체내의 혈을 보하고(본치; 本治)[5], 열사(熱邪)를 제거하며(표치; 標治)[5], 본허(本虛)와 표실(標實) 양쪽을 개선하는 처방이 된다(공보겸치; 攻補兼治). 따라서 만성 염증 또는 알레르기 체질의 개선 등에도 적합하다.

열증이 심하면 황련해독탕을 합쳐, 온청음 중 황련해독탕의 비율을 높인다. 소양감 또는 건조함이 있지만 발적을 동반하지 않는 피부에 나타나는 발진의 경우는 당귀음자(當歸飮子)를 투여한다. 체질 개선에는 시호청간탕(柴胡清肝湯), 형개연교탕(荊芥連翹湯), 용담사간탕(龍膽瀉肝湯) 등 본 방을 기초로 한 처방도 있다.

출전은 '만병회춘(萬病回春)'이다.

이런 환자에게

습진(濕疹)이 수년간 치료되지 않고 있습니다.
바르는 약을 그만두면 재발합니다.

환부가 붉고, 가려움이 매우 심하다. 일부 낙설(落屑, desquamation)도 있다. 상열감이 생기기 쉬우며, 자주 초조해한다. 혈허혈열증(血虛血熱證)으로 보아 본 방을 사용하였다. 4개월 정도로 완치되었다. 가려움증은 본 방의 목표 중 하나였다. 혈허도, 혈열도 가려워진다.

월경과다입니다. 빈혈, 기미가 있습니다.

생리량이 많고, 좀처럼 월경이 멈추지 않는다. 월경주기는 28일보다도 짧다. 혈허혈열증으로 보아 본 방을 사용하였다. 반년 정도 후에 증상이 개선되었고, 빈혈도 치료되었다. 월경주기 단축도 혈열 증상 중 하나이다.

이 증례에서는 월경과다, 월경주기 단축, 월경 기간 연장을 혈열(血熱)에 의한 것으로 판단하고, 빈혈 치료는 보혈(補血)로 행하였다. 말하자면 청열(清熱)로 본치(本治)하였고, 보혈(補血)로 표치(標治)하였다고 할 수 있는 한 예였다.

용어 해설

1. 열사(熱邪)는 병사(病邪)인 '육음(六淫)' 중 하나이다. 자연계에는 육기[六氣; 풍(風)·한(寒)·습(濕)·열(熱)(화; 火)·서(暑)·조(燥)]가 있고, 인간은 그중에서 살아가고 있다. 또 육기는 인체 내에도 존재한다. 이것들이 강해지게 되면 인간에 병을 야기하는 상태가 되었을 때, 육기는 육음[풍사(風邪)·한사(寒邪)·열사(熱邪)...]으로 바뀐다
2. 음액(陰液)은 인체의 구성성분 중 혈(血)·진액(津液)·정(精)을 가리킨다. 이것들이 부족하면 음허증(陰虛證)이 되고, 허열(虛熱)이 생긴다. 진액은 정상적인 수액, 정은 신(腎)에 저장되는 생명의 근원(源)이다.
3. 음액(陰液)이 부족하여 열(熱)이 가득 찬 상태이다. 허열(虛熱)의 증상은 미열, 오후부터의 열감, 손바닥과 발바닥의 달아오름, 상열감, 도한(盜汗), 입술 또는 혀의 건조함 등이다.
4. 한방(漢方)은 삼초(三焦)라고 하는 개념이 있고, 인체를 크게 세 부분으로 나눠, 가슴 위쪽을 상초(上焦), 한가운데를 중초(中焦), 배꼽부터 아래를 하초(下焦)라고 부른다.
5. '본(本)'은 기본적인 병의 원인, '표(標)'는 실제로 밖으로 나타나는 증상이다. 본허(本虛)의 치료를 '본치(本治)', 표실(標實)의 치료를 '표치(標治)'라고 한다.

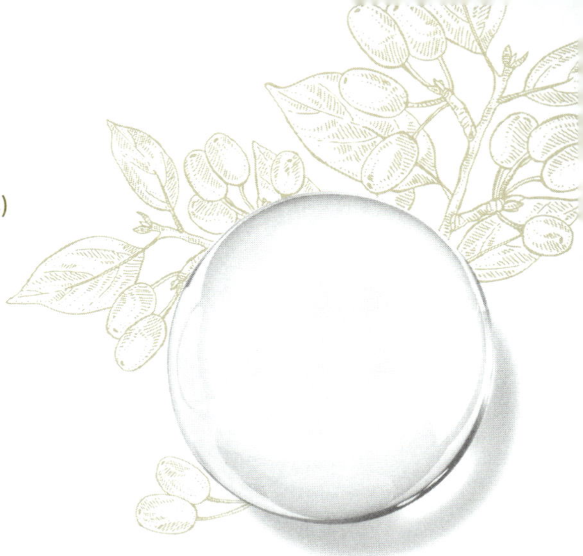

청열제(청열해독) 淸熱劑 (淸熱解毒)

형개연교탕
荊芥連翹湯

보혈해독(補血解毒)하여 체질을 개선
상반신과 피부의 만성적인 염증, 화농에 사용

형개연교탕(**荊芥連翹**湯)은 혈(血)을 보하고, 청열해독(淸熱解毒) 하는 온청음(溫淸飮)을 베이스로 체표와 상반신의 만성적인 염증, 화농을 치료하기 위해 고안된 처방이다. 그 이름대로 **형개**(**荊芥**)와 **연교**(**連翹**)가 주 약재이다.

어떤 사람에게 효과가 있나요?

형개연교탕은 '풍열독(風熱毒), 혈허혈열(血瘀血熱)'증을 치료하는 처방이다. 배경에 혈허혈열증이 있고, 풍열독이 침입한 환자가 주된 대상이 된다.

풍열독(風熱毒)은 풍사(風邪)와 열사(熱邪)가 합친 병변의 한 종류이다. 풍사는 자연계의 바람(風)에 의해 생기는 현상을 닮은 증상을 야기하는 병사(病邪)로 바람과 같이 발병이 급격하고, 변화가 많으며, 상반신과 체표(피부), 폐 등의 호흡기를 침입한다. 소양감, 피부, 근육의 경련, 저림, 기침, 코막힘 등의 증상이 나오기 쉽다.

열사(熱邪)는 자연계의 화열(火熱)에 의해 생기는 현상을 닮은 증상을 야기하는 병사(病邪)로 형세가 강하므로, 열증(熱證)을 나타낸다. 환부의 발적, 화농, 열감 등의 염증 증상과 발열, 충혈, 입 마름(口渴), 짜증, 다한(多汗), 동통(疼痛), 출혈, 끈적끈적해서 객출하기 어려운 가래, 인후부의 통증 등의 증상이 나타나기 쉽다. 열사 중 특히 화농 경향의 강한 염증이 있는 증을 '열독(熱毒)'이라고 한다.

혈(血)은 전신을 자양(滋養)하는 작용 및 그 물질적 기초를 가리킨다. 혈액(blood)과 혈액이 운반하는 영양 혹은 순환에 가까운 개념이다. 이 혈의 자양(滋養) 작용이 약해진 체질이 '혈허(血虛)'이다 피부가 충분히 자양 되지 못해서 피부가 좋지 않으며, 피부에 생기가 없고, 피부에 윤기가 없어 꺼칠꺼칠하며, 가렵고, 입술이 트는 등의 증상이 나타난다.

한편, '혈열(血熱)'은 혈(血)이 열사(熱邪)에 침입된 상태이다. 열(熱)과 음액(陰液)[1]의 균형이 붕괴하여 혈열이된다. 혈열에는 열사의 형세가 강하여서 열증이 생기는 실열(實熱)과 음액이 부족해져서 상대적으로 열사의 형세가 증가되어 열증이 생기는 허열(虛熱)이 있다.[2] 혈열이 되면 열감, 상열감, 안면홍조, 소양감, 눈의 충혈, 입과 인후부의 갈증, 입이 씀(口苦), 입냄새(口臭), 구역질, 명치 언저리가 쓰리고 아프며, 짜증, 염증, 발진, 코피, 짙은 색의 소변, 부정출혈 등의 증상이 보인다.

이상을 정리하면 본 방은 전신의 피부와 상반신의 점막에 있는 염증, 화농, 해독을 잘하지 못하는 상태를 보일 때에 효과를 발휘한다. 즉, 귀, 코, 인후부, 폐의 만성염증과 여드름 등이다. 이것들은 육체의 발달에 비하여 간(肝) 기능의 성숙이 늦고, 해독이 잘되지 않는 체질의 청소년에게 보이는 경우가 많다. 해독을 꾀할 필요가 있는 체질이라는 의미로, 해독증(解毒證) 체질이라고도 일컬어진다. 저항력이 약하고, 자극에 과민 반응하기 쉽고, 정신적인 면에서는 신경질, 이른바 선병질(腺病質)[*]이다. 간지럼을 타며 손과 발에 진땀을 흘리기 쉬운 타입에 좋다고도 하지만, 특별히 얽매일 필요는 없다.

혀는 붉고, 황색 설태가 있다(열증의 설상).

---

* 허약체질 중 하나로, 피부 점막과 림프에 감염이 쉽게 일어나는 체질이다. 〈역자 주〉

임상 응용 범위는 풍열독(風熱毒), 혈허혈열(血虛血熱)의 증후를 나타내는 질환으로, 만성 부비동염(축농증), 만성 비염, 비후성 비염, 알레르기 비염, 꽃가루 알레르기, 비용(鼻茸; 비폴립), 만성 편도염, 만성 중이염, 만성 외이염, 습진(피부염, eczematous dermatitis), 아토피성 피부염, 진행성 지장각피증(거친 손, 주부습진), 여드름, 신경쇠약 등이다.

어떤 처방인가요?

구성 약재는 지황(地黃), 당귀(當歸), 작약(芍藥), 천궁(川芎), 황련(黃連), 황금(黃芩), 황백(黃柏), 산치자(山梔子), 형개(荊芥), 방풍(防風), 박하(薄荷), 연교(連翹), 시호(柴胡), 백지(白芷), 지각(枳殼), 길경(桔梗), 감초(甘草) 17가지이다. 혈허(血虛)를 개선하는 사물탕(四物湯)과 혈열(血熱)을 개선하는 황련해독탕(黃蓮解毒湯)과 합방한 온청음(溫淸飮)에 9가지 약재를 배합한 구성이다.

사물탕(四物湯)의 군약(君藥)인 지황은 숙지황(熟地黃)[3]을 사용하고, 혈(血)과 음액(陰液)을 보한다(자음보혈; 滋陰補血). 신약(臣藥)인 당귀는 보혈(補血)하며 혈행(血行)을 개선한다(보혈활혈; 補血活血). 좌약(佐藥)인 작약은 백작약(白芍藥)을 사용하여 보혈하고, 간의 기능을 조절한다(평간; 平肝). 좌·사약(佐·使藥)인 천궁은 기혈(氣血)의 흐름을 조절하여(활혈행기; 活血行氣), 모든 약재의 약효를 충분히 발휘할 수 있도록 작용한다. 황련해독탕의 군약에 해당하는 황련은 주로 중초(中焦)의 습열(濕熱)을 제거한다(청열조습; 淸熱燥濕). 신약인 황금은 주로 상초(上焦)를 청열조습(淸熱燥濕)한다. 좌약인 황백은 하초(下焦)의 열을 식힌다. 사약인 산치자는 열사(熱邪)를 제거하고, 기와 진액의 통로인 삼초(三焦)의 통리(通利)를 개선하고, 습열을 줄인다. 또 담즙의 분비를 촉진하고(리담; 利膽), 간화(肝火)를 식힌다(청간사화; 淸肝瀉火). 위와 같이 온청음의 구성 성분으로 혈허혈열(血虛血熱)을 치료한다.

여기에 하술할 9가지의 약재를 더한다. 형개는 체표(體表)의 외감풍사(外感風邪)를 발산(發散)하며(산한거풍해표; 散寒祛風解表), 습사를 제거하여 진경 한다(거습해경; 祛

濕解痙). 박하는 외감풍열(外感風熱)을 발산하여(소산풍열; 疏散風熱), 두통과 눈의 충혈, 인후부의 종창(腫脹) 및 동통(疼痛)을 치료한다. 간기의 울결을 푼다(소간해울; 疏肝解鬱). 형개, 방풍, 박하로 풍사(風邪)를 발산하여 제거한다(거풍; 祛風).

연교는 청열해독(清熱解毒) 한다. 화농성 질환 등 염증이 명확한 경우에 효과를 발휘한다. 방풍, 형개, 연교 3가지로 열독(熱毒)을 발산하고, 모든 약재를 체표(體表)로 이끈다. 풍열독(風熱毒)의 치료에 있어서는 형개(荊芥)와 연교(連翹)가 군약(君藥)으로서 작용한다.

시호는 소간해울(疏肝解鬱)하고, 피부의 병사(病邪)를 제거하고(해기발표; 解肌發表), 청열해독 한다.

백지(白芷)는 풍사(風邪)를 발산하고(거풍해표; 祛風解表), 머리와 얼굴의 통증을 진정시키며, 종창(腫脹)을 치료하고, 농(膿)을 제거한다(소종배농; 消腫排膿). 지각은 기를 순환시켜 비위(脾胃)의 연동운동을 촉진하고(행기관중; 行氣寬中), 흉복부(胸腹部)의 팽만감을 제거한다(제만; 除滿). 길경은 폐의 선발(宣發) 작용을 높이고(개선폐기; 開宣肺氣), 지해거담(止咳祛痰)한다. 지각과 길경으로 기기(氣機)[7]를 조절한다. 감초는 자감초(炙甘草)를 사용하고, 비위의 기능을 조절하여 기를 보하고(익기화중; 益氣和中), 모든 약재의 약성(藥性)을 조화롭게 한다.

이로써 형개연교탕의 효능을 '청열해독(清熱解毒), 거풍배농(祛風排膿), 보혈(補血)' 이라고 말할 수 있다. 사역산의 방의(方意)가 포함되어 있고, 소간해울(疏肝解鬱)하며, 간의 기능도 조절한다. 열독(熱毒) 증상이 심하면 황련해독탕을 합방한다.

출전은 '만병회춘(萬病回春)'이지만, 일반적으로 보급되고 활용되고 있는 것은 일관당(一貫堂) 의학의 창시자인 모리 도하쿠(森 道伯, 1867-1931)가 원방을 가감한 경험방이다. 본 원고에서 해설한 것은 일관당의 처방이다.

이런 환자에게

얼굴에 붉은 여드름이 늘 있습니다. 생리 전에 악화됩니다.

여드름은 화농되기 쉬우며, 통증이 있고 가렵다. 손과 발이 자주 차가워지며, 얼굴은 달아오르기 쉽다. 혀의 색은 붉다. 풍열독(風熱毒), 혈허혈열증(血虛血熱證)으로 보아 본 방을 사용하였다. 2개월 후에는 여드름이 제법 눈에 띄지 않게 되었다. 4개월 후에는 월경 전에 여드름이 생기지 않게 되었다. 월경 전의 짜증, 초조함도 완화되었고, 월경통도 줄어들었다.

꽃가루 알레르기입니다. 삼나무 꽃가루가 날아오는 시기가 되면 콧물이 물같이 흘러내려 멈추지 않습니다.

아침에 일어나면 재채기를 계속한다. 밤에는 코가 막힌다. 피부는 건조하고, 발이 차갑다. 풍열독, 혈허혈열증으로 보아 본 방을 사용하였다. 3월에 복용하기 시작했더니, 3~4월은 예년보다 조금 편하게 지냈다. 체질에 맞아 복용을 계속하였더니 7월에는 만성 비염도 완전히 개선되어서, 복용을 종료하였다. 다음 해 이후부터는 꽃가루 알레르기로 괴로워하지도 않게 되었다.

용어 해설

1. 음액(陰液)은 인체의 구성성분 중 혈(血)·진액(津液)·정(精)을 가리킨다. 부족해지면 '음허(陰虛)'증이 되고, 허열(虛熱)이 생긴다.
2. 실열(實熱)에서는 염증, 자율신경계의 흥분, 각종 기능의 항진, 충혈 등이 생긴다. 허열(虛熱)에서는 미열, 오후부터의 열감, 손바닥과 발바닥의 달아오름, 상열감, 도한, 입술과 혀의 건조 등이 보인다.
3. 지황(地黃)은 현삼과의 다년초 회경지황(懷慶地黃, *Rehmannia glutinosa* Libosch. f. *hueichinqensis*) 등의 뿌리이다. 이것에 술을 더하는 등을 하여 찌고 건조한 공정을 반복하여 만든 것이 숙지황(熟地黃)이다.
4. 병사(病邪)나 병변(病變)을 체표(體表)부터 발산(發散)시키는 것이다.
5. 화농, 궤양, 미란, 종양 등을 동반하는 피부질환. 고대에서는 외과는 양과(瘍科), 외과의는 양의(瘍醫)라고 불렀다.
6. 기가 가진 승(昇)·강(降)·출(出)·입(入)이라는 운동 형식을 가리킨다.

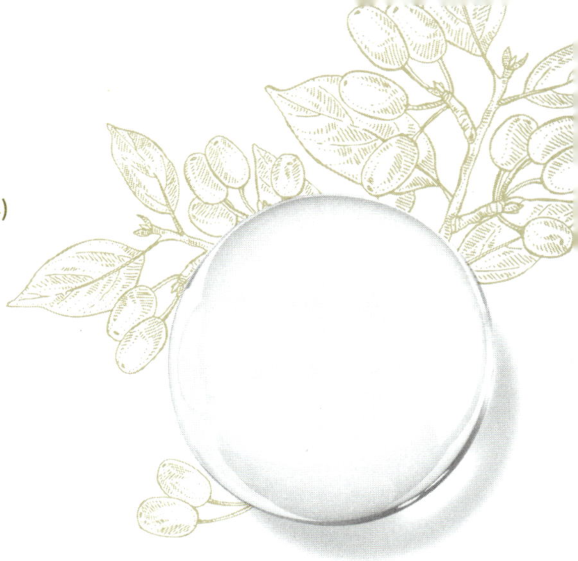

청열제(청열해독) 清熱劑 (清熱解毒)

청상방풍탕

清上防風湯

몸의 상부(上部) 풍열사(風熱邪)를 제거
안면, 머리(頭部) 등의 염증과 피부에 나타나는 발진을 치료

청상방풍탕(**清上防風**湯)은 **상**초(**上**焦)(가슴 위쪽)의 열사(熱邪)를 제거하는 작용을(**청**열; **清**熱) 가지고 있고, **방풍**(**防風**)을 주약(主藥)으로 하는 탕제(湯劑)라는 의미로 명명되는 처방이다.

어떤 사람에게 효과가 있나요?

청상방풍탕은 '상초풍열(上焦風熱)'증을 치료하는 처방이다.

한방은 삼초(三焦)라는 개념이 있는데, 인체를 크게 세 부분으로 나누어, 가슴 위쪽을 상초(上焦), 한 가운데를 중초(中焦), 배꼽 아래를 하초(下焦)라고 부른다. 상초는 안면과 두부(頭部), 경부(頸部) 등을 포함한 인체의 상부를 가리킨다.

'풍열(風熱)'은 풍사(風邪)와 열사(熱邪)를 합친 병사(病邪)이다. 풍사는 자연계의 바람에 의해 생기는 현상을 닮은 증후를 야기하는 병사로, 바람과 같이 발병이 급하고, 변화가 많고, 인체의 상부, 체표부(피부), 폐 등의 호흡기를 침입하는 경우가 많다. 환부가 이곳저곳 이동하기 쉽고(유주성; 游走性), 또 환부가 확대되기 쉽다. 열사(熱邪)는 자연계의 화열(火熱)에 의해 생기는 현상을 닮은 증상을 야기하는 병사(病邪)로, 형세가 강하면 열증을 나타낸다.

신체 상부의 경우는 이처럼 풍열사(風熱邪)에 의한 질환일 때, 본 방이 유효하다. 특히, 안면 또는 두부의 염증(특히 화농성 염증), 피부에 나타나는 발진에 효과가 있다.

피부에 열사(熱邪)가 침입하면 피부의 발적, 열감, 종창, 가려움, 화농, 동통, 피지의 분비(지성 피부) 등의 열증이 나타난다. 이 열사는 병사의 형세가 강해져 생기는 실열(實熱)[1] 이다. 실열이기 때문에 피부의 발적은 붉은색 또는 짙은 붉은색, 적자색(赤紫色)이 되는 경우가 많다. 여드름의 경우는 각각의 발진이 홍색 또는 적자색으로, 압통이 있거나 아픈 듯 가렵고, 농포를 동반하는 등 염증 징후가 왕성한 타입이 된다. 눈의 충혈, 안면홍조, 입 마름(口渴) 등도 생긴다. 또 피부에 풍사(風邪)가 침입하면 가려움 또는 동통(疼痛) 등의 풍증(風證)이 생긴다.

피진(皮疹, exanthemax) 외, 상초(上焦)로의 풍열사(風熱邪) 침입으로 오한(惡寒), 두통, 인후부의 통증 등이 생긴다. 꽃가루 알레르기라면, 상열감, 입 마름(口渴), 황색 콧물, 눈의 가려움, 눈의 충혈 등의 열증을 동반한다.

혀는 붉고, 황색 설태가 있다(열증의 설상).

임상 응용 범위는 상초풍열(上焦風熱)의 증후를 나타내는 질환으로, 여드름, 심상성 모창(sycosis vulgaris), 주사(rosacea), 스테로이드 주사(steroid-induced rosacea), 지루성 피부염, 종기(癤, furunculus)[2], 그 외 습진(피부염, eczematous dermatitis), 두드러기(蕁麻疹), 적면공포증(erythrophobia), 다한증, 꽃가루 알레르기, 두통, 감기, 인플루엔자 등이다.

어떤 처방인가요?

구성 약재는 방풍(防風), 형개(荊芥), 박하(薄荷), 연교(連翹), 산치자(山梔子), 황금(黃芩), 황련(黃連), 천궁(川芎), 백지(白芷), 길경(桔梗), 지각(枳殼), 감초(甘草) 12가지이다.

군약(君藥)에는 방풍, 형개, 박하가 해당한다. 풍사(風邪)를 발산하여 제거하고(거풍; 祛風), 체표의 혈관을 확장하며, 해열(解熱)·발한(發汗)한다.

방풍(防風)은 산한(散寒)·발한(發汗)하여 풍사(風邪)를 제거한다(거풍해표; 祛風解表). 체표 혈관을 확장하고, 습사(濕邪)를 제거하여 진경(鎭痙) 하는 데 효과적이다(거습해경; 祛濕解痙). 진통지양(鎭痛止痒) 작용도 있다. 형개(荊芥)는 몸을 따뜻하게 하여, 발한(發汗)으로 체표의 외감풍사(外感風邪)를 체외로 흘려버린다(산한거풍해표; 散寒祛風解表). 바이러스성 감염증[홍역(measles), 풍진(rubella) 등]에 의한 발진을 투발(透發)[3] 시켜(투진; 透疹), 창양(瘡瘍)[4]을 치료한다(소창; 消瘡). 가려움을 멈추고, 지혈한다(지혈지양; 止血止痒). 방풍과 형개에는 지양, 소염, 진통, 항균, 항바이러스 작용이 있고, 두통과 눈의 충혈, 인후부의 종창(腫脹)·동통(疼痛)을 치료한다. 소염, 진통, 지통, 항균, 투진작용도 있다.

연교(連翹), 산치자(山梔子), 황금(黃芩), 황련(黃連)은 신약(臣藥)으로서 열독(熱毒)을 제거한다(청열해독; 淸熱解毒). 강한 소염작용이 있어 염증, 충혈, 화농을 진정시킨다.

연교는 청열해독(淸熱解毒)하고, 소종(消腫)한다. 감기 등의 풍열표증(風熱表證)과 화농성질환에서 염증 증상이 명확할 때(풍열; 風熱)에 효과를 발휘한다. 방풍, 형개, 연교 3가지는 열독(熱毒)을 발산시키고, 모든 약재를 체표로 이끄는 조합이다. 산치자는 열사(熱邪)를 제거하고(청열강화; 淸熱降火), 기와 진액의 통로인 삼초의 통리(通利)를 개선하여 습열(濕熱)을 줄인다. 황금은 습열을 제거한다(청열조습; 淸熱燥濕). 특히 오장(五臟) 중 폐의 열사(폐열; 肺熱)를 식히는(청폐; 淸肺) 등, 상초의 습열을 제거하는 힘이 강하다. 황련도 청열조습(淸熱燥濕)한다. 주로 중초(中焦)의 습열을 사(瀉)하고, 오장(五臟) 중 심(心)의 열을 식힌다(청심사화; 淸心瀉火). 황금과 황련으로 상초의 실열(實熱)을 식힌다.[5]

좌약(佐藥)에는 천궁(川芎), 백지(白芷), 길경(桔梗), 지각(枳殼)이 해당하고, 배농(排膿)하며, 군·신·좌약(君·臣·佐藥)의 약효를 상초(上焦)로 이끈다.

천궁은 혈과 기의 흐름을 부드럽게 한다(활혈행기; 活血行氣). 진통에도 효과가 있고, 특히 두통을 완화한다. 활혈(活血) 작용으로, 특히 상반신에서 모든 약재의 약효를 강화해 준다. 백지는 발한(發汗)하여 풍사를 발산시키고(거풍해표; 祛風解表), 두통 혹은 치아와 전협부(前頰部) 등의 안면의 통증을 강하게 진정시켜 준다(지통; 止痛). 종창(腫脹)을 치료하고, 농을 제거한다(소종배농; 消腫排膿). 지각은 기를 순환시켜 비위(脾胃)의 연동운동을 촉진하고(행기관중; 行氣寬中), 흉복부 팽만감을 제거한다(제만; 除滿). 길경은 폐의 선발(宣發) 기능을 높여(개선폐기; 開宣肺氣), 가래를 끊고, 기침을 멈춘다(지해거담; 止咳祛痰). 지각, 길경은 모두 배농(排膿) 작용도 있다. 지각과 길경의 조합은 소염(消炎)·배농(排膿)에 효과가 있는 배농산(排膿散)(지실, 길경, 적작약)의 방의(方意)를 포함한다. 종류(腫瘤)를 약하게 하는 작용도 있다. 또 길경에는 모든 약재의 약효를 상부로 끌어 올리는 힘이 있다.

감초는 생감초(生甘草)를 사용하고, 사약(使藥)으로서 청열해독(清熱解毒)하며, 비위(脾胃)의 기능을 조절하면서 기를 보하고(익기화중; 益氣和中), 모든 약재의 약성(藥性)을 조화롭게 한다.

이로써, 청상방풍탕(清上防風湯)의 효능을 '거풍(祛風), 청열해독(清熱解毒)'이라고 할 수 있다. 천궁, 백지, 길경, 박하가 상초에 대해서 모든 약재의 약효가 발휘될 수 있도록 이끈다(음경약; 陰經藥).

발적과 열감이 심하면 백호탕(白虎湯)을 병용한다. 상초의 실열(實熱)은 상초에서 발산하는 것이 바람직하고, 본 방에는 중초와 하초에서 사하(瀉下)·청열(清熱) 하는 대황(大黃)과 망초(芒硝)는 배합되어 있지 않다. 그러나 변비가 있다면 상초의 피부 발진도 치료하기 힘들고, 악화되는 경우도 있기 때문에 그 경우는 조위승기탕(調胃承氣湯) 등 대황과 망초를 포함한 처방을 배합한다.

출전은 '만병회춘(萬病回春)'이다.

이런 환자에게

여드름으로 고민입니다.
피부과에서 항생제나 박피술(peeling)도 시도했지만, 잠시 괜찮아지는 것 같다가도, 치료를 그만두면 악화되는 것이 반복됩니다.

여드름은 붉고, 뺨 앞쪽, 협부(頰部), 하악 등 안면에 여러 군데 이외에도 가슴 부분과 등 상부에도 보인다. 뾰족하게 작은 농을 가지고 있는 것도 있다. 상초풍열증(上焦風熱證)으로 보아 본 방을 사용하였다. 3개월 후에는 여드름이 없어지게 되었다. 여드름은 체내부터 개선하지 않으면 재발하는 경우가 많다.

적면공포증(erythrophobia)으로, 감정의 기복 등으로 인해 바로 얼굴에 홍조가 생깁니다. 지성 피부이기도 합니다.

더운 환경에도 홍조가 생기기 쉽다. 발은 차갑고, 얼굴에 자주 열감이 생긴다. 상초풍열증으로 보아 본 방을 사용하였다. 2개월 정도 후부터 상열감이 많이 줄어들었다. 4개월 후에는 사소한 것으로 얼굴이 붉게 되지 않았고, 지성 피부도 개선되었다.

용어 해설

1. 열사(熱邪)에는 열사의 형세가 성한 '실열(實熱)'과 열을 식히는 데 필요한 음액(陰液)이 부족해져서 상대적으로 열사가 약해져 생기는 '허열(虛熱)' 2가지 타입이 있다. 한방에서는 열사가 실열인가 허열인가에 대응하여 처방을 나눠 사용한다.
2. 절(癤)은 소위 종기(癤, furunculus)를 가리킨다. 세균감염에 의해 생기는 피부 농양으로 수포와 주위의 조직을 침입한다.
3. 병사(病邪)와 병변(病變)을 체표부터 발산시키는 것이다.
4. 화농, 궤양, 미란, 종창 등을 동반하는 피부질환이다. 고대에서는 외과는 양과(瘍科), 외과의는 양의(瘍醫)라고 불리었다.
5. 황련(黃連), 황금(黃芩), 산치자(山梔子)는 황련해독탕(黃蓮解毒湯)(황련, 황금, 황백, 산치자)의 방의(方意)를 포함하고 있지만, 본 방은 상초의 실열(實熱)을 제거하는 것이 목적이므로, 허열(虛熱)과 하초의 열을 식히는 황백은 포함되어 있지 않다.

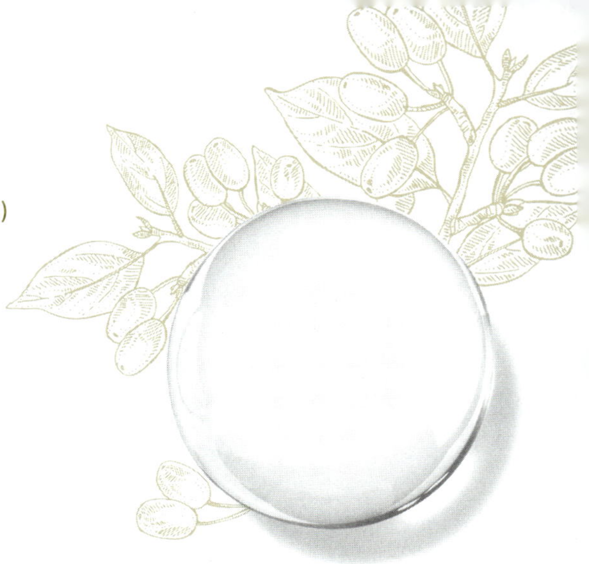

청열제(청열해독) 清熱劑 (清熱解毒)

신이청폐탕

辛夷清肺湯

폐열(肺熱)을 식혀 폐를 자윤(滋潤)
코막힘을 동반한 만성 비염 등을 치료

신이청폐탕(**辛夷清肺**湯)은 **신이**(**辛夷**)를 주된 약재로 하여, 열감을 동반하는 코막힘 등을 치료하는 처방이다. 코*는 오장 중 폐에 포함되어 있기 때문에 처방 명이 '**청폐**(**清肺**)'가 된 것이다. 코에 한하지 않고, 폐(肺)에 포함된 인후, 기관지 등에 다다를 때까지, 염증과 화농이 보이는 모든 병을 치료한다.

어떤 사람에게 효과가 있나요?

청폐탕은 '폐열비연(肺熱鼻淵), 폐음허(肺陰虛)'증을 치료하는 처방이다.

폐(肺)는 오장(五臟) 중 하나이다. 폐의 주된 기능(폐기; 肺氣)은 호흡으로 공기 중으로부터 필요한 성분(산소 등)을 흡입하고, 체내의 불필요한 물질(이산화탄소 등)을 배출하는 것이다. 이를 '폐는 기를 담당한다'라고 말할 수 있다. 또 폐는 '선발(宣發), 숙

* 肺主鼻 〈역자 주〉

강(肅降)'을 담당하는 장부(臟腑)이기도 하다. 인체에 필요한 기(氣)와 진액(津液)을 몸의 구석구석까지 산포하고(선발; 宣發), 호흡을 조절하여 진액을 하방으로 밀어 내린다(숙강; 肅降). 또 폐는 '코에 개규[1]한다*'라고 말하며 코와의 관계가 깊다.

폐의 기능을 폐기(肺氣)라고 하는 것에 대비하여, 폐를 자윤(滋潤)하고 영양에 관여하는 폐액(肺液)을 폐음(肺陰)이라고 부른다. 폐기는 열사(熱邪)에 의해 저해되고, 기능이 저하된 상태가 '폐열(肺熱)'이다. 열사(熱邪)의 영향으로 폐에 열감과 염증 등의 열증이 생기기 쉽다. 이 중 특히 비강에 염증이 생겨 탁한 콧물이 대량으로 쌓이고, 코가 막힌 상태(폐색불통; 肺塞不通)이 '비연(鼻淵)'이다. 부비동염 등이 만성적으로 경과하여 점막의 위축이 생긴 상태에 가깝다. 코막힘 그 외, 만성 콧물, 두통, 입 마름(口渴), 인후부의 통증, 미각이 둔해지게 되는 등의 증상이 나타난다.

한편, 음액(陰液)이 부족해지면 '폐음허(肺陰虛)'증이 된다. 염증으로 인해 진액이 소모되거나 만성질환과 노쇠화를 동반하는 음액의 감소, 영양상태의 실조 등으로 이 증(證)이 되는 것이다. 기도(氣道)와 폐에 염증이 생겨 염증성 탈수나 영양불량 상태가 되고, 기도 점막의 위축이 생기는 상태에 가깝다. 기침, 점조하고 황색인 가래(痰), 후비루(콧물이 후두로 흘러 떨어지는 증상), 호흡촉박[호흡궁박, RDS (respiratory distress syndrome)][2], 입 마름(口渴), 인후부의 통증 등이 생긴다. 폐음허 단독으로는 마른기침(乾咳), 소량의 가래 등의 조증(燥證)도 보이지만, 이 증에서는 폐열로 인해 폐와 기도의 만성적인 염증을 동반하고, 콧물 등과 같은 삼출(滲出)의 항진(亢進)이 생기고 있으므로 이 증상들은 보이지 않는다.

혀는 붉은색으로(폐열 또는 폐음허의 설상), 가끔 건조하며(폐음허의 설상), 황색 설태가 있다(폐열의 설상).

임상 응용 범위는 폐열비연(肺熱鼻淵), 폐음허(肺陰虛) 증후를 나타내는 질환으로 만성 부비동염(축농증), 만성 비염, 비후성 비염, 비용(鼻茸)(비폴립), 만성 기관지염, 기관지확장증(bronchiectasis), 만성 인후염, 후각장애 등이다.

---

* 肺開竅於鼻 〈역자 주〉

어떤 처방인가요?

구성 약재는 신이(辛夷), 황금(黃芩), 산치자(山梔子), 지모(知母), 석고(石膏), 백합(百合), 맥문동(麥門冬), 비파엽(枇杷葉), 승마(升麻) 9가지이다.

군약(君藥)인 신이는 성미(性味)가 신온(辛溫)하고, 폐(肺)를 따뜻하게 하여, 풍한사(風寒邪)를 발산하여 폐색된 부분을 잘 통과하게 한다(산풍통규; 散風通竅). 특히, 콧구멍을 좋게 하여 코막힘을 개통시킨다(개규통비; 開竅通鼻). 두통과 치통을 치료하고, 고름과 같은 콧물을 줄여준다.

신약(臣藥)인 황금, 산치자, 지모, 석고는 모두 성미(性味)가 한성(寒性)한 약재이다. 본 방에서는 폐열(肺熱)을 식히고, 염증과 화농을 진정시킨다. 황금은 성미(性味)가 고한(苦寒)하므로, 습열(濕熱)을 제거한다(청열조습; 清熱燥濕). 특히 오장(五臟) 중 폐의 열사(熱邪)(폐열; 肺熱)을 식히는(청폐; 清肺) 등, 상초(上焦)의 습열(濕熱)을 제거하는 힘이 강하다. 동시에 장(腸)의 열도 사(瀉)한다(제거한다). 산치자도 성미가 고한(苦寒)하므로 열사(熱邪)를 제거하고(청열사화; 清熱瀉火), 실열(實熱)[3]을 식힌다. 기와 진액의 통로인 삼초(三焦)[4]의 통리(通利)를 개선하여 습열(濕熱)을 줄이고, 자연스러운 배뇨 활동을 하게 해준다. 리담(利膽) 작용도 있다. 지모도 성미가 고한(苦寒)하여, 청열사화(清熱瀉火)하는 동시에 열사(熱邪)로 인한 음액의 소모를 방지한다(자음윤조; 滋陰潤燥). 특히 신(腎)을 자윤(滋潤)한다(보신음; 補腎陰). 신경계의 흥분을 진정시키고, 혈당 강하 작용도 있다. 석고는 성미가 감신(甘辛)·대한(大寒)하여 청열사화하고, 진액을 생기게 하여 자윤(滋潤)하고(생진; 生津), 입 마름(口渴)을 치유하고(지갈; 止渴), 가슴이 답답하여 진정되지 않는 불안감(심번; 心煩)을 풀어준다(제번; 除煩). 이뇨 작용도 있다.

좌약(佐藥)인 백합, 맥문동, 비파엽은 코, 인후, 기도의 점막을 자윤하여 콧물과 가래(痰)의 배설을 돕는다(윤폐화담; 潤肺化痰). 백합은 성미(性味)가 감고(甘苦)·미한(微寒)하므로 폐를 자윤하여 진해한다(윤폐지해; 潤肺止咳). 정신안정, 진정 작용도 있다(안신; 安神). 맥문동은 성미가 감미고(甘微苦)·미한(微寒)하므로 진액을 생기게 하여 건조함을 촉촉하게 하고(윤조생진; 潤燥生津), 지해한다. 생진(生津) 작용으로 허열(虛

熱)[3]을 식힌다. 진액만이 아닌, 혈도 보한다(자음; 滋陰). 또 강심(强心) 작용에 더해, 심번(心煩)을 해소하는 작용도 있다(청심제번; 淸心除煩). 백합과 맥문동에는 자양(滋養)·강장(强壯) 작용도 있고, 열사(熱邪)로 인한 음액(陰液)의 소모(상음; 傷陰)를 막는다. 비파엽은 성미(性味)가 고량(苦凉)하므로 폐열(肺熱)을 식혀 자윤하고, 가래(痰)를 잘 뱉어내게 하여 진해(鎭咳)한다(화담지해; 化痰止咳). 위열(胃熱)을 식히고, 구토 등의 위의 괴로운 느낌(苦悶感)을 풀어주는 작용도 있다(화위지구; 和胃止嘔).

사약(使藥)인 승마(升麻)는 성미(性味)가 감신(甘辛)·미한(微寒)하여 체표와 점막의 병사(病邪)를 발하고(해표; 解表), 발진(發疹)을 촉진하여 독소를 배출하고(투진; 透疹), 승제(昇提)[5]한다. 동시에 다른 약재가 몸 상부(上部)에서 작용할 수 있도록 이끈다. 청열(淸熱) 작용도 있고, 주로 안면의 염증과 두통에 사용된다.

이로써 신이청폐탕(辛夷淸肺湯)의 효능을 '청열해독(淸熱解毒), 통규(通竅), 윤폐화담(潤肺化痰), 지해(止咳)'라고 말할 수 있다. 폐열(肺熱)이라는 실증과 폐음허(肺陰虛)라는 허증 둘 다(허실; 虛實) 체내에 협잡(挾雜)되어 있는 상태를 개선한다.

비슷한 처방에는 청폐탕(淸肺湯)이 있다. 함께 폐열, 폐음허를 치료하지만, 신이청폐탕은 군약(君藥)이 신이(辛夷)라서 개규통비(開竅通鼻)하고, 청폐탕은 군약이 상백피(桑白皮) 등으로 사폐평천(瀉肺平喘) 하는 작용이 강한 점이 다르다. 만성적으로 코가 막힌다면 신이청폐탕, 점조한 가래를 동반한 기침이 만성화되었다면 청폐탕을 사용한다.

입 마름(口渴)과 혀가 건조한 것이 명확하다면 맥문동탕(麥門冬湯)을 합방한다. 고름과 같은(膿性) 콧물이 현저하다면 갈근탕가길경석고(葛根湯加桔梗石膏) 또는 소시호탕가길경석고(小柴胡湯加桔梗石膏)를 병용한다. 위장이 약한 경우는 사군자탕(四君子湯) 등을 같이 복용한다. 폐열(肺熱) 증상이 심하지 않은 경우 갈근탕가천궁신이(葛根湯加川芎辛夷)를 사용한다.

출전은 '외과정종(外科正宗)'이다.

이런 환자에게

축농증입니다. 콧물이 목에 흘러내리는 것이 불쾌합니다.

장기간의 부비동염으로, 만성적으로 코가 막혀 있다. 후비루와 함께 머리가 무거운 느낌(頭重感)도 있다. 폐열비연(肺熱鼻淵)으로 보아 본 방을 사용하였다. 2개월 정도부터 조금씩 코가 뚫리는 느낌이 났다. 9개월 후에는 후비루가 없어졌고 머리가 무거운 느낌도 소실되어 머리가 상쾌해졌다.

냄새를 모르겠습니다.
음식이 맛있게 느껴지지 않습니다.

80세의 여성이다. 나이가 들어감에 따라 동반되는 후각장애가 왔다. 코가 자주 막힌다. 입과 입술이 건조하다. 폐열(肺熱), 폐음허(肺陰虛)로 보아 본 방을 사용하였다. 6개월째부터 냄새를 맡을 수 있게 되었다. 8개월째부터는 음식의 맛을 잘 느끼게 되었고, 미각도 떨어졌었는데 되돌아왔다. 건강해져서, 식사도 즐거워졌고 가족도 기뻐하였다.

용어 해설

1. 개규(開竅)는 오장(五臟)의 기능이 반영되기 쉬운 기관을 가리킨다. 코는 폐규(肺竅)라고도 불린다.
2. 호흡 횟수가 증가하는 것이다. 일반적으로 호흡이 얕고, 빨라진다. 숨이 차거나 과호흡도 보이게 된다.
3. 열증(熱證)에서는 열사(熱邪)의 형세가 왕성해져 생기는 '실열(實熱)'과, 음액(陰液)의 소모에 의해 상대적으로 열의 형세가 강해지는 '허열(虛熱)'이 있다. 실열의 경우는 열사(熱邪)를 식히고, 허열의 경우는 음액을 보한다.
4. 육부(六腑) 중 하나인 삼초(三焦)는 전신에 퍼져 있어 모든 장부(臟腑)를 뒤덮고 있는 막상(膜狀)의 조직으로, 기와 진액의 통로가 된다. 체액의 흐름은 전부 삼초(三焦)를 통해서 지나가며, 이 체액 조절 기능을 삼초기화(三焦氣化)라고 한다.
5. 승제(昇提)는 위하수(胃下垂, gastroptosis) 등의 내장하수(內臟下垂, splanchnoptosis)(중기하함; 中氣下陷)을 치료하는 것이다. 승양(昇陽)이라고도 부른다.

청열제(청열해독) 清熱劑 (清熱解毒)

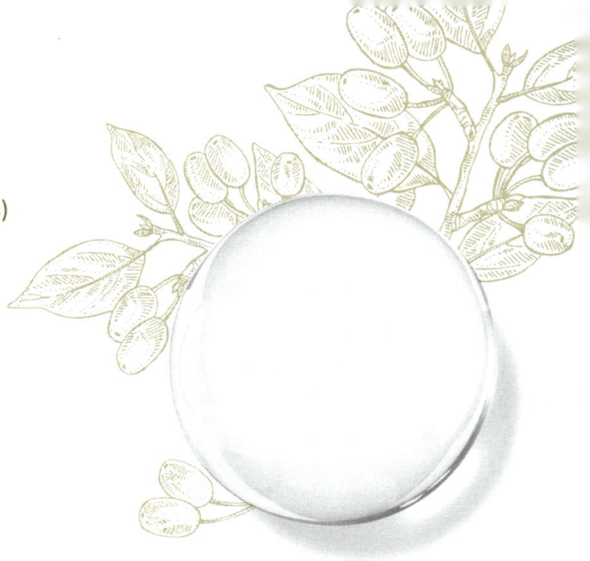

방풍통성산

防風通聖散

체표의 풍사(風邪)와 체내의 열사(熱邪)를 제거
사기(邪氣)가 왕성한 실증(實證)의 피부질환과 염증에 사용

방풍통**성**산(**防風**通聖散)은 **방풍**(**防風**)을 군약(君藥)으로 하여, 발한(發汗)하여도 체표(體表)를 손상하지 않고, 사하(瀉下) 시켜도 체내를 손상하지 않는 **성**스러운 처방이라는 의미이다.

어떤 사람에게 효과가 있나요?

방풍통성산은 '풍열옹성(風熱壅盛), 표리구실(表裏俱實)'증을 개선하는 처방이다.

풍열(風熱)은 병의 원인(병인; 病因) 중 하나로, 풍사(風邪)와 열사(熱邪)이다. 풍사는 바람과 같이 발병이 급격하고, 변화가 다양하고, 체표부나 호흡기를 침입하는 경우가 많다. 환부가 이곳저곳 이동하기 쉬우며(유주성; 游走性), 확대되기 쉽다. 저림, 어지러움, 통증 등의 증상도 나타나기 쉽다. 열사는 형세가 격하며, 열증(熱證)을 나타낸다. 환부의 발적, 열감 등의 염증 증상과 화농, 발열, 오한(惡寒), 충혈, 입마름(口渴), 짜증, 불면, 다한(多汗), 동통(疼痛), 출혈 등의 증상이 나타나기 쉽다.[1]

병에는 인체의 면역력과 저항력(정기; 正氣)이 저하되어서 병이 되는 경우(허증; 虛證)와, 정기가 약해져 있지 않지만 사기(邪氣)가 왕성해져 병이 되는 경우(실증; 實證)가 있다. 방풍통성산이 듣는 경우는 풍사와 열사가 힘을 가지고 있는 실증(實證)인 상태이고, 이것을 '풍열옹성(風熱壅盛)'증이라고 한다.

풍사(風邪)와 열사(熱邪)는 외부로부터 침입해 오는 경우도 있지만(外風, 表熱), 체내에서 생기는 경우도 있다(內風, 裏熱). 방풍통성산이 유효한 것은 외부로부터 체표에 침입해 온 풍사(風邪)(외풍; 外風)과 체내에서 생기는 열사(熱邪)(리열; 裏熱) 양쪽에 의해 발병된 상태이다. 체표와 체내, 표리 모두 실증(實證)으로 '표리구실(表裏俱實)'증이라고 부른다.

원래 체내에 염증과 대사의 항진이 있어 열사가 울체(鬱滯)된 경우에 새로운 감염과 한랭(寒冷) 자극이 더해져 체표(體表)부터의 발한(發汗)과 열의 발산이 방해되어 사태가 악화된 상태에 가깝다. 장의 연동 운동과 수분대사 기능에도 영향을 주고, 대변과 소변(이변; 二便)의 배설이 방해되어, 병사(病邪)나 노폐물이 출구를 잃어 체내와 체표에 충만(充滿), 울적(鬱積)되어 있다. 체표에도 체내에도 병사가 존재하는 상태(표리동병; 表裏同病)로 그것들을 외감풍사(外感風邪)와 내유온열(內有蘊熱)에 정기(正氣)가 괴로워하고 있는 상태이다.

체표에 풍사(風邪)가 존재하므로 오풍(惡風)[2]이 생긴다. 정기와 사기가 싸워서 오한(惡寒), 발열이 생긴다. 땀은 흘리지 않는다(無汗). 풍사와 열사(熱邪)가 결합하고 풍열(風熱)이 되어 체내에서 상승하여 머리 부위(頭部)에 도달하면 현훈(目眩), 눈의 충혈, 이명, 코막힘, 가슴이 막히는 듯한 불쾌감(흉민; 胸悶), 조바심, 기침(咳嗽), 호흡곤란, 인후부의 통증, 구역감이 생긴다. 내유온열에 의해 입이 쓰게 되고(口苦), 복부 팽만감이 있다. 온열(溫熱)은 체내의 진액을 소모하므로, 입 마름(口渴), 건조한 혀, 목이 마르고, 타액이 끈적끈적하고, 짙은 색의 소변, 적은 양의 소변, 변비 등의 조증(燥證)이 나타난다. 풍열옹성(風熱壅盛)에 의해 피부와 점막에 습진, 화농, 궤양, 종류(腫瘤)가 생기고, 혈변(血便)과 치루(痔瘻)도 생긴다.

혀는 붉은색으로, 황색 설태가 있다(열증의 설상). 설태가 끈적끈적한 경우도 있다(습열증의 설상).

임상 응용 범위는 풍열옹성(風熱壅盛), 표리구실(表裏俱實)의 증후를 나타내는 질환으로, 감기, 인플루엔자, 폐렴, 기관지염, 기관지 천식, 부비동염, 위장염, 간염, 담낭염, 신염, 신우신염(pyelonephritis), 방광염, 치질, 습진, 화농성 피부염, 두드러기(蕁麻疹), 탈모증, 주사(rosacea), 대상포진(herpes zoster), 결막염, 고혈압, 동맥경화증, 뇌혈관질환, 당뇨병, 관절염, 피부 소양증, 변비, 비만증 등이다.

어떤 처방인가요?

구성 약재는 방풍(防風), 형개(荊芥), 마황(麻黃), 박하(薄荷), 대황(大黃), 망초(芒硝), 석고(石膏), 황금(黃芩), 연교(連翹), 길경(桔梗), 석고(石膏), 산치자(山梔子), 작약(芍藥), 당귀(當歸), 천궁(川芎), 백출(白朮), 감초(甘草), 생강(生薑) 18가지이다. 표리동병(表裏同病)을 치료하기 위해 해표(解表)약과 치리(治裏)약을 조합한 구성이다.

군약(君藥)은 방풍(防風), 형개(荊芥), 마황(麻黃), 박하(薄荷) 4가지로, 발한(發汗)으로 체표의 외감풍사(外感風邪)를 체외(體外)로 흘려 버린다(소풍해표(疏風解表), 발한산사(發汗散邪).

방풍은 발한(發汗)하여 풍사를 흩트린다(散)(거풍해표; 祛風解表). 체표 혈관을 확장하고, 습사(濕邪)를 제거하여 진경(鎭痙)에 효과적이다(거습해경; 祛濕解痙). 진통(鎭痛)·지양(止痒) 작용도 있다. 체표에서는 진경(鎭痙), 체내에서는 지통(止痛)하고, 광범위하게 전신에서 풍사(風邪)를 치료한다. 형개는 거풍해표(祛風解表)하여 가려움을 멈추고, 지혈도 한다(지혈지양; 止血止痒). 마황은 위기(衛氣)의 울체(鬱滯)를 해소하고, 주리(腠理)를 열고, 발한하여 체표를 풀고(발한해표; 發汗解表), 체표의 풍한사(風寒邪氣)를 발산시킨다. 또 폐의 선발(宣發)작용을 정상화하고(선발폐기; 宣發肺氣), 기침을 완화하고, 호흡곤란을 진정시킨다. 발한(發汗) 작용으로 열을 발산시켜 해열도 한다. 이뇨 작용으로 부종을 경감시킨다. 박하는 성미(性味)가 신량(辛凉)하여 간(肝)·폐경(肺經)에 들어가고, 풍열(風熱)과 간의 울열(鬱熱)을 발산하고, 머리와 눈의 열을 식혀 시원하게 시킨다(청리두목; 清利頭目).

신약은 대황, 망초, 석고, 황금 4가지로 통변하여 리열(裏熱)을 중재한다(사하청열; 瀉下清熱). 대황은 어열(瘀熱)을 제거하고(사열축어; 瀉熱逐瘀), 배변을 촉진한다(통리대변; 通利大便). 망초(芒硝)도, 사하청열(瀉下清熱)한다. 석고는 성미(性味)가 대한(大寒)하고 폐(肺)·위경(胃經)으로 들어가, 열사(熱邪)를 식히고(청열사화; 清熱瀉火), 입 마름(口渴)을 치유하며(해갈; 解渴), 심번(心煩)을 완화한다(제번; 除煩). 황금은 습열(濕熱)을 제거한다(청열조습; 清熱燥濕). 특히 청폐(清肺)하는 힘이 강하다.

좌약(佐藥)에는 9가지가 해당한다. 연교와 길경은 상초(上焦)(상반신)의 열을 식히고, 군약의 해표(解表) 작용을 돕는다. 활석과 산치자는 이수사화(利水瀉火)하고, 리열(裏熱)을 대변 또는 소변으로 배설하고, 군약의 청열(清熱) 작용을 보조한다. 작약, 당귀, 천궁은 양혈식풍(養血熄風)하고, 동시에 발한(發汗)과 사하(瀉下)로 잃어버린 정기를 기른다. 작약은 백작약(白芍藥)을 사용한다. 백출은 비(脾)의 기능을 높여 정기를 보하고, 또 담습(痰濕)을 제거한다(건비조습; 健脾燥濕). 생강은 위기(胃氣)를 조절하여 토를 억제하며(화위지구; 和胃止嘔), 비위(脾胃)와 폐(肺) 여분의 수액을 제거한다(거담; 祛痰). 발한해표(發汗解表) 작용도 있다.

감초는 생감초(生甘草)를 사용하고, 좌·사약(佐·使藥)으로서 비위의 기능을 조절하면서 기를 보하고(익기화중; 益氣和中), 모든 약재의 약성(藥性)을 조화롭게 한다.

이로써 방풍통성산(防風通聖散)의 효능을 '소풍해표(疏風解表), 사열통변(瀉熱通便)'이라고 할 수 있다. 체표에 울체(鬱滯)된 풍사(風邪)(표실증; 表實證)과 체내에 울적된 열사(熱邪)(리실증; 裏實證) 둘 다(표리구실증; 表裏俱實證)를 치료한다(표리쌍해; 表裏雙解). 발한(發汗), 청열(清熱), 사하(瀉下), 이수(利水)작용으로 삼초(三焦) 전체를 치유한다.

환자의 증(證)을 돌보지 않고 비만(肥滿)에 자주 사용되는 풍조가 있지만 본 방의 발한(發汗), 사하(瀉下), 이뇨(利尿) 작용으로 체내의 대사산물이 일시적으로 배설되어 감량되더라도, 복용을 그만둔 후부터 다시 돌아오는 경우가 많다. 감량 후에는 환자의 증에 맞추어, 살찌기 어려운 체질로 이끄는 것이 본래 한방치료의 이상적인 자세이다.

발한(發汗)작용과 사하(瀉下) 작용이 강하므로 허약자나 임부(妊婦)에는 진중하게 사용된다.

출전은 '선명론방(宣明論方)'이다.

이런 환자에게

지루성 습진입니다. 특히 머리가 가렵습니다.

머리 이외에도 소양감이 있다. 피부는 붉고 달아오르고 있다. 변비로 대변이 딱딱하다. 풍열옹성(風熱壅盛), 표리구실(表裏俱實)로 보아 본 방을 사용하였다. 3개월 후에 습진은 거의 개선되었고, 높았던 혈압도 안정되었다.

축농증입니다. 최근, 냄새를 맡아도 무슨 냄새인지 모르겠습니다.

만성적으로 코가 막히고, 황색 콧물이 나온다. 머리가 무거운 느낌이나 인후부의 갈증이 있다. 풍열옹성, 표리구실로 보아 본 방을 사용하였다. 2개월 후에는 코가 뻥 뚫리게 되었다. 8개월 후에는 미각이 돌아왔고, 오랫동안 고생했던 축농증이 완치되었다.

용어 해설

1. 풍사(風邪)와 열사(熱邪) 등의 병사(病邪)에 대해서, 한방(한의학)에서는 바이러스, 세균, 알레르겐이라는 원인에 의해 판단하는 것이 아닌, 본문에 쓰여 있던 것과 같이 인체에 나타나는 증상으로부터 판단한다. 따라서 같은 병명이어도, 처음은 풍사였던 것이 도중부터 열사로 변하는 케이스도 많고, 그런 증(證)의 변화에 대응하여 한방 처방을 바꾼다. 외부의 환경요인보다도 인체의 상태를 중시하고, 그 결과 체질 개선·강화, 재발 예방 등의 효과가 한약으로부터 이끌어 나오는 것으로 생각되고 있다.
2. 찬 바람을 쐬는 것 같이 느껴지는, 연속적이지 않은 한기(寒氣)이다.

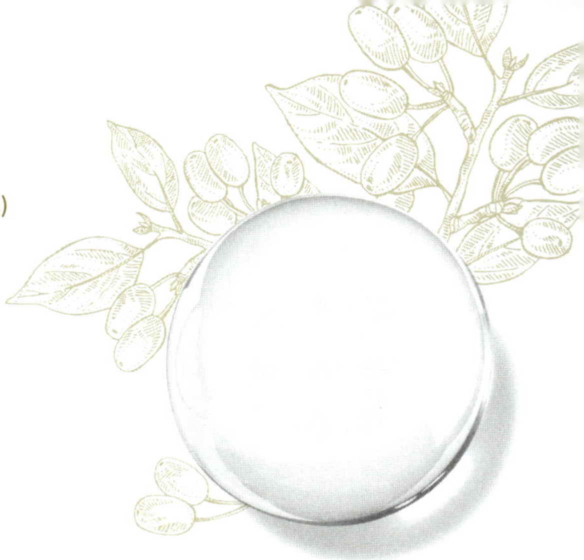

청열제(청열리습) 淸熱劑 (淸熱利濕)

인진호탕
茵陳蒿湯

청열리습(淸熱利濕) 작용으로 간담습열(肝膽濕熱)을 개선
간담(肝膽)과 피부의 질환, 불면 등에 사용

인진호탕(茵陳蒿湯)은 그 이름이 가리키는 것처럼 **인진호(茵陳蒿)**가 주약(主藥)인 처방이다. 인진호의 강한 리담(利膽) 작용이, 단방(單方)으로 복용하는 경우보다도 훨씬 강하게 발휘할 수 있는 배합의 처방이 된다. 약재끼리의 상호작용으로 약효를 높이는 것이 한방 처방의 묘미이다.

어떤 사람에게 효과가 있나요?

인진호탕은 '간담습열(肝膽濕熱), 습열황달(濕熱黃疸)'증을 개선하는 처방이다.

습열(濕熱)이라는 것은 습사와 열사가 합쳐진 병사(病邪) 혹은 증(證)을 의미한다. 습사(濕邪)는 자연계의 습윤(濕潤)이 야기하는 현상을 닮은 증상이 나타나는 병사로, 흠뻑 축축하고, 무겁고, 경과가 늦고, 체내에 정체되기 쉽다. 한편, 열사는 자연계의 화열(火熱)이 야기하는 현상을 닮은 증상이 나타나는 병사로, 형세가 강하고 열증(熱證)을 나타낸다. 끈적끈적하고 축축하고, 열이 있는 듯한 증상이 보이는 것이 습열(濕熱)이다.

이 습열(濕熱)이 오장육부(五臟六腑) 중 간담(肝膽)에 정체되는 증이 '간담습열(肝膽濕熱)'이다. 오장 중 하나인 간(肝)은 몸의 모든 기능을 조절(소설; 疏泄)하는 장부이고, 자율신경계와 간 기능, 정서를 담당하는 중추신경계, 혈액순환기능 등은 이 간의 기능에 포함되어 있다. 또 육부 중 하나인 담(膽)은 간(肝)과 표리(表裏) 관계[1]에 있다. 담의 기능은 담즙(膽汁, bile)을 저장하는 담낭(膽囊, gallbladder)으로서의 기능과, 정신적인 면에서는 일의 결단을 담당하는 작용도 있다. 이 간담의 기능들이 습열(濕熱)에 의해 저해되는 것이 간담습열증(肝膽濕熱證)이다. 간(liver), 담낭(gall-bladder)의 염증 또는 그것을 동반하는 소화기계 기능의 실조, 자율신경계의 실조에 가깝다.

습열(濕熱)에는, 습열외감(濕熱外感)[2]과 습열내성(濕熱內盛)이 있다. 습열외감은 외부로부터의 습열사(濕熱邪)가 몸에 침입해 온 상태로, 오한(惡寒), 발열(發熱) 등의 증상이 나타난다. 한편, 습열내성은 체내에서 축적된 습열사의 형세가 왕성한 상태로, 몸이 무겁고, 두통, 머리가 무거운 느낌(頭重感), 가슴이 막히는 듯한 불쾌감(흉민; 胸悶), 식욕부진, 구역질, 복부 팽만감, 끈적끈적한 대변 등이 보인다.

황달(黃疸)에는 음양(陰陽)의 다름이 있다. 습열에 의한 황달을 양황(陽黃), 한습(寒濕)[3]에 의한 황달을 음황(陰黃)이라고 한다. 인진호탕이 유효한 것은 피부와 눈에서의 선명한 황달로, 이를 양황이라고 한다. 습사의 영향으로 열사가 혈과 함께 울체(鬱滯)되고 안에서 가득 찬 어열(瘀熱)이 되어서 양황은 선명한 황색을 나타내게 된다. 이 양황을 '습열황달(濕熱黃疸)'이라고 한다.

잘 나타나는 증상으로는, 먼저 열사(熱邪)의 존재로 인해 몸의 열감과 실제로 발열이 생긴다. 열이 간담(肝膽)에 들어가서 입이 쓴 느낌(口苦), 구역질, 구토가 생긴다. 입안이 끈적끈적하다. 열사(熱邪)의 영향으로 입 마름(口渴)이 있다. 단 습사(濕邪)도 과해져서, 그다지 물을 원하지는 않는다. 열감에 의해 머리 등 목부터 몸의 윗부분에서 땀을 흘리지만, 몸은 건조한 경우가 많다. 그 결과 피부의 소양감과 염증도 나타나기 쉽다.

간담습열(肝膽濕熱)이 비위의 기능을 저해하면 식욕부진, 복만(腹滿)이 나타난다. 특히 기름이 많은 음식을 먹지 못하게 된다. 위 주변이 답답하여 그득하여 괴롭다(심하비; 心下痞).

습사(濕邪)가 정체되어 소변의 배출이 나빠진다. 소변 색은 열사(熱邪)의 영향으로 짙은 황색이 된다. 대변은 열사의 영향으로 딱딱해지고 혹은 습사의 영향으로 인해 끈적끈적하게 되어 시원하게 나오지 못한다.

습열(濕熱)이 정신적인 면에 영향을 미치면 짜증이 나고, 불면, 불안 등과 같은 증상이 나타난다.

습열이 하강하면 음부의 소양감 또는 염증이 생기는 경우도 있다. 여성에서는 황색 대하(帶下, leukorrhea), 냄새가 강하고 점조한 대하도 보인다.

혀는 붉고(열사의 설상), 황색 설태가 있다(습열의 설상).

임상 응용 범위는 간담습열(肝膽濕熱), 습열황달(濕熱黃疸)의 증후를 나타내는 질환으로 급성간염, 황달, 담낭염, 담석증, 간기능장애, 급성 췌장염, 이상지질혈증(dyslipidemia), 동맥경화증, 두드러기(蕁麻疹), 습진, 피부소양증, 한포진(汗泡疹, pompholyx), 구내염, 치주병, 불면증, 불안신경증(anxiety neurosis), 자율신경 실조증(autonomic dysfunction), 갱년기 장애, 바제도 병(basedow's disease), 신염, 신증후군(nephrotic syndrome), 부정출혈, 외음부염, 질염, 성기 칸디다증, 고환염 등이다.

어떤 처방인가요?

구성 약재는 인진호(茵陳蒿), 산치자(山梔子), 대황(大黃) 3가지이다.

군약(君藥)인 인진호는 습열(濕熱)을 배제하고(청열리습; 淸熱利濕), 황달을 없앤다(퇴황; 退黃). 어열(瘀熱)도 제거한다. 인진호가 담즙의 분비를 촉진하는 작용(리담작용; 利膽作用)은 약재 중에서도 가장 강한 부류에 속한다.

신약(臣藥)인 산치자는 열사(熱邪)를 제거하고(청열사화; 淸熱瀉火), 기와 진액의 통로인 삼초(三焦)의 통리(通利)를 개선하여 습열을 줄이고, 배뇨를 원할하게 해준다. 리담(利膽)작용도 있다.

좌약(佐藥)인 대황은 어열(瘀熱)을 제거하고(사열축어; 瀉熱逐瘀), 배변을 촉진한다(통리대변; 通利大便). 산치자는 습열을 소변으로써 배출하고, 대황은 대변으로서 배출한다. 또 산치자와 대황의 청열작용은 급성 염증에 유효하다. 게다가 산치자와 대황은 인진호의 리담 작용을 높인다.

산치자(山梔子)는 삼초(三焦)의 흐름을 좋게 하여 사약(使藥)으로서 모든 약재의 약효(藥效)를 발휘하기 쉽도록 도와준다.

이로써 인진호탕(茵陳蒿湯)의 효능을 '청열리습(淸熱利濕), 퇴황(退黃)'이라고 할 수 있다. 3가지 약재의 상호작용에 의해, 습열(濕熱)이 제거되고, 소변과 대변으로서 배설되어, 어열(瘀熱)이 없어지게 되고, 황달(黃疸)이 제거된다. 특히 소변의 통리(通利)는 황달의 발생과 소퇴(消退)의 관계가 깊기 때문에 소변이 나가는 것이 좋아지고, 습열이 배설되어 황달이 저절로 사라진다.

습열 내에도 여러 경향이 있어, 구역질, 구토, 식욕부진 및 진흙과 같은 형상의 대변 등의 증상이 현저하다면 습사(濕邪)가 강한 습열이다. 그 경우는 오령산(五苓散)을 함께 복용하는 것이 좋다.[4] 역으로 열감, 발열, 입 마름(口渴) 등의 증상이 강하다면, 열사(熱邪)가 우세한 습열이다. 그 경우는 용담사간탕(龍膽瀉肝湯)을 병용한다.

흉통(胸痛)을 동반한다면 사역산(四逆散)을 합방한다. 발열과 입 마름(口渴)이 심하면 백호탕(白虎湯) 등을 배합한다. 구역질과 식욕부진이 심하다면 소시호탕(小柴胡湯)을 합친다. 한열왕래(寒熱往來)[5]가 있는 경우도 소시호탕 혹은 대시호탕(大柴胡湯)을 병용하면 좋다. 음부의 증상이 강한 경우는 용담사간탕(龍膽瀉肝湯)을 투여한다.

인진호탕은 양황(陽黃)에 사용되고, 음황(陰黃)에는 사용하지 않는다. 출전은 '상한론(傷寒論)'이다. '금궤요략(金匱要略)'에도 나오고 있다.

이런 환자에게

붉은 두드러기(蕁麻疹)가 자주 생깁니다.

두드러기(蕁麻疹)는 융기하고, 소양감이 강하다. 끈적끈적한 대변과 진한 색의 소변이 나온다. 황색 설태가 혀 위에 많이 존재한다. 간담습열(肝膽濕熱)로 보아 본 방을 사용하였다. 약 2개월 복용으로 두드러기(蕁麻疹)가 사라졌다. 복용을 그만 둔 후에도 재발하지 않았다.

칸디다증입니다. 음부에 소양감이 있습니다.

병원에서 치료하여도 재발이 반복된다. 냄새가 강한 대하(帶下, leukorrhea)도 신경이 쓰인다. 설태는 황색으로 끈적하다. 간담습열(肝膽濕熱)로 보아 본 방을 사용하였다. 6개월 정도 후에 음부의 소양감도 대하의 냄새도 개선되었다. 혀 위에 흠뻑 묻어있는 황색의 설태는 습열증(濕熱證)인지 아닌지의 판단 기준 중 하나이다.

용어 해설

1. 장부(臟腑)가 밀접한 관계에 있는 것을 '표리(表裏)를 이룬다'라고 한다.
2. 외부의 병사(病邪)에 의해 야기된 병변을 외감병(外感病)이라고 한다.
3. 한습(寒濕)은 한사(寒邪)와 습사(濕邪)가 합쳐진 것이다. 이 경우에 나타나는 황달(음황; 陰黃)은 피부가 급성기에 보이기 쉬운 또렷한 황색이 아닌, 칙칙한 거무스름한 황색이 된다.
4. 인진호(茵陳蒿)에 오령산(五苓散)을 배합한 인진오령산(茵陳五苓散)이라는 처방도 있지만, 이 처방에는 산치자(山梔子)와 대황(大黃)이 배합되어 있지 않아 리담(利膽)과 청열(淸熱) 작용이 약하고, 인진호탕(茵陳蒿湯)에 오령산(五苓散)을 합친 것과는 처방의 의미가 약간 다르다.
5. 한열왕래(寒熱往來)는 오한(惡寒)과 열감(熱感)을 반복하는 증상이다.

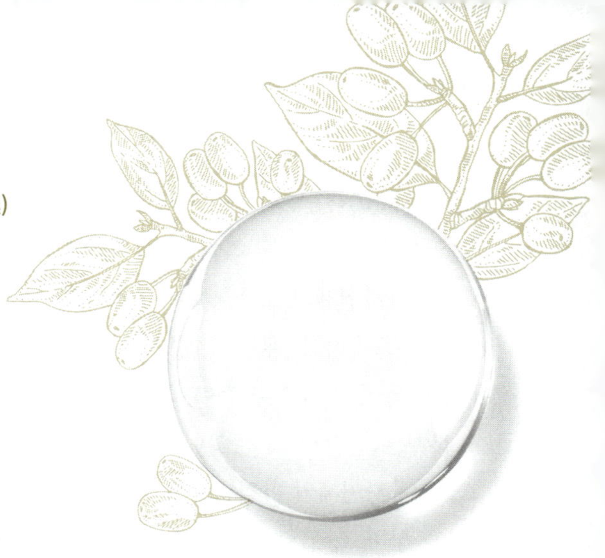

청열제(청열리습) 淸熱劑 (淸熱利濕)

오림산

五淋散

방광의 습열(濕熱)을 제거
요로계의 염증과 결석, 배뇨장애 등에 사용

오림산(**五淋**散)은 소변의 이상(異常)을 동반하는 여러 병증인 '**오림**(**五淋**)'을 치료한다는 의미로 이 이름이 붙여졌다. 육부(六腑) 중 하나인 방광의 습열(濕熱)을 제거하고, 그 위에 보혈활혈(補血活血)하여 요로계의 염증을 치료한다.

어떤 사람에게 효과가 있나요?

오림산은 '열림(熱淋)'증을 치료하는 처방이다.

'열림'은 열증(熱證)을 동반하는 림증(淋證)을 의미한다. 림증은 소변의 이상을 동반하는 병증이다. 림증에는 몇 가지 종류가 있고, 석림(石淋)[1], 기림(氣淋)[2], 고림(膏淋)[3], 노림(勞淋)[4], 열림(熱淋) 5종을 '오림(五淋)'이라고 부른다.[5] 본 방은 특히 열림의 치료에 뛰어나지만, 다른 림증에도 유효하다.

열림은 습열(濕熱)의 사기(邪氣)가 방광을 침입하여 생긴다. 이것을 '방광습열(膀胱濕熱)'이라고 부른다. 습열(濕熱)의 사기(邪氣)가 하초(下焦)(배꼽부터 아래)에 흘러 들어와(습열하주; 濕熱下注), 방광에 도달한다(습열하주방광; 濕熱下注膀胱).

습열은 병사(病邪) 중 하나로, 습사(濕邪)와 열사(熱邪)를 합친 것이다.

습사는 자연계의 조습(燥濕)에 의해 생기는 현상을 닮은 증후를 야기하는 병사(病邪)로, 축축하고, 무겁고, 경과가 느리고, 체내에 정체되기 쉽다. 통처가 고정되어 있어 몸에 무거운 통증을 나타낸다. 피부의 저림, 수포, 삼출액, 부종, 둔통(鈍痛), 복부 팽만감 등의 증상이 나타나기 쉽다.

열사는 자연계의 화열(火熱)에 의해 생긴 현상을 닮은 증상을 야기하는 병사로, 형세가 심하고, 열증(熱證)을 나타낸다. 환부의 발적, 열감 등의 염증 증상과 화농, 발열, 오한(惡寒), 충혈, 입 마름(口渴), 동통(疼痛), 출혈 등의 증상이 나타난다.

방광은 육부(六腑) 중 하나로, 소변의 저류와 배설에 관여한다. 오장(五臟)의 신(腎)과 표리(表裏)를 이루는 깊은 관계에 있다.

열림이 되면 습사가 방광으로 흘러 들어가서 빈뇨, 뇨의 촉박(urinary urgency), 하복부의 팽만감이 생긴다. 동시에 열사에 의해, 배뇨통, 배뇨 시 열감, 소변의 농축 및 혼탁, 혈뇨가 생긴다. 방광의 기능이 습열사에 의해 저해되면 배뇨곤란이 나타난다. 잔뇨감과 하복부 통증도 생긴다. 심하면 요폐색(urinary obstruction)도 오게 된다.

이것처럼 방광이 습열사에 침입되어 생기는 열림은 요로계의 염증에 가까운 증상이라고 말할 수 있다. 게다가 열사가 방광 이외에도 영향을 미치면 신체의 열감, 발열, 입 마름(口渴), 차가운 것을 마시고 싶다거나, 짜증 남, 변비 등의 증상도 나타난다.

혀는 붉고, 황색 설태가 있다(열증의 설상).

임상 응용 범위는 열림(熱淋)의 증후를 나타내는 질환으로, 급성 만성 요도염, 방광염, 신우신염(pyelonephritis), 요로결석, 전립선염, 충수염(맹장염), 난관염 등이다.

어떤 처방인가요?

구성 약재는 복령(茯苓), 택사(澤瀉), 목통(木通), 활석(滑石), 차전자(車前子), 산치자(山梔子), 황금(黃芩), 작약(芍藥), 당귀(當歸), 감초(甘草) 10가지이다. 다섯 가지 약재(복령, 산치자, 당귀, 작약, 감초) 혹은 이것에 황금을 더한 6가지 약재의 처방을 베이스로 하게 된다.

군약(君藥)인 복령은 성미(性味)가 감평(甘平)하여, 비위(脾胃)를 보하고(건비화중; 健脾和中), 수습(水濕)을 제거한다(이수삼습; 利水滲濕). 담음(痰飮)을 치료하고(화담; 化痰), 부종을 해소한다(소종; 消腫). 비의 수습 운화(運化) 기능을 도와, 위내정수(胃內停水)를 중재하고, 설사를 멈추게 한다(지사; 止瀉). 기의 흐름을 좋게 하는 동시에, 소화기관과 조직 내의 수습(水濕)을 혈관 내로 끌어들여 소변으로서 배출함으로써 체내에 가득 찬 과잉 수습을 중재한다. 기의 상충(上衝)을 진정시키고, 정신을 안정시키는 작용도 있다(녕심안신; 寧心安神). 본래, 오림산에는 청열리습(清熱利濕) 작용이 강한 적복령(赤茯苓)[6]을 사용한다. 마찬가지로 군약인 택사는 성미가 감한(甘寒)하고 수습을 중재한다(이수삼습; 利水滲濕). 부종과 위내정수, 배뇨장애 등에 사용된다. 청열(清熱) 작용도 있고, 음허화왕(陰虛火旺) 등의 허열(虛熱)과 습열(濕熱)을 식힌다. 배뇨기계의 기능을 조절하는 작용이 강하다. 콜레스테롤 수치나 혈당치, 혈압을 낮추는 작용도 있다.

신약(臣藥)에는 목통, 활석, 차전자가 해당한다. 목통은 성미가 고한(苦寒)하므로 수도(水道)[7]를 통리(通利)하여 수습을 하행(下行)시키고, 배뇨장애(뇨림; 尿淋)를 통리시키며, 배뇨 기능을 정상화한다(통림; 通淋). 이뇨·소염(利尿·消炎) 작용도 있다(청열강화이수; 清熱降火利水). 활석은 성미가 감한(甘寒)하고 이수삼습, 통림(通淋)한다. 부종과 방광경(膀胱經)의 열을 식혀 배뇨장애(열림 또는 석림)에도 사용한다. 차전자는 성미가 감한(甘寒)한 약재로, 이수통림(利水通淋)하여 열림이나 부종에 사용한다.

좌약(佐藥)에는 산치자, 황금, 당귀, 작약이 해당한다. 산치자는 성미가 고한(苦寒)하여 열을 제거하고(청열강화; 清熱降火), 기와 진액의 통로인 삼초(三焦)의 통리(通

利)를 개선하여 자연스러운 배뇨 활동을 하게 해주고, 습열(濕熱)을 줄여준다. 황금도 성미가 고한(苦寒)하므로 습열을 제거한다(청열조습; 淸熱燥濕). 당귀는 성미가 감신(甘辛)·온(溫)하여 혈을 보하고, 인체를 자양(滋養)한다(보혈양혈; 補血養血). 게다가 혈의 흐름도 개선하고(활혈; 活血), 경맥(經脈)에 쌓여 있는 혈을 따뜻하게 하여 맥내의 통로를 좋게 하며(통맥; 通脈), 월경을 조절하고(조경; 調經), 지통(止痛) 작용도 있다. 대변을 부드럽게 하여 대변 배설을 좋게 하는 작용도 있다(윤장; 潤腸). 작약은 백작약(白芍藥)을 사용한다. 백작약은 성미가 산고(酸苦)·미한(微寒)하여, 혈을 보하고 인체를 자양(滋養)한다(보혈양혈; 補血養血). 간의 소설(疏泄) 작용[8]을 정상화하고, 기혈의 흐름을 조정한다(유간; 柔肝).

이걸로 근육의 긴장, 경직, 경련을 진정시키고(해경; 解痙), 진통한다(완급지통; 緩急止痛). 혈류의 삽체(澁滯)를 해소하여 혈행(血行)을 좋게 하는 작용도 있다(활혈; 活血). 당귀와 작약을 조합하면 보혈양음(補血養陰) 효과가 강해지고, 그 위에 혈류를 개선하여 상처의 수복을 빠르게 한다.

좌·사약(佐·使藥)인 감초는 생감초(生甘草)를 사용한다. 비위(脾胃)의 기능을 조절하면서 기를 보하며(익기화중; 益氣和中), 청열해독(淸熱解毒)하여 염증을 진정시킨다. 모든 약재의 약성(藥性)을 조화롭게 한다.

이로써 오림산(五淋散)의 효능을 '청열이수(淸熱利水), 활혈지통(活血止痛)'이라고 할 수 있다. 소염, 진통, 해열, 진정, 이뇨 등의 작용으로 요로계의 염증을 치료한다.

소염(消炎)·해열(解熱) 작용을 강하게 하는 경우는 황련해독탕(黃蓮解毒湯)을 병용한다. 신우신염(pyelonephritis) 등으로 한열왕래(寒熱往來)(오한과 열감이 교차로 출현하는 것)이 보이는 경우는 소시호탕(小柴胡湯)을 합방한다. 열림으로 염증이 강한 경우는 팔정산[편축(萹蓄), 구맥(瞿麥), 차전자(車前子), 활석(滑石), 산치자(山梔子), 대황(大黃), 목통(木通), 감초(甘草)]를 사용한다.

출전은 '화제국방(和劑局方)'이다.

이런 환자에게

몇 번이고 방광염에 걸립니다.
항생제로 치료하여도 좀처럼 완치되지 않습니다.

피곤해지거나 몸의 상태가 좋지 않을 때 방광염이 되기 쉽다. 빈뇨 증상이 있고, 잔뇨감이 있다. 소변의 색이 짙다. 열림증(熱淋證)으로 보아 본 방을 사용하였다. 2주간 후에는 완치되었다. 그 후 3개월 정도 복용하였더니 이후에는 방광염에 걸리지 않게 되었다.

하복부의 둔통이 계속되고 있습니다. 빈뇨 증상도 있습니다.

가끔 강한 잔뇨감이 생긴다. 하복부의 팽만감도 있다. 만성 전립선염으로 진단받아 항생제의 투여로는 완치되지 않는다. 열림증(熱淋證)으로 보아 본 방을 사용하였다. 1개월 후, 빈뇨 증상이 개선되었고 잔뇨감이 완화되었다. 4개월 후에는 하복부통과 팽만감도 개선되었다.

용어 해설

1. 석림(石淋)은 요로결석에 의한 배뇨장애 등의 림증이다.
2. 기림(氣淋)은 스트레스 등 정신·심리적인 요인에 의한 빈뇨 등과 같은 림증(淋證)이다.
3. 고림(膏淋)은 소변이 탁한 림증(淋證)이다.
4. 노림(勞淋)은 과로나 과도한 성교에 의한 림증(淋證)이다.
5. 그 외 혈뇨를 동반하는 '혈림(血淋)'이 있다.
6. 복령(茯苓; 구멍쟁이버섯과의 복령의 균핵)의 외피에 가까운 담홍색인 부분을 적복령(赤茯苓)이라고 한다.
7. 수도(水道)는 진액(津液)의 통로이다. 폐(肺)의 선발(宣發)·숙강(肅降) 기능에 의해 체액을 조절하는 수분 대사의 과정을 '수도를 통조(通調)한다'라고 표현한다.
8. 소설(疏泄)은 오장(五臟) 중 간(肝)의 기능으로 전신의 생리기능이 원활하게 행해질 수 있도록 조절하는 것이다.

청열제(청열리습) 清熱劑 (清熱利濕)

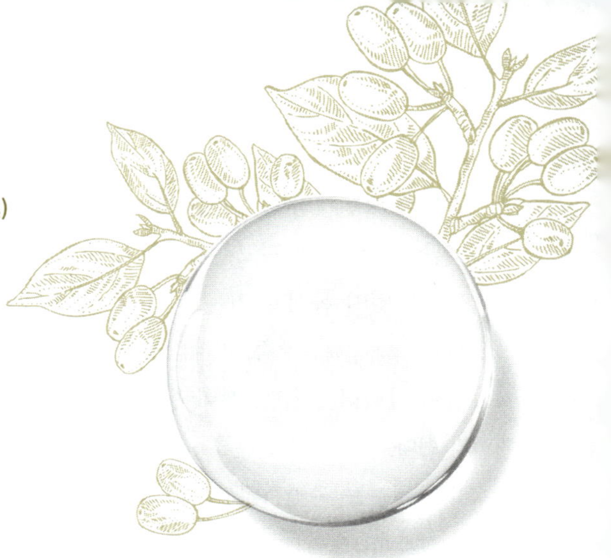

을자탕
乙字湯

습열(濕熱)을 제거하고, 내장하수(內臟下垂, splanchnoptosis)를 개선
치질과 탈항(脫肛) 등의 치질환(痔疾患)에 많이 사용

을자탕(乙字湯)은 에도시대(1603~1868)의 의사 하라난요(原 南陽)*가 창작한, 갑(甲)·을(乙)·병(丙)·정(丁)을 붙인 처방 중 하나이다. 치핵, 항문열창(裂肛, anal fissure), 탈항(脫肛) 등의 치질환(痔疾患)에 지금도 사용되고 있다.

어떤 사람에게 효과가 있나요?

을자탕(乙字湯)은 '혈분습열(血分濕熱), 중기하함(中氣下陷)'증을 치료하는 처방이다.

'습열(濕熱)'은 병사(病邪) 중 하나로, 습사(濕邪)와 열사(熱邪)가 결합한 것이다. 습열증(濕熱證)에서는 습사와 열사 두 가지의 성질을 모두 가지고 있는 증상이 나타나게 된다.

* 하라난요(1753~1820): 에도 중기의 의사. 일본 최초의 군진의서 '채초(砦草)'를 저술하였다. 〈역자 주〉

습사는 자연계의 습기에 의해 생기는 현상을 닮은 증상을 야기하는 병사(病邪)로, 흠뻑 젖은 것과 같고, 무거우며, 경과가 느리고, 체내에 정체되기 쉽다. 통처가 고정되어 있어 몸이 무거운 통증을 나타낸다. 손과 발이 무겁고, 움직이기 어렵고(관절의 운동장애), 부종, 피부의 저림, 수포, 삼출액, 둔통(鈍痛), 복부 팽만감 등의 증상이 나타나기 쉽다. 장마 등 습도가 높은 계절과 환경에서 이 증상들이 악화되기 쉽다.

열사(熱邪)는 자연계의 화열(火熱)에 의해 생기는 현상을 닮은 증상을 야기하는 병사(病邪)로, 형세가 강하고, 열증(熱證)을 나타낸다. 환부의 발적, 열감 등의 염증 증상과 화농, 발열, 오한(惡寒), 충혈, 입 마름(口渴), 짜증 남, 불면, 다한(多汗), 동통(疼痛), 충혈, 기침, 점조하여 뱉기 어려운 가래, 인후부의 통증 등의 증상이 나타난다. 열사 중 특히 화농 경향이 있거나 강한 염증이 보이는 증은 '열독(熱毒)'이라고 부른다.

이처럼 습사(濕邪)와 열사(熱邪)가 결합한 습열(濕熱)이 혈분(血分)에 정체된 증이 '혈분습열(血分濕熱)'이다. 혈분은 혈[1]을 담당하는 영역을 가리킨다. 발열, 복부 팽만감, 식욕부진, 입 마름(口渴), 입이 끈적하고, 입이 쓰며(口苦), 피부염, 두드러기(蕁麻疹), 짜증 남, 가슴이 괴롭고, 오심(惡心), 구토, 변비, 설사(下痢), 잔변감, 소변 색이 짙으며, 적은 양의 소변, 빈뇨, 배뇨통, 잔뇨감, 혀가 붉고, 황색의 설태가 흠뻑 있는(황니태; 黃膩苔) 등의 증상이 보이기 쉽다.

'중기하함(中氣下陷)'은 기[2]의 기능 중 하나인 고섭(固攝) 작용(장기를 정위치에 세우는 기능)이 저하된 상태를 가리킨다. 평활근 등 근육의 긴장이 저하된 상태에 가깝다. 내장을 잡아 정위치에 유지하는 힘이 약하고, 또 필요한 것이 새어 나가기 쉽다. 위하수(胃下垂, gastroptosis), 탈항(脫肛), 헤르니아, 자궁하수 등의 내장하수(內臟下垂, splanchnoptosis)와 월경과다, 부정출혈, 일어설 때 느끼는 어지러움, 발한(發汗), 만성적인 설사 등의 증상이 나타난다.

상술한 증에 의해 먼저 생기기 쉬운 것은 치질환(痔疾患)이다. 중기하함인 상태라서 평활근 등 근육의 긴장이 저하되어 있기 때문에, 내치핵(內痔核) 등의 항문

내측에 있는 직장 점막이 항문의 바깥쪽으로 밀려 나가면, 탈항(脫肛)이 된다. 혈분습열(血分濕熱)이 하초(下焦)[3]에 흘러 도달하면, 치핵 또는 항문열창(裂肛, anal fissure), 출혈이 생긴다. 하초의 습열로 인해 음부의 소양감이 생기고, 또 습열에 의해 피부질환도 생기기 쉽다.

혀는 붉고, 황니태(黃膩苔)가 있다(습열증의 설상).

임상 응용 범위는, 혈분습열(血分濕熱), 중기하함(中氣下陷)의 증후를 나타내는 질환으로, 치핵, 항문열창(裂肛, anal fissure), 탈항(脫肛), 치출혈, 항문소양증, 음부소양증, 변비, 습진(피부염, eczematous dermatitis), 두드러기(蕁麻疹), 자궁하수, 자궁탈출증 등이다.

어떤 처방인가요?

구성 약재는 시호(柴胡), 승마(升麻), 황금(黃芩), 대황(大黃), 당귀(當歸), 감초(甘草) 6가지이다.

군약(君藥)인 시호는 성미(性味)가 고(苦)·미한(微寒)하고 간(肝)·담(膽)·심포(心包)(심을 감싸 보호하는 막상의 조직)·삼초경(三焦經)에 들어가고, 소염(消炎)·해열(解熱)하고, 염증 등의 열을 중재한다(청열; 淸熱). 기를 들어 올리는 작용도 있고(승거양기; 昇擧陽氣), 내장하수(內臟下睡, splanchnoptosis)를 치료한다(승제; 昇提).[4]

마찬가지로 군약인 승마는 성미가 감신(甘辛)·미한(微寒)하고 폐(肺)·비(脾)·대장(大腸)·위경(胃經)에 들어가고, 청열(淸熱)하여 독소를 배설(청열해독; 淸熱解毒)한다. 위하수(胃下垂, gastroptosis) 등의 내장하수(內臟下垂, splanchnoptosis)를 치료한다(昇提, 昇陽). 지혈 작용도 있다. 시호와 승마의 조합은 승제에 효과적인 동시에 하초(下焦)의 습열(濕熱)을 제거한다. 골반저근 등의 긴장을 높여, 탈출한 항문과 치핵을 건강한 상태로 돌린다.

신약(臣藥)인 황금은 성미가 고(苦)·한(寒)하고 심(心)·폐(肺)·담(膽)·대장(大腸)·소장경(小腸經)에 들어가고 습열을 제거한다(청열조습; 淸熱燥濕). 열독(熱毒)을 제거하는 힘이 강하고(사화해독; 瀉火解毒), 장의 열도 사(瀉)한다(제거한다). 본 방은 골반 내의 충혈을 완화하고, 염증을 줄이는 역할도 한다.

좌약(佐藥)인 대황은 성미가 고(苦)·한(寒)하고 비(脾)·위(胃)·대장(大腸)·간(肝)·심경(心經)에 들어가고, 어열(瘀熱)[5]을 제거(사열축어; 瀉熱逐瘀)하고, 대장의 연동운동을 촉진하며, 사하(瀉下)시켜 배설을 촉진하고(통리대변; 通利大便), 열사와 답답함을 제거한다(사열소비; 瀉熱消痞). 습열을 대변으로써 배출한다(사하해독; 瀉下解毒). 장 내의 습열울결(濕熱鬱結)을 배설하고, 동시에 장 내에 계류한 혈어를 제거하고(활혈거어; 活血祛瘀), 골반 공간 내부의 순환을 개선한다.

마찬가지로 좌약인 당귀는 성미가 감신(甘辛)·온(溫)하여 심(心)·간(肝)·비경(脾經)에 들어가고, 인체를 자양한다(보혈양혈; 補血養血). 게다가 혈의 흐름 개선에도 효과가 있으며(활혈; 活血), 지통(止痛)한다. 대변을 부드럽게 하여 대변을 잘 보게 한다(윤장; 潤腸).

좌·사약(佐·使藥)인 감초는 자감초(炙甘草)를 사용한다. 비위의 기능을 조절하면서 기를 보하고(익기화중; 益氣和中), 모든 약재의 약성(藥性)을 조화롭게 한다.

기혈(氣血)을 조화롭게 하여 경련을 완해(緩解)한다(진경; 鎭痙). 항염증 작용도 있다. 본 방에서는 항문괄약근의 경련을 관해(寬解)하고, 탈출한 것을 원래 위치로 돌려놓는다.

이로써 을자탕의 효능을 '청열화습(清熱化濕), 승제(昇提)'라고 할 수 있다. 시호와 승마로 승제하고, 황금과 대황으로 청열화습하고, 당귀의 활혈(活血) 작용으로 울혈(鬱血)을 제거한다.

치핵 또는 탈항(脫肛)의 동통(疼痛)이나 복부 팽만감이 심하면 마행감석탕(麻杏甘石湯)을 합방한다. 울혈이 강한 경우는 계지복령환(桂枝茯苓丸) 또는 도핵승기탕(桃核承氣湯)을 배합한다. 출혈이 많은 경우나 음주에 의해 증상이 악화된 경우는 황련해독탕(黃蓮解毒湯)을 병용한다. 통증이 심하면 감초탕(甘草湯)이나 작약감초탕(芍藥甘草湯)을 합방한다. 탈항(脫肛)이 반복되는 경우나 빈혈이 보이는 경우는 보중익기탕을 같이 복용한다.

출전은 '총계정의사소언(叢桂亭醫事小言)'[5] 이다.

이런 환자에게

탈항(脫肛)으로 고민입니다.
좌약을 사용하면 조금 좋아지지만, 그만두면 재발합니다.

배변 시에 탈항(脫肛)이 생기고, 손가락으로 넣으면 원래대로 되돌아 가지만, 며칠이 지나면 다시 배변 시에 탈항이 생긴다. 자주 피곤하고, 속이 자주 더부룩하다. 중기하함증(中氣下陷證)으로 보아 본 방 등을 사용하였다. 4개월 후에는 완치되었다.

습진으로 가렵고, 좀처럼 낫지 않습니다.
밤이 되면 가려움증이 심해집니다.

38세의 여성이다. 붉은색의 습진이지만 속옷이 닿는 부분이나 복부, 허벅지 등 부드러운 피부가 있는 곳에 생긴다. 음부의 소양증과 대하(帶下, leukorrhea)의 냄새도 신경 쓰인다. 혈분습열증(血分濕熱證)으로 보아 본 방을 사용하였다. 1개월 후 가려움이 조금씩 편해졌다. 3개월 후에는 습진이 나는 범위가 좁아지게 되었다. 그 후에도 조금씩 증상은 개선되었고, 1년 후에는 완치되어 복용을 그만두었다. 그 후 재발은 없다.

용어 해설

1. 혈(血)은 전신을 자양(滋養)하는 작용 및 그 물질적 기초를 가리킨다. 혈액(blood)과 혈액이 운반하는 영양, 혹은 순환에 가까운 개념이다.
2. 기(氣)에는 추동(推動)·온조(溫照)·방어(防禦)·고섭(固攝)·기화(氣化) 작용 5가지의 기능이 있다. 이 중 고섭 작용이 약하면 몸이 느려지며, 필요한 것이 새어 나가고, 장기가 중력에 져서 하수(下垂)가 생기게 된다. 무력증(atony) 체질과 깊은 관계에 있다.
3. 한방에는 삼초(三焦)라는 개념이 있고, 인체를 크게 3부분으로 나눠 가슴 위쪽을 상초(上焦-, 한 가운데를 중초(中焦), 배꼽 아래를 하초(下焦)라고 부른다. 오장(五臟)의 심(心), 폐(肺)는 상초, 비(脾)는 중초, 간(肝), 신(腎)은 하초에 포함된다.
4. 승제(昇提)는 위하수(胃下垂, gastroptosis) 등의 내장하수(內臟下垂, splanchnoptosis)(중기하함; 中氣下陷)을 치료하는 것이다. 승양(昇陽)이라고도 부른다.
5. 어열(瘀熱)은 습사(濕邪)의 영향 등으로 열사(熱邪)가 혈(血)과 함께 울체(鬱滯)되어 몸에 가득차 있는 상태이다.
6. '총계정의사소언(叢桂亭醫事小言)'은 미토번(水戸番)의 시의(侍醫)* 하라난요(原 南陽)의 저술이다.

---

* 시의는 어의(御醫)와 비슷한 의미이다. 〈역자 주〉

청열제(청열리습) 清熱劑 (清熱利濕)

소풍산

消風散

보혈(補血)하면서 풍습열(風濕熱)을 제거
습진, 두드러기(蕁麻疹) 등 피부질환에 광범위하게 활용

서양의학에서는 병명에 따라서 처방을 결정하는 것에 비해 한방에서는 증(證)(체질 또는 병태)에 맞춰 처방을 판단한다. 그렇다고 하더라도 한약에서도 특정 분야의 질환에만 사용하는 처방이 있다.

소풍산(消風散)은 그런 처방 중 하나이다. 대부분의 경우 피부질환에 사용된다.

어떤 사람에게 효과가 있나요?

본 방은 '풍습열(風濕熱), 풍진(風疹), 습진(濕疹)'증을 개선하는 처방이다.

'풍습열(風濕熱)'은 풍사(風邪), 습사(濕邪)와 열사(熱邪)[1]이다. 풍사는 자연계의 바람에 의해 생기는 현상을 닮은 증후를 야기하는 병사(病邪)로, 바람과 같이 발병이 급하고, 변화무쌍하며, 체표부나 호흡기에 침입하는 경우가 많다. 소양감이 심하고, 환부가 이곳저곳 이동하기 쉽다(유주성; 游走性), 환부가 확대되기 쉬운 등의 증후가 보이기 쉽다.

습사(濕邪)는 자연계의 습기에 의해 생기는 현상을 닮은 증후를 야기하는 병사(病邪)로 흠뻑 젖은 것과 같고, 무거우며, 경과가 느리고, 체내에 정체되기 쉽다. 수포, 삼출액 등의 증후도 자주 나타난다.

열사(熱邪)는 자연계의 화열(火熱)에 의해 생기는 현상을 닮은 증상을 야기하는 병사로, 형세가 강하고, 열증을 나타낸다. 환부의 발적, 열감, 염증, 화농 등이 보인다.

이 병사(病邪)들에 대해서 한방에서는 바이러스, 세균, 알레르겐(allergen)이라는 원인 물질로 판단하는 것이 아닌, 상술한 것과 같이 인체에 나타나는 증상으로부터 병사를 판단한다. 따라서 서양 의학적으로는 같은 병명의 병이더라도, 최초는 풍사(風邪)였지만, 도중부터 열사로 변하는 등의 케이스도 자주 보인다. 외부 환경 요인보다도 인체 측의 상태를 중시하므로, 그 결과 체질 강화, 체질 개선, 재발 예방 등의 효과가 한약에 구비되어 있다고 생각된다.

한방에서 말하는 '풍진(風疹)'은 현대의학의 두드러기(蕁麻疹)에 해당한다. 이 풍진과 습진(濕疹)은 대부분 '풍열(風熱)'과 '습열(濕熱)' 등의 병사(病邪)가 인체 내에서 세력이 증가된 경우에 생긴다. 이 병사들이 혈맥(血脈)에 스며들면, 컨트롤되지 않게 되고, 피부에 도달하면 피부에 나타나는 발진(피진; 皮疹)을 발생시키는 것이다. 따라서 피진의 색은 붉고(열사; 熱邪), 가려움증이 심하고(풍사; 風邪), 삼출액이 많다(습사; 濕邪). 통증은 밤에 심해지는 경우가 많다. 지도 모양으로 붉게 되는 경우도 많다(地圖舌). 두드러기(蕁麻疹)나 습진에서도 흰색이거나, 열감이 없는 경우에 소풍산은 효과가 없다.

두드러기(蕁麻疹) 이외에는 상열감과 입 마름(口渴)도 나타나기 쉽다. 혀는 붉고, 설태는 열사의 형세에 따라 흰색인 경우와 황색인 경우가 있다.

임상응용범위는 두드러기(蕁麻疹), 아토피성 피부염, 피부소양증, 한포진(汗泡疹, pompholyx), 백선(白癬, dermatophytosis), 그 외 각종 습진과 피부염으로 풍습열(風濕熱), 풍진(風疹), 습진(濕疹)의 증후를 나타내는 것이다.

판단 포인트는 소양감이 심하고(풍사; 風邪), 질척질척하고(습사; 濕邪), 붉은(열사; 烈

士) 습진과 두드러기(蕁麻疹)라는 점이다. 두드러기(蕁麻疹)와 아토피성 피부염이 있다면 어떤 경우라도 소풍산이 효과적이라는 말은 아니고, 소양감이 강하고 질척질척한 붉은 피진이 아니면 역시 좋은 방제더라도 효과적이지 않다. 한방에서는 병명이 아닌 증(證)의 판단(변증; 辨證)이 핵심이다. 병명으로만 투약하는 것은 피해야 한다.

어떤 처방인가요?

구성 약재는 형개(荊芥), 방풍(防風), 우방자(牛蒡子), 선퇴(蟬退), 창출(蒼朮), 고삼(苦蔘), 목통(木通), 지모(知母), 석고(石膏), 당귀(當歸), 지황(地黃), 호마인(胡麻仁), 감초(甘草) 13가지이다.

군약(君藥)은 형개, 방풍, 우방자, 선퇴이고, 모두 체표부에 존재하는 풍사(風邪)를 흩트리며(소산; 疏散), 가려움을 멈추게 한다(소풍지양; 疏風止痒). 우방자와 선퇴에는 청열(清熱) 작용도 있다(소산풍열; 疏散風熱).

근본적으로 풍사(風邪)가 없는 곳에 가려움증은 생기지 않는다(무풍불양; 無風不痒). 따라서, 소양감을 치료할 때는 먼저 풍사를 제거한다. **풍**사가 없어진다면 가려움증은 자연적으로 치료된다. 본 방의 이름이 **소풍**산(消風散)인 이유이다.

신약(臣藥)은 창출, 고삼, 목통이다. 창출은 풍사를 제거하고, 습사를 건조하여 제거한다(거풍조습; 祛風燥濕). 위장(胃腸)을 지키는 작용도 있다(건비; 健脾). 고삼은 열사(熱邪)를 식히고, 조습(燥濕)한다(청열조습; 清熱燥濕). 소풍(消風)·지양(止痒) 작용도 있다. 목통도 청열조습(清熱燥濕)하고, 습열(濕熱)을 중재한다. 이와 같은 조습 작용들이 있는 약재의 작용으로 습사(濕邪)를 소퇴(消退)한다.

좌약(佐藥)에는 지모, 석고, 당귀, 지황, 호마인이 해당된다. 지모와 석고에는 열사(화사; 火邪)를 식히는 작용이 있다(청열사화; 清熱瀉火). 이것으로 염증에 의한 발적과 열감을 진정시킨다. 당귀, 지황, 호마인은 신체를 자양하고(양혈; 養血), 혈류를 조절한다(활혈; 活血). 이것들로 피부가 길러지고, 자윤(滋潤)된다. 피진이 만성화되어 피부가 건조하고, 위축되거나 한 경우(혈허; 血虛)에 도움이 되는 배합이다.

사약(使藥)인 감초는 생감초(生甘草)를 사용하고, 모든 약재의 약성(藥性)을 조화롭게 하면서, 화농성 염증 등(열독; 熱毒)을 제거한다(청열해독; 清熱解毒).

이로써 소풍산의 효능을 '소풍양혈(疏風養血), 청열제습(清熱除濕)'이라고 할 수 있다. 본 방의 배합의 특징은 소양증을 멈추는 소풍지양약(逍風止痒藥)을 중심으로 청열약(清熱藥)과 제습약(除濕藥), 양혈약(養血藥)이 배합된 점이다. 이 커넥션으로 체질을 강화하면서 병사(病邪)를 제거하고, 병을 뿌리부터 치료해 간다(부정거사; 扶正祛邪). 풍습열사(風濕熱邪)가 없어지고 혈맥(血脈)이 조절되면 가려움은 자연적으로 없어진다.

관점을 거꾸로 하면, 소풍산(消風散)은 풍사(風邪)를 제거하고 열사(熱邪)와 습사(濕邪)도 배제하고, 더 나아가 양혈(養血)도 해주는, 소위 욕심꾸러기 처방이다. 따라서 소풍(疏風)과 제습(除濕)만 하고 싶고, 양혈은 하고 싶지 않은 경우 등에는 가려움이 심한 습진(濕疹)이라도 본 방을 사용하지 않는다. 예를 들어 소양감이 심한 아토피성 피부염에 본 방을 사용한 결과, 양혈약(養血藥)이 너무 작용을 많이 하여 병태(病態)가 악화된 케이스 등이 있다.

염증에 더하여, 몸의 열감이나 입 마름(口渴) 등 열증(熱證)이 강하면 백호탕(白虎湯)을 합쳐 청열사화(清熱瀉火)하는 힘을 강하게 해준다. 피진(皮疹)에 화농이 보인다면 황련해독탕(黃連解毒湯)을 합방한다. 염증보다도 습윤(濕潤)함이 강한 경우는 인진호탕(茵陳蒿湯)과 월비가출탕(越婢加朮湯) 등을 병용한다. 건조한 경향이 강한 경우는 사물탕(四物湯)을 더한다. 습윤함이 없는 경우는 당귀음자(當歸飮子) 등을 투여한다.

본 방을 복용 중일 때는 매운 음식, 회와 같은 날 생선, 담배, 진한 차는 치료 효과에 영향을 주므로 삼간다. 또 본 방은 소풍제습(疏風除濕)하는 힘이 강해 기(氣)와 음액(陰液)을 손상하기 쉬우므로 기허(氣虛)와 음허(陰虛)에는 사용하지 않는다.[2]

출전은 '외과정종(外科正宗)'이다.

이런 환자에게

두드러기(蕁麻疹)로 1년 이상 시달리고 있습니다.
가려워서 참을 수 없습니다.

팽진은 붉게 융기되어 있고, 목욕하거나 음주 후에 악화된다. 풍습열(風濕熱)로 보아 본 방을 사용하였다. 1개월 정도 복용하였더니 전부 치료되었다. 스트레스성이면 사역산(四逆散), 음식으로 인한 것이라면 소시호탕(小柴胡湯), 한랭(寒冷) 두드러기(蕁麻疹)라면 계마각반탕(桂麻各半湯) 등을 사용한다.

주부습진입니다. 손에 열감이 느껴집니다.

손가락은 붉고, 갈라져 있다. 가려워서 긁으면 진물이 나온다. 풍습열(風濕熱) 습진으로 보아 본 방을 사용하였다. 조금씩 상태가 좋아져 6개월 정도 후에 낫게 되었다.

용어 해설

1. 풍사(風邪), 습사(濕邪), 열사(熱邪)는 모두 병의 원인(병인) 중 하나이다. 자연계의 현상을 닮은 원인은 6가지가 있고 '육음(六淫)'이라고 부른다. 위 세 개를 제외한 나머지 세 개는 습사(濕邪), 서사(暑邪), 조사(燥邪)가 있다. 병에는 습도가 높은 계절에 습사가 침입하여 발병되는 등 외부 요인(外因)과 관련도 있지만, 인체 내의 저항력 등 내인(內因)과도 관련이 깊고, 최종적으로는 인체에 나타난 반응 등으로 병사(病邪)를 판단한다.
2. 기(氣)라는 것은 생명 에너지, 음액(陰液)이란 혈(血)·진액(津液)·정(精)의 총칭이다. 혈은 혈액과 영양, 진액은 정상적인 수액, 정은 신(腎)에 저장된 생명의 근원(源)이다. 기가 부족해지는 증(證)이 기허(氣虛), 음액이 부족해지는 증이 음허(陰虛)이다.

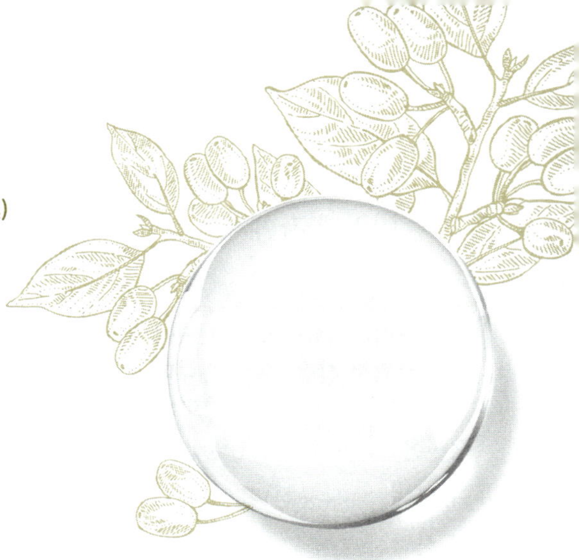

청열제(청열리습) 清熱劑 (清熱利濕)

십미패독탕
十味敗毒湯

풍습열사(風濕熱邪)를 제거하여 표증(表證)을 치료
화농성 피부질환이나 각종 염증에 사용

십미패독탕(**十味敗毒**湯)은 **10종류의** 한약재를 이용하여 **패독**(소독)하는 약효가 있다는 뜻으로, 그 이름이 지어졌다. 본방은 에도 후기(江戶, 1800년대 초)의 의사인 하나오카 세이슈(華岡青洲)가 형방패독산(荊防敗毒散)을 가감해 만든 처방이다

어떤 사람에게 효과가 있나요?

십미패독탕은 '외감풍습열(外感風濕熱)'증을 치료하는 처방이다. '외감(外感)'은 외부의 병사(病邪)에 의해 야기된 병변(病變)이다. 예를 들자면 세균, 바이러스, 알레르겐(allergen), 건조함, 습기, 습도 변화, 햇빛 등이 있다. 외부의 병사(病邪)는 일반적으로 먼저 체표(體表)부터 침입해서 인체 내부(裏)로 들어간다.[1]

'풍습열(風濕熱)'은 풍사(風邪), 습사(濕邪)와 열사(熱邪)를 합친 사기(邪氣)로 모두 병의 원인(병인)중 하나이다.[2]

풍사(風邪)는 자연계의 바람에 의해 생기는 현상을 닮은 증후를 야기하는 병사로, 바람과 같이 발병이 급하고, 변화가 많고, 인체의 상부, 체표부(피부), 폐 등의 호흡기를 범하는 경우가 많다. 환부가 이곳저곳 이동하기 쉽고(유주성; 游走性), 또 환부가 확대되기 쉽다. 통증, 소양감, 피진, 근육의 경련, 저림, 현기증, 발열, 오한(惡寒), 오풍(惡風), 발한(發汗), 충혈, 기침, 코막힘(비색; 鼻塞), 부종, 관절운동장애 등의 증상이 나타나기 쉽다.

습사(濕邪)는 자연계의 습기에 의해 생기는 현상을 닮은 증후를 야기하는 병사로, 흠뻑 젖은 것과 같으며, 무겁고, 경과가 느리고, 체내에 정체되기 쉽다. 통처가 고정되어 있어 몸이 무거운 통증을 나타내고, 피부의 저림, 수포, 삼출액, 손과 발의 무겁고, 움직이기 어렵고(관절의 운동장애), 부종, 둔통(鈍痛), 복부 팽만감 등의 증상이 나타나기 쉽다. 장마 등의 습도가 높은 계절과 환경에서 증상이 악화되기 쉽다.

열사(熱邪)는 자연계의 화열(火熱)에 의해 생기는 현상을 닮은 증상을 야기하는 병사로, 형세가 강하다. 환부의 발적, 열감 등의 염증 증상과 화농, 발열, 오한, 충혈, 입 마름(口渴), 짜증, 불면, 다한(多汗), 동통(疼痛), 출혈, 기침, 점조해서 뱉어내기 어려운 가래, 후두부의 통증 등의 증상(열증)이 나타난다.

오히려 본 방의 기본이 되는 형방패독산은 '외감풍한습(外感風寒濕)'증을 치료하는 처방이고, 본 방도 열증을 치료하는 것이지만 그 작용은 그다지 강하지 않다. 본 방이 적용되는 경우는 풍한습사가 조금씩 체내(리; 裏)에 침입하여 생기는 열증이므로, 그다지 열증(熱證)은 강하게 나타나지 않고, 주로 나타나는 것은 화농(化膿)이다. 또 본 방은 형방패독산과 마찬가지로 표증을 치료하지만, 병사(病邪)가 약간 체내(裏)에 들어간 부근의 표증(表證)을 치료하는 것이라고 말할 수 있다. 염증, 화농 경향을 가진 피진 초기에 적용되는 처방이다.

혀에는 하얀 설태가 적게 있다[풍열증(風熱證) 초기의 설상].

임상 응용 범위는 외감풍습열증(外感風濕熱證)의 증후를 나타내는 질환으로, 화농성 피부질환의 초기, 습진(濕疹), 두드러기(蕁麻疹), 알레르기성 피부염, 여드름, 외이염, 중이염, 유선염, 림프절염, 상악동염, 족부 백선(무좀) 등이다. 알레르기 체질이거나 화농 되기 쉬운 사람의 체질 개선에 사용하는 경우도 있다.

어떤 처방인가요?

구성 약재는 형개(荊芥), 방풍(防風), 독활(獨活), 시호(柴胡), 앵피(櫻皮)[3], 천궁(川芎), 길경(桔梗), 복령(茯苓), 생강(生薑), 감초(甘草) 10가지이다. 앵피 대신에 박속(樸樕)[4]을 사용하는 경우도 있다.

군약(君藥)인 형개는 성미(性味)가 신(辛)·미온(微溫)하고 폐(肺)·간경(肝經)에 들어가 몸을 따뜻하게 하고, 발한(發汗) 작용으로 체표(體表)의 외감풍사(外感風邪)를 체외로 흘려보낸다(산한거풍해표; 散寒祛風解表). 바이러스성 감염증[홍역(measles)과 풍진(rubella) 등]에 의한 피진을 투발(透發)[5]시켜(투진; 透疹) 창양(瘡瘍)[6]을 치료한다(소창; 消瘡). 가려움증을 멈추게 하고, 지혈작용도 있다(지혈지양; 止血止痒). 마찬가지로 군약인 방풍은 성미가 신감(辛甘)·미온(微溫)하고 방광(膀胱)·간(肝)·비경(脾經)에 들어가 산한(散寒)하고 발한(發汗)시켜 풍사(風邪)를 흩트린다(거풍해표; 祛風解表). 체표 혈관을 확장하고, 습사(濕邪)를 제거하여 진경(鎭痙)에 효과적이다(거풍해경; 祛風解痙). 진통·지양 작용도 있다. 체표에서는 진경, 체내에서는 지통 작용이 있고, 광범위하게는 전신의 풍사(風邪)를 치료한다. 형개와 방풍에는 진통, 항균, 항바이러스 작용이 있고, 체표의 풍한사(風寒邪)를 발산시키는 목적으로(소풍해표; 疏風解表) 잘 사용되는 구성이다.

신약(臣藥)인 독활은, 성미가 신감(辛甘)·온(溫)하여 간(肝)·신(腎)·방광경(膀胱經)에 들어가고 풍한습사(風寒濕邪)를 제거하고(거풍산한제습; 祛風散寒除濕), 저림과 통증을 멈추게 한다. 특히 하초(下焦)[7]나 근골 내에 있는 풍한습사를 제거하는 힘이 강하다. 관절의 경직을 풀어주는 작용도 있다(서리관절; 舒利關節).

다른 약재는 좌약(佐藥)으로서 작용한다. 시호는 간기(肝氣)의 울결(鬱結)을 풀어 기를 흐르게 하는(소간해울; 疏肝解鬱) 약재로써 활용되는 경우가 많지만, 이 처방에서는 피부에 존재하는 병사(病邪)를 제거하고(해기발표; 解肌發表), 청열해독(清熱解毒)

하는 역할을 맡는다. 앵피도 청열해독(清熱解毒)하고 배농(排膿)한다. 소염, 해열, 항균, 배농 작용 그 외 진해거담(鎮咳祛痰) 작용도 있다. 천궁은 혈(血)과 기(氣)의 흐름을 부드럽게 한다(활혈행기; 活血行氣). 혈관이 확장되고, 혈액순환이 촉진된다. 진통에도 효과적이며, 특히 두통을 완화한다. 길경은 폐의 선발(宣發) 기능을 높여(개선폐기; 開宣肺氣), 가래(痰)를 삭혀 기침을 멈추게 한다(지해거담; 止咳祛痰). 배농(排膿) 작용도 있다. 복령은 건비(健脾)하여 위내정수(胃內停水)를 중재하고, 체내에 가득 차 있는 과잉 습사(濕邪)를 중재하여(이수삼습; 利水滲濕), 조직 내의 부종을 제거한다. 생강은 한사(寒邪)를 발산하는 동시에(산한; 散寒), 위의 기능을 조절하여 소화 흡수를 높이고, 구토를 멈추게 한다(화위지구; 和胃止嘔).

감초는 생감초(生甘草)를 사용한다. 사약(使藥)으로서 비위(脾胃)의 기능을 조절하면서 기를 보하고(익기화중; 益氣和中), 모든 약재의 약성(藥性)을 조화롭게 한다.

이로써 십미패독탕의 효능을 '거풍화습(祛風化濕), 청열해독(清熱解毒)'이라고 할 수 있다. 풍습열사(風濕熱邪)를 제거하여 표증에서 점점 속(裏)으로 침입한 병사(病邪)를 치료한다. 산한(散寒)하는 약재의 배합도 많아 외감(外感)을 잘 발산한다.

피곤해지기 쉬우며, 식욕부진 등 기허(氣虛) 증상도 보인다면 사군자탕(四君子湯)을 병용한다. 변비를 동반하는 경우는 대황(大黃)이 배합된 처방을 같이 복용하게 한다. 열증(熱證)이 강한 경우는 청열(清熱) 작용이 있는 황련해독탕(黃蓮解毒湯) 또는 백호탕(白虎湯)을 합친다.

이런 환자에게

식욕부진이 있습니다. 자주 피곤해지고, 힘이 없습니다.
만성 두드러기(蕁麻疹)입니다.
이불에 들어가면 몸이 가려워져서 잘 수가 없습니다.

이불 내에서 몸이 따뜻해지면 팽진이 전신으로 퍼져 가려워진다. 그다지 붉게는 되지 않지만, 어쨌든 소양감이 심하다. 외감풍습열증(外感風濕熱證)으로 보아 본 방을 사용하였다. 1개월 후에는 증상이 가벼워졌다. 3개월 후부터는 푹 잘 수 있게 되었다.

여드름이 좀처럼 낫지 않습니다.
도톨도톨하게 화농 되어 부풀어 올라와 있습니다.

붉은 기는 거의 없다. 악화되면 아프고 가려워진다. 외감풍습열증(外感風濕熱證)으로 보아 본 방을 사용하였다. 4개월 후에는 완전히 깨끗하게 되었다. 여드름에 있어서 붉은 기가 강한 경우는 황련해독탕(黃蓮解毒湯), 피지가 많은 경우라면 형개연교탕(荊芥連翹湯), 월경 전에 악화된다면 가미소요산(加味逍遙散) 등 환자의 증에 맞춰 처방을 판단한다.

용어 해설

1. 병사(病邪) 감염의 초기 단계에서, 병사가 아직 체표(體表)에 머무르고 있는 증(證)을 표증(表證)이라고 한다.
2. 자연계의 현상을 닮은 원인은 6가지가 있고, 풍사(風邪), 습사(濕邪), 열사(熱邪)에 더해 한사(寒邪), 서사(暑邪), 조사(燥邪)를 합쳐 '육음(六淫)'이라고 부른다. 병은 외인(外因)과 관련도 있지만, 인체의 저항력 등 내인(內因)과 관계도 커서, 최종적으로는 인체에 표현되는 반응으로 병사(病邪)를 판단한다. 한의학에서는 외부 환경요인보다도 인체 측의 상태를 중시하고 있다.
3. 앵피(櫻皮)는 산벚나무 등의 수피(樹皮)를 사용한다. 에도시대(江戶時代, 1603-1868)의 민간요법으로서 어육중독증(ichthyism), 두드러기(蕁麻疹), 피부질환 등의 치료에 사용되어 왔다. 중국에는 없는 약재이다.
4. 박속(樸樕)은 상수리나무 등의 수피(樹皮)를 사용하고 있다. 활혈(活血), 해독(解毒) 작용이 있다. 별명은 토골피(土骨皮)이다. 중국에서는 잘 사용하지 않는다.
5. 병사(病邪)나 병변(病變)을 체표(體表)에서 발산시키는 것이다.
6. 화농, 궤양, 미란, 종양 등을 동반하는 피부질환. 고대에서는 외과는 양과(瘍科), 외과의는 양의(瘍醫)라고 불리었다.
7. 한방에서는 삼초(三焦)라는 개념이 있고, 인체를 크게 3부분으로 나눠 가슴 위쪽을 상초(上焦), 한가운데를 중초(中焦), 배꼽 아래를 하초(下焦)라고 부른다.

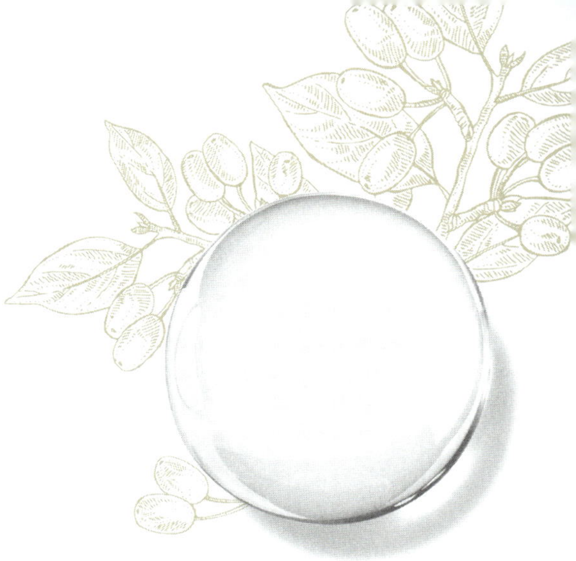

청열제(청허열) 淸熱劑 (淸虛熱)

삼물황금탕

三物黃芩湯

음액(陰液)을 보하고, 열(熱)을 식힘
손과 발의 달아오름을 동반하는 만성질환과 피부질환에 사용

삼물황금탕(三物黃芩湯)은 음액이 부족하여 생기는 허열(虛熱)을 식히는 기본 처방이다. 습열(濕熱)과 혈열(血熱)을 식히는 작용도 가지고 있다.

어떤 사람에게 효과가 있나요?

삼물황금탕은 '음허화왕(陰虛火旺)'증을 치료하는 기본 처방이다.

인체의 기본적인 구성성분인 기(氣)·혈(血)·진액(津液)·정(精)을 음양(陰陽)으로 나누면 기는 양이고, 남은 혈·진액·정은 음이 된다. 상술한 4가지는 서로 밀접한 관계가 있고, 기능적인 면이 주가 될 때 기(氣)는 '양기(陽氣)' 물질적인 면이 주가 될 때 혈·진액·정은 '음액(陰液)'이라고 불린다.

이 중 음액이 부족해지는 체질과 병의 상태를 '음허(陰虛)'증이라고 한다. 혈(血)과 진액(津液)에 의한 자양(滋養) 작용이 저하되어 있는 상태다. 안색이 나쁘고 피부에 생기가 없고, 눈이 침침해지고, 손톱이 무르고, 손과 발이 저리고, 근육의 경련, 현훈(目眩), 가슴 두근거림(動悸), 몸이 여위는 등의 증상에 더하여 손바닥과 발바닥의 달아오름(사지번열; 四肢煩熱), 열감, 미열, 상열감, 안면홍조(특히 양 뺨의 홍조), 입 마름(口渴), 목이 마르고, 입술의 건조와 갈라짐, 조바심, 자주 화내며, 불면, 도한(盜汗), 가슴이 뜨겁고 괴로움, 허리 아래가 피로한 등의 열증(熱證)이 보인다. 열감은 특히 오후부터 밤, 야간에 걸쳐 생기기 쉬우며 이불을 덮으면 손과 발을 내놓고 자게 된다.

그리고 음허 중 열증이 현저한 증을 '음허화왕(陰虛火旺)'이라고 부른다. '음허양항(陰虛陽亢)'이라고도 한다. 만성질환 등으로 탈수나 영양부족 상태가 되어 생기는 이화작용의 항진과 자율신경계의 흥분, 호르몬 내분비계의 실조, 뇌의 억제 기능 감퇴, 대사 항진 등이 생기는 상태에 가깝다.

열증에는 열사(熱邪)의 형세가 왕성한 '실열(實熱)'과 열을 식히는 데 필요로 하는 음액(陰液)이 부족해져 상대적으로 열사가 강해져 생기는 '허열(虛熱)' 두 가지 타입이 있다. 음허화왕에 의해 생기는 열증은 허열이다.

음허가 되는 원인에는 과도한 피로, 식사를 시작으로 생활 습관 관리의 소홀함, 정신적인 스트레스, 긴장의 연속, 만성질환과 만성적으로 몸 상태가 좋지 않아 체력이 소모되었거나, 선천적으로 허약한 체질, 혈허증(血虛證)의 진행 또는 장기화, 노화 등이 있다. 발한(發汗)과 설사, 출혈, 병사(病邪)의 침입에 의해 생기는 경우도 있다.

새로운 스펀지는 부드럽고 물을 잘 함유하고 있지만, 많이 사용하여서 낡은 스펀지는 딱딱해지고, 물을 잘 흡수하지 못하게 된다. 그렇게 되면 아무리 물을 묻혀도 스펀지는 흡수하지 않는다. 이것이 음허의 상태이다. 음허라고 해서 아무리 물을 마시더라도, 욕조에 들어가더라도 음허(陰虛) 체질은 개선되지 않는다. 본 방과 같은 한약을 사용하여, 스펀지를 새로 사는 것과 비슷하게 체질 개선을 꾀하는 것으로, 스펀지가 다시 물을 듬뿍 머금을 수 있는 상태까지 되돌리는 것이다.

또 본 방은 음허화왕(陰虛火旺)을 치료하는 기본 처방이지만 '습열(濕熱)'과 '혈열(血熱)'을 치료하는 힘도 강하다.

습열(濕熱)은 습사(濕邪)와 열사(熱邪)가 결합한 병으로 양쪽의 성질을 가지고 있다. 즉, 축축하고 끈적끈적한 정체성(停滯性)으로 열증(熱證)을 동반한다. 나타나는 증상은 복부 팽만감, 변비, 설사(下痢), 배뇨장애, 피진(皮疹), 화농 등 습열사(濕熱邪)가 침입한 부위에 따라 다양하다.

혈열(血熱)은 열사(熱邪)가 영혈(榮血)[1]에 침입한 증(證)이다. 열사가 진액(津液)을 소모하고, 발열, 염증, 피진, 출혈, 초조함, 탈수 등이 생긴다. 혈열에는 열이 왕성한 것이 주를 이루고 있는 실열(實熱)과 음허(陰虛)가 주를 이루고 있는 허열(虛熱)이 있고 본 방은 허열 타입의 혈열에 유효하다.

이처럼 본 방은 음허와 습열이라는 언뜻 보기에 상반되는 증을 치료할 수 있다. 따라서 양쪽이 혼재하는 복잡한 병태에 효과를 발휘하는 경우도 많다. 예를 들어 건조한 성질로 발적이 나타나고, 울혈(鬱血)과 가려움을 동반한 두드러기(蕁麻疹) 등 음혈(陰血)이 부족한 습열(濕熱) 치료에도 대응한다.

본 방은 원래 사지의 번열(四肢煩熱)을 동반하는 산욕열(産褥熱, puerperal fever)[2]을 치료하는 처방이지만, 넓게는 음허화왕에 대한 효과를 발휘한다. 여성에 한하지 않고 남성에게도 효과적이다.

혀는 붉은색 혹은 진한 붉은 색으로, 설태는 적다(음허화왕의 설상). 설태가 벗겨져 떨어지는 경우(박태; 剝苔)나 건조하여 설태가 보이지 않는 경우도 있다. 그 정도가 현저하다면 혀의 면이 매끈매끈하여 거울과 같이 된다(경면설; 鏡面舌).

임상 응용 범위는 음허화왕의 증후를 나타내는 질환으로 폐결핵, 수장족저농포증(손발바닥 농포증, pustulosis palmaris et plantaris; PPP), 한포상 백선(족부 백선), 피부세균감염증(농피증, pyoderma), 건선(psoriasis), 동창(凍瘡, chilblain, 그 외 습진(피부염, eczematous dermatitis), 두드러기(蕁麻疹), 구내염 그 외 각종 만성질환, 자율신경 실조증(autonomic dysfunction), 불면증, 노이로제, 만성 두통, 월경불순(menstrual irregularity), 갱년기 장애, 산욕열(産褥熱, puerperal fever) 등이다.

어떤 처방인가요?

구성 약재는 지황(地黃), 황금(黃芩), 고삼(苦蔘) 3가지이다. 모두 청열(淸熱) 작용이 있다.

군약(君藥)인 지황은 생지황(生地黃)을 사용한다.[3] 생지황은 성미(性味)가 감고(甘苦)·한(寒)하므로, 음액과 혈을 보하고(자음보혈; 滋陰補血), 혈분(血分)의 열(혈열; 血熱)을 식힌다(청열량혈; 淸熱凉血). 열을 식혀 진액을 생기게 한다(청열생진; 淸熱生津). 지혈 작용도 있다. 한성(寒性)으로 자음(滋陰)하므로 음허내열(陰虛內熱)이나 음허화왕(陰虛火旺) 등, 허열(虛熱)의 치료에 적용된다(청허열; 淸虛熱). 진정(鎭靜), 자양강장(滋養强壯), 강심(强心) 작용도 있다.

신약(臣藥)인 황금은 성미가 고한(苦寒)하므로 습열을 제거한다(청열조습; 淸熱燥濕). 특히 오장(五臟)인 폐(肺)의 열사(熱邪)(폐열; 肺熱)를 식히는(청폐; 淸肺) 등, 상초(上焦)의 습열(濕熱)을 제거하는 힘이 강하다. 동시에 장(腸)의 열도 사(瀉)한다. 또 하강하는 열이나 사지에 전달되는 열을 치료한다. 강압, 진정, 소염, 항균, 이뇨, 건위(健胃) 작용도 있다.

좌약(佐藥)인 고삼도 성미가 고한(苦寒)하므로 역시 청열조습한다. 게다가 풍사(風邪)를 제거하고, 구충한다(거풍살충; 祛風殺蟲). 피부의 혈열(血熱)을 식히고, 지양(止痒)하고, 습진, 피부 화농증, 피부 소양증 등에 사용한다. 소염, 해열, 이뇨, 항진균 작용도 있다. 세균성 설사나 배뇨장애에도 사용한다.

이로써 삼물황금탕의 효능을 '자음청열(滋陰淸熱)'이라고 할 수 있다. 청열조습작용도 있어 습열(濕熱)과 혈열(血熱)도 치료한다.[4]

발적과 열감이 강한 경우는 백호탕(白虎湯)을 병용한다. 열증이 광범위하게 전신에 있는 경우는 황련해독탕(黃蓮解毒湯)을 병용한다.

출전은 '금궤요략(金匱要略)'이다.

이런 환자에게

손바닥의 피부가 벗겨집니다. 물집이 생깁니다.

손바닥이 붉고, 피부과에서 수장족저농포증(손발바닥 농포증, pustulosis palmaris et plantaris; PPP)으로 진단받았다. 겨울에 악화된다. 입술이 건조해지기 십상이다. 음허화왕증(陰虛火旺證)으로 보아 본 방을 사용하였다. 복용 개시 후 2개월이 지나자 거의 치유되었다. 체질 개선을 위해 계속 반년간 복용하였더니 그 후에는 재발하지 않았다.

얕은 잠을 자고, 밤중에 몇 번이고 꿈을 꿉니다.

손과 발이 달아올라 이불에서 내놓고 잔다. 자주 짜증내고, 걸핏하면 화를 낸다. 인후부가 건조하다. 음허화왕(陰虛火旺)으로 보아 본 방을 사용하였다. 복용하기 시작하여 1개월 정도 경과되고, 조금씩 잘 수 있게 되었다. 3개월째에는 꿈도 잘 꾸지 않게 되었고 숙면할 수 있게 되었다. 손과 발의 작열감과 입의 갈증도 개선되었다.

용어 해설

1. 영혈(榮血)은 혈액의 물질적인 면을 가리킨다. 한편, 혈액의 기능적인 면은 영기(營氣)라고 부른다. 혈액에는 기(氣)·혈(血)·진액(津液)이 포함되어 있지만 이 중 혈과 진액이 영혈에 포함된다. 영기는 맥(脈) 내에 있어, 혈을 생성하여 전신을 자양(滋養)하는 기의 한 종류이다.
2. 산욕열(産褥熱, puerperal fever)은 출산 후에, 분만할 때 상처 입은 자궁내막과 산도(産道, birth canal)에 세균이 감염시켜 야기되는 발열이다. 최근에는 항생제의 사용 등에 의해 현저하게 감소하고 있다.
3. 지황(地黃) 중 생지황(生地黃)은 한성(寒性)으로 청열생진(淸熱生津)하고 숙지황(熟地黃)은 미온성(微溫性)하여 보혈자음(補血滋陰)에 사용된다. 지황은 끈적거리는 성질이 있어 소화 흡수되기 어려우며 위장(胃腸)이 약한 경우는 주의하여 사용한다.
4. 습열(濕熱)이나 혈열(血熱)을 주로 치료하기 위해 본 방을 사용하는 경우는 황금(黃芩)을 군약(君藥), 고삼(苦參)을 신약(臣藥), 지황(地黃)을 좌약(佐藥)으로 하는 경우가 좋다.

이기제 理氣劑

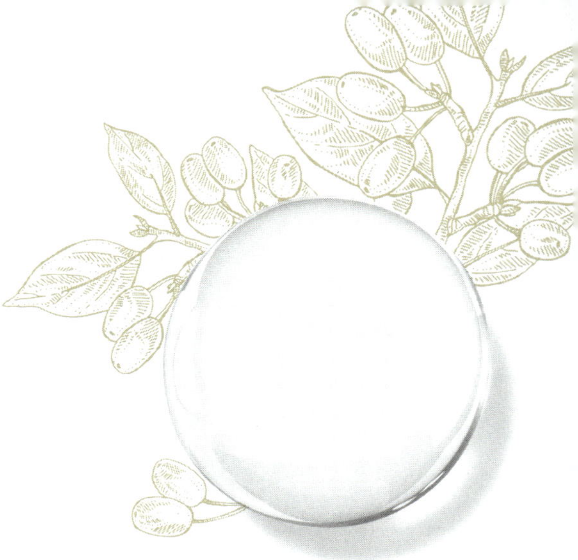

향소산
香蘇散

풍한(風寒)을 해표(解表)하고, 비위(脾胃)의 기체(氣滯)를 해소
가벼운 감기나 기울(氣鬱)의 모든 증상에 활용

향소산(**香蘇**散)의 '향(香)'은 본 방의 신약(臣藥)인 **향**부자(**香**附子), '소(蘇)'는 군약(君藥)인 **소**엽(**蘇**葉)을 의미한다. 공통적으로 향이 강한 약재로, 인에 침입하고자 하는 사기(邪氣)를 발산시켜, 기(氣)를 순환시키는 힘이 강하다. 이 힘을 이용하여 경도의 감기(感冒)나 기울(氣鬱)을 치료한다.

어떤 사람에게 효과가 있나요?

향소산(香蘇散)은 '외감풍한(外感風寒), 비위기체(脾胃氣滯)'증을 개선하는 처방이다.

병의 원인 (병인; 病因)에는 체질의 악화나 기능 저하, 면역력 저하와 같은 몸 상태가 좋지 않은 것이 주된 원인인 경우(내인; 內因)와 바이러스 감염에 의한 감염증 등 몸 밖에 발병인자가 있는 경우(외인; 外因)가 있다. 자주 보이는 외인은 더위와 추위와 같은 기후 변화가 심한 경우가 꼽히며, 이것을 육음(六淫)이라고 한다.[1]

육음에는 풍사(風邪), 한사(寒邪), 습사(濕邪), 열사(熱邪)(화사; 火邪), 습사(濕邪), 조

사(燥邪)가 있다. 예를 들어 풍사는 자연계의 바람(風)이 야기하는 현상을 닮은 증상이 나타나는 병으로, 한사(寒邪)는 한랭(寒冷)이 야기하는 현상을 닮은 증상이 나타나는 병이다. 그리고 풍사와 한사가 합쳐진 것(풍한사; 風寒邪)에 이환된 상태가 '외감풍한(外感風寒)'증이다.[2] 바이러스나 세균 등에 의한 감염증의 초기 상태에 가깝다.

외감풍한이 되면, 풍한사의 영향에 의해 오풍(惡風), 오한(惡寒)이 생긴다. 또 질환의 초기 단계에서 사기(邪氣)가 가벼우므로 고열이 아닌 미열이 난다. 풍한사가 침입하여 머리 부분의 경맥(經脈)[3]을 저해하면 두통이 생긴다. 풍한사가 체표(體表)를 구속하여 주리(腠理)[4]가 닫히면 땀이 나지 않게 된다(무한; 無汗).

한편, '비위기체(脾胃氣滯)'증은 소화 흡수에 관여하는 오장육부(五臟六腑)의 비위(脾胃) 기능(비위기; 脾胃氣)이 정체되어 있는 상태를 가리킨다. 자율신경계의 긴장에 의해 위장의 연동운동이 부드럽지 못한 상태에 가깝다. 가스가 쌓이기 쉽고, 위장의 움직임이 나빠진다. 따라서, 위(胃) 부분이 답답하여 그득하고 괴롭다(위완비만; 胃脘痞滿). 복통, 식욕부진, 구토, 가슴이 그득하여 괴롭고, 가슴이 막히는 듯한 불쾌감(흉민; 胸悶) 등의 증상이 생긴다. 그 위에 두통, 이명, 현훈(目眩), 어깨 결림 등의 기울(氣鬱) 증상도 생긴다.

위장형감모(胃腸型感冒)에 걸리면 외감풍한증(外感風寒證)과 비위기체증(脾胃氣滯證) 모두 동시에 걸리게 된다. 풍한사(風寒邪)가 오장(五臟) 중 폐(肺)의 기능을 저해하여 감기가 되고, 게다가 비위기(脾胃氣)도 실조되어 위완비만(胃脘痞滿) 등의 위(胃) 증상이 생겨 위장형감모가 된다.

혀는 하얀색 설태가 적게 있다(외감풍한의 설상).

임상 응용 범위는 외감풍한, 비위기체의 증후를 나타내는 질환으로, 신경성 위염, 급성 위장염, 신경성 구토, 공기연하증(呑氣症, aerophagia), 감기(특히 위장형 감기), 알레르기 비염, 부비동염, 인플루엔자, 신경쇠약, 히스테리, 갱년기 장애, 두드러기(蕁麻疹), 식중독(특히 어패류 중독) 등이다.

경증의 감기에 사용되는 경우가 많지만, 특히 기분(氣分)이 좋지 않고, 기의 울체

(鬱滯)를 동반하는 경우나 평소 탄산(呑酸)*과 구역질 등의 위(胃) 증상이 나타나기 쉬운 사람의 감기에 적용된다. 감기와는 관계가 없고, 기울(氣鬱) 등 신경 증상이 생기는 경우에도 활용된다. 또 두드러기(蕁麻疹)는 어패류에 의한 것만이 아닌, 육류 등 다른 단백질에 의해 생기는 경우에도 효과적이다.

어떤 처방인가요?

구성 약재는 소엽(蘇葉), 향부자(香附子), 진피(陳皮), 생강(生薑), 감초(甘草) 총 5가지이다.

군약(君藥)인 소엽은 주리(腠理)를 열고, 발한(發汗)을 촉진하여 외감풍한(外感風寒)을 발산시킨다(해표; 解表). 또 울결된 간기(肝氣)의 흐름을 좋게 하고(소간이기; 疏肝理氣)[5], 기분(氣分)을 가볍게 한다. 자율신경계의 긴장이 완화되어 평활근의 경련이 완화되고 정신적인 폐색감이 해소된다. 위액의 분비를 촉진하여 위장의 연동운동을 강화하는 작용도 있다. 폐에 대해서는 기관지의 분비물을 감소시키고(거담; 祛痰), 기관지의 경련을 완화해 준다. 어패류에 의한 중독으로 구토, 설사, 복통이 있는 경우에도 사용한다. 임신 중의 구토나 오심(임신 오조)에도 효과가 있다.

신약(臣藥)인 향부자는 소엽과 마찬가지로 소간이기(疏肝理氣)하고 더 나아가 월경을 조절하여 통증을 완화해 준다(조경지통; 調經止痛). 군약인 소엽과의 조합으로 발한해표(發汗解表)를 강하게 해주고, 울결(鬱結)된 기의 흐름을 개선하고 동시에 혈의 흐름도 조절한다(행기화혈; 行氣和血). 향부자는 '기병(氣病)의 총사령관(總司), 부인과(婦人科)의 총 지배인(主師)'라고 불리며 기 흐름의 막힘(기체; 氣滯)과 부인과계의 질환에 광범위하게 사용된다.

좌약(佐藥)인 진피는 기의 흐름을 조절하여 위의 기능을 좋은 상태로 돌리는 동

---

* 탄산(呑酸): 신물이 목구멍으로 올라 심부(心部)를 쑤시듯이 자극하여 심한 괴로움을 느끼는 병증 〈역자 주〉

시에(이기화위; 理氣和胃), 팽만감을 완화해 준다(제만; 除滿). 구토를 억제하는 작용도 있고(지구; 止嘔), 연동 운동도 촉진한다. 마찬가지로 좌약인 생강은 화위(和胃)하면서 구토를 억제하며, 비위(脾胃)와 폐(肺)에 쌓여 있는 여분의 수액을 제거한다(거담; 祛痰). 발한(發汗) 작용도 있고, 군약인 소엽과 함께 해표(解表)한다.

사약(使藥)인 감초는 자감초(炙甘草)를 사용하고, 비위의 기능을 조절하여 기를 보하면서(익기화중; 益氣和中), 모든 약재의 약성(藥性)을 조화롭게 한다.

이로써 향소산(香蘇散)의 효능을 '이기해표(理氣解表), 화위(和胃)'라고 할 수 있다.

소엽(蘇葉), 향부자(香附子), 진피(陳皮)는 모두 향이 강하고, 그 정유 성분에 효과가 많이 포함되어 있다. 향이 많은 식물은 일반적으로 이기(理氣)작용이 강하다. 식품에서는 쑥갓과 셀러리, 파슬리 등의 야채, 허브류도 마찬가지이다. 본 방도 소엽 등의 약재 향이 울결(鬱結)된 기를 발산(發散)시키고, 이기해표 작용도 발휘한다.

기침과 가래(痰)가 있다면 반하후박탕(半夏厚朴湯)을 병용한다. 흉민(胸悶)과 복부 팽만감이 강해지면 평위산(平胃散)을 함께 복용한다.

해표(解表) 작용은 평범하여 중증의 감기에는 사용하지 않는다.

출전은 '화제국방(和劑局方)'이다. 원방에는 생강이 배합되어 있지 않다. 후에 총백(蔥白; 파의 뿌리 부분에 가까운 흰색 줄기 부분)을 더해 발한해표(發汗解表) 작용을 강하게 한 처방 등도 생겼다.

이런 환자에게

두드러기(蕁麻疹)로 인해 가려워서 견딜 수가 없습니다.

어렸을 때부터 두드러기(蕁麻疹)가 자주 났다. 2개월 전에 피자를 먹은 이후부터 거의 매일 특히 밤에 두드러기(蕁麻疹)가 난다. 두드러기(蕁麻疹)가 날 때는 오한(惡寒)이 난다. 외감풍한(外感風寒), 비위기체(脾胃氣滯)로 보아 본 방을 사용하였다. 1주간 후에는 두드러기(蕁麻疹)가 나지 않게 되었다.

기분이 상쾌해지지 않습니다.
밤에도 잠들지 못하고 피곤해지는 기분입니다.

위의 상태도 나쁘고, 메슥거리거나 명치 언저리가 쓰리고, 아프다. 어깨가 결린다. 폐경 하였지만 지금도 가끔 가벼운 열성 홍조(hot flush)가 있고, 그 후에는 오한(惡寒)이 난다. 외감풍한(外感風寒), 비위기체(脾胃氣滯)로 보아 본 방을 사용하였다. 1개월 후, 조금씩 잘 수 있게 되었다. 왠지 모르게 기분도 가볍다. 3개월 후에는 위의 상태도 좋게 되었다. 본 방은 위가 약한 사람의 부정수소(不定愁訴)*에 유효한 경우도 많다.

용어 해설

1. 자연계에는 육기(六氣)(풍; 風)·한(寒)·습(濕)·열(熱)(화; 火)·서(暑)·조(燥))가 있고, 인간은 그중에서 살아가고 있다. 자연계의 일원인 인체의 내부에도 육기가 존재한다. 이것들이 지나치게 강해지게 되면 인간에 병을 야기하는 상태가 되었을 때, 육기는 육음[풍사(風邪)·한사(寒邪)·열사(熱) …]으로 바뀐다
2. 육음(六淫) 등의 외부의 병사(病邪)에 의해 야기되는 병변을 외감병(外感病)이라고 한다.
3. 인체를 돌아다니는 경로 중 주된 줄기 부분을 경맥(經脈)이라고 한다. 경락(經絡)은 인체의 기본적인 구성성분인 기(氣)·혈(血)·진액(津液)이 운행하는 통로이고, 전신에 구석구석까지 분포되어 인체를 하나의 유기체로 하여 연결하여, 기능하게 한다.
4. 피부를 덮고 있는 막상(膜狀)의 조직을 주리(腠理)라고 한다. 외계부터의 외사(外邪) 침입에 저항하고, 인체를 지키는 작용이 있다. 피하조직, 한선(汗腺), 모공에 가까운 개념이다. 또한 피부와 털을 합쳐 피모, 혹은 피(皮), 기(肌)라고 부른다.
5. 간기(肝氣)는 오장(五臟) 중 간(肝)의 기능이다. 간에는 몸의 모든 기능을 조절(소설; 疏泄)하는 기능이 있고, 자율신경계의 안정, 정서의 안정, 기혈(氣血)의 흐름과 깊은 관계에 있다. 그 간기가 실조되거나 약해지거나 하면 소설 기능이 부드럽게 작용하지 못하게 되고 정서불안과 우울증 상태가 된다.

* 부정수소(不定愁訴): 뚜렷하게 어디가 아프거나 병이 있지도 않으면서 병적 증상을 호소하는 것 〈역자 주〉

이기제 理氣劑

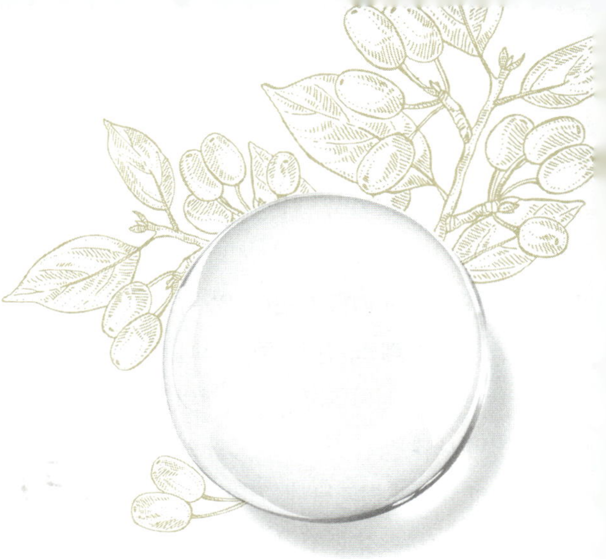

반하후박탕

半夏厚朴湯

상반신에서의 기(氣), 진액(津液)의 정체를 개선
부인과 질환에 더해, 기관지염 또는 위염 등에 사용

반하후박탕(半夏厚朴湯)은 기분(氣分)이 막혀 있는 것을 열어주는 처방으로써 잘 사용된다. 작은 것도 마음에 걸리는 여성에 사용되는 경우가 많다. 그러나 그것은 본 방이 유효한 하나의 예에 지나지 않으며, 실제 응용 범위는 광범위하다. 인후부, 흉부, 위(胃) 등 상반신 중 어딘가에서 기의 통로가 꽉 수축하여 좁아지게 되고 불쾌한 증상이 나타날 때 유효한 처방이다.

어떤 사람에게 효과가 있나요?

반하후박탕은 '담기호결(痰氣互結), 매핵기(梅核氣)'증을 개선하는 처방이다. 담기호결은 담(痰)[1]과 기(氣)가 서로 결합되어 있어 움직임이 둔해지는 상태이다. 그것이 인후두부에 생겨, 폐위(肺胃)의 기 흐름이 나빠지게 되고 여러 증상과 병이 생긴다.

진액(津液)과 기(氣)는 체내를 부드럽고 매끄럽게 흐르는 편이 좋다.[2] 흐름이 나빠지면 몸의 상태가 불안정해진다. 특히 목과 인후부 주변은 좁아지고, 흐름이 정체되기 쉽다. 이것 때문에 진액은 응축되어 담(痰)이 되고, 인후두부에 정체된다. 담은 기와 관계가 깊고, 기가 막히면 담은 흐르기 어려워지고, 담이 딱딱해지면 기는 흐르기 어렵게 된다. 이 악순환이 '담기호결(痰氣互結)'이다. 정서의 변동과 불안정, 스트레스, 긴장, 불안, 호흡기계나 소화기계의 나쁜 상태가 원인이 된다.

담기호결이 되면, 먼저 보이는 것은 담음(痰飮)[3]에 의한 '위기상역(胃氣上逆)'이다. 위 내에 생긴 류음(溜飮)[4]이 위의 긴장, 수축, 유문(幽門, pylorus)[5]의 경련 등에 의해 역류하여 야기된다. 위와 유문이 꽉 오그라들고, 위(胃)의 내용물이 위(上部)로 넘쳐흐르는 것과 같은 상태이다. 오심(惡心), 구토, 딸꾹질(呃逆), 트림(噯氣), 상복부 팽만감, 위의 답답함 등이 나타난다. 현훈(目眩)과 가슴 두근거림(動悸)이 생기는 경우도 있다. 위(胃) 주변에서 찰랑찰랑하는 소리가 나고, 가스가 쌓여 괴로워지기도 한다. 위염, 특히 신경성 위염, 신경성 구토, 만성적으로 위가 약한 상태(위약; 胃弱), 위하수(胃下垂, gastroptosis), 위 무력증(gastric atony), 신경성 식도협착 등에서 보인다.

담습(痰濕)에 의한 '폐기역(肺氣逆)'도 보이기 쉽다. 기관지나 인후두부의 경련, 염증, 가래(痰) 분비과다에 의해 폐기(肺氣)가 상역(上逆)하고, 기침(咳嗽), 객담(咯痰), 쉰 목소리(嗄聲)[6], 인후부의 이물감과 자극감, 호흡곤란, 숨이 막히고, 협부가 그득하여 괴로운 증상이 나타난다. 가래는 하얀 경우가 많다. 기관지염, 기관지 천식, 해수발작(咳嗽發作), 인두염, 인후두이상감증(globus pharyngeus), 바제도 병(basedow's disease) 등에서 보이기 쉽다.

'매핵기(梅核氣)'는 인후두부의 경색감(梗塞感)이 있고, 토가 나올 것 같으면서도 나오지 않고, 삼키려고 하여도 삼키지 못하는 상태를 가리킨다.[7] 목구멍에 어떤 것이 가득 차 있으며, 헛기침을 하고 싶게 되고, 목이 따끔거리며, 간질간질하고, 목소리가 잘 나오지 않는 등 불쾌한 증상이 나타나게 된다. 정지(情志)를 컨트롤하는 간기(肝氣)가 울결(鬱結)되고, 담음(痰飮)과 결합되어 가슴부터 인후두부까지 걸쳐 정체되고, 폐의 숙강(肅降)[8]기능이 실조되어 이것과 같은 증상이 나타난다. 기관지나 인후부, 식도의 경련, 스트레스에 의한 자율신경계의 긴장 등으로 인해 생긴다. 히스테리, 우울증, 불안신경증(anxiety neurosis), 혈도증(血道症), 안면 부종 등과 관계가 깊다. 이로써 어느 경우라도 설태가 하얗고 습윤하거나 끈적끈적하다.

출전인 '금궤요략(金匱要略)'에서는 부인잡병(婦人雜病)을 치료하는 처방이 되었지만, 상술한 것과 같이 응용 범위가 넓다.

어떤 처방인가요?

구성 약재는 반하(半夏), 후박(厚朴), 복령(茯苓), 생강(生薑), 소엽(蘇葉) 5가지이다.

군약(君藥)인 반하는 조성(燥性)으로 화담산결(化痰散結)[9]과 강역화위(降逆和胃)[10]하는 작용이 있고, 기침을 진정시키며(鎭咳), 가래(痰)를 끊고, 구토를 억제한다. 신약(臣藥)인 후박에는 행기개울(行氣開鬱)[11]작용, 화담산결 작용이 있고, 반하를 도와 산결강역(散結降逆)의 작용을 강화해 준다. 위장의 평활근 긴장을 풀어줘 유문(幽門, pylorus)의 경련을 완화해 주고 복부를 따뜻하게 하여 연동 운동을 촉진하여 복만(腹滿)을 해소한다. 반하와 마찬가지로 조습(燥濕)하는 힘이 강하다.

좌약(佐藥)인 복령은 삼습건비(滲濕健脾)하여 반하를 도와, 화담(化痰)하는 힘을 강하게 해준다. 위내의 류음(溜飮)을 제거하고, 이뇨 작용도 있으므로 담음(痰飮)을 한 번에 제거한다. 반하, 복령의 조합은 이진탕(二陳湯) 등 많은 처방에서 보인다.

마찬가지로 좌약인 생강에는 화위(和胃)·지구(止嘔)·거담(祛痰) 작용이 있다. 반하와의 조합으로 제토(制吐) 작용을 강하게 해주고, 또 위장의 연동운동을 조정한다. 반하의 독성(毒性)[12]을 완화해 주는 작용도 있다. 사약(使藥)인 소엽에는 소간(疏肝) 작용이 있고, 후박의 행기(行氣) 작용을 도와 울결(鬱結)된 간기의 흐름을 좋게 하고, 기분을 가볍게 해준다. 소엽, 후박의 조합으로 자율신경계의 긴장을 완화해 주고, 폐색감을 해소한다. 평활근의 경련도 완화되고, 매핵기(梅核氣)가 해소된다. 위액의 분비를 촉진해 위장의 연동운동을 강하게 하는 작용도 있다.

이로써 반하후박탕(半夏厚朴湯)의 효능을 '행기산결(行氣散結), 강역화담(降逆化痰)'이라고 할 수 있다. 상역(上逆)되어 정체된 담(痰)과 기(氣) 양쪽을 동시에 개선하고,

행기(行氣)와 강기(降氣) 작용을 동시에 행한다.

비기허(脾氣虛)가 있다면 사군자탕(四君子湯)을 합방한다. 구토, 하얀 객담(喀痰) 등 폐위(肺胃)의 담습(痰濕)이 현저하다면 이진탕(二陳湯)을 합친다. 상복부 팽만감, 위의 진수음(振水音) 등 위의 담음이 많다면 복령음(茯苓飮)을 병용한다. 타액이 많고, 배가 차가워지는 등 위한(胃寒)의 증상이 있다면 오수유탕(吳茱萸湯)을 합친다.

구토 등 위(胃)의 증상만 있는 경우는 본 방으로부터 후박(厚朴)과 소엽(蘇葉)을 제거한 소반하가복령탕(小半夏加茯苓湯)이 좋다. 짜증과 불면 등의 열증(熱證)이 나타난다면 용담사간탕(龍膽瀉肝湯) 등의 청열제(淸熱劑)를 병용한다. 소시호탕(小柴胡湯)과 합방하거나, 시박탕(柴朴湯)은 기관지 천식이나 불안신경증(anxiety neurosis)에 사용된다.

본 방은 조성(燥性)이 강하므로 담음(痰飮)이 명확하지 않은 경우는 사용하지 않는다. 매핵기라면 바로 반하후박탕(半夏厚朴湯)이 처방되는 경향이 있지만, 음허증(陰虛證)인 매핵기 등도 많다. 담음의 유무를 잘 관찰해야 한다.

이런 환자에게

**취직하고서부터 생리불순이 시작되었고,
최근 반년 동안 1번도 하지 않았습니다.**

책임감이 강하고, 긴장하기 쉬우며, 자주 침울해진다. 기울(氣鬱)에 의한 실조로 보아 본 방을 복용하였더니, 2주 만에 생리하기 시작했다. 원래 부인병을 치료하는 처방이므로 부인과 질환에 유효한 경우가 많다.

계절이 변화할 때마다 콧물이 나옵니다.
꽃가루 알레르기는 아닙니다.

콧물은 묽으며, 코가 막히는 경우도 많다. 낮보다 아침에 생기기 쉽다. 스트레스나 긴장할 때 콧물이 나오는 경우도 있다. 간울(肝鬱)로 인한 담음(痰飮)의 상역(上逆)으로 보아 본 방을 복용하였더니 몇 주 후에 개선되었다. 일반적으로 호흡기나 소화기의 상역에 사용하지만, 비염에도 증이 맞다면 유효하다.

용어 해설

1. 담(痰)은 진액(津液)이 정체되어 체내에 머무르는 이상 수액을 가리킨다. 기도(氣道)부터 분비되는 가래만을 의미하는 것이 아니다.
2. 기(氣)·혈(血)·진액(津液)은 인체의 구성성분으로 각자 생명력, 영양, 체액을 의미하는 개념이다. 적당한 양이 부드럽고 매끄럽게 흐를 때 건강하다고 할 수 있다. 과도하거나 너무 적거나 흐름이 정체되면 몸의 상태가 악화된다.
3. 담음(痰飮)은 정체된 수액이 모여 소재(所在)가 분명하게 된 것을 가리킨다.
4. 류음(溜飮)은 위(胃)에 정체된 음식물을 가리킨다. 위액과 함께 올라가기 쉽다.
5. 유문(幽門, pylorus)은 위의 출구이다. 다음에 연결되는 십이지장으로의 음식물의 통과를 조절한다.
6. 사성(嗄聲)은 쉰 목소리를 가리킨다.
7. 마침 인후두부에 우메보시(梅干し)*의 씨가 걸려있는 듯한 위화감으로 매핵기(梅核氣)라는 이름이 붙었다. 구운 고깃점이 목구멍에 들러붙어 있어 떨어지지 않는 듯한 느낌이라서 '인중자련(咽中炙臠)'이라고도 부른다.
8. 숙강(肅降) 기능은 오장(五臟) 중 폐(肺)의 기능으로 기(氣)와 진액(津液)을 전신에 산포(散布)하여 모든 기능이 원활하게 움직일 수 있도록 추진하는 작용을 가리킨다.
9. 화담산결(化痰散結)은 담음(痰飮)을 제거하고 울결(鬱結)을 해소하는 것이다.
10. 강역화위(降逆和胃)는 정체되고 상역(上逆)된 기(氣)['기역(氣逆)'이라고 한다]를 하강시켜 진정시키고, 위(胃)의 기능을 조절하는 것을 가리킨다.
11. 행기개울(行氣開鬱)은 기(氣)의 울결(鬱結)을 풀어주고, 기의 흐름을 원활하게 하여 막혀 있던 부분을 열어준다.
12. 생반하(生半夏)에는 구토 유발(催吐)·인후 자극·실성(失聲)·쉰 목소리(嗄聲, hoarseness) 등의 약한 독성이 있다. 이 독성들은 생강(生薑)과 합쳐 달이면 소실되고, 역으로 토를 억제(制吐)하는 작용이 남는다.

---

* 우메보시(梅干し): 매실을 소금에 절여 만든 일본식 매실 장아찌 〈역자 주〉

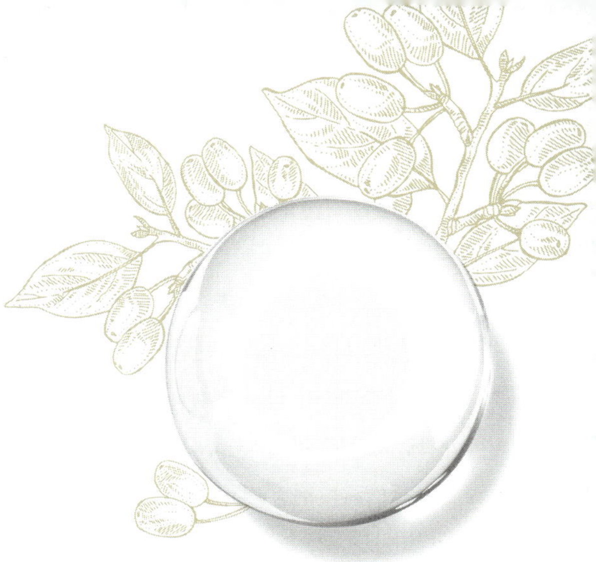

이기제 理氣劑

여신산
如神散

기혈(氣血)의 흐름을 조절하여 심화왕(心火旺)을 개선
현훈(目眩)과 상열감, 정신 증상을 동반하는 여성의 좋지 않은 몸 상태 등에 사용

여신산(如神散)은 기혈(氣血)의 흐름과 양을 조절하여 심화(心火)를 제거하고(청심; 淸心), 정신 증상 등을 치료한다. 처방명을 듣고 여성만을 위한 처방이라고 생각하는 경향이 있지만 얽매일 필요는 없다. 증(證)이 맞다면 남성에게도 효과가 있다.

어떤 사람에게 효과가 있나요?

여신산은 '기체혈어(氣滯血瘀), 심화왕(心火旺), 기혈량허(氣血兩虛)'증을 개선하는 처방이다.

인체를 구성하는 기본적인 성분 중 기(氣)의 흐름이 나빠진 증이 '기체(氣滯)', 혈(血)의 흐름이 정체된 증이 '혈어(血瘀)'이다. 기혈(氣血)의 흐름은 서로 영향을 주기 쉬우며, 둘 다 동시에 생기는 경우도 많다. 이것이 '기체혈어(氣滯血瘀)'이다. 기의 흐름은 스트레스 또는 긴장, 정서의 기복 등으로 정체되기 쉽고, 우울감, 가슴이 답답하고(胸苦), 복부 팽만감, 구역질, 복통 등의 증상이 생긴다. 혈어증(血瘀證)은 두통, 어깨 결림, 손과 발은 차갑지만, 상반신과 얼굴은 뜨거워지는 상태, 월경통 등의 증후를 볼 수 있다.

심(心)은 오장(五臟) 중 하나로, 심장(心臟, heart)을 포함한 혈액순환계(혈맥; 血脈)를 담당하는 동시에 의식과 판단, 사유 등의 인간다운 고차원적인 정신활동(신지; 神志)을 담당한다. 이 심의 기능(심기; 心氣)이 과도한 자극을 받아 항진되면 열을 띠면 '심화왕(心火旺)'증이 된다. 심화왕증(心火旺證)이 되면 기(氣)가 체내에서 상승하고(상충; 上衝), 상열감, 현훈(目眩), 두통, 두중감(頭重感), 초조함, 진정되지 않음, 짜증, 불안, 심한 불면, 가슴 두근거림(動悸), 어깨 결림, 가슴이 답답한 등의 증상이 나타난다. 심화(心火)의 상역(上逆)에 의해 하반신은 기혈(氣血)이 순환되지 않아 차가워지고, '상열하한(上熱下寒)'의 상태가 된다. 신체 상부의 충혈이나 자율신경계의 흥분과 관계가 깊다.

이 증(證)들의 기저에는 기(氣)와 혈(血)의 양 부족이다. '기허(氣虛)'와 '혈허(血虛)'가 동시에 생기는 상태를 가리키고, 이것이 '기혈량허(氣血兩虛)'증이다. 피곤해지기 쉬우며, 기운이 없고(少氣), 식욕부진, 눈이 침침해지고, 저림, 월경불순(menstrual irregularity), 생리량이 적은 등의 증상이 나타난다.

혀는 붉고, 엷은 황색 설태가 있다(심화왕증의 설상).

이 증들은 월경 이상과 산전, 산후, 유산 후 등 혈허(血虛)나 혈어(血瘀)의 상태에 스트레스가 더해져 기체(氣滯)가 쌓인 경우에 나타나는 경우가 많다.

기체(氣滯)에 기허(氣虛), 혈어(血瘀)에 혈허(血虛)와 같이 역방향이라고 생각될 수 있는 다양한 종류의 증(證)이 뒤얽혀서, 오히려 체질적인 특징을 파악하기 어려운 경우도 있지만 심화왕(心火旺)에 의한 상충(上衝)으로 생기는 흔들흔들 동요하는 듯한 현훈(目眩), 상열감 등은 파악하기 쉬운 특징이라고 할 수 있다. 또 기혈(氣血)의 부족과 정체의 영향일까, 신경 증상도 포함하고 있고, 호소하는 증상은 일정하여 잘 변화하지 않고 장기화된 경우가 많다. 가미소요산(加味逍遙散)이 적용되는 증과 증상이 비슷하지만, 가미소요산은 비교적 허증(虛證)으로 증상이 가벼운 증에 사용된다. 호소하는 증상이 많고, 그 내용도 변화하는 타입에 가미소요산의 약효가 잘 듣는다. 한편, 여신산은 적은 종류의 증상을 완곡히 고집하고 집착하는 타입에 효과적이다. 상열하한(上熱下寒) 증상도 강하다.

임상 응용 범위는 기체혈어(氣滯血瘀), 심화왕(心火旺), 기혈량허(氣血兩虛)의 증후를 나타내는 질환으로 자율신경 실조증(autonomic dysfunction), 갱년기 장애, 월경불순(menstrual irregularity), 혈도증(血道症), 불면증, 히스테리, 우울증, 공황장애, 과호흡 (과환기 증후군), 조현병(schizophrenia), 불안신경증(anxiety neurosis) 등 각종 신경증, 특히 산전·산후의 신경증, 두통, 요통, 변비, 신경성 위장염, 아토피성 피부염, 빈혈 등이다.

어떤 처방인가요?

구성 약재는 향부자(香附子), 황련(黃連), 황금(黃芩), 대황(大黃), 계지(桂枝), 당귀(當歸), 천궁(川芎), 인삼(人蔘), 백출(白朮), 빈랑자(檳榔子), 목향(木香), 정향(丁香), 감초(甘草) 13가지이다.

군약(君藥)인 향부자는 울결(鬱結)된 간기(肝氣)의 흐름을 좋게 하고(소간이기; 疏肝理氣), 더 나아가 월경을 조절하여 통증을 줄여준다(조경지통; 調經止痛). 울결된 기(氣)의 순환(기체; 氣滯)을 개선하고(이기해울; 理氣解鬱), 동시에 혈의 흐름도 조절한다(행기화혈; 行氣和血). 향부자는 '기병(氣病)의 총사령관(總司), 부인과(婦人科)의 총 지배인(主師)'이라고 불리며, 기체나 부인과계의 질환에 광범위하게 사용된다.

신약(臣藥)에는 황련, 황금, 대황, 계지가 해당한다. 황련은 습열(濕熱)을 제거하고(청열조습; 清熱燥濕), 강한 열사(熱邪)(열독; 熱毒)를 식힌다(청열해독; 清熱解毒). 특히 중초(中焦)를 청열(清熱)하는 데에 우수한 효과를 가지고 있다. 황금도 청열조습, 청열해독하고 특히 상초(上焦)의 열을 식힌다. 황련과 황금으로 위 주변이 답답하고 그득하여 괴로운 상태(심하비; 心下痞)를 치료한다. 대황은 어열(瘀熱)을 제거하고(사열축어; 瀉熱逐瘀), 배변을 촉진한다(통리대변; 通利大便). 그 외 하초(下焦)(골반내)를 충혈(充血)되게 하는 것으로 위(上部)로 올라가는 충혈을 제거한다. 이 신약 3가지는 삼황사심탕(三黃瀉心湯)의 구성 약재이고, 심화왕(心火旺)을 치료한다 (청심화; 淸心火). 계지는 혈액순환을 촉진하여 체내의 물(水)의 흐름을 돕는다(통양이수; 通陽利水). 양기를 통하게 하고(온통양기; 溫通陽氣), 기를 하강시키고(강역; 降逆), 상충(上衝)을 치료한다.

좌약(佐藥)인 당귀는 혈허(血虛)를 보하여 인체를 자양(滋養)하고(보혈; 補血), 더 나아가 혈의 흐름을 개선한다(활혈; 活血). 천궁은 당귀보다도 강하게 활혈하는 동시에 기의 흐름을 부드럽게 한다(활혈행기; 活血行氣). 혈관이 확장되고, 혈액순환이 촉진된다. 이것으로 다른 약의 약효가 충분히 발휘될 수 있게 된다. 인삼은 소화 흡수 기능을 높여(건비; 健脾), 기를 보하고(보기; 補氣), 전신의 기능을 높인다. 백출은 보기(補氣)·건비(健脾)하는 동시에 습사(濕邪)를 제거한다(조습; 燥濕). 인삼과 백출의 조합으로 보기건비 작용이 강해진다.

사약(使藥)인 빈랑자는 소화 분비액과 소화기 연동을 촉진하여 건비(健脾), 행기(行氣)하고 흉중의 기체(氣滯)를 풀어준다. 목향은 행기하고 기를 하강시키고, 울체된 것을 흩뜨린다. 보기약(補氣藥)이나 보혈약(補血藥)에 의해 정체되기 쉬운 비위(脾胃)의 기능을 회복시킨다. 정향은 행기(行氣), 건비(健脾)하고 계지와 조합되어 위장을 따뜻하게 하여 기를 낮춘다(온중강역; 溫中降逆). 감초는 자감초(炙甘草)를 사용하고, 비위 기능을 조절하면서(익기화중; 益氣和中), 모든 약재의 약성(藥性)을 조화롭게 한다.

이로써 여신산의 효능을 '이기활혈(理氣活血), 청심화(淸心火), 기혈쌍보(氣血雙補)'라고 할 수 있다. 기혈을 순환시키고, 기를 하강시키고, 울체된 것을 흩뜨리며, 심화(心火)를 제거한다. 향부자, 목향, 빈랑자로 이기해울(理氣解鬱)하고 황금, 황련, 대황으로 청열(淸熱)하고 계지로 온경통양(溫經通陽)한다. 온양약(溫陽藥)과 청열약(淸熱藥)의 조합으로 신체 상하의 온도를 조정한다.

향부자는 당귀와 조합되어 월경을 조절하고(조경; 調經), 월경통을 치료한다. 천궁과 조합되어 기울(氣鬱)(기체혈어; 氣滯血瘀)에 의한 두통을 해소한다. 천궁과 향부자는 기를 순환시켜 혈의 운행을 추진하므로 '혈중의 기약(血中氣藥)'이라고 불리운다. 가미소요산(加味逍遙散)에 비해서 이기약(理氣藥)과 온양약이 많고, 강한 기체(氣

滯)나 상열하한(上熱下寒)에 적당하다.

상열감 등 심화왕(心火旺) 증상이 심해지면 삼황사심탕(三黃瀉心湯)을 더한다. 눈이 침침해지는 등 혈허(血虛)가 심하면 사물탕(四物湯)을 병용한다.

출전은 에도(江戶)·메이지(明治) 시기의 한방의(漢方醫) 아사다 소하쿠(淺田 宗伯, 1815-1894)[1]의 '물오약실방함(勿誤藥室方函)'이다.[2]

이런 환자에게

갱년기 장애입니다. 상열감이 심하고, 발은 차갑습니다.

피곤해지기 쉽고 게다가 가족의 간호 또는 자식들의 입시도 중요해지고, 우울감이 심해졌다. 갱년기의 기혈량허(氣血兩虛)에 더해져 기체(氣滯), 심화왕(心火旺), 상열하한(上熱下寒)이 생긴 것으로 보아 본 방을 사용하였다. 2개월째부터 모든 증상이 경감되기 시작했다. 아이의 입시가 끝날 때까지 복용하고 종료하였다.

**우울증입니다. 하고 싶은 마음이 생기지 않고
히키코모리* 성향이 되었습니다.**

32세 여성이다. 1년 전에 장남을 출산 후 증상이 생겼다. 엄마에 이끌려 내원하였다. 본인은 그다지 이야기하지 않는다. 기체혈어(氣滯血瘀), 기혈량허(氣血兩虛)로 보아 본 방을 사용하였다. 3개월 후에 어머니가 내원하여 말하길, 딸의 성격이 밝아져 가사 활동도 할 수 있게 되었다고 기뻐하였다.

* 히키코모리(引きこもり): 사회적인 교류나 활동을 전혀 하지 않고 집 안에만 틀어 박혀 있는 상태 〈역자 주〉

용어 해설

1. 아사다 소하쿠(淺田 宗伯)는 기침을 멈추는 아사다 사탕(浅田 飴)의 뿌리가 되는 처방을 고안한 인물로 알려져 있다.
2. 원래는 전장(戰場)에서의 긴장, 스트레스, 공포, 칼에 베인 상처, 패닉 등에 의해 신경증이 생긴 사무라이들에게 사용되어 온 안영탕(安營湯) 등을 부인의 혈도증(血道症)에 사용했더니 효과가 있어 처방 명을 바꾼 것이다. 이 유래처럼 굳이 처방 명에 얽매일 필요 없이, 남성에게도 활용할 수 있는 처방이다.

이기제 理氣劑

소자강기탕

蘇子降氣湯

상실하허(上實下虛)를 개선하여 천해(喘咳)를 치료
가래가 많은 만성 기관지염 등에 활용

소자강기탕(蘇子降氣湯)은 군약(君藥)이 **소자(蘇子)**(자소자; 紫蘇子)이고, 상역(上逆)된 **기(氣)**를 하**강**시켜 모든 병을 치료한다는 처방이라는 의미로 그 이름이 붙었다. 호흡기계의 질환에 활용되는 경우가 많다.

어떤 사람에게 효과가 있나요?

소자강기탕(蘇子降氣湯)은 '한담천해(寒痰喘咳)'증을 개선하는 처방이다.

병을 야기하는 병리적 산물[1] 중 하나로 담음(痰飮)이 있다. 담음은 체액의 대사 이상 등에 의해 체내에 저류한 이상 수액, 혹은 그 증(證)이다. 그 담음이 한랭(寒冷)한 성질을 가진 병사(病邪)(한사; 寒邪)를 동반하는 경우, 그 증을 '한담(寒痰)'이라고 한다.

한담(寒痰)은 오장(五臟) 중 폐(肺)에 축적되어 폐의 기능을 저해하기 쉽다. 오장 중 폐의 기능은 호흡이라는 작용을 통해 공기 중으로부터 필요한 성분을 흡입하여 체내의 불필요한 물질을 배출하는 것 외에, 인체에 필요한 기(氣)와 체액(진액; 津液)을 전신의 구석구석까지 산포하고(선발; 宣發), 그 후에는 호흡을 조정하여 진액을 점점 아래쪽으로 밀고 나간다(숙강; 肅降). 이 기능들이 한담에 의해 저해되어 천명(喘鳴, wheezing)과 기침(천해; 喘咳)이 생기는 증(證)이 '한담천해(寒痰喘咳)'이다. 기도(氣道, airway)의 분비가 항진(亢進)되고 가래(痰)가 대량으로 호흡기계에 쌓이는 상태에 가깝다.

이 증에 의해 차가워진 담음(痰飮)이 폐에 과하게 많이 존재하면 하얀 가래가 많이 나오게 된다. 한담이 폐에 정체되어 폐의 숙강(肅降) 기능이 실조되는 것으로 천명과 기침(喘咳) 또는 가슴이 막히는 듯한 불쾌감(흉민; 胸悶)이 생긴다.

호흡은 오장 중 폐에서만 행해지는 것이 아닌, 오장의 신(腎)도 관계가 있다. 신은 일반적으로는 인간의 성장(成長)·발육(發育)·생식(生殖)을 담당하는 장기로서 알려졌지만, 신에는 호흡, 특히 흡기(吸氣)를 담당하는 기능도 있다. 이것을 '신은 납기에 관여한다'라고 말한다.

따라서 한담천해증(寒痰喘咳證)에서는 신의 기능(신기; 腎氣)이 약한 '신허(腎虛)'증의 증후도 나타나게 된다. 잘 보이는 증후는 요통, 다리와 허리의 무력감, 몹시 추위를 타고, 발 시림 등이다. 납기(納氣)하는 기능이 약해져서 흡기성 호흡곤란이 생긴다.

또 '신은 물(水)을 담당한다*'라고도 하며, 체액의 전반적인 대사를 조절하는 기능도 있다. 따라서 신허증(腎虛證)이 된다면 담음(痰飮)이 흘러 넘치며, 하얀 가래가 그 위에 더해져 몸이 무겁고, 부종, 소변량 감소 등의 증상도 보이게 된다.

설태는 하얗고, 축축하고 혹은 끈적끈적한 상태이다(한담의 설상).

이번 한담천해(寒痰喘咳)에서는 가래(痰)가 많고, 흉민(胸悶), 설태가 습윤하거나 끈적끈적하게 있는 등 상반신에 병사(病邪)가 많이 존재하고 있다. 즉, 상초(上焦)[2]는 실증(實證)[3]이 된 것이다(상실; 上實). 역으로 하반신에서는 병사가 많다고 말하기

* 腎主水 〈역자 주〉

보다는 오히려 기능적으로 약해져(신허; 腎虛), 요통, 다리와 허리가 약한 증상 등이 보이게 된다. 상초와는 다르게, 하초(下焦)는 허증이다(하허; 下虛). 이와 같은 증을 '상실하허(上實下虛 혹은 상성하허; 上盛下虛)'라고 부르며, 체내에 허실(虛實)이 협잡(挾雜)되어 있는 상태이다.

임상 응용 범위는 한담천해(寒痰喘咳)의 증후를 나타내는 질환으로 만성 기관지염, 폐기종(emphysema), 기관지 천식, 이명, 치주병 등이다. 허약한 사람과 고령자에 사용되는 경우가 많지만, 얽매일 필요는 없다.

어떤 처방인가요?

구성 약재는 자소자(紫蘇子), 반하(半夏), 후박(厚朴), 전호(前胡), 육계(肉桂), 당귀(當歸), 소엽(蘇葉), 생강(生薑), 대조(大棗), 감초(甘草) 10가지이다.

군약(君藥)인 자소자는 상역(上逆)된 기(氣)를 하강시키고, 천명과 기침(喘咳)을 완화해 준다(강기평천; 降氣平喘). 또 가래(痰)를 줄여주고, 기침을 멈추게 한다(화담지해; 化痰止咳). 기도의 분비액을 줄여주고, 기관지 평활근의 경련을 억제하고, 호흡을 진정시킨다. 통변(通便)을 좋게 하는 작용도 있다(윤장통변; 潤腸通便).

신약(臣藥)은 세 가지인데, 반하는 상역된 기를 낮춰 담을 제거하고(강역거담; 降逆祛痰), 구토를 완화한다(지구; 止嘔). 후박은 강기(降氣)하여 천명(喘鳴, wheezing)을 치료하고(강기평천; 降氣平喘), 흉민(胸悶)을 해소한다(관흉제만; 寬胸除滿). 전호는 폐의 선발(宣發)·숙강(肅降) 기능을 편안하게 해줘 기를 하강시키고(선폐하기; 宣肺下氣), 또 거담지해(祛痰止咳) 한다. 이 신약 3가지가 합쳐져 자소자의 강기(降氣)·거담(祛痰)·평천(平喘) 작용이 강화된다.

좌약(佐藥)은 4가지이다. 육계는 신(腎)을 중심으로 한 하반신(하초; 下焦)을 따뜻하게 하여 그 기능을 높여(온보하원; 溫補下元), 신의 납기(納氣) 작용을 높여 천해(喘咳)를 평정한다. 당귀는 상역된 기를 치료하고, 혈을 보해 인체를 자윤(滋潤) 하며(양혈윤조; 養血潤燥), 육계와 협력하여 온보하원한다. 생강은 한사(寒邪)를 발산하는 동시에(산한; 散寒), 반하의 독성을 억제한다. 소엽은 선폐(宣肺)한다.

사약(使藥)인 대조와 감초는 비위(脾胃)의 기능을 조절하여 기를 보하면서(익기화중; 益氣和中), 모든 약재의 약성(藥性)을 조화롭게 한다. 감초는 자감초(炙甘草)를 사용한다.

이로써 소자강기탕(蘇子降氣湯)의 효능을 '강기평천(降氣平喘), 거담지해(祛痰止咳)'라고 할 수 있다. 군약(君藥)인 자소자를 중심으로 신약(臣藥) 3가지(반하, 후박, 전호)로 상실(上實)을 치료하고, 주로 좌약(佐藥) 4가지(육계, 당귀, 생강, 소엽)으로 하허(下虛)를 보하는 것으로 상실하허(上實下虛)의 천명과 기침(喘咳)을 치료한다. 군·신약과 좌약의 관계로 상실의 치료가 주가 되고, 체력을 보하면서(본치; 本治), 병사를 제거(표치; 標治)하는 처방이 된다(공보겸치; 攻補兼治)[4].

본 방은 상역된 기(氣)(기역; 氣逆)를 하강시키는 강기제(降氣劑) 중 하나이다. 기역인 증(證)에는 기침과 천명 등 호흡기계의 증상이 생기는 폐기상역(肺氣上逆) 또는 트림(噯氣) 또는 구토 등 소화기계의 증상을 나타내는 위기상역(胃氣上逆) 등이 있고, 그중 본 방은 폐기상역증(肺氣上逆證)을 치료하는 기본 처방이 된다.

오한(惡寒)과 두통이 있다면 마황탕(麻黃湯)을 병용한다. 피곤해지기 쉽고, 기운이 없는 등(少氣)의 증상도 보인다면 사군자탕(四君子湯)을 함께 복용한다.

본 방에는 온조성(溫燥性)인 약재가 많아 배합되어 있으므로, 가래가 적어 마른 기침(乾咳)이 나오는 음허증(陰虛證)이나 목이 아프며 황색의 점조한 가래가 나오는 폐열증(肺熱證)의 천해(喘咳)에는 사용하지 않는다. 군약인 자소자에 윤장통변(潤腸通便) 작용이 있어 무른 변(軟便)의 환자에는 진중하게 사용된다. 하허(下虛)보다도 상실(上實)의 치료가 주가 되므로 신허(腎虛)가 심한 경우도 주의한다.

출전은 '화제국방(和劑局方)'이다. 원방은 반하후박탕(半夏厚朴湯)(반하, 후박, 복령, 소엽, 생강)이다. 진피(陳皮)를 더하여 거담(祛痰)하는 작용을 높인 처방도 있다. 소자(蘇子)와 대조(大棗)를 포함하지 않는 경우도 있다.

이런 환자에게

만성 기관지염입니다. 가래가 많이 나옵니다.

가래가 하얗고, 점조한 느낌은 적다. 기침도 나와 호흡이 괴롭다. 발이 차갑다. 한담천해(寒痰喘咳)으로 보아 본 방을 사용하였다. 3개월 후에는 가래나 기침이 많이 편해졌다. 야간에 하는 기침이 많이 줄어들었고, 잘 잠에 들 수 있게 되었다.

기관지 천식입니다. 콜록콜록 가래가 있는 기침이 나옵니다.

온도 차나 향수의 자극적인 냄새 등으로 기침이 나와 숨을 쉴 때가 괴로워진다. 추위를 타고, 특히 발이 차갑다. 한담천해(寒痰喘咳)으로 보아 본 방을 사용하였다. 1개월째부터 증상이 개선되기 시작했다. 일반적으로 기관지 천식에서는 호기성 호흡곤란이 보이지만 흡기성 호흡곤란에 본 방이 유효한 경우가 많다.

용어 해설

1. 병리적 산물에는 담음(痰飮) 외에도 기(氣)의 흐름이 울체(鬱滯)된 기체(氣滯), 혈(血)의 흐름이 정체된 혈어(血瘀) 등이 있다.
2. 한방에서는 삼초(三焦)라고 부르는 개념이 있고, 인체를 크게 세 부분으로 나누어 가슴 위쪽을 상초(上焦), 한가운데를 중초(中焦), 배꼽부터 아래를 하초(下焦)라고 부른다.
3. 인체는 정기(正氣)(인체의 생명력, 면역력)과 사기(邪氣)와의 밸런스로 건강을 유지하고 있지만, 사기가 강해져 병이 된 상태를 실증(實證)이라고 한다. 역으로 정기(正氣)가 약해져 병이 된 상태를 허증(虛證)이라고 한다.
4. 체력을 높이는 수비와, 병을 퇴치하는 공격 양쪽을 동시에 행하는 것이 공보겸치(攻補兼治)이다. '본(本)'은 근본적인 병의 원인, '표(標)'는 실제로 외부에 나타나는 증상이다. 체질 개선 등의 근본 치료가 본치(本治)로, 대증치료가 표치(標治)이다.

리혈제(활혈화어) 理血劑 (活血化瘀)

혈부축어탕

血府逐瘀湯

기체(氣滯)를 치료하면서 혈어(血瘀)를 제거
혈행(血行) 장애로 인한 통증을 동반하는 심(心)질환 등에 사용

혈부(血俯)는 혈맥(血脈; 심장을 포함한 혈액순환계)을 가리킨다. **혈부축어**탕(**血府逐瘀**湯)은 혈맥에 있는 혈**어**(血**瘀**)를 쫓아내는(**逐**) 처방이다.

어떤 사람에게 효과가 있나요?

혈부축어탕은 '혈어(血瘀), 기혈불창(氣血不暢)'증을 개선하는 대표적인 처방이다. '혈어(血瘀)'증은 혈의 흐름이 울체(鬱滯)되기 쉬운 체질이다. 혈관의 미세 순환장애나 유동성 이상, 정신적 스트레스, 한랭 자극, 수액의 정체, 생리기능의 저하 등으로 인해 혈어증(血瘀證)이 된다. 질환과 좋지 않은 몸 상태가 만성화, 장기화되어 위와 같은 증이 되는 경우도 많다. 완고하게 지속되는 둔통(鈍痛), 혹은 침으로 찌르는 듯한 통증(자통; 刺痛)이 생긴다. 낮보다 야간에 통증이 증가하는 경우가 많다. 한의학에서 불통즉통(不通則痛; 통하지 않으면 곧 아파진다)이라는 말이 있는 것처럼, 혈(血)의 흐름이 정체되면 통증이 생기기 쉽다. 게다가 혈의 순환과 함께 기(氣)의 흐름도 정체되고, 편안하지 못한 상태(불창; 不暢)가 되는 증이 '기혈불창(氣血不暢)'이다. 혈어와 기체에 의해 간기(肝氣)가 울결(鬱結)되면 '간울기체(肝鬱氣滯)'증도 된다.

혈어(血瘀)와 기체(氣滯)가 흉중(胸中)에 머무르는 것으로 흉통이 생긴다. 간기가 울결되면 협통(脇痛)이 생기고, 자주 화를 내게 된다. 혈어(血瘀)에 의해 출혈도 생긴다. 코피, 잇몸 출혈, 토혈(吐血), 객혈(喀血), 혈변, 혈뇨, 부정출혈, 피하출혈 등이 만성적으로 반복되어 생긴다. 자궁근종 또는 난소 낭종 등의 종양도 생기기 쉽다. 얼굴은 까무잡잡하고, 피부는 꺼칠꺼칠하다. 어깨 결림, 상열감, 자색(紫色) 침착도 생기기 쉽다.

혈어와 기체(氣滯)에 의해 흉중(胸中)에서 열이 생기면 인간의 의식과 판단 사유 등 인간다운 고차원적인 정신활동을 가리키는 신지(神志)가 어지러워져, 가슴이 답답하여 진정되지 않는 불안감(심번; 心煩), 가슴 두근거림(動悸), 불면, 불안, 저녁의 조열(潮熱)[1]이 생긴다. 열이 상승하고, 머리를 휘저어 어지럽히는(상요; 上擾) 두통이 생긴다. 두통은 흉중의 혈어로 인해 청양(淸陽)[2]이 상승하지 못해도 생긴다. 청양은 정상적으로 상승하는 양기(陽氣)이며, 양기는 기와 같은 의미이다. 간기의 울체가 위(胃)를 침입하면, 위기(胃氣)가 상역하고 트림(噯氣), 헛구역질(乾嘔)이 생긴다. 혈어의 영향으로 눈 주변이나 입술이 암자색(暗紫色)이 된다.

혀는 암자색으로 혈반(血斑)과 설하정맥(舌下靜脈)의 노창(怒脹)을 볼 수 있다(혈어증의 설상).

혈어는 혈(血)만의 문제가 아닌 기(氣)의 정체나 부족과 깊은 관계가 있다. 본 방은 기체(氣滯)와 관계하여 생긴 혈어를 치료하는 대표적인 처방이다.

임상 응용 범위는 혈어(血瘀), 기혈불창(氣血不暢)의 증후를 나타내는 질환으로, 허혈성 심질환, 협심증, 만성 두통, 편두통, 뇌혈관질환, 동맥경화증, 고혈압, 이상지질혈증(dyslipidemia), 갑상선기능항진증, 삼차 신경통, 늑간 신경통, 흉협부의 외상과 염증에 의한 흉협통, 뇌 질환 후유증으로 생긴 두통, 망막출혈, 녹내장, 만성 간염, 간경변, 위·십이지장 궤양, 불면증, 우울병, 노이로제, 월경통, 월경불순(menstrual irregularity), 무월경, 자궁근종, 자궁내막증, 난소 낭종, 부정출혈, 불임증, 갱년기 장애, 성기능 장애, 발기부전(erectile dysfunction, ED) 등이다.

어떤 처방인가요?

구성 약재는 도인(桃仁), 홍화(紅花), 당귀(當歸), 지황(地黃), 작약(芍藥), 천궁(川芎), 길경(桔梗), 지각(枳殼)[3], 시호(柴胡), 우슬(牛膝), 감초(甘草) 11가지이다. 도홍사물탕(桃紅四物湯)(도인, 홍화, 당귀, 지황, 작약, 천궁)과 사역산(四逆散)(시호, 작약, 지실, 감초)을 합쳐 길경(桔梗)과 우슬(牛膝)을 더한 처방과 가깝다.

군약(君藥)인 도인은 순조롭게 순환되지 않게 된(어체; 瘀滯) 혈을 순환시켜 혈어(血瘀)를 제거한다(활혈거어; 活血祛瘀). 진통 작용도 있다(지통; 止痛). 마찬가지로 군약인 홍화는 활혈거어(活血祛瘀)하고 전신에 구석구석까지 둘러쳐져 있는 경락(經絡)[4]의 주된 줄기 부분인 경맥(經脈)을 통하게 한다. 군약 2가지 약재로 활혈거어(活血祛瘀)하고 지통(止痛)한다.

신약(臣藥)은 사물탕(四物湯)의 구성 약재(당귀, 지황, 작약, 천궁)가 담당한다. 당귀는 활혈지통(活血止痛)하는 동시에 혈을 보한다(보혈; 補血). 지황에는 생지황(生地黃)[5]과 숙지황(熟地黃)이 있고, 사물탕과 도홍사물탕에서는 숙지황을 사용하지만, 혈부축어탕에서는 생지황을 사용한다. 생지황은 한성(寒性)으로 음액(陰液)을 보하고, 양혈(養血)한다(자음보혈; 滋陰補血). 혈분(血分; 넓게는 혈이 존재하는 범위를 가리킨다)의 열을 식히는 힘이 강하다(청열량혈; 清熱凉血). 지통(止痛) 작용도 있다. 한성(寒性)으로 자음(滋陰)하므로 음허내열(陰虛內熱) 또는 음허화왕(陰虛火旺)을 개선하는 데 적합하다(청허열; 清虛熱). 당귀와의 조합으로 양혈윤조(養血潤燥)하고, 화어(化瘀)(혈어의 치료)로 인한 음혈(陰血)의 소모를 방지한다. 작약은 적작약(赤芍藥)[6]을 사용한다. 작약은 혈분(血分) 내 여분의 열(울열; 鬱熱)을 식히고(청열량혈; 清熱凉血), 활혈거어(活血祛瘀)한다. 천궁은 기혈(氣血)의 흐름을 부드럽게 한다(활혈행기; 活血行氣). 적작약과 천궁에는 지통 작용도 있다. 신약 4가지로 양혈활혈(養血活血) 하며, 군약의 작용을 돕는다.

좌약(佐藥)은 길경, 지각, 시호, 우슬 4가지이다. 길경은 폐의 선발(宣發) 기능(기와 진액을 전신의 구석구석까지 산포하는 기능)을 높여(개선폐기; 開宣肺氣), 가래(痰)를 끊어 기침을 멈추게 한다(지해거담; 止咳祛痰). 배농(排膿) 작용도 있다. 지각은 기를 순환시켜 비위(脾胃)의 연동운동을 촉진하며(행기관중; 行氣寬中), 복부 팽만감을 제거한다(제만; 除滿). 길경은 모든 약재의 약효를 상부로 끌어 올리는 힘이, 지각에는 하강시키는 작용이 있다(일승일강; 一昇一降). 두 약재의 배합에 의해 상초(上焦)의 기를 승강시켜 상초의 기(氣)를 열어주고(개흉행기; 開胸行氣), 흉부의 기체를 풀어(관흉; 寬胸), 기기(氣機; 기의 운동)을 조정하여 혈어(血瘀)를 개선한다. 시호는 간기(肝氣)의 울결(鬱結)을 풀어 기를 흐르게 한다(소간해울; 疏肝解鬱). 청양(淸陽)을 흉부로 승제(昇提)(끌어 올린다는 의미)시켜, 흉중의 혈 순환을 촉진한다. 우슬은 활혈거어(活血祛瘀)하고, 혈액순환을 촉진한다(통리혈맥; 通利血脈). 특히 하반신의 순환을 개선하고[7], 혈을 하초(下焦)로 인도하여 상초(上焦)의 혈어를 해소한다. 간신(肝腎)을 보하고(보익간신; 補益肝腎), 수액의 흐름을 개선하며(이수; 利水), 습(濕)을 제거하는 작용도 있다. 이 좌약 4가지들로 울체(鬱滯)된 기혈을 순환시키고(행기활혈; 行氣活血), 군·신약(君·臣藥)을 돕는다.

사약(使藥)인 감초는 비위(脾胃)의 기능을 조절하고 기를 보하면서(익기화중; 益氣和中), 모든 약재의 약성(藥性)을 조화롭게 한다. 길경도 사약으로서 모든 약재의 약효를 이끌어서 상행시킨다.

이로써 혈부축어탕(血府逐瘀湯)의 효능을 '활혈거어(活血祛瘀), 행기지통(行氣止痛)'이라고 할 수 있다. 활혈거어하여 소간해울(疏肝解鬱)하지만, 양혈(養血) 작용도 있으므로 혈을 손상하지 않는다.

혈허(血虛)의 정도가 심하면 사물탕(四物湯)을 병용한다. 담음(痰飮)도 보이는 경우라면, 이진탕(二陳湯)을 합방한다. 또한 혈부축어탕은 활혈거어하는 힘이 강하고, 자궁수축을 야기해 유산(流産)할 가능성이 있으므로 임산부에는 사용하지 않는다.

출전은 '의림개착(醫林改錯)'이다. 원래 혈(血)이 흉중에 어체(瘀滯)되어 있는 증(흉중혈어; 胸中血瘀)을 치료하는 처방이지만, 특히 흉중(胸中)이라는 단어에 얽매일 필요는 없다.

이런 환자에게

만성두통입니다. 날카로운 것으로 찔리는 것처럼 아픕니다.

2년 전부터 통증이 시작해, 해마다 심해지고 있다. 억울한 상태일 때 악화된다. 병원에서 두통으로 외래진료를 받고 있고, 진통약을 처방받았지만, 효과가 없었다. 혈어(血瘀), 기혈불창(氣血不暢)으로 보아 본 방을 사용하였다. 1개월 정도로 통증이 소실되었다.

협심증으로 진단받았고, 의사가 경과를 관찰하겠다고 하였습니다.
밤이 되면 작열감과 흉부(胸部)의 통증이 나타나 걱정이 됩니다.

혀가 암자색(暗紫色)으로, 자색의 어반(瘀斑)이 있다. 혈어(血瘀), 기혈불창(氣血不暢)으로 보아 본 방을 사용하였다. 2주간 복용으로 통증이 완화되었다. 반년간 복용하고 치료를 종료한 후에, 흉통(胸痛)은 생기지 않았다.

용어 해설

1. 매일 일정한 시간이 되면 조수간만의 차와 같이 반복되어 열감이 나타나는 현상을 조열(潮熱)이라고 한다.
2. 청양(清陽)은 하강하는 물질을 가리키는 탁음(濁陰)과 대비를 이룬다.
3. 등자나무 등의 어린 열매가 지실(枳實)로, 성숙한 과실이 지각(枳殼)이다. 사역산(四逆散)에서는 지실을 사용한다.
4. 기(氣)·혈(血)·진액(津液)이 체내에서 운행하는 통로이다.
5. 회경지황(懷慶地黃, *Rehmannia glutinosa* Libosch. f. *hueichinqensis*) 등의 뿌리를 건조한 것이 생지황(生地黃), 술을 더하는 등을 하여 찌고 건조한 공정을 반복하여 만든 것이 숙지황(熟地黃)이다.
6. 작약(芍藥)의 뿌리 외피가 붙어있는 상태로 건조한 것을 적작약(赤芍藥), 외피를 제거하고 건조한 것이 작약(백작약; 白芍藥)이다. 야생종을 적작약이라고 하는 경우도 있다. 사역산(四逆散)에서는 작약(백작약)을 사용한다.
7. 우슬(牛膝)에는 다른 약재의 약효를 아래쪽으로 이끄는 성질이 있다. 하초(下焦)를 활혈하여 상초(上焦)의 충혈(充血)을 개선하는 작용 등을 합쳐 '하행(下行)'이라고 부른다.

리혈제(활혈화어) 理血劑 (活血化瘀)

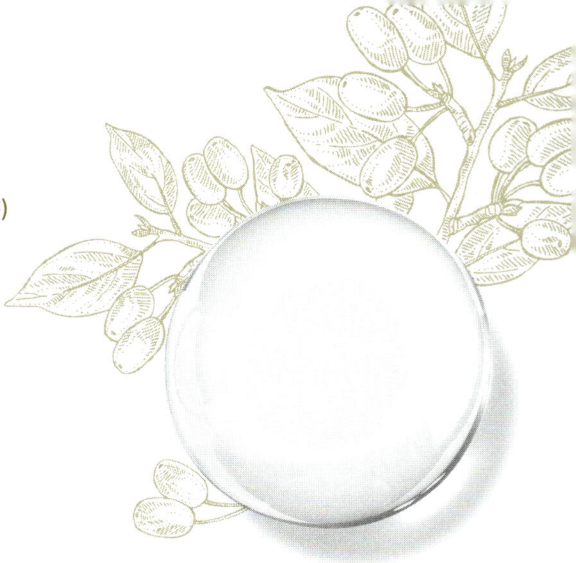

보양환오탕

補陽還五湯

강력하게 보기(補氣)하여 혈어(血瘀)를 제거
뇌졸중 후유증이나 심질환, 노화 방지에 사용

보양환오탕(**補陽還五**湯)은 원래 뇌졸중(중풍; 中風)의 후유증을 위해 구성된 처방이다. 뇌졸중 등에 의해 10개였던 원기(元氣)[1]가 5개로 줄어들고, 기(氣)가 반신(半身)에 모여 있는 편측이 5, 반대 측이 0이 되어 0이 된 측면은 손과 발을 움직일 수 없는 반신불수(半身不隨)가 된다. 그곳에서 원기를 0부터 **5로 회복(환오; 還五)**시키는 처방이라는 의미로 이름이 붙여졌다. 실제로는 뇌혈관질환의 후유증뿐만 아니라, 광범위하게 기허혈어증(氣虛血瘀證)의 치료에 활용된다.

어떤 사람에게 효과가 있나요?

보양환오탕은 '기허혈어(氣虛血瘀), 맥락어조(脈絡瘀阻)'증을 개선하는 처방이다.

기(氣)는 인체의 구성 성분 중 하나로, 살아가기 위해 필요한 생명 에너지에 가까운 개념이다. 이 기(氣)가 적당한 양으로, 부드럽고 매끄럽게 체내에서 흐른다면 우리는 건강하다라고 할 수 있지만, 양이 줄어들거나 흐름이 나빠지면 몸 상태가 붕괴된다. 그리고 이 기의 양이 부족해지는 체질이 '기허(氣虛)'증이다. 과로, 생활 습관 관리의 소홀함, 잠 부족, 만성질환, 큰 병, 나이가 드는 등으로 인해 기를 소모하게 되면 이 증(證)이 된다.

혈(血)도 인체의 구성 성분 중 하나로 생명 활동에 필요한 혈액과 영양을 의미한다. 이 혈의 흐름이 울체(鬱滯) 되기 쉬운 체질이 '혈어(血瘀)'증이다. 혈관의 미세 순환장애나 유동성의 이상, 정신적 스트레스, 한랭(寒冷) 자극, 수액의 정체, 생리 기능의 저하 등에 의해 혈어증이 된다. 질환과 좋지 않는 몸상태가 만성화, 장기화되어 혈어증이 되는 경우도 많다. 특히 좁은 혈맥(심장을 포함한 혈액순환계)인 경락(經絡)에서의 혈(血)의 흐름이 악화된 증을 '맥락어조(脈絡瘀阻)'라고 부른다.

기(氣)의 중요한 작용 중 하나는 추동(推動) 작용이 있다. 이것은 혈(血)과 진액(津液)을 체내에서 순환시키는 작용을 가리킨다. 기가 부족하여 혈을 추동하지 못하게 되면 혈의 흐름이 정체되고, 혈어(血瘀)가 생긴다. 이것이 '기허혈어(氣虛血瘀), 맥락어조(脈絡瘀阻)'증이다. 혈어는 기의 정체(기체; 氣滯)와 부족(기허; 氣虛)과도 깊은 관계가 있고, 본 방은 기허와 관계하여 생긴 혈어를 치료하는 대표적인 처방이다.

기의 부족으로 혈이 흐르지 못하여 경락(經絡)에 정체되면, 신경과 근육이 자양(滋養)되지 못하여서 손과 발이 저리고, 반신불수, 안면신경마비(구안와사)가 생긴다. 기허혈어(氣虛血瘀)에 의해 혀(舌)가 자양(滋養)되지 못하게 되면, 언어장애, 입 양쪽 구석에서 타액이 흐르는 증상이 나타난다. 기허(氣虛)로 기(氣)의 고섭(固攝) 기능이 저하되면 소변이 흘러나오고, 빈뇨, 요실금이 생긴다.

뇌혈관질환이 발생하여 급성기를 지난 후에는 혈어(血瘀)가 남게 되고, 또 전신의 기능이 저하되어 있으므로, 이것이 바로 기허혈어(氣虛血瘀)인 상태이다. 뇌혈관질환의 후유증뿐만 아니라 본 방은 광범위하게 기허혈어증의 질환 치료나 예방에 유효하다.

혀는 담백색(淡白色)으로 통통하고(반대; 胖大), 백색 설태가 있다(기허증의 설상). 혈어가 심하면 혀는 어두운 색이 되지만, 기허가 주가 되므로 혈어증(血瘀證)의 독특한 암적색(暗赤色)인 혀나 자색의 반점(어반; 瘀斑)이 보이는 경우는 적다.

임상 응용 범위는 기허혈어(氣虛血瘀), 맥락어조(脈絡瘀阻)의 증후를 나타내는 질환으로, 뇌혈관질환(뇌경색, 뇌출혈) 후유증(편마비, 안면신경마비, 언어장애 등), 그 외 뇌질환과 외과수술의 후유증, 협심증과 같은 혈허성 심질환, 만성 두통, 고혈압, 신경통, 신경염, 불면증, 위·십이지장 궤양, 만성 신염, 정맥류, 두드러기(蕁麻疹), 월경불순(menstrual irregularity), 자반병, 성기능 장애, 발기부전(erectile dysfunction, ED), 고산병 등이다. 질병 치료만이 아닌, 건강 유지, 노화 방지 대책에도 활용된다.

어떤 처방인가요?

구성 약재는 황기(黃耆), 당귀(當歸), 천궁(川芎), 작약(芍藥), 도인(桃仁), 홍화(紅花), 지룡(地龍) 7가지이다. 황기를 중심으로 도홍사물탕거지황(桃紅四物湯祛地黃; 도인, 홍화, 당귀, 작약, 천궁)과 지룡을 더한 처방에 가깝다.

군약(君藥)인 황기는 소화 흡수 기능(비위; 脾胃)을 높여 기를 보하고(보기건비; 補氣健脾), 위기(衛氣)를 강화하여 체표(體表)를 단단하게 한다(고표; 固表). 강심작용을 통해 혈행을 촉진하고 피부의 혈액순환을 촉진하여 자연적인 발한(發汗)을 멈추고, 체표의 면역력을 높인다. 모공을 꽉 닫는 느낌이다. 또 기허(氣虛)로 생긴 내장하수(內臟下垂, splanchnoptosis)와 진액(津液)의 누출(기허하함; 氣虛下陷)을 막는다(보기승양; 補氣昇陽). 더 나아가 체액의 흐름을 조절하여 이뇨하고, 부종을 해소한다. 보기력(補氣力)이 강하고, 뇌를 포함한 중추신경계의 활성을 높여 전신 기능을 높인다. 저리는 증상을 가볍게 해주는 작용도 있다. 본 방에서는 뇌의 순환 촉진, 흥분성 증강, 부종 감퇴로 뇌의 기능을 개선하는 역할을 담당한다.

신약(臣藥)인 당귀는 혈(血)을 보하는 동시에(보혈; 補血), 혈을 순환시켜 혈어를 제거한다(활혈거어; 活血祛瘀). 진통 작용도 있다(지통; 止痛).

좌약(佐藥)은 4가지가 있고, 활혈거어(活血祛瘀)한다. 천궁은 기혈(氣血)의 흐름을 부드럽게 한다(활혈행기; 活血行氣). 작약은 적작약(赤芍藥)[3]을 사용한다. 적작약은 혈분(血分) 내 여분의 열(울열; 鬱熱)을 식히고(청열량혈; 淸熱凉血), 활혈거어한다. 도인은 매끄럽게 흐르지 않는(어체; 瘀滯) 혈을 순환시켜서 활혈거어한다. 홍화는 활혈거어하고 경맥(經脈)[4]을 통하게 한다. 좌약 4가지 전부 지통 작용이 있다.

좌·사약(佐·使藥)인 지룡(地龍)[5]은 경락(經絡)을 통하게 한다[통경활락(通經活絡), 통락(通絡)]. 이것으로 모든 약재의 약효를 쉽게 발휘 시켜준다. 청열(淸熱) 작용도 있다.

이로써 보양환오탕의 효능을 '보기(補氣)·활혈(活血)·통락(通絡)'이라고 할 수 있다. 혈(血)을 흐르게 하는 원동력이 되는 기(氣)를 대량의 황기로 보하고, 소량의 활혈약(活血藥)으로 혈을 통하게 하고 게다가 지룡으로 혈이 흐르는 길인 경락(經絡)을 통하게 하는 조성이다.

본 방은 뇌졸중(stroke)이 아닌, 그 후유증을 치료하는 처방이다. 따라서 뇌출혈 등의 급성기에는 사용하지 않고, 발작이 치료되어 기허혈어증(氣虛血瘀證)이 된 후부터 사용한다. 본 방의 작용으로 뇌의 혈종과 부종이 제거되면 그것들에 의해 압박되어 기능 저하된 뇌세포가 부활한다. 괴사한 뇌세포의 재생은 어렵지만, 남은 기능을 활성화하거나, 대사 기능의 생성을 촉진하는 것으로 생각된다.

기허(氣虛)인 변비가 있다면, 보중익기탕(補中益氣湯)을 병용한다. 기허(氣虛)인 설사(下痢)가 있다면 삼령백출산(蔘苓白朮散)을 함께 복용한다. 요실금을 동반하는 경우는 팔미지황환(八味地黃丸)을 합방한다. 담(痰)이 많은 경우는 이진탕(二陳湯)을 병용한다.

출전은 청대(淸代)의 의가, 왕청임(王淸任)의 '의림개착(醫林改錯)'이다.

이런 환자에게

> **협심증으로 진단받았습니다.**
> **계단을 올라갈 때나 피곤할 때 가슴이 아픕니다.**

가슴이 세게 조여지는 것 같이 심하게 아프다. 평소에도 자주 피곤하고, 손과 발이 차갑다. 기허혈어(氣虛血瘀), 맥락어조(脈絡瘀阻)로 보아 본 방을 사용하였다. 복용하고서부터 발작이 일어나지 않게 되었다. 높았던 혈압이 조금씩 떨어졌고, 5개월 후에는 혈압약이 필요 없게 되었다.

만성적으로 두통이 있습니다. 가끔 숨이 차기도 합니다.

머리는 살살 아픕니다. 피곤해지면 통증이 심해진다. 기허혈어(氣虛血瘀), 맥락어조(脈絡瘀阻)로 보아 본 방을 사용하였다. 2개월 후부터 두통의 빈도가 줄어들기 시작해, 6개월 후에는 두통이 없어졌다. 잘 피곤해지지 않으며, 감기에도 잘 걸리지 않게 되었다.

용어 해설

1. 원기(元氣)는 기(氣)의 한 종류로, 모든 기의 기본이 된다.
2. 기체(氣滯)와 관계하여 생기는 혈어(血瘀)를 치료하는 대표적인 처방은 혈부축어탕(血府逐瘀湯)이다.
3. 작약(芍藥)의 뿌리 외피가 붙은 채로 건조한 것을 적작약(赤芍藥), 외피를 제거하고 건조한 것이 작약이다. 야생종을 적작약이라고 하는 경우도 있다.
4. 기(氣)·혈(血)·진액(津液)이 체내에서 운행하는 통로를 경락(經絡)이라고 한다. 경락은 전신에 구석구석까지 둘러쳐져 있는 각 부분을 밀접하게 연결하여 몸 전체를 유기적으로 기능하게 한다. 이 경락 중 주된 줄기 부분을 경맥(經脈)이라고 한다.
5. 지룡(地龍)은 지렁이를 건조한 것이다. 일반적으로 벌레류의 약에는 강한 통락(通絡) 작용이 있어, 기혈(氣血)을 강력하게 통하게 하고 기혈(氣血)과 혈어(血瘀)를 치료한다.

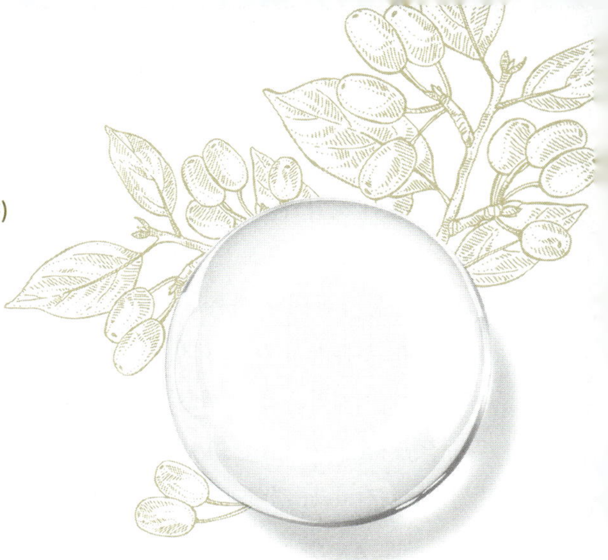

리혈제(활혈화어) 理血劑 (活血化瘀)

궁귀조혈음
芎歸調血飮

보혈활혈(補血活血)하여 혈허혈어(血虛血瘀)를 치료
산후(産後) 모든 병이나 월경불순, 자율신경 실조증(autonomic dysfunction)에 사용

궁귀**조혈**음(**芎**歸**調血**飮)은 천**궁**(川**芎**)과 당**귀**(當**歸**)를 주약으로 하여 주로 **혈**(**血**)을 **조**절한다는 의미에서 이 이름이 붙게 되었다. 원래는 산후(産後)의 양생(養生)을 위한 처방이었지만 일반적으로 혈허혈어(血虛血瘀), 비허기체(脾虛氣滯)에도 광범위하게 활용된다.

어떤 사람에게 효과가 있나요?

궁귀조혈음(芎歸調血飮)은 '혈허혈어(血虛血瘀), 비허기체(脾虛氣滯)'증을 치료하는 처방이다.

혈어(血瘀)는 혈(血)의 흐름이 울체(鬱滯)되기 쉬운 체질을 의미한다. 혈관의 미세순환장애나 유동성 이상, 정신적 스트레스, 한랭(寒冷) 자극, 수액의 정체, 생리기능의 저하 등으로 이 증이 된다. 질환과 좋지 않은 몸 상태가 만성화, 장기화되어 이 증이 되는 경우도 많다. 그리고 혈어로 인해 전신 혹은 국소적으로 혈의 자양

(滋養) 작용이 저하되는 혈허(血虛)가 나타나고, '혈허혈어(血虛血瘀)'증이 된다.

혈어(血瘀)의 영향으로, 안색이 까무잡잡해지고, 입술이 암자색(暗紫色)이 된다. 고정성 동통(疼痛)이나 자통(刺痛), 출혈, 색소침착을 인지할 수 있다. 복강 내에 울혈(鬱血)과 종류(腫瘤)가 생기기 쉽다. 또 혈허(血虛)로 머리가 멍하고, 현훈(目眩), 일어났을 때 어지러움을 느끼고, 이명, 머리에 무거운 것이 덮고 있는 듯한 두통과 두중감(頭重感)(두모; 頭冒), 어깨 결림이 생긴다. 피부에 윤기가 없어지고, 가슴 두근거림(動悸), 저리고, 경련이 생긴다. 여성의 경우 월경통, 월경불순(menstrual irregularity), 배란통, 생리혈이 거무칙칙하고 생리혈에 혈괴(血塊)가 혼재해 있는 것 등을 볼 수 있다.

'비허(脾虛)'증은 소화 흡수에 관여하는 오장(五臟) 중 비(脾)의 기능이 저하된 상태이다. 식사 관리를 소홀히 한다거나, 스트레스, 피로, 큰 병과 출산에 의해 생기기 쉽다. 식욕부진, 복부 팽만감, 복통, 무른 변(軟便), 설사(下痢) 등이 생긴다. '기체(氣滯)'증은 기(氣)의 흐름이 정체된 상태를 가리킨다. 흉부나 복부의 팽만감과 고민감(苦悶感), 우울감, 짜증 남, 화를 자주 내는 등 증상이 나타난다.

혀는 담홍색으로, 자색의 반점(어반; 瘀斑)을 동반하는 경우가 많다(혈어증의 설상). 설하정맥(舌下靜脈)의 노창(怒脹)도 볼 수 있다.

임상 응용 범위는 혈허혈어(血虛血瘀), 비허기체(脾虛氣滯)의 증후를 나타내는 질환으로, 자율신경 실조증(autonomic dysfunction), 월경불순(menstrual irregularity), 월경통, 월경전증후군(PMS), 빈혈, 산후 쇠약 또는 신경증, 오로 정체, 유즙분비부전(hypogalactia), 불임증, 골반 내 혈종, 골반 내 울혈, 외상 후유증, 히스테리, 요로감염증 등이다.

본 방은 원래는 산후(産後) 양생을 위한 처방이다. 산후에 자궁수축이 충분하지 않아 오로가 정체되거나 골반 내 울혈이 있거나 할 때 출산으로 인해 영양상태 혹은 위장 기능이 저하되어, 기(氣)의 흐름도 정체된 상태가 딱 혈허혈어(血虛血瘀), 비허기체증(脾虛氣滯證)이며, 본 방은 이에 효과를 발휘한다. 그러나 산후뿐만 아니라, 일반적인 혈허혈어, 비허기체증에 광범위하게 활용할 수 있다. 물론 남성에도 사용할 수 있다.

어떤 처방인가요?

구성 약재는 천궁(川芎), 당귀(當歸), 목단피(牧丹皮), 익모초(益母草), 지황(地黃), 백출(白朮), 복령(茯苓), 진피(陳皮), 오약(烏藥), 향부자(香附子), 생강(生薑), 대조(大棗), 감초(甘草) 13가지이다.

군약(君藥) 4가지는 혈어(血瘀)를 제거한다(활혈화어; 活血化瘀). 천궁은 기혈(氣血)의 흐름을 부드럽게 해준다(활혈행기; 活血行氣). 자궁 근육의 수축을 촉진하는 작용도 있다. 그러나 임신 중에는 역으로 자궁 수축을 억제한다. 당귀는 활혈지통(活血止痛) 하는 동시에 혈을 보한다(양혈; 養血). 목단피는 혈어를 흩트리고(활혈산어; 活血散瘀), 기혈을 흐르게 하여 통하게 하며, 동통(疼痛)을 완화해 준다. 또 혈분(血分)[1]의 열을 식힌다(청열량혈; 淸熱凉血). 자궁 점막을 충혈(充血)되게 하는 작용도 있다. 익모초[2]는 활혈화어하고 월경을 조절한다(조경; 調經). 자궁의 흥분 약이고, 자궁 수축과 긴장을 강하게 해주는 힘이 있다. 이뇨 작용도 있다. 이상 4가지 약재로 활혈화어하고, 혈행(血行)을 촉진하여 울혈(鬱血)을 제거하고 응혈(凝血)을 흡수 및 배설한다. 자궁수축이 강해지고, 오로가 배설된다.

신약(臣藥)인 지황은 미온성(微溫性)인 숙지황(熟地黃)을 사용한다. 숙지황은 혈을 보하고(보혈; 補血), 음액(陰液)을 보하며(보음; 補陰), 혈허(血虛)와 음허(陰虛)를 개선한다. 당귀와 함께 양혈윤조(養血潤燥)하고 자양강장 작용으로 난소와 자궁을 시작으로 전신을 자양(滋養)한다. 화어(化瘀)하여 음혈(陰血)의 소모를 막는다.

좌약(佐藥)에는 6가지 약재가 있고, 백출, 복령으로 비(脾)의 기능(소화 흡수 기능)을 높여(건비; 健脾), 진피, 오약, 향부자로 기의 순환을 좋게 하고(이기; 理氣), 건강(乾薑)으로 몸을 따뜻하게 한다. 오약은 이기지통(理氣止痛)하고, 한사(寒邪)를 흩뜨리고, 신(腎)을 따뜻하게 한다(산한온신; 散寒溫腎). 특히 하초(下焦)의 기체(氣滯)에 효과가 있다. 향부자[3]는 울결(鬱結)된 간기(肝氣)의 흐름을 좋게 하고(소간이기; 疏肝理氣), 더 나아가 월경을 조절하여 통증을 완화해 준다(조경지통; 調經止痛). 이기약은 소화관의 연동 운동을 촉진하여, 건비약(健脾藥)을 돕는다. 건강은 체내의 냉증(리한; 裏寒)을 제거하여 따뜻하게 한다(온리보양; 溫裏補陽). 혈행이 촉진되어, 특히 중초(中焦)를 따뜻하게 한다(온중산한; 溫中散寒). 강역지구(降逆止嘔) 작용도 있다.

대조, 감초는 사약(使藥)으로서 비위의 기능을 조절하여 기를 보하면서(익기화중; 益氣和中), 모든 약재의 약성(藥性)을 조화롭게 한다. 감초는 자감초(炙甘草)를 사용한다.

이로써 궁귀조혈음의 효능을 '보혈활혈(補血活血), 이기건비(理氣健脾)'라고 할 수 있다. 혈어를 제거(활혈; 活血)하여 자양강장(보혈; 補血)하고, 소화 흡수 기능을 개선(이기건비; 理氣健脾)한다.

본 방은 기혈(氣血)을 보하는(기혈쌍보; 氣血雙補) 기본 처방인 팔진탕(八珍湯; 인삼, 백출, 복령, 감초, 지황, 당귀, 천궁, 작약 8가지)부터 인삼과 작약을 제거하고 이기(理氣)작용이 있는 진피, 오약, 향부자, 활혈(活血) 작용이 있는 목단피, 익모초, 온리(溫裏) 작용이 있는 건강, 모든 약재를 조화롭게 하는 대조를 더한 처방 구성이 된다. 기(氣)와 혈(血) 양쪽을 보하면서 기와 혈의 흐름을 개선한다. 산후(産後)의 일시적인 모든 병의 치료를 목적으로 구성된 처방이므로 강한 보기건비(補氣健脾) 작용을 가지는 인삼과 유간(柔肝)[4]작용이 있는 작약은 제거되었다고 생각된다.

처방 중 복령, 건강, 백출, 감초는 영강출감탕(苓薑朮甘湯)의 구성성분이다. 영강출감탕은 하초(下焦)의 담음(痰飮)과 한증(寒證)을 제거하는 온신이수약(溫腎利水藥)이다. 이 작용에 의해 활혈양혈약(活血養血藥)이 하초에서 약효를 발휘하기 쉬워지게 된다.

기허(氣虛), 혈허(血虛), 혈어(血瘀)가 현저하다면 혹은 만성화된 경우는 각자 사군자탕(四君子湯), 사물탕(四物湯), 계지복령환(桂枝茯苓丸) 등을 병용한다. 자궁수축작용이 있어서 임산부에게는 사용하지 않는다.

출전은 '만병회춘(萬病回春)'이다.

본 방의 가감에, 궁귀조혈음 제1 가감이 있다. 이것은 본 방에 활혈화어(活血化

瘀) 하는 작약(芍藥), 도인(桃仁), 홍화(紅花), 우슬(牛膝), 이기(理氣)하는 지각(枳殼), 목향(木香), 현호색(玄胡索), 온리산한(溫裏散寒) 하는 육계(肉桂)를 더한 것으로 본 방보다 이기활혈(理氣活血), 온리산한(溫裏散寒) 작용이 강하다. 본 방에 활혈화어(活血化瘀), 이기지통(理氣止痛)하는 우슬산(牛膝散)이나 절충음(折衝飮) 합친 처방에 가깝고, 본 방의 적응증이고 기체혈어(氣滯血瘀)가 심하고, 한증(寒證)을 나타내는 환자에 궁귀조혈음(芎歸調血飮) 제1 가감을 사용한다.

이런 환자에게

생리를 잘 하지 않습니다.
생리 전에 두통이나 초조함도 있습니다.

월경은 늦어지는 경향이고 주기가 안정적이지 않다. 월경통도 심하다. 배가 그득하다. 혈허혈어(血虛血瘀), 비허기체(脾虛氣滯)로 보아 본 방을 사용하였다. 복용을 시작하고 5주 정도 지나자, 월경이 안정되기 시작했다. 월경통, 월경전증후군(PMS)도 완화되었다.

만성 방광염입니다. 차가우면 재발합니다.

배뇨 후에 시원하지 않고, 잔뇨감이 있다. 여름에도 냉방으로 인해 몸이 차가워지면 방광염이 재발한다. 혈허혈어(血虛血瘀), 리한(裏寒)으로 보아 본 방을 사용하였더니 2주 사이에 치료되었다. 보혈활혈(補血活血) 작용과 영강출감탕(苓薑朮甘湯) 성분의 온신이수(溫腎利水) 작용이 주효(奏效)하였다.

용어 해설

1. 혈분(血分)은 넓은 의미로 혈(血)이 존재하는 범위를 가리킨다.
2. 익모초(益母草)는 익모초의 전체를 사용한다. 산후(産後) 오로에 효과가 있어 익모초라는 이름이 붙었다.
3. 향부자(香附子)는 '기병(氣病)의 총사령관(總司), 부인과(婦人科)의 총 지배인(主師)'이라고 하며 간기(肝氣)를 중심으로 광범위하게 기(氣) 흐름의 정체(기체; 氣滯)나 부인과 질환에 사용된다.
4. 유간(柔肝)은 간(肝)의 음혈(陰血)을 보호하여 간기(肝氣)의 승동(承動)을 진정시키고, 간기를 유연하게 보호하는 것이다. 이것으로 근육의 경련과 긴장이 완화된다. 본 방은 자궁수축이 충분하지 않은 여성 등에 투여하는 것이 많아 유간 작용은 필요하지 않아 넣지 않은 것이다.

리혈제(활혈화어) 理血劑 (活血化瘀)

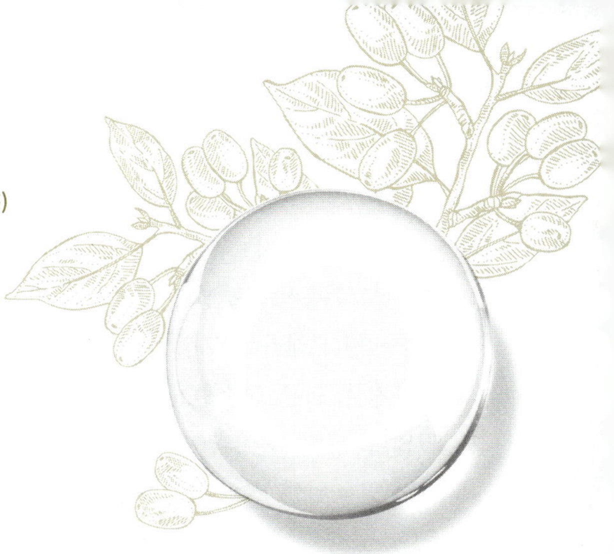

도핵승기탕

桃核承氣湯

혈어(血瘀)를 제거하여 열사(熱邪)를 사하(瀉下)
월경통, 자궁내막증, 정신질환 등에 사용

도핵승기탕(桃核承氣湯)은 계지복령환(桂枝茯苓丸)과 마찬가지로 혈어(血瘀)를 치료하는 활혈거어[1]제(活血祛瘀劑) 중 하나이다. 급박한 증상이 보이고, 변비 경향이 있는 경우는 계지복령환이 아닌 도핵승기탕을 사용한다. 별명은 도인승기탕(桃仁承氣湯)이다.

어떤 사람에게 효과가 있나요?

도핵승기탕은 '하초축혈(下焦蓄血), 열혈호결(熱血互結)'증을 치료하는 처방이다. 하초축혈은 하반신, 특히 배꼽부터 아랫부분을 가리키는 하초(下焦)[2]에 혈어(血瘀)가 머무르고 있는 증이고, 열혈호결은 열사(熱邪)와 혈(血)[3]이 서로 결합하여 있는 증이다.

혈어(血瘀)는 혈(血)의 흐름이 울체(鬱滯)되기 쉬운 체질이다. 혈관의 미세 순환장애나 유동성의 이상, 정신적 스트레스, 한랭(寒冷) 등의 생활환경, 한랭 자극, 부적절한 식생활, 운동 부족, 수액의 정체, 생리기능의 저하 등으로 인해 이 증이 된다. 질환이나 좋지 않은 몸 상태가 만성화되고 장기화되어 혈어증이 되는 경우도 많다. 임산부나 출산으로 생기는 경우도 있다.

혈어가 되면 오래가는 고정성 둔통(鈍痛), 혹은 침으로 찌르는 듯한 통증(자통; 刺痛)이 생긴다. 아픈 장소를 누르면 통증이 악화된다. 야간에 통증이 증가하는 경우도 많다. 복부 등에 밖에서 만져지는 딱딱한 덩어리가 생기는 경우도 있다.

또, 안색이 회암색(灰暗色)을 띠고, 혀와 입술, 손톱의 색, 눈 주변의 피부가 암자색을 띤다. 통증과 냉증, 저림, 감각의 둔마(鈍麻)가 생긴다. 현훈(目眩), 두통, 흉통, 복통, 월경통, 어깨 결림, 발열, 피부의 색소침착과 출혈, 종창(腫脹), 부정맥, 건망, 인지기능 장애, 우울 등이 생긴다.

하초축혈(下焦蓄血)은 하반신인 하초(下焦)에 혈어(血瘀)가 머무르고 있는 상태이므로 골반 내의 울혈(鬱血) 상태에 가깝다. 만성 염증과 습관성 변비 등에 의해 생기기 쉽다.

'하초축혈(下焦蓄血), 열혈호결(熱血互結)'증이 되면, 혈어(血瘀)와 열사(熱邪)가 하초에서 서로 결합하는 것으로 하복부가 그득해져 아프고, 딱딱해지게 된다. 골반 내에서 생기는 울혈을 동반한 여성 생식기관이나 장관(腸管, enteric)으로의 혈류가 저해되고, 하지 정맥의 울혈이나 하반신의 냉증, 치핵 등이 생긴다. 월경통이 심해지고, 가끔 생리를 하지 않게 된다. 부정출혈도 보인다.

열사가 혈분(血分)에 있으므로 야간에 발열한다. 어열(瘀熱)이 상요(上擾)[4]하여 심신(心神)을 휘저어 어지럽히면 정신이 불안정해지고, 불면, 흥분 등도 생긴다. 상열감, 두통, 어깨 결림, 비출혈, 가슴 두근거림(動悸), 현훈(目眩), 이명 등도 생긴다. 상반신에서의 상열감, 하반신이 차가워지는 상태가 되기 쉽다. 열사는 혈분에 있고, 기분(氣分)에는 없기 때문에 하초에 있는 방광의 기화(氣化) 작용을 방해하지는 않아 배뇨 이상은 생기지 않는다.

혀는 홍색 혹은 암자색(暗紫色)~자색으로(혈어증의 설상), 황색 설태가 있다(열증의 설상). 청자색(青紫色) 혹은 자색의 반점(어반; 瘀斑)이 혀 위에서 보이는 경우도 있다

(혈어증의 설상).

임상 응용 범위는 하초축혈(下焦蓄血), 열혈호결(熱血互結)의 증후를 나타내는 질환으로 월경곤란증, 월경불순(menstrual irregularity), 무월경, 자궁내막증, 불임증, 불육증(不育症, 습관성유산), 산후 오로, 자율신경 실조증(autonomic dysfunction), 불면증, 히스테리, 노이로제(心身症), 갱년기 장애, 고혈압, 두통, 어깨 결림, 비출혈, 치통, 뇌혈관질환 후유증, 습관성 변비, 치핵, 전립선염, 방광염 등 요로감염증, 그 외 골반 내 염증, 장관(腸管, enteric) 유착, 하지정맥류, 타박, 냉증, 습진(피부염, eczematous dermatitis), 두드러기(蕁麻疹) 등이다.

어떤 처방인가요?

구성 약재는 도인(桃仁), 대황(大黃), 계지(桂枝), 망초(芒硝), 감초(甘草) 5가지이다. 청열사하(淸熱瀉下) 작용을 가진 조위승기탕(調胃承氣湯)(대황, 망초, 감초)에 도인과 계지를 더한 구성이다.

군약(君藥)인 도인은 성미(性味)가 고감(苦甘)·평(平)하여 심(心)·간(肝)·폐(肺)·대장경(大腸經)에 들어가 소통되지 않았던 혈(血)을 원활하게 순환시켜 혈어(血瘀)를 제거한다(활혈거어; 活血祛瘀). 특히 골반 내 혈관을 확장하여 혈류를 촉진한다. 변을 무르게 하여 통변을 좋게 한다(윤장통변; 潤腸通便). 자궁수축 작용이 있어 임산부에는 사용하지 않는다.

마찬가지로 군약인 대황은 성미가 고한(苦寒)하여 비(脾)·위(胃)·대장(大腸)·간(肝)·심경(心經)에 들어가 어열(瘀熱)[5]을 제거하고(사열축어; 瀉熱逐瘀), 대장의 연동 운동을 촉진하고, 사하(瀉下) 작용을 통해 배변을 촉진하여(통리대변; 通利大便), 열사와 답답한 증상을 제거한다(사열소비; 瀉熱消痞). 장(腸) 내에 계류한 혈어를 제거하고(활혈거어; 活血祛瘀), 골반 내 순환을 개선한다. 도인과 대황의 조합으로 대·소변의 배설을 촉진하고, 혈어와 하초의 울열(鬱熱)을 소설(疏泄)하고, 어열을 치료한다(파어사열; 破瘀瀉熱).

신약(臣藥)인 계지는 성미가 신감(辛甘)·온(溫)하여 심(心)·폐(肺)·방광경(膀胱經)에 들어가 경맥(經脈)을 따뜻하게 하여 혈(血)을 순환시키고, 혈액순환을 촉진한다(통행혈맥; 通行血脈). 기의 상역(충역; 衝逆)을 진정시킨다. 도인과 계지의 조합으로 국소적인 혈어를 제거하고, 혈행 장애를 소통한다. 한성(寒性)인 약재 배합이 많은 가운데, 온성(溫性)으로 혈의 응결을 막는다.

마찬가지로 신약인 망초는 성미가 함고(鹹苦)·한(寒)하여 위(胃)·대장경(大腸經)에 들어가, 통변(通便)시켜 리열(裏熱)을 중재한다(청열사하; 淸熱瀉下 혹은 사열; 瀉熱), 종기(癤, furunculus)나 덩어리를 연화(軟化)시켜 소거한다(연견산결소종; 軟堅散結消腫). 장관(腸管, enteric) 내 수분 보유량을 증가시켜 분변을 연화시키고, 장관(腸管, enteric)을 자극한다. 대황과의 조합으로 연동 운동을 촉진하고, 대소변을 통리(通利)시켜, 장관(腸管, enteric) 내의 분변(견괴; 堅塊)을 배설하고, 복만(腹滿)을 해소하며 장 내 실열(사열; 邪熱)을 식혀 배제한다. 또 도인과의 조합으로 청열사하(淸熱瀉下)하고 파혈거어(破血祛瘀)한다.

좌·사약(佐·使藥)인 감초는 자감초(炙甘草)를 사용한다. 비위(脾胃)의 기능을 조절하면서 기를 보하고(익기화중; 益氣和中), 모든 약재의 약성을 조화롭게 한다. 본 방에서는 준열한 작용인 군·신약(君·臣藥)의 약성을 완화하는 작용도 가진다. 계지와의 조합으로 상충(上衝)[6]을 낮춘다.

이로써 도핵승기탕의 효능을 '활혈화어(活血化瘀), 통하사열(通下瀉熱)'이라고 할 수 있다. 활혈화어 하는 약재로 혈어를 제거하고, 사열(瀉熱)하는 약재로 사열(邪熱)을 배설하고, 혈어(血瘀)와 열사(熱邪)를 동시에 치료한다. 하반신의 혈액순환이 촉진되어 상반신의 충혈이 해소된다.

혈어에 의해 통증이 심하다면 홍화(紅花) 등을 더해 활혈화어(活血化瘀) 작용을 강하게 해준다. 월경불순(menstrual irregularity)과 무월경의 경우는 사물탕 등을 합방하여 조경(調經)한다. 상충(上衝)이 없다면 대황목단피탕(大黃牧丹皮湯)을 사용한다.

출전은 '상한론(傷寒論)'이다.

이런 환자에게

월경불순(menstrual irregularity)입니다.
월경통이 심하고, 생리량이 적어 걱정입니다.

월경은 늦는 편이다. 생리혈의 색은 암적색(暗赤色)으로 24세인데도 월경은 3일 만에 끝난다. 부인과에서 진찰을 받았지만, 이상은 없다고 하였다. 하초축혈(下焦蓄血), 열혈호결증(熱血互結證)으로 보아 본 방을 사용하였다. 다음 주기부터 월경통이 줄어들었다. 반년 후에는 월경이 안정됐다. 생리량이 늘어나고, 선혈(鮮血)과 같은 색으로 돌아왔다.

어깨 결림이 심하고, 가끔 심한 두통이 닥쳐옵니다.

후두부가 아픈 적이 많고, 통증이 심할 때는 토한 적도 있다. 만성적인 변비가 있고, 대변이 딱딱하며, 치질도 있다. 하초축혈(下焦蓄血), 열혈호결증(熱血互結證)으로 보아 본 방을 사용하였다. 복용을 시작하고 통변(通便)이 좋게 되었다. 2개월 후 치질이 나았다. 다음으로 어깨 결림도 경감되었고, 3개월 후에는 확실하게 좋아졌다. 두통도 생기지 않게 되었다.

용어 해설

1. 활혈거어(活血祛瘀)는 '활혈화어(活血化瘀)'라고도 한다.
2. 한방에서는 삼초(三焦)라는 개념이 있고, 인체를 크게 세 부분으로 나눠, 가슴부터 위쪽을 상초(上焦), 한 가운데를 중초(中焦), 배꼽 아래를 하초(下焦)라고 부른다. 오장(五臟) 중 심(心)·폐(肺)는 상초, 비(脾)는 중초, 간(肝)·신(腎)은 하초에 포함된다.
3. 혈(血)은 전신을 자양(滋養)하는 작용 및 그 물질적 기초를 가리킨다. 혈액 또는 혈액이 운반하는 영양 혹은 순환에 가까운 개념이다.
4. 상요(上擾)는 병사(病邪)가 체내에서 상승하여 상부를 휘저어 어지럽히는 것이다.
5. 어열(瘀熱)은 습사(濕邪)의 영향 등으로 열사(熱邪)가 혈(血)과 함께 울체(鬱滯)되어 체내에 가득 차 있는 상태를 가리킨다.
6. 상충(上衝)은 하강해야 할 기(氣)가 역행하여 상승하는 것이다.

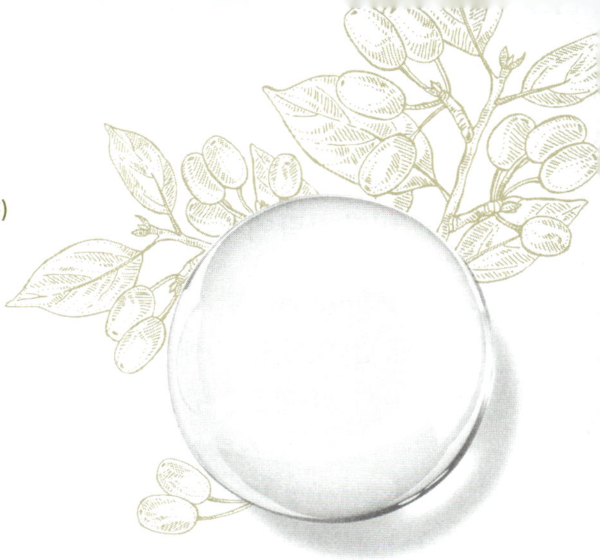

리혈제(활혈화어) 理血劑 (活血化瘀)

계지복령환

桂枝茯苓丸

부인과 질환만이 아닌 전신의 혈행(血行) 장애에 강한 효과

계지복령환(桂枝茯苓丸)은 혈행(血行) 장애를 개선하는 한방 처방 중 하나로 자주 사용되고 있다. 의료용 의약품으로서 판매되고 있는 계지복령환 엑스 과립 내 제품의 첨부문서를 보면 효능, 효과로서 자궁 등의 염증, 자궁내막염, 월경불순(menstrual irregularity), 월경 곤란, 대하(帶下, leukorrhea), 갱년기 장애, 냉한 체질 등이 쓰여 있어, 부인과 질환 전용 한약과 같은 인상이 있지만 실상은 그렇지 않다.

순환기계, 대사계 질환 등 혈행 장애와 관계가 있는 질환에, 남녀를 불문하고 사용할 수 있다. 외상, 타박, 수술에 의한 혈행 장애나 울혈(鬱血)에도 좋다.

장기간 사무 작업을 하여 머리가 무거울 때나, 컴퓨터를 너무 오래 쳐다보다가 목을 내밀게 되어 어깨와 견갑골 부근이 뻐근하고 무거울 때 이 약을 복용하면, 한 번만으로도 머리와 어깨가 시원해지고 되고, 혈액 순환이 개선되는 것이 실감할 수 있다. 시나몬의 향기가 있어 복용하기 쉬운 처방이라고 생각되지만 맛없어서 먹기 힘들어하는 사람도 있다.

어떤 사람에게 효과가 있나요?

계지복령환(桂枝茯苓丸)은 일시적인 울혈(鬱血)에 의한 두중감(頭重感)과 어깨 결림만이 아닌, 만성적인 혈행장애에도 잘 듣는다.

혈행(血行)이 정체된 있는 증(證)[1]을 한방에서는 '울혈'증이라고 말한다. 계지복령환은 혈어증(血瘀證)인 사람에게 사용하는 처방이다. 특히 하초(下焦)[2]의 혈어에 유효하다. 하초에서 혈류가 악화되면 골반 내에서 울혈이 생기고, 울혈에 의해 하복부 통증이 발생한다(월경곤란증). 혈류가 정체되어 있어서 누르면 아프다. 부정출혈(누하; 漏下), 월경불순(menstrual irregularity) 등의 월경이상도 생기기 쉽다. 또 혈액과 체액의 흐름이 정체되어 있어서 골반 내 염증과 종양이 형성되기 쉬워져 자궁근종 또는 자궁내막증이 생기기 쉽다.

게다가 하지의 냉증(冷症)과 정맥류, 상반신의 상열감, 두통, 어깨 결림이 일어나기 쉬우며, 자율신경 실조증(autonomic dysfunction), 고혈압 등도 생기기 쉽다. 그 외 타박증, 치질환(痔疾患), 여드름, 습진, 두드러기(蕁麻疹), 기미(肝斑, chloasma), 동창(凍瘡, chilblain) 등도 보이게 된다.

혈어증인 사람은 안색이 까무잡잡하고, 피부에 생기가 없고, 색소침착이 생기기 쉬우며, 입술과 혀가 자색을 띠고 있고, 혀 내의 정맥이 노창(怒脹)되어 있는 특징을 가지고 있다. 혀에 어반(瘀斑)(청자색 혹은 자색의 반점)이 보이는 경우도 많다.

다른 경우에도, 어혈(瘀血)인 증후를 나타내는 질환으로, 갱년기 장애, 무월경, 난소 낭종, 불임증, 불육증(不育症, 습관성유산) 등에 임상 응용할 수 있다.

어떤 처방인가요?

계지복령환(桂枝茯苓丸)은 계지(桂枝), 도인(桃仁), 목단피(牧丹皮), 작약(芍藥), 복령(茯苓) 5가지로 이루어져 있다.

군약(君藥)은 계지이고, 혈류를 따뜻하게 하여 흐름을 개선한다. 신약(臣藥)은 도인, 목단피, 작약으로 혈액의 정체, 울혈(鬱血) 및 염증을 완화해 주고 자궁근종 등의 종류(腫瘤)를 해소한다. 작약은 혈을 순환시켜 혈어(血瘀)를 제거하는 작용(활혈화어; 活血化瘀)이 강한 적작약(赤芍藥)을 사용한다. 좌약(佐藥)인 복령은 체액의 흐름을 개선하는 것으로, 종류의 제거를 뒷받침해 준다.

위 약재의 상호작용으로 혈류를 개선하여 염증을 완화하고, 울혈을 해소하여 종류를 개선한다. 이 계지복령환의 효능을 '활혈화어(活血化瘀), 완소징괴(緩消癥塊)'라고 말할 수 있다. 징괴(癥塊)는 자궁근종이나 난소 낭종 등의 종류(腫瘤)를 가리킨다.

계지와 목단피의 조합은 활혈화어 하는 효능을 강하게 하는 데 있고, 온경탕(溫經湯)과 팔미지황환(八味地黃丸)에도 배합되어 있다. 도인과 목단피는 조합으로 혈어를 해소하는 힘이 강하다. 도인과 목단피의 조합은 대황목단피탕(大黃牧丹皮湯) 등에도 배합되어 있다. 계지와 작약의 조합은 복통에 좋아, 소건중탕(小建中湯)에서도 볼 수 있다. 계지와 복령의 조합은 혈액과 체액의 흐름을 개선하고, 징괴(癥塊)의 해소를 추진한다.

원래 그 이름대로 환약(丸藥)이고, 마지막에 봉밀로 빚어 환약으로 만들어 복용한다. 이 꿀에도 효과가 있고, 사약(使藥)으로서 5가지 약재의 너무 강한 작용을 완화한다.

계지복령환의 작용은 비교적 강하고, 정체된 혈의 막힘을 제거할 즈음에, 삽으로 도랑을 쳐내는 것과 같은 효과를 발휘한다. 자궁을 자극하여서 임산부에는 금지되어 있다.

작약, 모란, 복숭아처럼 여성스러운 꽃을 피우는 식물을 기원으로 하는 약재로 구성되어 있으므로 작용도 온화하다고 생각하는 경향이 있지만, 실제로는 성질이 강한 처방이다.

가감방에는 기본 방에 더하여 활혈화어하는 효능을 강하게 만든 우슬산(牛膝散)[4]이나 절충음(折衝飮)[5]이 있다.

출전은 '금궤요략(金匱要略)'이다. 원래 부인의 징괴(癥塊), 누하(漏下)에 짝을 이루고 있던 처방이다.

이런 환자에게

직경 8 cm 자궁근종이 있습니다.
빈혈과 과다월경(hypermenorrhea)이 있어 수술을 권유 받았습니다만
가능하다면 수술은 하고 싶지 않습니다.

35세의 여성이다. 월경 출혈이 증가하여 검사를 받았고, 자궁근종이 발견되었다. 월경통은 심하고, 매회 월경 첫날만 진통제를 복용한다. 월경 출혈에 간(liver) 모양의 혈괴(血塊)가 혼재되어 있다. 냉증, 상열감이 있고, 최근에는 얼굴의 기미(肝斑, chloasma)가 신경 쓰인다.

이 여성의 증은 혈어(血瘀)이다. 월경통이 첫날에 심한 것과, 간 모양의 혈괴가 나오는 것도 혈어증(血瘀證)의 특징이다. 계지복령환을 복용하였고, 3개월 후의 검사에서 빈혈 개선이 확인되었다. 과다월경(hypermenorrhea)과 월경통은 점점 경감되었고, 반년 후의 검사에서 자궁근종은 5 cm가 되었고, 수술할 필요는 없어졌다.

계지복령환으로 어혈(瘀血)이 개선되었고, 모든 증상이 경감되었던 증례이다. 기미도 옅어져서 기뻐하였다. 한약만으로 수술과 같이 근종을 제거하는 것은 힘들지만 근종의 성장을 멈추거나 어느 정도 작게 하거나, 근종에 동반하는 모든 증상을 완화하는 것은 가능하다.

자궁근종은 스트레스의 영향으로 발생, 성장하기도 한다. 그 경우는 가미소요산(加味逍遙散)과 같은 기(氣)의 흐름을 조절하는 처방을 사용한다.

1년 전부터 혈압이 높아지게 되었습니다. 혈압약을 복용하고 있습니다만 150/80 mmHg 정도입니다. 강한 혈압약이라 기분이 나빠져 그보다 약한 약을 받아 복용하고 있습니다. 어깨 결림도 심해서 가끔 두통도 생깁니다.

45세의 남성이다. 약간의 붉은 얼굴을 하고 있다. 마사지하여도 오히려 어깨 결림이 심해진다. 마사지로 인해 역으로 어깨 결림이 악화되는 것은 혈어증(血瘀證)에서도 잘 볼 수 있는 증상이다.

계지복령환(桂枝茯苓丸)을 복용하였더니 1개월의 복용만으로 수축기 혈압이 130 mmHg 대, 2개월 후에는 120 mmHg 대까지 내려간다. 그 후 혈압약을 중지하였고 수축기 혈압이 130 mmHg 대로 안정되어서 한약도 복용 종료하였다.

혈어증으로 상열감이 심하고, 변비가 있다면 도핵승기탕(桃核承氣湯)이 좋다. 스트레스의 영향이라면 사역산(四逆散)을 합방하거나 혈부축어탕(血府逐瘀湯)으로 바꿔서 복용하게 한다.

용어 해설

1. '증(證)'은 환자의 체질과 병의 상태이다. 한의학에서는 환자의 증으로부터 처방을 결정한다.
2. 한방에서는 삼초(三焦)라는 개념이 있다. 인체를 크게 세 부분으로 나눠, 가슴 위쪽을 상초(上焦), 한가운데를 중초(中焦), 배꼽 아래를 하초(下焦)라고 부른다.
3. 한약재로써 사용되고 있는 녹나무과의 상록 고목인 생달나무에 있어서, 일본 한방(漢方)에서는 그 수피(樹皮)를 계피(桂皮)로써 사용하고, 중의학에서는 그 어린줄기를 계지(桂枝), 수피를 육계(肉桂)로써 구별하여 사용한다.
4. 우슬산(牛膝散)의 구성 약재는 계지(桂枝), 도인(桃仁), 목단피(牧丹皮), 적작약(赤芍藥), 우슬(牛膝), 당귀(當歸), 현호색(玄胡索), 목향(木香) 8가지이다.
5. 절충음(折衝飮)의 구성 약재는 계지(桂枝), 도인(桃仁), 목단피(牧丹皮), 적작약(赤芍藥), 우슬(牛膝), 당귀(當歸), 천궁(川芎), 홍화(紅花), 현호색(玄胡索) 9가지이다.

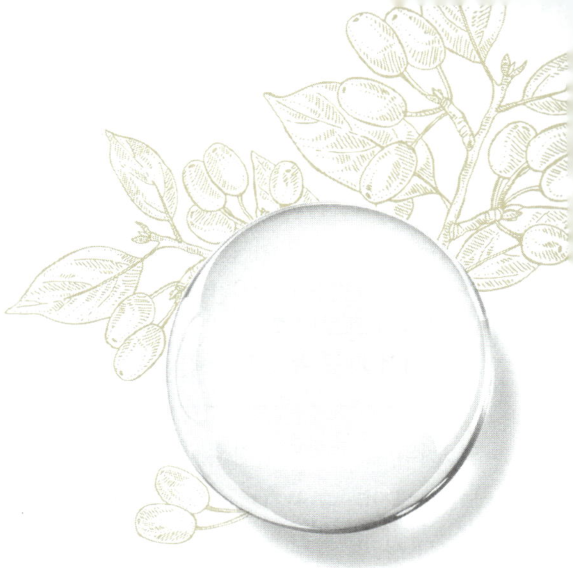

리혈제(지혈) 理血劑 (止血)

궁귀아교탕
芎歸阿膠湯

지혈양혈(止血養血)하여 월경과 임신 상태를 안정시킴
냉증이고 부정출혈 등에 활용

우리 신체에는 경락(經絡)이라는 통로가 전신에 구석구석 분포되어 있다. 인체의 기본적인 구성 성분인 기(氣)·혈(血)·진액(津液)[1]은 그 경락을 운행하여 인체가 하나의 유기체로서 연결되고, 기능되고 있다. 그 결과 여러 생명 활동과 생리 기능이 원활하게 수행되고, 건강이 유지될 수 있다.

궁귀아교탕(芎歸阿膠湯)은 여러 개의 경락 중 여성의 월경과 관계가 깊은 경락의 기능이 실조되어 생기는 병 등을 치료하는 처방이다.

어떤 사람에게 효과가 있나요?

궁귀아교탕은 '충임허손(衝任虛損), 출혈태동(出血胎動)'증을 개선하는 처방이다.

인체를 순환하는 경락(經絡) 중 그 주된 줄기 부분을 경맥(經脈)이라고 한다. 경맥은 인체의 심부를 돌아다닌다. '충임허손(衝任虛損)'증은 그 경맥 중 충맥(衝脈), 임맥(任脈)이라는 2가지 경맥의 기능이 실조되어 있는 상태이다.

충맥은 생식기를 중심으로 퍼지는 경맥으로, 오장육부(五臟六腑)의 기혈(氣血)을 조절하고 더 나아가 생식능력에 관여하고, 월경을 조정하는 작용이 있다. '오장육부의 바다', 혹은 '혈해(血海)'라고도 불린다. 동맥계를 중심으로 분포하고, 난소기능과 관계가 깊다. 충맥(衝脈)을 통하여 자궁부터 나오는 혈액이 월경이 된다.

임맥(任脈)도 생식기를 중심으로 퍼지는 경맥이지만 이쪽은 정맥계를 중심으로 분포하며, 자궁의 기능과 관계가 깊다. 임신과 태아의 양육에 관여한다. 대하(帶下, leukorrhea)나 분만과도 밀접한 관계를 맺는다.

충임허손증이 되면 부정출혈이 생기고, 태아가 불안정해지거나 한다. 이것을 '출혈태동(出血胎動)'이라고 한다. 유산(流産)을 반복하는 체질과 관계가 깊은 경우도 많다.

증상으로서는 충임맥(衝任脈)의 기능이 허손된 것으로 혈(血)을 혈맥(血脈) 내에 머무르는 것이 가능해지고, 부정출혈, 과다월경(hypermenorrhea), 월경주기의 연장이 나타난다. 또 임신 중 자궁출혈, 유산 후 자궁출혈도 생긴다. 출혈은 비교적 소량으로 계속되는 경우가 많다(누하; 漏下). 그 외 혈변(血便)과 혈뇨(血尿) 등 하반신으로의 출혈이 보이기 쉽다.

출혈에 의해 체내의 혈을 잃어버린다면, 혈허증(血虛證)이 된다. 인체의 구석구석까지 혈액과 영양이 공급되지 않게 되고, 필요한 곳에 필요한 자양분이 공급되지 않는 체질이나 상태가 된다.

혈허가 되면 피부가 충분히 자양 되지 못해서 안색이 나쁘고, 피부에 생기가 없고, 피부에 윤기가 없고 꺼칠꺼칠하게 되고, 입술이 트는 등의 증후가 생긴다. 뇌에 공급되는 혈이 부족해지면 머리가 멍해지고, 현훈(目眩), 휘청거림, 일어났을 때의 어지러움 등이 생긴다. 눈으로의 혈의 공급이 부족해지게 되면 눈이 피로해지기 쉽고, 눈이 침침해지고, 눈이 건조해지고, 초점이 맞지 않고, 시력 저하의 증상이 나타난다. 혈허가 신경계나 근육에 미치면, 손과 발의 저림, 근육의 경련(spasm), 쥐가 나며(cramp), 종아리에 쥐가 나는 증상 등이 생긴다.

임신 중에 혈허증이 되면, 태아에 영양이 충분히 전해지지 못하게 되고, 태동불안(胎動不安)이 된다. 혈허와 출혈에 의해 복통이 생긴다.

혀는 연한 홍색이고, 흰색을 띠고 있다.

임상 응용 범위는 충임허손(衝任虛損), 출혈태동(出血胎動), 혈허(血虛)의 증후를 나타내는 질환으로, 구체적으로는 부정출혈, 월경불순(menstrual irregularity; 월경과다 등), 절박유산, 산후출혈, 불육증(不育症, 습관성유산), 혈소판 감소성 자반증, 혈변, 혈뇨, 치출혈, 빈혈 등이다.

어떤 처방인가요?

구성 약재는 아교(阿膠), 애엽(艾葉), 지황(地黃), 당귀(當歸), 작약(芍藥), 천궁(川芎), 감초(甘草) 7가지이다. 사물탕(四物湯)에 아교, 애엽, 감초가 가미되어 있는 구성이다.

군약(君藥)인 아교는 지혈(止血) 작용이 있고, 또 혈(血)을 보하고, 음액(陰液)[2]을 자양(滋養)한다(보혈양음; 補血養陰). 마찬가지로 군약인 애엽에도 지혈 작용이 있고, 또 경맥(經脈)을 따뜻하게 하여 혈을 순환시키며(통양; 通陽), 한사(寒邪)를 배제한다(온경산한; 溫經散寒). 태아를 안정시키고, 유산(流産)을 예방하는 작용(안태; 安胎)과 지혈 작용도 있다. 이 군약 2가지 조합으로 온경지혈(溫經止血)하고, 보혈안태(補血安胎)한다.

신약(臣藥)인 지황은 숙지황(熟地黃)을 사용하고, 자음양혈(滋陰養血)하여 충·임맥(衝·任脈)을 보양하고, 안태한다. 마찬가지로 신약인 당귀는 보혈(補血)하여 월경을 조정(조경; 調經)하고, 충·임맥을 자양한다.

좌약(佐藥)에는 작약, 천궁, 감초가 해당한다. 작약은 백작약(白芍藥)을 사용하고, 보혈하는 동시에 오장(五臟) 중 간(肝)[3]의 기능을 조절한다 (평간; 平肝). 또 근육의 긴장을 완화하여 진통에 효과적이다(완급지통; 緩急止痛). 지혈 작용도 있다. 천궁은 기혈(氣血)의 흐름을 조절한다(활혈행기; 活血行氣).[4] 또 당귀, 작약과 함께 난소 기능을 개선하고, 월경 조정에 효과적이다. 감초는 자감초(炙甘草)를 사용하고, 비위(脾胃)의 기능을 높여 기를 보하면서(익기건비; 益氣健脾), 아교와의 조합으로 지혈 작용을 높여, 작약과의 조합으로 완급지통 작용을 강화해 준다.

감초는 사약(使藥)으로서도 작용하고, 모든 약재의 약성(藥性)을 조화롭게 한다.

이로써 궁귀아교탕(芎歸阿膠湯)의 효능을 '지혈양혈(止血養血), 조경안태(調經安胎)'라고 할 수 있다. 출혈과 태동(胎動)이라는 표증(標證)을 치료하는(표치; 標治) 동시에 충임허손(衝任虛損)이라는 본증(本證)을 치료하는(본치; 本治)[5] 처방이 된다.

피곤해지기 쉬우며, 기운이 없고(少氣), 식욕이 없는 등의 증상이 있는 경우는 사군자탕(四君子湯)과 보중익기탕(補中益氣湯)을 함께 복용한다. 게다가 냉증이 심하면 인삼탕(人蔘湯) 등을 병용한다.

온성(溫性)이 강한 처방이므로 냉증에 적당하고, 혈열(血熱)과 같은 열증(熱證)이 있는 출혈에는 사용하지 않는다.

출전은 '금궤요략(金匱要略)'이다. 본 방은 사물탕(四物湯)에 가미하여 만들어진 것으로 생각되지만 사물탕(四物湯)의 출전인 '화제국방(和劑局方)'이 금궤요략보다 나중에 쓰였기에, 실제로는 본 방을 기초로 사물탕이 만들어졌다고 보는 게 맞다. 본 방은 사물탕보다도 보혈지혈(補血止血) 작용이 강하다.

이런 환자에게

월경과다입니다. 생리가 2주 가까이 지속됩니다.

월경주기는 안정되어 있지만, 출혈이 줄줄 계속되고 멈추지 않는다. 빈혈로, 냉증(冷症)이 있다. 안색이 나쁘고 혀는 하얗다. 충임허손증(衝任虛損證)으로 보아 본 방을 사용하였다. 4개월 정도부터 현저히 개선되기 시작되었고, 빈혈도 없어졌다. '안색이 좋아졌다고 사람들이 말해주고 있다'라며 기뻐하였다.

생리 전후에 녹색의 대하가 나옵니다.

부인과에서 검사를 받았더니 이상은 없다고 하였지만 신경이 쓰인다. 월경통이 심하고, 매회 진통제를 먹는다. 손과 발, 하복부가 차가워지기 십상이다. 충임허손증(衝任虛損證)으로 보아 본 방을 사용하였다. 3개월간 복용하였더니 증상이 없어졌다. 월경통도 가벼워졌다. 복용을 종료한 후 재발도 없다.

어느 쪽의 증례이더라도, 환자에게 냉증, 혀의 색이 하얀 증상과 같은 한증(寒證)이 나타났으므로 궁귀아교탕(芎歸阿膠湯)이 효과를 발휘하였다. 출혈(出血)에는 열사(熱邪)로 인한 경우나 기허(氣虛)로 인한 경우 등도 많으므로 정확히 증(證)을 보지 않고서는 안된다.

용어 해설

1. 기(氣)는 생명 에너지, 혈(血)은 혈액 또는 영양, 진액(津液)은 정상적인 수액에 상응하는 개념이다. 기(氣)·혈(血)·진액(津液)이 더도 말고 덜도 말고 적당량이 있으며, 체내에서 부드럽고 매끄럽게 흐르고 있다면 건강한 사람이라고 할 수 있다.
2. 음액(陰液)은 인체의 구성 성분 중 혈(血)·진액(津液)·정(精)을 가리킨다. 정은 신(腎)에 축적된 생명의 근원(源)이다.
3. 오장(五臟) 중 '간(肝)'은 수목(樹木)의 가지와 같이 유연하게 인체 내에 광범위하게 있고, 정신·정서나 각종 내장 기능, 혈류량 조절 기능 등 전신의 생리기능이 원활하게 행해질 수 있도록 조절하는 기능(소설; 疏泄)을 가진다.
4. 천궁(川芎)은 기(氣)를 순환시켜 혈의 운행을 추진하는 작용이 있으므로 '혈중의 기약(血中之氣藥)'이라고 불린다.
5. '본(本)'은 근본적인 병의 원인, '표(標)'는 실제로 외부에 나타나는 증상이다. 본증(本證)의 치료를 '본치(本治)', '표증(標證)의 치료를 '표치(標治)'라고 한다.

거습제(화습화위) 祛濕劑 (化濕和胃)

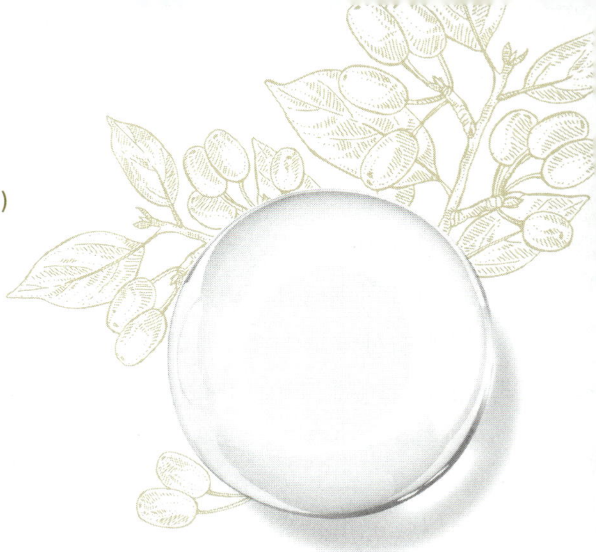

평위산

平胃散

비위(脾胃)에 정체되어 있는 습사(濕邪)를 제거
실증(實證)인 소화기계 질환과 습사(濕邪)에 의한 모든 증상에 사용

병의 원인 중 하나로, 과잉 습기(濕氣)(습사; 濕邪)가 있다. 습기는 인체의 각 장소에서 정상적인 생리기능을 저해하며, 예를 들어 관절에 쌓인다면 관절통이 야기되고, 머리 부분(頭部)에 정체된다면 두통의 원인이 되고, 하지에 쌓이게 되면 부종이 되어 나타나게 된다.

특히 습사(濕邪)의 영향을 받기 쉬운 곳은 오장육부(五臟六腑) 중 비위(脾胃; 소화기계)이다. 상술한 증상 대부분은 기저에 위장(胃腸) 기능의 저하가 있다. 비위의 습사를 제거하고 위장 기능을 좋은 상태로 되돌리는 것이 **평위**산(**平胃**散)이다. 비**위**에 넘쳐흐르는 습사를 **평**소 상태로 되돌린다는 의미로 그 이름이 붙어졌다.

어떤 사람에게 효과가 있나요?

평위산은 '습곤비위(濕困脾胃)' 또는 '습체비위(濕滯脾胃)'증을 개선하는 처방이다.

오장(五臟) 중 하나인 비(脾)에서 가장 중요한 기능은 음식물을 흡수하여 기혈

(氣血)을 생성하고, 전신에 운송하는 것이다. 이와 같은 비위의 기능을 '운화(運化)'라고 한다. 비가 정상적으로 기능하면 음식물은 운화되어 비에 정체되어 있지 않는다. 따라서 통상적으로는 비는 건조한 상태이고, 그 상태를 좋아한다. 그렇지만 그곳에 습사(濕邪)가 과하게 침입하면 비의 기능이 저해되어 운화 기능이 좋지 않게 된다. 그렇게 되면 소화기계의 기능이 저하되는 것은 물론, 습사가 전신에 넘쳐 여러 증후가 나타난다. 그것이 '습곤비위(濕困脾胃)'증 혹은 '습체비위(濕滯脾胃)'증이 된다.

습사는 병사(病邪) 중 하나로, 습기처럼 끈적끈적한 증후를 야기한다.

습사에는 외습(外濕)과 내습(內濕)이 있다. 외습은 외계(外界)의 습사로, 장마와 같이 습기가 많은 계절이나 습도가 높은 지역에서의 생활과 일의 환경에서 자주 볼 수 있다. 한편, 내습은 체내의 수분대사의 장애에 의해 발생하는 습사로, 비위의 운화기능 저하 등으로 발생한다.[1]

많이 먹거나 많이 마시고, 특히 날 것, 찬 음식, 소화하기 어려운 음식을 많이 먹으면 비위(脾胃)에 습사(濕邪)가 쌓이기 쉽다. 습곤비위증(濕困脾胃證)이 되면 비위의 운화(運化)가 정체되고, 새로운 내습(內濕)이 생겨 비위 기능이 저하되어, 증후가 만성화될 우려도 있다.

이 증(證)인 사람은 기(氣)의 흐름이 저해되어 있어 상복부에 팽만감이 있고, 식욕이 끓어오르지 않고, 속이 더부룩하며, 구역질, 구토, 트림(噯氣)[2], 복통 등의 증상이 생긴다. 기가 상역(上逆)하면 시큼한 위산이 입안까지 올라가거나(탄산; 呑酸), 가슴의 답답함, 기침, 가래, 가슴 두근거림(動悸), 미각의 둔화가 나타나는 경우도 있다.

또 습사(濕邪)는 무겁고 머무르는 성질이 있어, 피로 권태감, 손과 발이 무겁고, 몸의 움직임이 빈둥거리고 누워 있고 싶어 하고, 자주 졸려 하며, 설사(下痢)를 하고, 대하(帶下, leukorrhea)가 많은 등의 증후가 나타난다. 혀에는 백색의 두껍고 끈적한 설태가 있다.

평위산의 임상 응용 범위는 급성·만성 위 카타르(gastroataxia), 위 무력증(gastric

atony), 위하수(胃下垂, gastroptosis), 급성·만성 위장염, 위·십이지장 궤양, 신경성 위염, 소화불량, 역류성 식도염, 심질환, 호흡기계 부인과계 질환, 비만증 등으로 습곤비위(濕困脾胃)의 증후를 나타내는 것이다. 상복부 팽만감과, 끈적끈적하게 붙어 있는 두꺼운 설태가 판단 기준이 된다.

어떤 처방인가요?

구성 약재는 창출(蒼朮), 후박(厚朴), 진피(陳皮), 감초(甘草), 생강(生薑), 대조(大棗) 6가지이다.

창출은 군약(君藥)으로서 습사(濕邪)를 건조해 제거(조습; 燥濕)하고, 동시에 비위(脾胃)의 기능을 높인다(건비; 健脾). 비의 운화 기능 개선(운비; 運脾)하고, 더 나아가 습사를 제거(화습; 化濕)한다.

신약(臣藥)인 후박에는 기(氣)를 순환시키는 작용(행기; 行氣)이 있다. 비의 운화에도 습사의 제거에도, 기의 부드러운 흐름이 필요하고, 기가 막히면 습사(濕邪)도 울체(鬱滯)된다. 후박의 행기(行氣) 작용으로, 비위의 기능 개선과 습사(濕邪)의 제거가 동시에 진행되고, 복부의 팽만감도 해소한다. 창출과 후박의 조합은 건비(健脾)와 화습(化濕) 양쪽 작용을 높여, 비의 운화 기능을 정상화해 나가는 구성이다.

좌약(佐藥)인 진피는 기의 흐름을 조절하여 위의 기능을 좋은 상태로 돌려(이기화위; 理氣和胃), 창출과 후박의 작용을 돕는다. 감초는 자감초(炙甘草)를 사용하고, 좌약으로서 익기화중(益氣和中)[3] 하면서 모든 약재의 약성(藥性)을 조화롭게 한다. 생강과 대조도 비위(脾胃)의 기능을 조절한다.

이로써 평위산(平胃散)의 효능을 '조습운비(燥濕運脾), 행기화위(行氣和胃)'라고 할 수 있다. 초점은 조습과 운비이고, 합쳐서 행기화위 하는 것으로 복부 팽만감을 개선한다. 기의 흐름이 부드럽게 되고, 비위의 기능이 조절되면 모든 증상이 자연적으로 소실돼 간다.

창출(蒼朮) 대신 백출(白朮)을 조합하는 경우도 있다. 백출은 창출보다도 건비(健

脾) 작용이 강하므로, 설사(下痢), 식욕부진 등 비허(脾虛) 증상이 비교적 현저한 경우에 사용하는 것이 좋다.

습곤비위(濕困脾胃)를 개선하는 평위산의 응용 범위는 광범위하다. 예를 들어, 입안이 점조하고, 입이 마르고(口渴), 입이 쓴(口苦) 등 열증(熱證)이 있는 경우라면 황련해독탕(黃蓮解毒湯)을 소량 병용한다. 복부나 손과 발의 냉증 등 한증(寒證)이 강한 경우라면 영계출감탕(苓桂朮甘湯) 등을 합친다. 장마가 있는 계절이나 기후가 나쁠 때 증상이 악화되는 사람이나, 설사가 심하면 오령산(五苓散)을 합방한다.[4] 구역질, 구토가 심하다면 평위산(平胃散)에 반하(半夏)와 곽향(藿香)을 더한 불환금정기산(不換金正氣散)이 추천된다. 소화불량이 있는 경우에는 평위산에 향부자(香附子)와 축사(縮砂)를 가미한 향사평위산(香砂平胃散)이 있다. 가래(痰)나 기침이 많다면 이진탕(二陳湯)을 병용한다. 흉협부의 고만감(胸脇苦滿)이나 오한(惡寒), 발열, 두통이 보이는 경우는 소시호탕(小柴胡湯)을 같이 복용한다.[5]

본 방은 조성(燥性)이 강하므로 음허(陰虛)[6]인 사람이나 위장(胃腸)이 허약한 사람, 임산부에게는 사용하지 않는다. 본 방은 비위가 허약한 허증(虛證)이기보다는 습사가 과도하게 있는 실증(實證)에 사용하는 처방이다.[7]

출전은 송대(宋代)의 의서 '화제국방(和劑局方)'[8]이다.

이런 환자에게

> **위장의 상태가 나쁘고, 식욕이 없습니다.**
> **식사하면 바로 설사합니다.**

복부 팽만감이 있고, 명치 주변이 막혀 있는 듯이 답답하다. 구역질과 머리가 무거운 느낌(頭重感)도 있다. 하얀색 끈적한 설태가 두드러지게 보인다. 습곤비위증(濕困脾胃證)으로 보아 평위산(平胃散)을 사용하였더니 2개월 후에 복부가 좋아졌고, 머리가 무거운 느낌도 소실되었다.

천식으로 가슴이 답답하며, 가래가 많이 나옵니다.

가래의 색은 백색 혹은 투명하다. 날씨가 나쁜 날이나 배가 찼을 때 증상이 나타나기 쉽다. 평위산을 복용하였고 1년 만에 완치되었다.

습사(濕邪)가 관여하는 병태(病態)는 외부 습도의 상승과 기압의 저하로 악화되기 쉽다. 또 배가 찼을 때는 위 혹은 폐가 압박되어 습사가 흘러나와 증상이 발생하기 쉬워지게 된다.

용어 해설

1. 내습(內濕)의 발생 원인은 비위(脾胃)의 기능 저하 외에 폐(肺)가 수액(水液)을 전신에 산포하는 기능(숙강; 肅降), 신(腎)이 수액을 선별하여 유용한 수액으로 다시 활용하는 기능(증등기화; 蒸騰氣化), 삼초(三焦)의 수액 통로로서 기능(운행; 運行), 간의 조정기능(소설; 疏泄) 등의 장애가 있다. 이 팀워크들이 좋을 때는 수액의 흐름이 순조로워 내습이 생기지 않는다. 이 체액 조절 기능을 삼초기화(三焦氣化)라고 한다. 삼초는 육부(六腑) 중 하나이다.
2. 애기(噯氣)는 트림을 가리킨다.
3. 화중(和中)이라는 것은 중초(中焦) 즉, 인체의 중심부분이며, 비위(脾胃) 기능의 조화를 가리킨다.
4. 평위산(平胃散)과 오령산(五苓散)을 합치면 위령탕(胃苓湯)이라는 처방이 된다.
5. 평위산(平胃散)과 소시호탕(小柴胡湯)을 합치면 시평탕(柴平湯)이라는 처방이 된다.
6. 음허증(陰虛證)은 음액(陰液)이 부족해져 있는 체질을 가리킨다. 음액은 인체의 구성성분 중 혈(血)·진액(津液)·정(精)을 가리킨다. 음허인 사람이 조습성(燥濕性)인 처방을 복용하면 음허가 악화되므로 주의할 필요가 있다.
7. 병인(病因)으로서 인간의 면역력 부족이나 각종 기능의 저하가 있는 경우를 허증(虛證), 체력적으로 약하지 않지만, 병사의 형세가 강한 경우는 실증(實證)이라고 받아들인다.
8. 송나라(宋) 시대의 12세기 편찬되었던 중국의 국정 처방집이라고도 불리는 고전이다. 약국방이라는 이름의 기원이 된다.

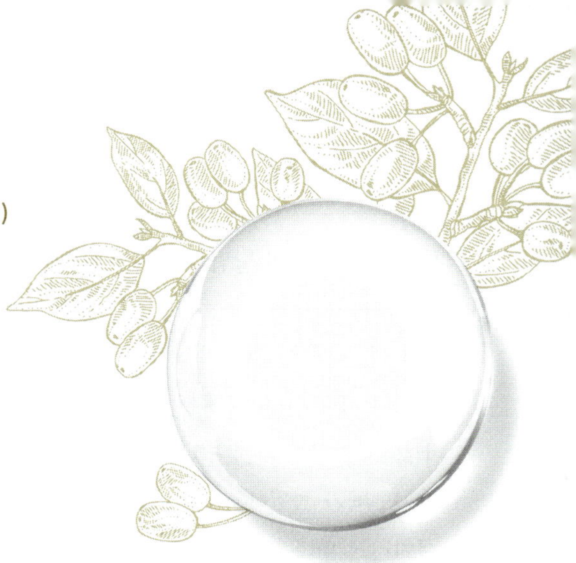

거습제(화습화위) 祛濕劑 (化濕和胃)

위령탕

胃苓湯

비위(脾胃)에 정체하는 습사(濕邪)를 제거
수양성 설사(下痢)를 동반하는 급성 위장염에 뛰어난 효능

위령탕(**胃苓**湯)은 평**위**산(平**胃**散)과 오**령**산(五**苓**散)을 합친 처방이다. 소화기계(비위; 脾胃)에 머물렀던 여분의 습기(습사; 濕邪)를 제거하는 평위산의 효능(조습운비; 燥濕運脾와 행기화위; 行氣和胃)에, 과잉 수분(수습; 水濕)을 제거하는 오령산의 효능(이수삼습; 利水滲濕, 통양; 通陽)이 더해져 있다. 이에 따라 위령탕은 비위에 넘쳐흐르는 수습(水濕)을 몽땅 제거하는 처방이 된다. 특히 수양성 설사에 특효이다.

어떤 사람에게 효과가 있나요?

위령탕은 '습곤비위(濕困脾胃), 설사(泄瀉)'증을 개선하는 처방이다. 오장(五臟)의 비(脾)와 육부(六腑)의 위(胃)를 합쳐 비위(脾胃)라고 일컫는다. 체내에서는 이 비와 위의 상호작용으로 음식물의 소화 흡수가 행해진다.

먼저 육부(六腑) 중 하나인 위(胃)는 음식물을 받아들여(수납; 受納), 소화하고(부숙; 腐熟), 음식물을 인체에 유용한 형태(청; 淸)로 변화시켜 그것을 비에 건네주고,

남은 찌꺼기(탁; 濁)를 아래에 위치한 소장·대장으로 내려준다(강탁; 降濁). 오장 중 하나인 비는, 위(胃)로부터 청을 흡수하여 폐(肺)로 들어 올리고(승청; 昇淸), 기혈(氣血)을 생성하여 전신에 운송한다(운화; 運化).

비가 정상적으로 기능하고 있으면, 음식물은 점점 운화(運化) 되어, 비에 음식물이 정체되어 있지 않다. 따라서 건강할 때, 비는 건조한 상태이다. 즉, 비는 건조한 상태를 선호한다. 그렇지만 이곳에 습사(濕邪)가 과하게 정체되어 있으면 비의 기능이 저해되고 운화가 잘되지 않게 된다. 그렇게 되면 소화기계의 기능이 저하된다. 이것이 '습곤비위(濕困脾胃)'증이다. 게다가 습사는 비위에서부터 넘쳐 전신 밖으로 스며 나오며, 소화기 이외에서도 여러 증후가 나타난다.

습사는 병사(病邪) 중 하나로, 습기처럼 끈적끈적한 증후를 야기하는 것을 가리킨다. 습사에는 외습(外濕)과 내습(內濕)이 있고, 외습은 외계(外界)의 습사로 장마 등 습기가 많은 계절이나 습도가 높은 지역에서의 생활환경 아래에서 자주 보인다. 한편, 내습은 체내 수분대사의 장애로 발생하는 습사로, 비위의 운화 기능의 저하 등에 의해 발생한다. 특히 날 것, 찬 음식물, 소화하기 어려운 음식물을 많이 먹거나, 너무 많이 마시면 비위에 습사가 쌓이기 쉽다. 습곤비위증(濕困脾胃證)이 되면 비위(脾胃)의 운화가 정체되고, 새로운 내습(內濕)이 생겨 비위 기능이 저하되어, 증후가 만성화될 수 있다는 두려움도 있다.

위령탕(胃苓湯)은 습사가 소화기관 내 과하게 충만하여 있는 상태에 효과적이다. 과잉 습사는 소화관의 상부나 하부부터 넘쳐흐른다. 상부에서 나오는 것이 구토이고, 하부에서 나오는 것이 설사이다. 설사는 배변의 횟수가 많아지고, 대변이 물러지고, 증상이 심하면 수양성 대변이 되는 상태로, 일반적인 설사에 해당된다.[1] 과잉 수분만 배설되는 것이므로, 배변 시에 이급후중(裏急後重)[2]을 동반하지 않는다. 1년 내내 보이지만, 특히 여름과 가을에 생기기 쉽다. 또 조직 내에도 습사가 쌓여, 부종이 보이는 경우도 많다.

이것처럼 소화관 내나 조직 내에 수습이 과하게 존재하는 것과는 대조적으로 혈관 내는 수분이 부족한 상태가 된다. 따라서 입 마름(口渴)과 소변량 감소가 동시에 보이는 것이 특징이다. 수분이 체내에 편재하는 것과 같은 상태이다. 혀에는 하얗고 두꺼운 설태가 많이 있는 형태이다.

임상 응용 범위는 습곤비위(濕困脾胃), 설사(泄瀉)의 증후를 나타내는 질환으로 급성 위장염, 식중독, 열중증(熱中症, heat stroke), 복부의 냉통, 부종, 신장염, 신증후군(nephrotic syndrome) 등이다. 여름과 가을에 비위(脾胃)가 차가워져 소화불량이 되고, 설사가 계속되는 상태에 다용 되지만, 계절에 얽매일 필요는 없다. 장마의 계절이나 기후가 나쁜 경우에 증상이 악화되는 사람도 많다.

어떤 처방인가요?

구성 약재는 창출(蒼朮), 후박(厚朴), 복령(茯笭), 저령(猪苓), 진피(陳皮), 백출(白朮), 계지(桂枝), 감초(甘草), 생강(生薑), 대조(大棗) 11가지이다. 창출, 택사, 복령, 저령, 백출에는 모두 이수(利水) 작용이 있다.

군약(君藥)인 창출은 습사(濕邪)를 건조해 제거(조습; 燥濕)하고, 동시에 비위 기능을 높인다(건비; 健脾). 건비 작용에 의해 운화(運化) 기능이 개선(운비; 運脾)되고, 습사의 제거(거습; 祛濕)도 진행된다. 마찬가지로 군약인 택사는 신(腎)에 작용하여 과잉 습기를 처리한다(이수삼습; 利水滲濕).

신약(臣藥)인 후박은 기를 순환시킨다(행기; 行氣). 이 행기 작용으로 비의 운화가 촉진되어, 습사의 제거가 진행된다. 그리고 창출과의 조합으로 건비(健脾)와 화습(化濕) 양쪽 작용이 강해지고, 비의 운화기능이 정상화되어 간다. 마찬가지로 신약인 복령과 저령에는 강한 이수삼습(利水滲濕) 작용이 있고, 군약의 작용을 강화해 준다. 복령에는 건비 작용도 있고, 위내정수(胃內停水)를 처리하며, 기의 흐름을 좋게 한다.

좌약도 3가지가 있다. 진피는 기의 흐름을 조절하여 위의 기능을 다시 좋은 상태로 돌리고(이기화위; 理氣和胃), 창출과 후박의 작용을 돕는다. 백출은 위장의 기능을 조절하여(건비; 健脾), 수분의 흐름을 좋게 한다. 계지는 체표(體表)부터 침입하기 시작한 병사(病邪)를 내쫓고, 동시에 체내에서는 수분의 흐름을 조절한다. 계지에는 사약(使藥)으로서 혈액순환을 촉진하여 군·신·좌약(君·臣·佐藥)의 이수(利水) 효과를 높이는 작용도 있다(통양; 通陽).[3]

사약(使藥)인 감초는 자감초(炙甘草)를 사용하고, 비위의 기능을 조절하면서 기를 보하고(익기화중; 益氣和中), 모든 약재의 약성(藥性)을 조화롭게 한다. 생강과 대조도 비위의 기능을 조절한다.

택사와 복령은 소변량을 늘리는 작용이 강하다. 저령과 복령은 물을 하강시켜 입 마름(口渴)을 치유하고, 배뇨를 촉진한다. 복령과 백출에는 건비(健脾) 작용이 있고, 위장(胃腸)에 편재하는 수사(水邪)를 제거한다. 조직 내 수분도 줄여준다. 이곳에 계지가 더해지면 기를 하강시키는 힘이 생겨, 구토가 해소된다.[4]

이로써 위령탕(胃苓湯)의 효능을 '거습화위(祛濕和胃), 행기이수(行氣利水)'라고 할 수 있다. 습곤비위(濕困脾胃)에 약효가 있는 평위산(平胃散)에 이수삼습(利水滲濕) 작용하는 오령산(五苓散)을 합치는 것으로 소화관 내나 조직 내 수분이 쭉쭉 제거되고, 수양성 설사나 부종의 개선도 진행된다. 이렇게 해서 평위산에도 오령산에도 없던 약효가 생긴 것이 본 방이다.

식욕부진이나 피로 권태감이 있는 경우는 보중익기탕(補中益氣湯)을 병용한다. 흉협부의 고만감(胸脇苦滿)과 오한(惡寒), 발열, 두통이 보이는 경우는 소시호탕(小柴胡湯)을 합쳐 복용한다. 가래(痰)나 기침이 많다면 이진탕(二陳湯)을 합방한다. 입이 끈적끈적하고, 입이 마르고(口渴), 입이 쓰고(口苦), 입냄새 등 열증이 있다면 황련해독탕(黃蓮解毒湯)을 소량 병용한다.

이 처방의 출전은 '단계심법(丹溪心法)'이다. 특히 '만병회춘(萬病回春)'에는 작약(芍藥)을 가미한 처방이 있다. 작약이 더해지면 계지가작약탕(桂枝加芍藥湯)도 포함이 된 처방이 되고, 복부 팽만감 등에도 유효한 처방이다.

이런 환자에게

수양성 설사를 계속합니다.

에어컨을 튼 채로 잠에 들어, 차게 잔 이후로 설사나 무른 변(軟便)이 계속되고 있다. 맥주를 좋아해 자주 마신다. 복통은 없다. 습곤비위(濕困脾胃), 설사(泄瀉)로 보아 본 방을 사용하였다. 2주간 복용하고 설사는 완치되었다. 장마부터 늦더위(殘署), 더위가 남아 있는 가을에 걸쳐, 위장이 약해져 있는 상황에 폭식, 과음이나 차가움이 더해져 생긴 설사(下痢)에 본 방이 유효하다.

신체가 부종이 자주 생기고, 특히 하반신이 자주 붓습니다.

항상 붓지만, 특히 여름에 심해진다. 신체가 무겁다. 구역질, 무른 변(軟便), 백색 설태가 혀에 덕지덕지 붙어 있는 것이 보인다. 습곤비위(濕困脾胃), 설사(泄瀉)로 보아 본 방을 사용하였다. 3개월 정도 후에 구역질이나 무른 변이 해소되고, 8개월 후에 부종도 없어졌다.

용어 해설

1. 감염성 설사는, 이질(痢疾)이라고 부른다.
2. 이급후중(裏急後重)은 소위 뒤무직(tenesmus)을 가리킨다. 변의(便意)가 있는데도 배변하지 못하거나, 소량밖에 배변하지 못하는 상태이다. 잔변감을 동반한다.
3. 계지(桂枝)를 더한 것으로 이수제(利水劑)의 이수 효과가 높아진다. 이와 같은 상승효과를 '기를 순환하게 하여 수를 화한다(行氣化水)'라고 한다.
4. 복령(茯笭), 백출(白朮), 계지(桂枝)의 조합은 영계출감탕(苓桂朮甘湯)의 조합이다. 구토와 함께 현훈(目眩)도 개선된다.

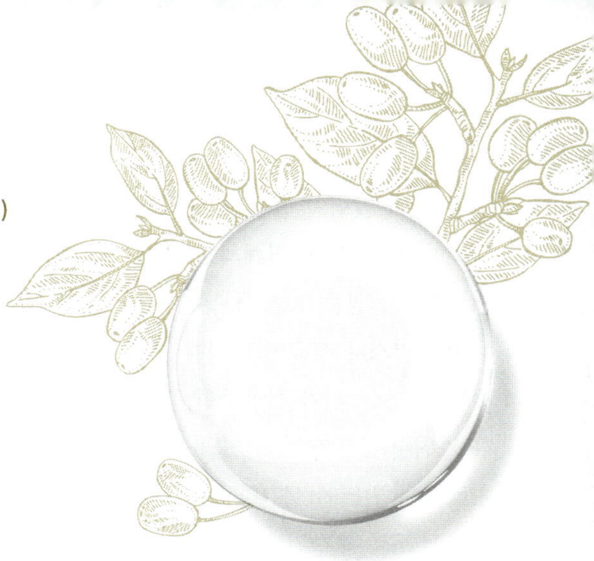

거습제(화습화위) 祛濕劑 (化濕和胃)

곽향정기산

藿香正氣散

외감(外感)과 내상(內傷)을 같이 치료
구토나 설사(下痢)를 동반하는 여름 감기 등에 사용

곽향정기산(**藿香正氣**散)의 '**기(氣)**'는 비위(脾胃)의 기를 의미한다. 비위의 기가 실조되어 잘못된 방향으로 음식물이 승강하여 구토나 설사가 생길 때는 본 방으로 치료한다. 주된 약재인 **곽향(藿香)**에 기의 흐트러짐을 **바로(正)**잡는 작용이 있다. 게다가 본 방은 체표(體表)와 체내(體內)의 기를 조화롭게 한다.

어떤 사람에게 효과가 있나요?

곽향정기산은 '외감풍한(外感風寒), 내상습체(內傷濕滯)'증을 개선하는 처방이다.

병인(病因)에는 체질의 악화와 같이 체내에 존재하는 것과 외부의 차가움과 건조와 같이 체외에 있는 것이 있다. 전자를 내상(內傷), 후자를 외감(外感)이라고 부른다. 즉, '외감풍한(外感風寒)'증은 외부로부터의 풍사(風邪)와 한사(寒邪)에 침입된 상태이다.[1]

풍사(風邪)는 자연계의 바람으로 생긴 현상을 닮은 증후를 야기하는 병사로, 질풍과 같이 발병이 급하고, 변화가 많고, 체표부나 호흡기를 침입하는 경우가 많다. 한사(寒邪)는 자연계의 한랭(寒冷)에 의해 생기는 현상을 닮은 증후를 야기하는 병사로, 냉증, 고정성 동통(疼痛) 등이 생기기 쉽다. 따라서 외감풍한(外感風寒)은 바이러스나 세균의 감염에 의한 초기증상에 가깝다.

풍한사(風寒邪)가 침입하면, 체표(體表)에서 인체의 저항력(정기; 正氣)이 풍한(風寒)과 싸워서 체표와 체내 기의 조화가 붕괴하고(영위불화; 營衛不和) 오싹오싹한 한기(오한; 惡寒)나 발열이 생긴다. 발열은 미열인 경우가 많다. 사기(邪氣)가 머리(頭部)에 도달하면 두통이 생긴다.

한편 '내상습체(內傷濕滯)'증의 습체는 습사의 정체를 의미한다. 따라서 내상습체는 체내에 머무르고 있는 습사에 의해 야기되는 증이다. 습사 중 하나인, 음식물로부터 생기는 습탁(濕濁)[2]이 소화기관 내에 쌓이면, 위장(胃腸)의 소화 흡수 기능 조화가 흐트러진다(비위불화; 脾胃不和).

건강한 상태에서는 육부(六腑) 중 하나인 위(胃)가 음식물을 받아들여(수납; 受納), 소화하고(부숙; 腐熟), 음식물을 인체에 유용한 형태(청; 淸)로 변화시켜 비(脾)에 건네준 후, 남은 찌꺼기(탁; 濁)를 아래에 위치한 소장·대장으로 내린다(강탁; 降濁). 그리고 오장(五臟) 중 하나인 비(脾)는 청을 흡수하여 기혈(氣血)[3]을 생성하고 폐로 들어올려(승청; 昇淸), 전신으로 운송해 간다(운화; 運化).

그러나 습사(濕邪)가 비위(脾胃)에 정체되어 있으면, 청기(淸氣)가 부드럽게 상승하지 못하고 탁기(濁氣)가 하강하지 못하게 된다[승강(昇降) 기능의 실조]. 이 때문에 상부로 향하여 구역질이나 구토, 하부로 향하여 설사가 생긴다. 때때로, 구토나 설사가 동시에 발생하는 곽란(藿亂)[4] 증상도 된다. 기의 흐름이 정체되어 있으므로 복부 팽만감과 복통이 생겨, 비위(脾胃) 기능 저하에 의해 식욕부진이 된다. 미각을 잃어버리는 경우도 있다. 수습(水濕)은 체내에 쌓이고, 신체가 무겁게 느껴지는 경우도 생긴다. 혀에는 백색 설태가 덕지덕지 붙어있다[백니태; 白膩苔, 습체(濕滯)의 설상]. 입이 끈적끈적한 경우도 있다.

이와 같이, 체표와 체내 양쪽에 증상이 있는 경우(내외량상; 內外兩傷)에 본 방을 사용한다.

임상 응용 범위는 외감풍한(外感風寒), 내상습체(內傷濕滯)의 증후를 나타내는 질환으로, 급성 위장염, 소화불량, 위·십이지장 궤양, 위장형감모, 날씨가 좋지 않을 때 생긴 감기, 식중독, 이하선염, 아토피성 피부염, 알레르기 비염, 부종 등이다.

상술한 모든 증상은 여름에 생기는 경우가 많다. 습도가 높은 경우에 땀과 냉방으로 신체가 차가워져 감기에 걸리고, 차가운 음식물, 날 것, 이물(異物)의 과잉 섭취 등으로 위장의 상태가 좋지 않은 상태이다. 본 방은 여름 감기, 여름을 타거나, 열중증(熱中症, heat stroke), 냉방병에도 자주 사용된다.

어떤 처방인가요?

구성 약재는 곽향(藿香), 소엽(蘇葉), 백지(白芷), 반하(半夏), 후박(厚朴), 백출(白朮), 복령(茯苓), 진피(陳皮), 대복피(大腹皮), 길경(桔梗), 생강(生薑), 대조(大棗), 감초(甘草) 13가지이다.

본 방은 평위산(平胃散)과 같은 화습화위제(化濕和胃劑) 중 하나이다. 평위산(창출, 후박, 진피, 생강, 대조, 감초)에 곽향(藿香)과 반하(半夏)를 가미한 불환금정기산(不換金正氣散)에 소엽, 백지 등 5가지가 더해져 있다.

어느 처방이더라도 습사(濕邪)를 제거하여 좋지 않은 위장 기능(비위실화; 脾胃失和)을 개선하고, 복부 팽만감, 오심(惡心)을 비롯한 증상을 개선한다.

군약(君藥)인 곽향(藿香)은 체표(體表)의 병사(病邪)를 제거하고(해표; 解表), 특히 풍한사(風寒邪)를 발산(發散)하여 제거한다. 또 습탁(濕濁)을 제거하는 것으로(화습; 化濕), 비위의 기능을 조화롭게 하고(화중; 和中), 승강(昇降) 기능의 실조를 개선한다(승청강탁; 昇淸降濁).

신약(臣藥)인 소엽은 외감(外感)인 한사(寒邪)를 발산하고(발표산한; 發表散寒), 기(氣)를 순환시켜 비위의 부담을 가볍게 한다(행기관중; 行氣寬中). 해독 작용도 있다. 백지는 외감인 풍사(風邪)를 제거하고(거풍해표; 祛風解表), 습사(濕邪)를 없앤다(조습; 燥濕).

지통 효과도 있다. 이 신약 2가지로 풍한사를 제거하고, 습탁(濕濁)을 해소하여 곽향을 돕는다.

마찬가지로 신약인 반하는 담음(痰飮)을 제거하여 울결(鬱結), 답답함을 해소하고(화담산결; 化痰散結), 정체되어 상역(上逆)한 기(기역; 氣逆)를 하강시켜 진정시키고, 위의 기능을 조절한다(강역화위; 降逆和胃). 조습(燥濕) 작용으로 구역질이나 구토가 억제되어(지구; 止嘔), 기침이 진정된다. 후박은 기의 울결(鬱結)을 풀어 흐름을 원활하게 하고, 막혀 있던 부분을 열어준다(행기개울; 行氣開鬱). 배가 부른 것(복만; 腹滿)이 해소된다. 반하와 마찬가지로 화담산결(化痰散結), 조습(燥濕) 작용이 있다. 신약 2가지로 조습화위(燥濕和胃), 강역지구(降逆止嘔) 한다.

좌약(佐藥)은 7가지이다. 백출과 복령은 비의 기능을 좋은 상태로 되돌려 놓아 습탁(濕濁)을 운반하여 제거하고(건비운습; 健脾運濕), 비위의 기능을 조정(화중; 和中)하여 지사(止瀉)한다. 진피와 대복피는 기를 순환시켜 습사(濕邪)를 제거하고(행기화습; 行氣化濕), 비위의 답답함을 없애(통창; 通暢) 복만(腹滿)을 해소한다(창중제만; 暢中除滿).

길경은 폐(肺)의 기능을 조절하여 해표(解表), 화습(化濕)을 돕는다. 생강과 대조의 조합은 체표와 체내의 기를 조화롭게 하여(조화영위; 調和營衛), 비위(脾胃)의 기능을 활성화한다.

감초는 자감초(炙甘草)를 사용하고, 사약(使藥)으로서 비위의 기능을 조절하여 기를 보하면서(익기화중; 益氣和中), 모든 약재의 약성(藥性)을 조화롭게 한다.

이로써 곽향정기산(藿香正氣散)의 효능을 '해표화습(解表化濕), 이기화중(理氣和中)'이라고 할 수 있다. 모든 약재의 조합으로 표리(表裏)가 쌍으로 풀어지고, 화습(化濕), 승청강탁(昇淸降濁), 이기화중(理氣和中)하고 그 결과 외감풍한(外感風寒)은 무산되고, 습탁(濕濁)은 소실되며, 기의 기능은 통창(通暢)되고, 비위가 조화되어 모든 증상이 치유된다.

오한(惡寒)과 두통이 심하다면 형방패독산(荊防敗毒散)을 합친다. 신체가 무겁다면 평위산(平胃散)을 병용한다. 더위를 너무 심하게 타는 경우는 청서익기탕(淸暑益氣湯)을 사용한다.

마찬가지로 구토나 설사(下痢)에서도 습열(濕熱)과 음식 습관 관리에 부주의하여(상식; 傷食) 생긴 구토나 설사에는 효과가 없다.

출전은 '화제국방(和劑局方)'이다.

이런 환자에게

밤중에 상반신이 흠뻑 젖을 정도로 땀이 나고(盜汗), 불쾌합니다.

음주와 미식을 즐긴다. 신체가 무겁다. 내상습체(內傷濕滯), 영위불화(營衛不和)로 보아 본 방을 사용하였다. 1개월 만에 완치되었다. 입의 끈적끈적함도 없어졌다. 영위불화(營衛不和)에 습사(濕邪)가 얹어지면, 흠뻑 젖을 정도의 도한(盜汗)을 흘린다.

위(胃)가 답답한 것이 없어지지 않습니다.

상복부의 팽만감, 구역질도 있다. 신체가 무겁고, 머리가 무거운 느낌(頭重感)도 있다. 내상습체(內傷濕滯), 승강(昇降) 기능의 실조로 보아 본 방을 사용하였다. 2개월 정도로 모든 증상이 말끔히 개선되었다.

용어 해설

1. 풍사(風邪), 한사(寒邪), 습사(濕邪)는 모두 병인(病因) 중 하나이다. 자연계의 현상을 닮은 병인은 6가지가 있고 육음(六淫)이라고 한다.
2. 음식물의 남은 찌꺼기(탁; 濁)는 축축하고, 이것이 건강을 해치는 경우 습탁(濕濁)이라고 부른다.
3. 기(氣)는 인체의 모든 기능을 추진하는 생명 에너지, 생명력에 해당한다. 원기(元氣), 기력(氣力)의 '기(氣)'이다. 혈(血)은 생명 활동에 필요한 영양이다.
4. 곽란(霍亂)은 일반적으로 콜레라(cholera)를 의미하지만, 한의학의 곽란은 본문과 같은 병증이다. 콜레라는 곽란의 한 종류라고 말할 수 있다.

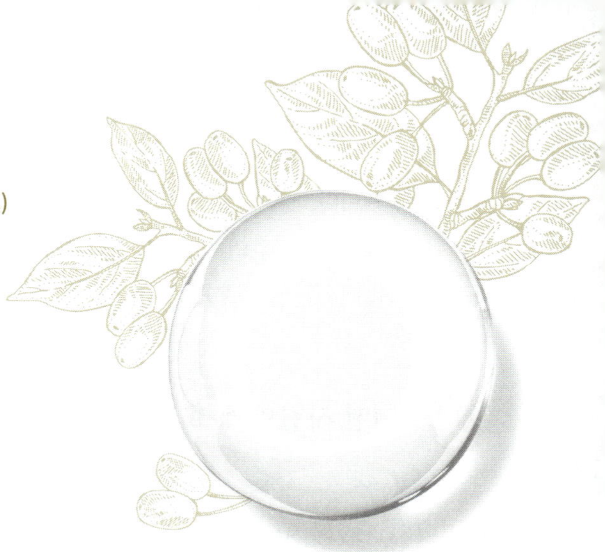

거습제(이수삼습) 祛濕劑 (利水滲濕)

오령산

五苓散

과잉 수분의 정체나 편재(偏在)를 개선
소화기질환과 두통, 부종 등에 사용

현대의학에서 치료하기 어려운 병이나 검사를 하여도 이상이 없어 치료의 대상이 되지 못하는 괴로운 증상에 대하여 한방이 효과를 발휘하는 경우는 적지 않다. 그것은 한방의 방법이 우수한 것이 아닌, 서양의학과 한방에서는 인체를 인식하는 방법과 병을 바라보는 방법, 치료에 대하여 생각하는 방법 등이 다르기 때문이다.

특히 만성적인 병에서는 대증요법을 주로 하는 현대의학에 비해서 원인요법으로 체질 개선을 추진하는 한방이 유효한 경우가 적지 않다. 그중에서도 해당되는 케이스 중 많은 부분은 수분의 장난에 의한 병이다. 수분이 체내에 과잉 존재 혹은 부족해지면 흐름이 악화되거나, 편재(偏在)되거나 하는 것이, 치료하기 어려운 병의 근본적인 원인이 되는 경우가 있다. 한약에서 그 부근을 조정하면, 얼음이 녹는 것처럼 병이나 증상이 점차 완해(緩解)되어 간다.

한방에는 '괴병(怪病)은 물(水)의 변화'라고 하는 말이 있다. 괴병은 원인불명인 병을 가리킨다. 치료하기 어려운 병이 있다면, 수분의 양이나 흐름의 이상을 의심하라는 훈계이다.

그와 같은 수분(水分)의 이상이 있는 경우에 도움을 주는 처방 중 하나가 오령산(五苓散)이다.

어떤 사람에게 효과가 있나요?

본 방은 '수습(水濕)'증을 개선하는 대표적인 처방이다.[1] 수습(水濕)은 수분의 흡수나 배설, 대사가 막혀 있어, 과잉 수분이 체내에 머무르고 있는 상태이다. 인체의 구성 성분 중 6할 정도가 수분인 이상, 물은 살아가는 데 있어 필수 불가결하기 때문에, 약간의 수분대사의 변화로 인해 몸의 상태가 크게 좌지우지된다.

위(胃)에서 수분 통과 장애가 있다면 위 내에 수분이 쌓이고, 명치 부근에서 찰랑찰랑한 물소리가 난다(진수음; 振水音). 게다가 위내압(胃內壓)이 높아지면 오심(惡心)과 구토가 생긴다. 물을 마셔도 바로 토가 나온다. 이것과 같은 상태를 '수역(水逆)'이라고 한다. 장관(腸管, enteric) 내에서 수분 흡수장애가 생기면, 수양성 설사가 생긴다. 감염증이나 식중독에 의한 설사와 다르며, 쿡쿡 찌르듯이 아픈 복통이나 이급후중(裏急後重)[2]을 동반하는 경우는 적다.

또 신장(腎臟)에서 수분의 배설 장애가 생기면, 부종과 소변량 감소가 생긴다. 신경계에 작용하여, 혈관이나 림프관의 수분 투과성에 이상이 생긴 경우도, 부종이 생긴다. 현훈(目眩)과 동계(動悸)를 동반하는 경우도 많다.

오령산(五苓散)이 유효한 수습증(水濕證)의 특징은 입 마름(구갈; 口渴) 증상이 있다는 것이다. 소변량 감소도 볼 수 있다. 이 2가지는 탈수 증상과 같은 것으로 생각하지만, 그렇지 않다. 찰랑찰랑 들리는 위(胃)의 소리나 수양성 설사, 부종이 있으므로 위(胃)와 장(腸), 피하(皮下)에는 수분이 많이 있다. 탈수(脫水)가 아니며, 수분이 편재해 있는 것이다. 소화기나 조직 내에는 남을 정도의 수분이 있는데도, 그것이 혈액 내로 들어가지 못하여, 혈관 내에는 수분 부족 상태가 된다. 따라서 입의 갈증(口渴)이나 소변량 감소가 증상으로서 나타난다.

본 방을 응용할 수 있는 질환은 위장염, 소화불량, 위확장, 위하수(胃下垂, gastroptosis), 위 무력증(gastric atony), 자가중독(autointoxication), 부종, 신염, 신증후군(nephrotic syndrome), 방광염, 두드러기(蕁麻疹), 편두통, 삼차 신경통, 메니에르병(meniere's disease), 당뇨병, 감기, 야뇨병 등 광범위하다.

혀에는 백색 설태가 있고, 덕지덕지 두껍게 붙어 있는 경우가 많다. 숙취에도 잘 듣는다. 과음했을 때는 자기 전에 오령산을 한번 먹어 두면 다음 날 아침에 편하다.

어떤 처방인가요?

구성 약재는 택사(澤瀉), 저령(猪苓), 복령(茯苓), 백출(白朮), 계지(桂枝) 5가지이다.

택사, 저령, 복령, 백출에는 모두 이수(利水) 작용이 있다. 군약(君藥)인 택사는 신(腎)에 작용하고, 이수삼습(利水滲濕)[3] 한다. 한성(寒性)이므로 발열과 방광염 등 염증에도 효과적이다. 신약(臣藥)인 복령과 저령에도 강한 이수삼습 작용이 있고, 군약의 작용을 강화해 준다. 복령은 건비(健脾) 작용에 더해, 위내정수(胃內停水)를 중재하고 기(氣)의 흐름을 좋게 한다.

좌약(佐藥)인 백출은 위장(胃腸)의 기능을 조절하여 수분의 흐름을 좋게 한다. 마찬가지로 좌약인 계지는 체표(體表)부터 침입하기 시작한 병사(病邪)를 쫓아내고, 동시에 체내에서는 수분의 흐름을 돕는다. 계지에는 사약(使藥)으로서 혈액순환을 촉진하여 군·신·좌약(君·臣·佐藥)의 이수(利水) 효과를 높이는 작용도 있다. 이것을 통양(通陽) 작용이라고 한다.[4]

저령과 복령은 물을 하강시켜 입 마름(口渴)을 치유하고 배뇨를 촉진한다. 복령과 백출은 소화기로부터 수분을 흡수, 운반하고, 위장(胃腸)에 편재한 수분(水分)을 배제한다. 사군자탕(四君子湯) 또는 육군자탕(六君子湯)에서도 볼 수 있는 조합이다. 조직 내 수분도 감소시킨다. 이 2가지에 계지가 더해지면 기(氣)를 하강시키는 힘도 생겨, 현훈(目眩)과 구토에 유효하다. 영계출감탕(苓桂朮甘湯)의 조합이다. 계지와 복령의 조합은 계지복령환(桂枝茯苓丸)에도 있고, 혈액과 체액의 흐름과 두근거림(動悸)을 개선한다. 이로써 오령산의 효능을 '이수삼습(利水滲濕), 통양(通陽)'이라고 할 수 있다.

수습(水濕)으로 인해 설사(下痢)가 심해지고, 부종, 위의 답답함, 입 마름(구갈; 口渴)을 동반한 경우는 평위산(平胃散)을 같이 복용한다.[5] 식욕부진 또는 권태감이 있는 경우는 보중익기탕(補中益氣湯)을 병용한다. 안면이 붉어지거나 눈의 충혈, 입냄새(口臭)가 남을 정도 과음했을 경우는 황련해독탕(黃蓮解毒湯)과 같이 복용하면 좋다. 요로계의 염증 등 열증(熱證)이 보일 때는 저령탕(猪苓湯)이 좋다. 간염, 담낭염, 담석 등 열사(熱邪)가 수사(水邪)와 합쳐져 '습열(濕熱)'이 되는 경우는 오령산(五苓散)에 인진호(茵陳蒿)가 더해진 인진오령산(茵陳五苓散)을 사용한다.

출전은 '상한론(傷寒論)'이다 상한론이 기술되었던 당시 시대 배경도 있고, 원래는 급성 열성질환에 대하여, 미열 또는 오한(惡寒), 소변량 감소, 입 마름(구갈; 口渴) 등이 있을 때 사용되었던 처방이지만[6], 지금은 상술한 것과 같이 수습증(水濕證)에 사용되고 있는 경우가 많다.

이런 환자에게

하반신에 부종이 있습니다.
심할 때는 아침에 눈꺼풀이나 손가락도 붓습니다.

화장실에 가는 횟수가 적고, 1일에 3회 정도밖에 가지 않는 날도 있다. 몸이 무거워지고, 땀을 잘 흘리지 않는다. 흰색 설태가 덕지덕지 붙어있다.

전형적인 수습증(水濕證)이다. 오령산(五苓散)을 복용했더니 2주 만에 배뇨 횟수가 증가하였고, 3개월 후에는 하반신의 부종이 해소되어, 몸도 상쾌하게 가벼워졌다.

발의 부종과 함께 냉증(冷症)도 있 팔미지황환(八味地黃丸), 자주 피곤하고 땀을 흘리기 쉽다면 방기황기탕(防己黃耆湯)이 좋다.

> **편두통에 시달리고 있습니다. 한 달에 몇 번씩 심하게 아픕니다.**
> **구토하는 경우도 적지 않습니다.**

갑자기 두통이 난다. 현훈(目眩)을 동반하는 경우도 많다. 혀를 보면 백색 설태가 있다.

이것도 수습증(水濕證)이다. 1개월 정도 오령산을 계속 복용하고 난 후 편두통이 생기는 경우가 없어졌다. 반년 정도 복용하고 한약 복용을 그만두었지만, 그 후에도 두통은 생기지 않았다.

찌르는 듯한 통증이라면 계지복령환(桂枝茯苓丸), 잠이 부족하거나 피곤해서 머리가 아프다면 보중익기탕(補中益氣湯)이, 휘청거림이 있다면 사물탕(四物湯) 등이 효과적이다.

용어 해설

1. 수습(水濕)을 수체(水滯), 수사(水邪), 수독(水毒)이라고도 부른다.
2. 이급후중(裏急後重)은 뒤무직(tenesmsus), 변의(便意)가 있는데도 배변하지 못하고 소량 정도밖에 배변하지 못한다. 잔변감이 남는다.
3. 삼습(滲濕)은 체내에 쌓여 있는 습기(濕氣)를 중재하는 것이다.
4. 계지(桂枝)를 더하여 이수제(利水劑)의 이수(利水) 효과를 높인다. 이와 같은 효과를 '기를 순환하게 하여 수를 화한다(行氣化水)'라고 한다
5. 오령산(五苓散)과 평위산(平胃散)을 합쳐 위령탕(胃苓湯)이 된다.
6. 이와 같은 증(證)을 태양병(太陽病)의 '축수증(蓄水證)'이라고 한다. 태양병은 상한론(傷寒論)에 있는 병명 중 하나로 감기나 감염증이 몸에 침입하기 시작한 초기를 의미한다. 상한(傷寒)이라는 말에 급성 열성 질환의 의미가 있다. 감염증으로 인한 미열과 오한(惡寒)에 더해, 소변량 감소, 입 마름(口渴) 등의 증상이 있다. 체내에 수액이 정체되어 위로도 아래로도 침투하지 않는다. 물을 먹어도 바로 토해 버린다.

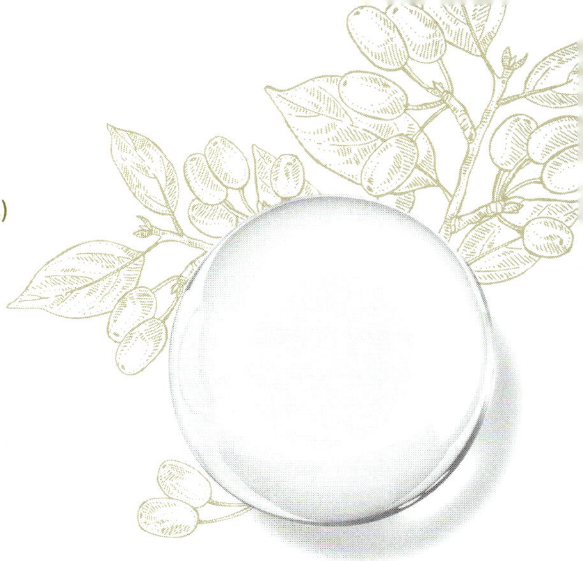

거습제(이수삼습) 祛濕劑 (利水滲濕)

저령탕

猪苓湯

음액(陰液)을 보하면서 수열(水熱)을 제거
소변량 감소나 입 마름(구갈; 口渴)을 동반한 신(腎), 비뇨기질환 등에 활용

한방 처방에는 재밌는 특징이 있는데, 약리작용이 같더라도 상반신에서 효과를 발휘하는 것이 있다면 하반신에서 약효를 나타내는 것이 있다. 또 병의 초기에는 유효하지만, 병이 진행되면 효과가 없어지게 되는 처방도 존재한다. 처방 판단의 중요성, 나아가서는 그 전 단계에 있는 변증(辨證; 환자의 증을 판단하는 것)을 정확히 행하는 책임의 중요성을 언제나 느끼고 있다.

저령탕(猪苓湯)은 수열(水熱)이 호결(互結)되고, 주로 하반신에서 증후를 나타내는 증에 사용되는 처방이다. 수습(水濕)의 제거와 음액(陰液)의 보충이라는 2가지 작용을 모두 가지고 있는 좋은 방제이다.

어떤 사람에게 효과가 있나요?

본 방은 '수열호결(水熱互結), 열상진액(熱傷津液)'증을 개선하는 처방이다.

수사(水邪)(습사; 濕邪)는 병사(病邪) 중 하나로, 점성이 강하며, 움직임이 둔하다.

이것이 열사(熱邪)와 결합하여 '수열호결(水熱互結)'증이 된다. 기저에는 오령산(五苓散)이 적용되는 '수습(水濕)'증이 있어, 수분의 흡수나 배설, 대사가 정체되고, 과잉 수분이 체내에 머무르게 된다. 그곳에 조금씩 열사가 거듭되어 이 증(證)이 된다. 열증(熱證)이 약한 '습열(濕熱)'증에 가깝다.

이 증이 되면, 정상적인 체액이 몸의 구석구석까지 가서 도달하지 않기 때문에, 소변량 감소나 입의 갈증(口渴), 몸의 열감, 발열 등이 생긴다. 또 수습(水濕)이 상역(上逆) 하면 폐(肺)에 도달하고, 기침을 야기한다. 위(胃)를 공격하면 구역질이나 구토가 생긴다. 하강하여 대장(大腸)에 도달하면 설사(下痢)가 된다.

수열호결의 상태가 진행되면 열사(熱邪)가 음액(陰液)(진액; 津液)을 소모하고, 음허(陰虛)[1]의 정도가 심하면 '열상음진(熱傷陰津)'증이 된다. 허열(虛熱)의 영향으로 가슴이 답답하여 진정되지 않는 불쾌감(심번; 心煩)과 초조함, 불면 증상이 나타난다.

즉, 이 증의 수습은 하초(下焦)[2]에 정체되기 쉽고, 상초(上焦)에 영향을 미치는 것은 적으므로 수사(水邪)가 많다고 하기에는 물을 마시고 싶어 한다. 게다가 수사가 하초에서 열사(熱邪)와 합쳐져 방광 기능을 저해하면 배뇨통, 잔뇨감, 짙은 색의 소변, 혈뇨, 가끔 빈뇨, 하복부 통증, 하복부 팽만감, 혈변, 부종 등을 생기게 한다. 혀는 붉고 건조하며, 흰색 혹은 옅은 황색의 설태가 붙어있다. 설태가 끈적끈적하고 두껍게 붙어있는 경우도 있다.

임상 응용 범위는 방광염, 요도염, 신우신염(pyelonephritis) 등 요로감염증, 신염, 신장결석 등 요로결석, 전립선비대, 전립선염, 위장염, 궤양성 대장염, 신증후군(nephrotic syndrome), 불면증 등으로 수열호결(水熱互結), 열상음진(熱傷陰津)의 증후를 나타내는 것이다.

어떤 처방인가요?

구성 약재는 저령(猪苓), 택사(澤瀉), 복령(茯苓), 활석(滑石), 아교(阿膠) 5가지이다.

군약(君藥)인 저령(猪苓)은 방광경(膀胱經)·신경(腎經)[3]으로 들어가 수습(水濕)을 제거하고(이수삼습; 利水滲濕), 청열(清熱)한다. 택사와 복령은 신약(臣藥)으로서 저령의 이수삼습(利水滲濕) 작용을 돕는다. 택사는 한성(寒性)으로 발열과 방광염 등의 허열(虛熱)성 염증에 좋다. 저령은 위장 기능을 조절하여(건비; 健脾), 위장(胃腸)에 편재되어 있는 수사(水邪)(정수; 停水)를 중재하고, 기(氣)의 흐름을 좋게 한다. 저령과 복령의 조합에는 물을 하강시켜 입 마름(구갈; 口渴)을 치유하고, 배뇨를 촉진하는 작용이 있다. 저령, 택사, 복령 3가지로 장관(腸管, enteric) 내나 조직의 수분을 혈중으로 끌어들이고, 소변량 감소와 설사(下痢)를 개선한다. 보혈(補血) 작용으로 심번(心煩)과 불면을 해소하고, 지혈(止血) 작용도 있다.

이로써 저령탕의 효능을 '이수삼습(利水滲濕), 청열양음(清熱養陰)'이라고 할 수 있다. 수습을 제거하지만, 음액(陰液)을 손상하는 것이 아니고, 자음(滋陰)하지만, 수습(水濕)을 여분이 남을 만큼 증가시키는 것도 아니다. 5개 약재의 상호작용으로 수습을 배제하고, 사열(邪熱)을 식히고, 음액을 보한다. 수습의 제거와 음액 보충이라는 언뜻 보기에 모순된 작용을 밸런스 좋게 같이 가지고 있는 처방이다.

본 방은 오령산(五苓散)과 구성이 비슷하고 오령산(택사, 저령, 복령, 백출, 계지 5가지)의 백출과 계지를 아교와 활석으로 바꿔 넣으면 본 방이 된다. 작용도 비슷한 부분이 있고, 공통적으로 이수(利水) 작용이 강한 처방이므로 소변량 감소나 입 마름(구갈; 口渴)에 유효하다.

그러나 오령산을 사용하는 증(수습증; 水濕證)에서는 수사(水邪)가 열사(熱邪)와 결합할 정도로 체내에 깊게 침입해 있지 않다. 따라서 아직 얕은 곳에 있는 병사(病邪)에 계지(桂枝)를 사용하여 제거하는 구성이 된다. 그것에 비해서 본 방은 활석으로 청열(清熱)하고 아교로 양음(養陰)하여 '수열호결(水熱互結), 열상음진(熱傷陰津)' 증을 치료해 가는 약재 구성이 된 것이다. 저령탕은 오령산을 사용하는 증에 더해져 경도의 염증이나 음허(陰虛)에 의한 열증(熱證)이 있는 경우에 사용한다. 즉, 계지와 백출은 휘발성 성분이 많아 자극적이지만, 그것들이 없는 저령탕의 작용은 온화하다.

본 방의 메인은 이수(利水)이다. 열사(熱邪)가 강하여 왕성한 경우나 음액의 손상이 심하면 사용하지 않는다.

요로계의 염증이 심하면 황련해독탕(黃蓮解毒湯)을 함께 복용한다. 요로결석 등으로 배뇨통이 심하면 작약감초탕(芍藥甘草湯)을 병용한다. 음허의 정도가 심한 경우나 혈뇨가 현저한 경우 혹은 빈혈 증상이 있을 때는 사물탕(四物湯)을 합친다. 만성적인 방광염이 반복되는 경우는 사물탕이나 팔미지황환(八味地黃丸) 등을 환자의 증에 맞춰 병용한다. 수사(水邪)보다도 열사(熱邪)가 강한 경우는 용담사간탕(龍膽瀉肝湯)이나 인진호탕(茵陳蒿湯)을 투여한다.

출전은 '상한론(傷寒論)'이다 원래는 감기와 감염증 등 급성 열성질환(상한; 傷寒)이 몸의 속에 침입하여, 수습(水濕)과 결합하여 수열호결증(水熱互結證)이 된 병태(病態)에 사용한 처방이다. '상한론'의 변증법 '육경변증(六經辨證)'은 태양(太陽)·소양(少陽)·양명(陽明)·태음(太陰)·궐음(厥陰)·소음(少陰) 육음(六淫) 사이를 병사(病邪)가 나아가면서 병이 진행, 변화해 간다고 생각하는 방식이다. 저령탕(猪苓湯)은 병사가 체내에 침입하여 양명 혹은 소음병의 단계에 들어가, 소변량 감소 등의 증후가 있을 때 사용되어 왔다.

이런 환자에게

방광염입니다. 이상하게도 화장실에 자주 가게 되고, 배뇨 시에 통증이 있습니다. 소변은 조금씩 밖에 나오지 않습니다.

잔뇨감도 있고, 볼일을 봐도 불쾌감이 있다고 한다. 병원에서 항생제를 처방받아도 개선되지 않았다. 하초(下焦)의 수열호결(水熱互結)로 보아 본 방을 사용하였다. 2개월 정도 후에 완치되었다. 변증(辨證)이 정확하다면 본 방은 원인균의 유무와 관계없이 유효하다.

하반신에 부종이 있습니다.
달아오름이나 입의 갈증, 가슴의 불쾌감도 있습니다.

무른 변(軟便)의 기미가 있어 배변할 때 항문에 약간의 작열감이 있다. 열증(熱證)이 보이므로 수열호결(水熱互結), 열상음진(熱傷陰津)으로 생각하여 본 방을 사용하였다. 반년 정도 걸려 조금씩 개선되었다. 입의 갈증(口渴)과 무른 변(軟便)도 좋아졌다.

용어 해설

1. 진액(津液)이 손상된 증(證)을 '음허(陰虛)'증이라고 한다. 열과의 균형을 맞추는 진액(津液)이 감소하면 심번(心煩), 불면 등과 같은 열증(熱證)이 나타나게 된다. 이것을 '허열(虛熱)'이라고 한다. 역으로 열이 형세가 있는 열증은 실열(實熱)이라고 한다.
2. 인체를 크게 세 부분으로 나눠, 가슴부터 위쪽을 상초(上焦), 한 가운데를 중초(中焦), 배꼽 아래를 하초(下焦)라고 부른다. 또 이것을 포함하여 삼초(三焦)라고 부른다.
3. 방광경(膀胱經), 신경(腎經)은 각각 경락(經絡) 중 하나이다. 경락은 기(氣)·혈(血)·진액(津液)이 체내에서 운행하는 통로이다.

거습제(이수삼습) 祛濕劑 (利水滲濕)

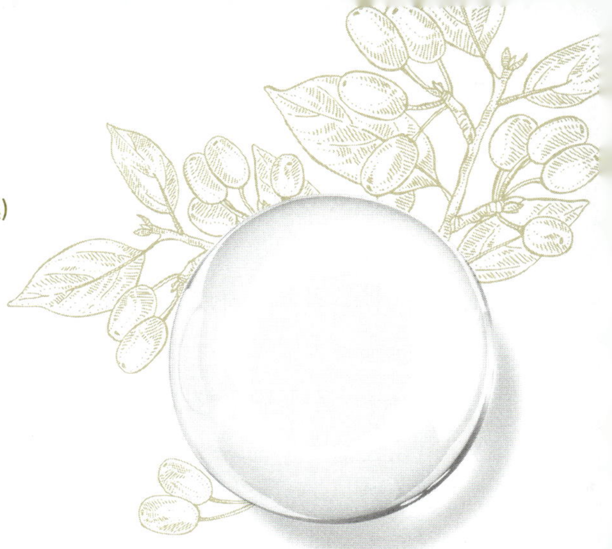

방기황기탕

防己黃耆湯

기(氣) 부족에 의한 수분 정체나 풍습(風濕)을 개선
기허(氣虛)인 사람의 부종과 관절통 등에 사용

인체를 구성하는 기(氣)·혈(血)·진액(津液)[1]은 서로 도와가면서 체내를 순환한다. 진액은 기가 뒷받침해 주는 것으로 점차 체내에서 순환하는 것이 가능해진다. 기가 지켜주므로 쓸데없이 체외로 배설되는 경우도 없다.

그렇지만 기가 부족해지면 수분의 대사나 순환이 둔해지게 되고, 부종이 생기기 쉽다. 지켜주는 작용도 약해지고, 조금씩 움직이는 것만으로 땀이 뻘뻘 나온다. 땀과 함께 원기(元氣)도 체외로 흘러 나간다. 점점 기허(氣虛)인 상태가 되고, 피곤함과 나른함이 없어지지 않는다.

어떤 사람에게 효과가 있나요?

이런 체질을 개선할 수 있는 것이 방기황기탕(防己黃耆湯)이다.

방기황기탕(防己黃耆湯)은 '기허(氣虛)일 때의 풍수(風水), 풍습(風濕)'증을 개선하는 처방이다.

풍수, 풍습은 모두 풍사(風邪)에 포함되는 병사(病邪)[2]이다. 기허인 체질 위에 이 사기(邪氣)들이 침입하여 여러 증후가 나타난다.

먼저 풍수는 수분 대사가 충분하지 못하여, 수분이 체내에 쌓이기 쉬운 체질에 풍사(風邪)의 자극이 더해져, 더욱더 수분이 정체되는 병태(病態)이다. 부종, 발열, 오한(惡寒), 몸이 무거워지고, 소변량 감소 등의 증상이 나타난다. 급성 신염, 만성 신염, 신증후군(nephrotic syndrome), 심장성 부종 등에서 볼 수 있다. 또 풍습은 풍사와 습사(濕邪)가 합쳐진 병태로 관절통, 관절의 부종, 관절에 물이 쌓이기 쉬우며, 전신이 무겁고, 오풍(惡風) 등의 증상이 나타난다. 변형성 관절증(arthrosis deformans), 류마티스 관절염, 신경통 등이 보이기 쉽다. 풍수, 풍습 모두 풍사의 한 종류이므로, 갑작스럽고 급하게 증상이 발생하는 경우가 많다.

방기황기탕증(防己黃耆湯證)의 특징은 이 증상들의 기저에 기허(氣虛)가 있다는 것이다. 기허 즉 전신의 기능 저하가 있어서 면역력과 저항력도 떨어지게 되고, 병사(病邪)를 좀처럼 제거할 수 없게 된다.

이 경우 기허는 소위, 모공(毛孔)이 느슨해져 있는 상태이다.[3] 체표(體表)를 꽉 긴밀하게 조여주는 힘이 약한 것이다. 따라서 기허 특유의 자주 피곤해하고, 기운이 없고, 숨이 차며, 혀는 담백색으로 치흔(齒痕)이 붙어 있기 쉽고, 설태도 하얀색인 것 외에도, 느슨해져 있는 모공(한선; 汗腺)으로부터 땀이 천천히 조금씩 자주 나오게 된다.[4] 열린 모공으로는 풍사(風邪)도 침입하기 쉽고, 상술한 풍수(風水), 풍습(風濕)이 되기 쉽다.

기허인 다한증의 경우, 조금 움직이는 것만으로도 땀을 흘리고, 주로 상반신부터 땀이 난다는 특징이 있다. 더운 여름에 얼굴부터 줄줄 땀을 흘리고, 부채나 타올을 손에서 놓지 못하며, 통통한 타입인 사람의 체질 개선에 방기황기탕이 잘 듣는 경우가 많다. 한포진(汗泡疹, pompholyx)과 비만증의 치료에도 사용한다. 이 타입의 사람은 무릎이 아픈 경우가 적지 않게 있고, 어느 증상이더라도 본 방이 효과적이다.

기허(氣虛)인 부종에도 잘 볼 수 있다. 기가 부족한 상태이기 때문에, 수분(水分)

을 상부까지 순환시키는 것이 불가능하고, 수분은 중력으로 인해 하반신에 쌓이게 되어, 밤이 되면 다리가 빵빵하게 붓는다. 일어서서 하는 일이나, 노트북 작업 등으로 하루 종일 앉은 채로 일하는 경우, 두드러지게 나타나기 쉽다.

침대에 누워 자는 중에 또 수분이 전신으로 퍼지므로, 아침이 되면 다리의 부종이 해소된다. 아침만 상반신에 수분이 많아지게 되어, 얼굴이 붓게 되고, 눈꺼풀이 부어서 부석부석해지거나 손가락이 부어 반지가 끼는 경우도 있다. 전부 기가 허한 탓으로 생기는 부종이다.

어떤 처방인가요?

구성 약재는 방기(防己), 황기(黃耆), 백출(白朮), 생강(生薑), 대조(大棗), 감초(甘草) 6가지이다.

군약(君藥)은 처방명이 가리키는 대로 방기와 황기이고, 방기에는 이수소종(利水消腫), 거풍지통(祛風止痛)[5] 하는 작용이 있다. 거풍하여 물(水)의 흐름을 좋게 하고, 이수 작용으로 부종을 해소한다. 특히 중력에 영향을 받은 부종에 효과가 있다. 소염·진통과 근 이완 작용도 있고, 관절통을 개선한다. 황기는 익기고표(益氣固表)하여 위기(衛氣)를 강화해 준다.[6] 피부의 혈액순환을 촉진하여 쓸데없는 발한(發汗)을 멈추게 하고, 체표의 면역력을 높인다. 모공을 꽉 조이는 느낌이다. 게다가 체액의 흐름을 조절하고, 이뇨하여 부종을 해소한다. 보기력(補氣力)이 강하고, 뇌의 활성을 높여 전신의 기능을 높인다. 저린 증상을 가볍게 하는 작용도 있다. 상술한 두 가지 작용으로 체표를 단단하게 하여 풍사(風邪)를 제거하고, 기와 체액의 흐름을 좋게 한다.

신약(臣藥)인 백출은 보기건비(補氣健脾)하여 습사(濕邪)를 제거한다. 황기와 함께 익기고표하는 힘을 강하게 하여 면역력을 높이고, 방기와 함께 거습행수(祛濕行水)[7] 하는 효과를 배가시켜, 부종과 관절통을 해소한다. 좌약(佐藥)인 생강과 대조는 풍사(風邪)를 제거하고, 물의 흐름을 조절하여, 체표의 상태를 개선한다. 생강은 모세혈관을 확장하고, 황기의 작용을 돕는다. 사약(使藥)인 감초는 자감초(炙甘草)를 사용하고, 소화 흡수 기능을 조절하여 모든 약재의 약성(藥性)을 조화롭게 한다. 이로써 방기황기탕의 효능을 '익기거풍(益氣祛風), 건비이수(健脾利水)[8]'라고 할 수 있다.

습사(濕邪)가 비위(脾胃)에 침입하여 복부 팽만감 등의 증상이 있을 때는 평위산(平胃散)을 합친다.

복통이 있다면 작약감초탕(芍藥甘草湯) 등을 병용한다. 구역질도 있다면 계지탕(桂枝湯)을 함께 복용한다. 관절염으로 염증이 두드러진 경우는 마행의감탕(麻杏薏甘湯)이나 의이인탕(薏苡仁湯) 쪽이 좋다. 기운이 없고, 땀이 흐르는 등의 기허(氣虛) 증상이 보이지 않는 풍수(風水)에는 월비가출탕(越婢加朮湯)을 사용한다. 방기황기탕(防已黃耆湯)을 사용할 때는, 환자가 기허인 것이 대전제여야 한다.

출전은 '금궤요략(金匱要略)'이다

이런 환자에게

발이 붓기 쉽고, 밤에는 신발이 꽉 끼게 되어,
양말의 흔적이 선명하게 남습니다.

피곤해지기 쉬우며, 땀을 자주 흘리는 증상으로 기허(氣虛) 부종으로 보아 방기황기탕(防已黃耆湯)을 사용하였다. 6개월 정도 복용하였더니 하반신이 말끔히 나아져 기뻐하였다. 같은 부종이라도 입의 갈증이 있다면 오령산(五苓散)을 사용한다. 소변량이 많아서 하반신의 냉증을 동반하는 경우는 영강출감탕(苓薑朮甘湯)이 좋다.

다이어트하고 있습니다만 식사를 줄여도 전혀 체중이 줄지 않습니다.

158 cm, 68 kg 여성으로 이른바 살이 무르고 뚱뚱한 타입이다. 가사를 하여도 바로 피곤해진다. 땀을 정말 많이 흘리고, 무릎 통증이 있다.

방기황기탕(防己黃耆湯)을 10개월간 복용하였더니, 체중을 10 kg 줄여 58 kg이 되었다. 기허(氣虛)인 경우 식사를 줄여도 몸의 상태가 악화될 뿐이다.

변비가 있다면 마자인환(麻子仁丸) 등 기허에 맞는 처방을 병용 투여한다. 기허(氣虛)가 아닌 근육질 타입의 비만이라면 대시호탕(大柴胡湯) 등을 사용한다.

용어 해설

1. 진액(津液)은 몸 내에 존재하는 수분이다. 기(氣)·혈(血)·수(水)라고 부르는 경우도 있다.
2. 풍사(風邪)는 병사(病邪) 중 하나로 환경 변화나 병원균 등의 외부요인(外因)으로 인해 갑자기 발생하거나 몸 상태가 급변한다. 오장(五臟) 중 폐(肺)가 지배하는 수도(水道; 수분의 통로)의 조정(調整) 기능이 영향을 받게 되어, 그 때문에 풍습(風濕)이나 풍수(風水)가 생기기 쉽다.
3. 기(氣)에는 추동(推動), 온조(溫照), 방어(防禦), 고섭(固攝), 기화(氣化) 5가지 작용이 있다. 이 중 방어는 병사(病邪)로부터 체표(體表)를 지키고, 고섭(固攝)은 필요한 것이 흘러 나가는 것을 막는 작용을 의미한다. 기가 허하여 모공이 느슨해지면, 위 2가지 힘들이 약해진다. 또한 방어 작용을 하는 기를 위기(衛氣)라고 부른다.
4. 이런 땀을 자한(自汗)이라고 한다. 조금 움직이는 것만으로 혹은 조금 더운 것만으로도 땀이 조금씩 나오는 것이다. 피부가 축축하다.
5. 거풍(祛風)은 풍사(風邪)를 제거하는 것이다.
6. 기허(氣虛) 중 위기(衛氣)가 부족해진 증을 위기허(胃氣虛)라고 한다. 위허(胃虛)로 부르는 경우도 있다. 황기(黃耆)는 고표(固表)의 주약(主藥)으로 불리며, 감기에 걸리기 쉬운 사람의 체질 개선에도 좋다.
7. 행수(行水)는 수분의 흐름을 좋게 하는 것이다.
8. 풍사(風邪)인 경우 일반적으로는 갈근탕(葛根湯)이나 마황탕(麻黃湯) 등의 마황제(麻黃劑)로 발한(發汗)시켜 치료에 임하지만, 위기허(胃氣虛)가 그 기저에 있는 경우는 발한과 함께 기허가 진행되어 병태(病態)가 악화될 우려가 있으므로, 이와 같이 보기(補氣) 하면서 거풍(祛風)한다. 익기(益氣)·건비(健脾)하여 정기(正氣)를 자양(滋養)하면서, 거풍(祛風)·이수(利水) 작용으로 사기(邪氣)를 제거한다. 이 치료 원칙을 부정거사(扶正祛邪)라고 한다.

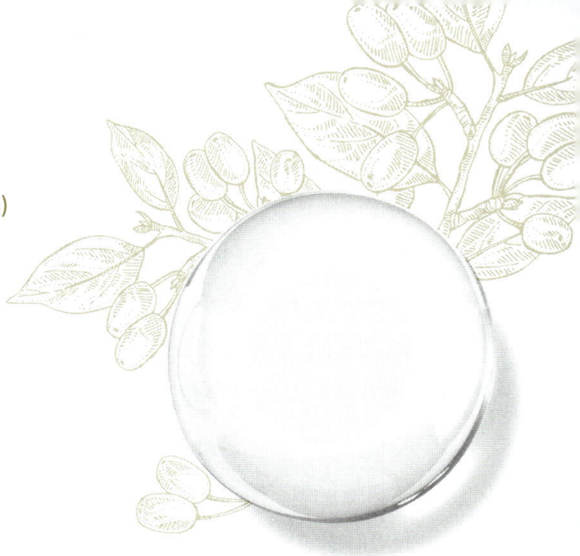

거습제(이수삼습) 祛濕劑 (利水滲濕)

월비가출탕

越婢加朮湯

마황(麻黃)과 석고(石膏)로 풍수(風水)와 폐열(肺熱)을 치료
부종을 동반하는 관절의 종창이나 통증, 피부염에 사용

월비탕(**越**婢湯)이라는 이름이 붙은 것은, '하녀(비; 婢)와 상통하는 **비(脾)**의 열을 발**월**(潑**越**)(발산; 發散)하는 작용이 있기 때문' 혹은 '**월**국(**越**國)의 하녀(**婢**)에 의해 전해졌기 때문' 등의 여러 가지 설이 있다.

어떤 사람에게 효과가 있나요?

월비가출탕(越婢加朮湯)은 '풍수(風水), 수종(水腫), 폐열(肺熱)'증을 치료하는 처방이다.

오장(五臟) 중 하나인 폐(肺)는 호흡, 수분대사, 체온조절 등의 기능을 가리키고 폐 등의 호흡기계, 코, 피부 등의 기관이 포함된다. 폐의 기능(폐기; 肺氣) 중 하나는, 기(氣)를 담당하는 것이다. 이는 호흡을 통해 공기 중으로부터 필요한 성분을 흡입하고 체내의 불필요한 물질을 배출하는 기능을 가리킨다. 또 선발(宣發)·숙강(肅降)을 담당하는 기능을 가지고 있고, 몸에 필요한 기(氣)와 진액(津液)을 전신의 구석구석까지 산포(散布)하고(선발; 宣發), 호흡을 조절하여 진액을 하방으로 밀어낸다(숙강; 肅降). 폐(肺)가 선발(宣發)·숙강(肅降) 기능으로 체액을 조절하는 과정을 '수도(水道)[1]를 통조(通調)한다'라고 표현한다.

이 폐의 선발·숙강 기능이 병사[病邪; 이곳에서는 풍사(風邪)]에 의해 저해되어['폐실선숙(肺失宣肅)'증], 수도의 통조가 기능을 잘 못 하게 되면 수습(水濕)이 정체되고 수종(부종)이 생긴다. 이것이 '풍수(風水)'이다. 진액(津液)의 정체로 인해 체내에 저류하는 이상 수액 중, 특히 피부에 넘친 물질을 수종(水種)이라고 부른다. 풍사는 자연계의 바람에 의해 생기는 현상을 닮은 증후를 야기하는 병사로, 바람과 같이 발병이 급격하며, 변화가 많고, 체표부나 호흡기를 침입한다. 환부가 이곳저곳 이동하기 쉽고(유주성; 游走性), 확대되기 쉽다. 저린 증상, 휘청거림, 통증 등의 증상도 나타나기 쉽다.

폐열(肺熱)은 폐의 기능이 열사(熱邪)에 의해 저해되고 기능이 저하되어 있는 상태이다. 호흡기계나 피부의 염증과 관련이 깊다. 열사는 병의 원인(병인; 病因)중 하나로, 자연계의 화열(火熱)에 의해 생기는 현상을 닮은 증상을 야기하는 병사이다. 형세가 심하고, 열증(熱證)을 나타낸다. 환부의 발적, 열감, 화농 등의 염증 증상이나 발열, 오한(惡寒), 출혈, 입 마름(口渴), 짜증 남, 불면, 다한(多汗), 동통(疼痛), 출혈, 기침, 점조해서 뱉어 내기 어려운 가래(痰), 인후부의 통증 등의 증상이 나타난다.

진액(津液)의 정상적인 체내 순환을 삼초기화(三焦氣化)[2] 라고 부른다. 음식물로부터 얻을 수 있는 수분은 오장(五臟)인 비(脾)에서 흡수된 후 폐(肺)에 운반되어 전신으로 퍼지고, 생명 활동에 관계된다. 그 후 신(腎)으로 하강하고, 배설되거나, 유용한 진액은 다시 폐로 운반되거나 한다. 간(肝)은 수분의 흐름 전체를 조절한다. 이 중 병사(病邪) 침입에 의한 폐의 기능 실조로 생기는 실증(實證)인 수종을 양수(陽水), 비(脾)·신(腎) 등 정기(正氣)의 쇠퇴에 의한 허증(虛證)인 수종을 음수(陰水)라고 부른다. 풍수(風水)는 양수에 해당한다.

풍수증(風水證), 폐열증(肺熱證)이 되면, 기표(肌表)에 존재하는 풍사(風邪)의 영향으로 오풍(惡風)[3]이 생긴다. 정기(正氣)와 사기(邪氣)의 싸움으로 인해 오한(惡寒), 미열이 생긴다. 기표에 침입한 병사가 열사(熱邪)로 바뀌고, 한선(汗腺)이나 모공(주리; 腠理)[4]을 열어서 몸에서 촉촉이 땀이 난다(자한; 自汗). 풍열사(風熱邪)가 폐의 선발(宣發) 및 수도통조(水道通調) 기능을 저해하면 풍수가 기표에 쌓이고, 전신에서 부종이 생긴다. 체내(리; 裏)의 진액이 밀려나 기표에 드러나면 부종이나 자한이 생긴 상태이다. 열사(熱邪)가 진액(津液)을 소모하면 머리 부분(頭部)의 진액이 부족해져서 입마름(口渴)이 생긴다. 풍열(風熱)에 의해 피부와 점막에 습진, 화농, 궤양, 종류(腫瘤)가 생긴다. 삼초기화(三焦氣化)의 실조로 인해 소변의 배출이 나쁘게 된다(뇨불리; 尿不利).

부종은 실증(實證)이므로, 손가락으로 누르면 바로 돌아온다. 알레르기 반응이나 염증으로 인해 모세혈관의 투과성이 항진되어 생기는 부종에 가깝다. 피부에 광택이 있다. 부종은 눈꺼풀 등 안면부터 생겨 전신에 퍼지는 경우가 많다.

혀에는 백색 설태가 적게 있다(풍수증의 설상). 설태가 덕지덕지 있는 경우도 있다(수종증의 설상).

임상 응용 범위는 풍수(風水), 수종(水腫), 폐열(肺熱)의 증후를 나타내는 질환으로 신염, 신증후군(nephrotic syndrome), 관절염, 변형성 슬관절증, 류마티스 관절염, 통풍, 습진, 두드러기(蕁麻疹), 대상포진(herpes zoster), 한포진(汗泡疹, pompholyx), 꽃가루 알레르기, 그 외 알레르기 질환, 인플루엔자, 상기도염, 기관지염, 기관지천식, 폐렴, 흉수, 야뇨증, 폴립, 켈로이드 등이다.

어떤 처방인가요?

구성 약재는 월비탕(越婢湯)을 구성하는 마황(麻黃), 석고(石膏), 생강(生薑), 대조(大棗), 감초(甘草) 5가지에 백출(白朮)을 더한 6가지이다.

월비탕의 군약(君藥)인 마황은 위기(衛氣)의 울체(鬱滯)를 해소하고, 주리(腠理)를 열어 발한(發汗)하고(발한해표; 發汗解表), 체표의 풍사(風邪)를 발산시키고(소풍해표; 疏風

解表), 해열한다. 또 폐의 선발(宣發) 작용을 정상화하고(선발폐기; 宣發肺氣), 헐떡거리는 기침(해천; 咳喘)을 완화한다. 기관지 평활근을 이완시키는 작용에 가깝다. 이뇨 작용으로 부종을 경감한다. 본 방에서는 기표(肌表)의 수습(水濕) 배설이 주된 역할이다(발한해표이수; 發汗解表利水).

신약(臣藥)인 석고(石膏)는 열사(熱邪)를 식히고(청열사화; 淸熱瀉火), 진액(津液)을 생기게 하여 자윤(滋潤)하고 (생진; 生津), 입 마름(口渴)을 치유하고(지갈; 止渴), 답답하여 진정되지 않는 불안감(심번; 心煩)을 완화한다(제번; 除煩). 이뇨 작용도 있다. 본 방에서는 폐열(肺熱)을 식히고, 군약의 작용을 돕는다. 마황의 온성(溫性)을 억제하는 작용도 있다.

좌약(佐藥)에는 생강과 대조가 해당한다. 생강은 경도의 발한(發汗) 작용으로 마황(麻黃)의 작용을 돕고, 기표(肌表)의 수사(水邪)를 배설하는 작용을 강화해 준다. 또 위(胃)의 기능을 조절하여 소화 흡수를 잘하게 해주고, 구토를 진정시키는 작용도 한다(화위지구; 和胃止嘔). 대조는 비위(脾胃)의 기능을 높여 기(氣)를 자양(滋養)하며(보중익기; 補中益氣), 진액을 생기게 하여 비(脾)를 자윤(滋潤)한다(자비생진; 滋脾生津). 생강과 대조는 비위의 기능을 높이는 동시에 영기(營氣)와 위기(衛氣)를 조화롭게 하여[5], 몸을 자양(滋養)한다.

감초는 생감초(生甘草)를 사용하고, 좌·사약(佐·使藥)으로서 비위(脾胃)의 기능을 조절하면서 기를 보하며(익기화중; 益氣和中), 모든 약재의 약성(藥性)을 조화롭게 한다. 석고와의 조합으로 생진지갈(生津止渴) 작용이 높아진다.

이곳에 백출이 더해져, 월비가출탕(越婢加朮湯)이 된다. 백출은 소화 흡수 기능을 높여(건비; 健脾), 기를 보한다(보기; 補氣). 또 습사(濕邪)를 제거하고(조습; 燥濕), 수종을 해소한다(소종; 消腫).

이로써 월비가출탕의 효능을 '소풍이수(疏風利水), 소종(消腫), 선폐설열(宣肺泄熱)'이라고 할 수 있다.

본 방의 처방 최대 특징은 마황과 석고의 조합이다. 체내에 열이 가득 차고 기표(肌表)에 수습(水濕)이 넘쳐흐르는 상태에 대하여, 이 2가지로 수습을 하강시키고 기표의 풍수(風水)를 제거하고, 폐열(肺熱)을 식히며, 부종, 열감, 입 마름(口渴) 등을 치료한다. 백출은 체내(리; 裏)에 정체하는 수습을 중재한다. 또한, 본 방은 마행감석탕(麻杏甘石湯)으로부터 지해평천(止咳平喘) 작용이 있는 행인(杏仁)을 제거하고, 생강을 더하여 거풍이수(祛風利水) 작용을 높여 대조로 영위(營衛)를 조화롭게 하는 처방이다.

피곤해지기 쉬우며, 뚜렷한 자한(自汗) 등의 증상에는 방기황기탕(防己黃耆湯)을 기침(해수; 咳嗽)이나 발열 등 열증(熱證)이 심하다면 마행감석탕(麻杏甘石湯)을 사용한다.

출전은 '금궤요략(金匱要略)'이다.

이런 환자에게

> **슬관절증(gonarthrocace)입니다.**
> **특히 계단을 오르락내리락할 때 무릎이 아픕니다.**

일어설 때도 아프다. 무릎에 물이 쌓이기 쉽다. 무릎에 열감이 있다. 풍수(風水), 폐열(肺熱)로 보아 본 방을 사용하였다. 복용을 시작하고 3개월 정도에 통증이 소실되고, 그 후는 물이 쌓이는 것도 없어졌다. 체중이 줄어들고 기뻐했다.

> **꽃가루 알레르기입니다. 특히 코막힘이 괴롭습니다.**

자주 상열감을 느낀다. 입이 마른다(口渴). 꽃가루 계절 이외에도 기온의 변동 등으로 코가 막히기 쉽다. 풍수(風水), 폐열(肺熱)로 보아 본 방을 사용하였다. 2주간으로 코막힘이 해소되었다.

용어 해설

1. 수도(水道)는 진액(津液)의 통로이다.
2. 육부(六腑) 중 하나인 삼초(三焦)는 전신에 퍼져 있어 모든 장부(臟腑)를 뒤덮는 막상(膜狀)의 조직으로 기(氣)와 진액(津液)의 통로가 된다. 체액의 흐름은 전부 삼초를 매개로 행해지기 때문에, 이 체액 조절 기능을 삼초기화(三焦氣化)라고 한다.
3. 찬 바람을 쐬는 것 같이 느껴지는, 연속적이지 않은 한기(寒氣)이다.
4. 주리(腠理)는 피부 등 틈이고, 체액이나 땀을 관리하고 체온을 조절한다. 피부를 덮고 있는 막상(膜狀)의 조직이 되어 외계(外界)의 외사(外邪) 침입에 저항하고, 인체를 지킨다. 한선(汗腺), 모공, 피하조직에 가까운 개념이다.
5. 맥관(脈管) 내의 기(氣)를 영기(營氣), 맥관 외의 기를 위기(衛氣)라고 한다. 영기는 맥관 내의 혈(血)을 구동하고, 맥관 외의 위기를 자양(滋養)한다. 위기는 주리에 관여하고, 체표를 병사(病邪)로부터 지킨다. 영기와 위기(영위; 營衛)는 서로 의존하고, 인체를 정상적으로 기능하게 한다(영위조화; 營衛調和). 역으로 영위가 조화되어 있지 않는 상태를 영위불화(營衛不和)라고 하며, 몸 상태 악화의 원인이 된다.

거습제(온화수습) 祛濕劑 (溫化水濕)

영계출감탕

苓桂朮甘湯

비위(脾胃) 기능을 조정하면서 담음(痰飮)을 제거
현훈(目眩), 가슴 두근거림(動悸) 등 상반신의 담음(痰飮)에 유효

수액은 기혈(氣血)과 닮았고, 사람이 살아가기 위해 필수 불가결한 물질이다. 이 정상적인 수액을 '진액(津液)'이라고 한다.[1] 이것에 대비하여 흐름이 정체되어 저류한 이상 수액을 '수습(水濕)[2]', '담음(痰飮)', '수종(水腫)'등으로 부른다. 전신에 퍼져 있는 수액이 약간 정체된 것이 수습, 모여 있어 움직이는 것이 담음, 체표 등에 넘쳐흐르는 것이 수종이다. 담음 중 부드럽고 매끄럽게 흐르는 물질을 '음(飮)', '수음(水飮)', 점조한 물질을 '담(痰)'이라고 한다. 본 방은 담음, 특히 수음을 제거하는 기본 처방이다.

어떤 사람에게 효과가 있나요?

영계출감탕은 '담음(痰飮), 비양부족(脾陽不足)'증을 개선하는 대표적인 처방이다.

담음(痰飮)이 발생하는 원인에는 오장(五臟)인 폐(肺)·비(脾)·신(腎)의 수분대사 실조이다. 본 방을 사용하는 것은 비의 기능 저하(비위기허; 脾胃氣虛)가 있는 경우로 이와 같은 증(證)을 '비양부족(脾陽不足)'이라고 할 수 있다. 비위 기능의 저하에 의해 음식물부터 생성되는 기(氣)·혈(血)·진액(津液)을 전신에 운송하는 능력(운화; 運化)이 약해지고, 진액이 비위에 쌓여 담음이 발생한다(비허생담; 脾虛生痰).

그 결과, 상복부 팽만감, 위부(胃部)의 진수음(振水音) 등이 생긴다. 게다가 담음은 청양(淸陽)[3]의 흐름을 저해하여, 수음(水飲)이 상역(上逆)하고(수기상충; 水氣上衝)[4], 가슴 두근거림(動悸), 숨이 참, 기침(해수; 咳嗽), 가슴이 답답하고, 가슴의 폐색감, 가슴이 진정되지 않는 느낌·불안감(심번; 心煩), 흉협부의 고만감(胸脇苦滿) 등이 발생한다. 목구멍 속에 물질이 가득 차 있는 것과 같이, 붙어있는 듯한 이물감이 생기는 경우도 있다.

게다가 수음(水飲)이 머리 부분(頭部)에 다다르면, 현훈(目眩), 일어났을 때의 어지러움, 이명, 구역질, 구토 등이 나타난다. 수음의 편재에 의해 순환 혈액량이 줄어든 상태일 것이다. 그 기저에는 비양부족(脾陽不足)이 있으므로 식욕부진, 피곤해지기 쉬우며, 체중이 줄어들지 않고, 무른 변(軟便) 등의 증후도 나타난다. 경도의 부종이 보이는 경우도 있다. 혀는 담홍색으로 크게 치흔(齒痕)이 있는 경우가 많으며 하얗고 습윤한 설태가 있다.

이와 같이 비양부족이라는 허증(虛證)이 기저에 있고, 그것 때문에 위부(胃部)에 수액(水液)이 정체되고, 담음(痰飲)이라는 실증(實證)이 생겨 나오는 증(본허표실; 本虛標實)[5]에, 영계출감탕(苓桂朮甘湯)이 유효하다. 게다가 담음이 기와 함께 위부(胃部)부터 밀어 올라가듯이 상승(상역; 上逆)하고 있는 것이, 본 방을 사용하는 증의 특징이다.

임상 응용 범위는 만성 위염, 위·십이지장 궤양, 위하수(胃下垂, gastroptosis), 위무력증(gastric atony), 역류성 식도염, 협심증, 만성 기관지염, 기관지 천식, 인후두이상감증(glbous pharyngeus), 만성 급성 신염, 방광염, 편두통, 메니에르병(meniere's disease), 저혈압, 고혈압, 기립성 조절장애(orthostatic intolerance, OI), 자율신경 실조증(autonomic dysfunction), 아토피성 피부염, 대하 등으로 담음, 비양부족, 수기 상충의 증후를 나타내는 것이다.

어떤 처방인가요?

구성 약재는 복령(茯苓), 계지(桂枝), 백출(白朮), 감초(甘草) 4가지이다

군약(君藥)인 복령은 비기(脾氣)를 높이고(건비; 健脾), 수습(水濕)을 제거하고(리습; 利濕), 수음(水飮)을 제거한다(화음; 化飮). 수음은 소변으로서 배설된다. 화음이 진행되면 소변량이 늘어난다. 신약(臣藥)인 계지는 따뜻하게 하는 작용(온양; 溫陽)으로 음사(陰邪)인 수음을 제거하고, 편재가 해소된다. 양기를 통하게 하여(온통양기; 溫通陽氣) 기를 하강시키므로, 수기상충(水氣上衝)에 유효하다. 백출은 좌약(佐藥)으로서 건비리습(健脾利濕)하고, 비의 운화(運化)기능을 높여 습사(濕邪)를 제거하며, 더 나아가 담음(痰飮)이 발생하는 것을 막는다. 감초는 자감초(炙甘草)를 사용하며, 사약(使藥)으로서 비위의 기능을 조절하고 기를 보하면서(익기화중; 益氣和中), 모든 약재의 약성(藥性)을 조화롭게 한다.

복령은 계지와 조합으로 인해 화음 효과가 강해진다. 계지가 양기(陽氣)의 통로를 좋게 하는(통양; 通陽) 것으로 수음의 흐름이 좋게 된다. 오령산(五苓散)[6]에도 보이는 조합이다. 복령, 계지와 함께 수음과 양기를 하강시키므로 두 약재의 배합은 수기상충에도 효과가 있다. 이 조합은 계지복령환(桂枝茯苓丸)에도 있다. 계지가 주된 역할로, 복령의 이수(利水) 작용이 계지의 통양작용을 높이는 기능을 한다. 백출은 건비하여 수음을 중재하므로 복령의 건비리습(健脾利濕) 작용을 높인다.

이로써, 영계출감탕의 효능을 '온양화음(溫陽化飮), 건비리습(健脾利濕)'이라고 할 수 있다. 4가지 약재의 상호작용으로 양기(陽氣)를 보하면서(본치; 本治), 과잉 담음을 제거하고 그 위에 수기 상충을 개선하여(표치; 標治), 본허와 표실 양쪽을 개선하는 처방이 된다(공보겸치; 攻補兼治)[7].

구토가 심하면 소반하가복령탕(小半夏加茯苓湯)이나 오수유탕(吳茱萸湯)을 함께 복용한다. 담음이나 기침, 가슴 두근거림(動悸)이 두드러진 경우라면 이진탕(二陳湯)을 합친다. 기울(氣鬱)도 있다면 반하후박탕(半夏厚朴湯)을 합방한다. 무른 변(軟便)이나 설사(下痢)가 계속되면 평위산(平胃散)을 병용한다. 비기허(脾氣虛)가 명확하다면 사

군자탕(四君子湯)이나 인삼탕(人蔘湯)을 합방하여 효과를 강하게 한다. 비위(脾胃)에 수음(水飮)의 정체가 있지만 수기상충(水氣上衝)이 보이지 않는 경우는 본 방이 아닌 평위산(平胃散)이 좋다. 가슴 두근거림(動悸), 숨이 참, 빈혈을 동반하는 현훈(目眩)의 경우는 사물탕과 합친다(연주음; 蓮珠飮). 동계에 더하여 불안, 공포, 불면 등 오장(五臟)의 심기(心氣)가 약하고, 불안정한 경우에는 계지가용골모려탕(桂枝加龍骨牡蠣湯)을 합방한다.

조성(燥性)이 강하므로 음액(陰液)이 부족해져 있는 체질(음허증; 陰虛證)에는 사용하지 않는다. 온성(溫性)도 강하므로 열증(熱證)에 대하여 사용하는 것도 삼간다.

출전은 '금궤요략(金匱要略)', '상한론(傷寒論)'이다.

이런 환자에게

갑자기 가슴이 두근거린다거나(動悸) 어지러운 증상(目眩)이 비교적 자주 나타납니다.

이 환자는 위장(胃腸)이 건강하지 않고, 협심증의 기왕력이 있으며 불안감이 심하다. 백색 설태가 덕지덕지 붙어있다. 전형적인 담음(痰飮), 비양부족(脾陽不足), 수기상충(水氣上衝)으로 보아 본 방을 사용하였다. 점차 동계와 현훈이 개선되고, 반년 후부터는 안심하고 깊게 잠들 수 있게 되었다. 계속해서 허혈성 심질환의 치료를 위해 연주음(蓮珠飮)을 복용하고 있다.

기관지 천식입니다. 날씨가 나빠질 때나 태풍이 근접할 때에 천식 발작이 일어납니다.

어렸을 때 정도로 심해지지는 않지만 지금도 매년 몇 번씩 (천식) 발작한다. 기후의 변화만이 아닌 피로가 쌓였을 때에도, 명치 주변부터 밀려 올라오는 느낌으로 호흡이 괴로워지게 된다. 수음(水飮), 수기상충(水氣上衝)에 의한 천식으로 인식하여 본 방을 사용하였다. 익년 이후부터는 발작하지 않게 되었다. 평소는 본 방으로 체질 개선(본치; 本治)을 진행하였고, 발작 시에는 소청룡탕(小青龍湯)이나 마행감석탕(麻杏甘石湯)을 사용하였다(표치; 標治).

환자가 괴로워하는 것은 발작할 때이지만, 발작 시에만 기관지확장 약이나 소청룡탕(小青龍湯) 등의 대증요법(표치; 標治)으로 참고 견디어도 병은 근본적으로 낫지 않는다. 평상시에 본 방 등에 의한 체질 개선(본치; 本治)이 근본적인 치료의 열쇠가 된다.

용어 해설

1. '기(氣)'는 생명 에너지, '혈(血)'은 혈액과 영양을 의미한다. 기(氣)·혈(血)·진액(津液)은 인체를 구성하는 기초적인 물질이고, 이것이 적당한 양으로 체내에서 부드럽고 매끄럽게 흐르면 건강하다고 할 수 있다. 기를 '양기(陽氣)', 혈, 진액에 정(精)을 더하여 '음액(陰液)'이라고 부르는 경우도 있다.
2. 수습(水濕)은 간단하게 '습(濕)'이라고 불릴 때도 있다.
3. 양기(陽氣) 즉 기(氣)의 정상적인 상승을 의미한다.
4. 수액(水液)은 본래 체내에서 하강하고 배설되어야 하는 물질이지만, 그것이 기(氣)와 함께 상승하여 모든 증후를 야기하고 있는 상태가 '수기상충(水氣上衝)'이다. 비기허(脾氣虛)에 의해 간기(肝氣)의 작용이 활발하게 되는 경우도 있다.
5. '본(本)'은 근본적인 병의 원인, 그리고 '표(標)'는 실제로 외부에 나타나는 증상이다.
6. 본 방의 감초(甘草)를 저령(猪苓), 택사(澤瀉)로 바꾸면 오령산(五苓散)이 된다.
7. 본허(本虛)의 치료를 '본치(本治)', 표실(標實)의 치료를 '표치(標治)'라고 한다. 체질 개선 등 근본 치료가 본치로, 대증요법이 표치이다. 본치도 표치도 중요하지만, 표치만으로는 병이 반복된다.

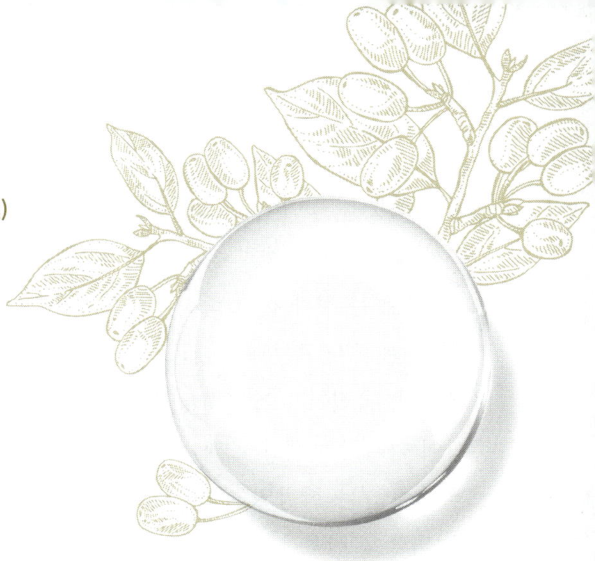

거습제(온화수습) 祛濕劑 (溫化水濕)

영강출감탕

苓薑朮甘湯

하초(下焦)의 한습사(寒濕邪)를 제거
냉증을 동반하고, 허리 등의 하반신의 통증이나 모든 증상에 사용

영강출감탕(**苓薑朮甘**湯)은, 그 이름이 가리키는 대로 복**령**(茯**笭**), 건**강**(乾**薑**), 백**출**(白**朮**), **감**초(**甘**草)가 배합된 처방으로 별명이 감초건강복령백출탕(甘草乾薑茯笭白朮湯) 혹은 신저탕(腎著湯), 신착탕(腎着湯)이라고 한다. 허리의 냉통 등에 광범위하게 이용된다.

어떤 사람에게 효과가 있나요?

영강출감탕은 '하초한습(下焦寒濕)'증을 치료하는 기본 처방이다.

'한습(寒濕)'은 병사(病邪) 중 하나로 한사(寒邪)와 습사(濕邪)가 합쳐진 것이다.

한사는 자연계의 한랭(寒冷)에 의해 생기는 현상을 닮은 증후를 야기하는 병사로, 전신 혹은 국소적으로 냉증 등의 한랭 증상이 나타난다. 통처가 고정되어 있는 심한 통증이나 경련, 묽은 분비물이나 배설물(묽은 콧물, 묽은 가래, 설사, 빈뇨, 소변량 과다, 대하)을 동반하는 경우가 많다. 추운 환경과 찬 음식물을 싫어하고 따뜻한 환경과 음식물을 좋아한다. 모든 증상은 차가우면 악화되고, 따뜻해지면 완화된다.

습사(濕邪)는 자연계의 습기에 의해 생기는 현상을 닮은 증후를 야기하는 병사로, 흠뻑 젖은 것과 같이 축축하며, 무겁고, 경과가 느리고, 체내에 머물러 정체되기 쉽다. 통처가 고정되어 있고, 몸이 무거운 통증을 나타낸다. 손과 발이 무겁고 나른하며, 움직이기 어렵고(관절의 운동장애), 부종, 복부 팽만감, 수포, 삼출물 등의 증상이 나타나기 쉽다. 습도가 높은 환경과 계절에서 증상이 악화되기 쉽다.

'하초(下焦)'는 한방의 삼초(三焦)라는 개념이다. 인체를 크게 세 부분으로 나눠, 가슴 위쪽을 상초(上焦), 한가운데를 중초(中焦), 배꼽 아래를 하초(下焦)라고 부른다. 허리와 오장(五臟)의 간(肝)·신(腎)은 하초에 포함된다.

이상 '하초한습(下焦寒濕)'증은 한습사(寒濕邪)가 몸에 침입하고, 허리를 중심으로 한 하초에 정체해 있는 상태를 가리킨다. 냉기로 인해 양기(陽氣)가 쇠약해져 진액(津液)이 원활하게 흐르지 않게 되고, 허리부터 아래에 수분이 정체되어 있다.

자주 보이는 증상으로서, 습사가 체내에 침입하여 몸이 무거워지게 되는 것이 있다. 한습사가 하초에 침입하여 신부(腎府)[1]에 부착하므로 하반신이 차가워지고, 허리가 무거워지고, 냉통(冷痛)이 생긴다. 허리에서 시린 쪽은 '물속에 앉아 있는 것과 같다'라고 표현한다.

묽은 분비물이나 배설물을 동반하는 케이스도 많다. 다량의 묽은 색의 소변이나 맑은 콧물이 흐르고, 묽은 분비물과 수포를 동반하는 습진, 흰 빛을 띠는 대하(帶下, leukorrhea) 등이다.

이 증의 특징은 한습사(寒濕邪)가 신부(腎府)의 기육(肌肉)[2]에 정체하고 있긴 하지만, 깊게 장부까지는 미치지 못하는 것이다. 따라서, 오장(五臟)의 신(腎)의 기능에는 영향을 주지 않고, 예를 들어 소변량 감소와 같은 증상은 생기지 않는다. 또 중초에 있는 비위(脾胃)의 기능에도 영향을 주지 못하므로, 식욕부진과 입 마름(口渴), 위내정수(胃內停水), 통변(通便)의 이상 등도 생기지 않는다.

부종에 대해서는 맥내(脈內)나 삼초를 흐르고 있는 진액이 기육에 흘러나와 부종이 생기면, 맥 내나 삼초의 진액이 줄어들어 입 마름과 소변불리(小便不利; 소변이 잘 나오지 않게 되는 것)가 생긴다. 그러나 하초한습증(下焦寒濕證)의 경우는 진액의 흐름이 막혀 있는 것뿐이므로 입 마름(口渴)과 소변불리는 보이지 않는다.

이 증은 한랭하고 습기가 많은 환경이 있으면 생기기 쉽다. 예를 들어 땀을 흘린 후에 촉촉이 젖어 추워지거나, 축축한 환경에 오래 머물러 생활하거나, 냉방이 지나친 추운 환경에서 장기간에 걸쳐 일하거나 하면 한습사(寒濕邪)가 침입하기 쉬워진다.

혀는 담백색으로, 습윤한 백색 설태가 붙어있다(한습증의 설상).

임상 응용 범위는 하초한습(下焦寒濕)의 증후를 나타내는 질환으로 요통, 관절염, 좌골 신경통, 류마티스 관절염, 유뇨(요실금), 빈뇨, 야뇨증, 대하, 부종, 냉증, 알레르기 비염, 습진(피부염, eczematous dermatitis) 등이다.

어떤 처방인가요?

구성 약재는 건강(乾薑), 복령(茯笭), 백출(白朮), 감초(甘草) 4가지이다.

군약(君藥)인 건강은 성미(性味)가 신열(辛熱)하여 체내의 냉증(리한; 裏寒)을 제거하고(온리거한; 溫裏祛寒), 인체를 속부터 따뜻하게 한다(보양; 補陽). 특히 중초(中焦)를 따뜻하게 하고(온중; 溫中), 중초의 양기(陽氣)를 강하게 하고, 한사(寒邪)를 흩트려서 통증을 완화해 준다(산한지통; 散寒止痛). 소화관 점막이 자극되어 혈행(血行)이 좋게 되고, 복부의 냉증이 완화된다.

신약(臣藥)인 복령은 성미가 감평(甘平)하여 비위(脾胃)를 보하고(건비화위; 健脾和胃), 수습(水濕)을 제거한다 (이수삼습; 利水滲濕). 담음(痰飮)[3]을 치료하고 (화담; 化痰), 부종을 해소한다(소종; 消腫). 비(脾)가 수습(水濕)을 운화(運化)하는 기능을 도와 위내정수(胃內停水)를 중재하고, 설사를 멈추게 한다(지사; 止瀉). 소화관이나 조직의 수습을 혈관 내로 끌어들이고, 소변으로서 배출시켜, 체내에 쌓인 과잉 수습을 중재한다.

좌약(佐藥)인 백출은 성미가 고감(苦甘)·온(溫)하므로 비위의 기능(소화 흡수 기능과 수습 운화 기능)을 높여(건비; 健脾), 기를 보하는(보기; 補氣) 동시에, 담습(痰濕)을 제거하고(조습; 燥濕), 수종을 해소한다(소종; 消腫). 복령과 조합되어 제습(除濕) 작용을 높인다. 이 작용은 건강(乾薑)이 혈관을 확장하여 순환을 촉진함으로써 더 강해진다.

좌·사약(佐·使藥)인 감초는 자감초(炙甘草)[4]를 사용한다. 비위의 기능을 조절하면서 기를 보하고(익기화중; 益氣和中), 모든 약재의 약성(藥性)을 조화롭게 한다. 연급(攣急)[5]과 경련을 완해(緩解)하고(진경; 鎮痙), 완급지통(緩急止痛)한다. 건강과의 조합으로 중초(中焦)를 강하게 하고, 폐(肺)를 따뜻하게 하여, 양기를 통창(通暢)[6]시킨다. 건강의 자극성을 완화하는 작용도 담당한다.

이로써 영강출감탕(苓薑朮甘湯)의 효능을 '거한제습(祛寒除濕)'이라고 할 수 있다. 한습(寒濕)이 하초에 침입하여 신부(腎府)에 붙어있는 증을 치료하는 처방이라서 신저탕(腎著湯), 신착탕(腎着湯)이라는 이름도 붙었다. 병사(病邪)가 신(腎) 등의 장부(臟腑)까지 미쳐 있지 않으므로, 온신(溫腎)하여 산한(散寒)하는 것이 아닌 한습(寒濕)을 온화(溫化)하는 것으로 치료한다.

본 방은 건비(健脾) 작용도 강하다. 비(脾)는 '생수지원(生水之源)'이라고도 불리며, 수습(水濕)을 만드는 근원이다. 비의 기능이 정상화되면 체내에 쌓인 여분의 수습이 자연스럽게 소멸하고, 재차 담음(痰飮)이 생기는 것을 막는다.

본 방은 영계출감탕(苓桂朮甘湯)(복령, 계지, 백출, 감초)의 계지(桂枝)를 건강으로 바꾼 구성이지만 효능은 크게 다르다. 신온해표약(辛溫解表藥)인 계지는 기의 상충(上衝)을 하강시키므로, 영계출감탕은 상반신의 수체(水滯)를 치료한다.

피곤해지기 쉽고, 식욕부진, 설사 등이 보이는 경우는 인삼탕(人蔘湯)을 병용한다.

출전은 '금궤요략(金匱要略)'이다.

이런 환자에게

**만성적으로 허리가 시리고, 아픕니다.
다리도 심하게 부어 있습니다.**

자주 피곤해지는 것은 아니지만, 몸이 무겁고 나른하다. 설태가 하얗고 습윤하다. 하초한습증(下焦寒濕證)으로 보아 본 방을 사용하였다. 1개월 후에는 다리의 부종이 경감되었다. 2개월 후에는 하반신의 냉증이 완화되었다. 4개월 후에는 허리의 통증도 해소되었다.

**빈뇨 증상이 있으며, 잔뇨감이 있습니다. 방광염으로 진단받아
항생제를 처방받았지만, 효과를 느끼지 못했습니다.**

요 절박(urinary urgency)과 요실금(urinary incontinence)이 있다. 소변의 색은 말갛다. 하반신이 차갑다. 하초한습증(下焦寒濕證)으로 보아 본 방을 사용하였다. 빈뇨, 잔뇨감이 함께 2개월 만에 소실되었다. 4개월 후에는 냉증도 신경 쓰지 않게 되었다. 원인이 한습(寒濕)에 있는 경우, 항생제는 효과가 없다.

용어 해설

1. 신부(腎府)는 허리를 의미한다.
2. 기육(肌肉)은 체표(體表)와 근육(筋肉), 사지(四肢)를 의미한다.
3. 담음(痰飮)은 수분 대사의 실조로 생기는 이상 수액을 가리킨다.
4. 감초(*Glycyrrhiza uralensis*) 등의 뿌리 및 근경을 건조한 것을 생감초(生甘草), 구운 것을 자감초(炙甘草)라고 한다. 보기(補氣) 작용은 자감초 쪽이 강하다.
5. 연급(攣急)은 다리가 땅기는 등 근육에 쥐가 내려 경련하고, 펴고 접는 것이 곤란해지는 상태이다.
6. 통창(通暢)은 정체되지 않고 흐르는 것이다.

거습제(온화수습) 祛濕劑 (溫化水濕)

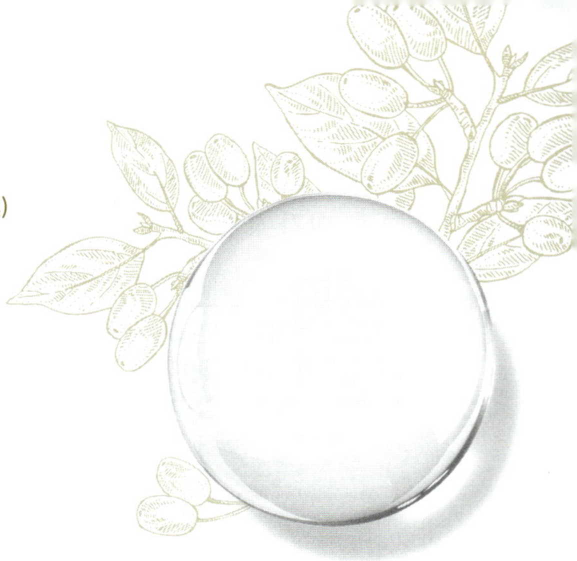

진무탕

眞武湯

양기(陽氣)를 따뜻하게 하여 과잉 수습(水濕)을 제거
신진대사의 쇠약에 의한 비위(脾胃)·신(腎) 질환에 사용

진무탕(眞武湯)은 별명이 현무탕(玄武湯)이다. 현무(玄武)는 북방의 수호신으로 물(水)을 담당하는 신이다. 본 방도 물을 치료하는 처방이므로 신진대사가 쇠약해져 수습(水濕)이 쌓이는 상태에 대한 효과를 발휘한다.

어떤 사람에게 효과가 있나요?

진무탕은 '비신양허(脾腎陽虛), 수습내정(水濕內停)'증을 치료하는 대표적인 처방이다.

비(脾)는 오장(五臟) 중 하나로, '운화(運化)'를 담당하는 기능을 가진다. 운화는 전화(轉化)와 운수(運輸)를 가리킨다. 전화는 육부(六腑)의 위(胃)와 협동하여 음식물(수곡; 水穀)을 소화하여 영양물질(수곡의 정미; 水穀精微)을 흡수하여, 기(氣)·혈(血)·진액(津液)·정(精)의 생성원이 되는 것으로, 운수는 수곡의 정미를 전신에 운송하는 것이다.

이 비의 기능(비기; 脾氣)들이 좋지 않은 음식 습관, 스트레스, 피로, 만성질환 등으로 저하되어 '비기허(脾氣虛)'증이 된다. 비(脾)는 진액(津液)을 생성하여 운행하고 [비(脾)는 수(水)를 제어한다], 비기허(脾氣虛)가 되면, 진액의 운송 장애로 인해 체내에 과잉 수습(담습; 痰濕)이 쌓인다(비허생습; 脾虛生濕). 비기허가 진행되어, 온조(溫照)[1]작용이 약해져 '비양허(脾陽虛)'증이 된다.

신(腎)도 오장(五臟) 중 하나로 에너지나 영양의 기본 물질인 정(精)을 저장하고, 성장(成長)·발육(發育)·생식(生殖)을 담당한다. '물(水)을 담당하는' 장부(臟腑)로서 수액의 대사 전반을 조절하는 기능도 있다. 신(腎)의 작용에 의해, 수습(水濕)은 소변으로서 배설된다.

이 신의 정(신정; 腎精)이 과로, 생활에서 섭생에 신경 쓰지 않거나, 영양불량, 만성질환에 의한 체력 저하, 노쇠화 등으로 감소하여 신의 기능이 쇠약해지면 '신허(腎虛)'증이 된다. 발육·발달이 불량해지고, 지력(知力) 감퇴, 내분비 기능의 저하 등이 생긴다. 신허가 진행되어 온조(溫照) 작용이 쇠퇴하면 '신양허(腎陽虛)'증이 된다.

비양허와 신양허 양쪽을 겸비한 것이 '비신양허(脾腎陽虛)'증이다. 신진대사가 쇠약해져, 수기(水氣; 체내에서 생긴 이상 수습)가 두드러지게 된다. 신양허(腎陽虛)이므로 신의 수습 배설작용(화기행수; 化氣行水)이 저하되고, 수습이 내부에서 정체된다. 게다가 비양허(脾陽虛)인 상태이므로 수습을 운화하지 못하고, 점점 수습이 체내에 쌓이게 된다. 이것을 '수습내정(水濕內停)'이라고 한다. 신의 양기가 허약하기 때문에 수습은 따뜻해지지 못하고 차가운 상태이므로[한수(寒水)라고 부른다], 한수내정(寒水內停)이라고도 한다.[2]

수습이 기부(肌膚)에 넘치면 경맥(經脈)이 저해되어 사지가 무거워져 아프고(침중동통; 沈重疼痛), 부종[3](수종; 水腫)이 생긴다. 수습(水濕)이 정상적으로 운행되지 못하면, 소변량이나 횟수가 감소한다(뇨불리; 尿不利). 수습이 아래로 흘러내려가(下注) 장(腸)에 다다르면 복통, 설사(下痢; 진흙 같은 모양, 수양성의 변)이 된다.[4] 수습이 상역(上逆)하여 폐에 다다르면 기침(해수; 咳嗽)이 나온다. 심(心)에 다다르면 가슴 두근거림(動悸)이 생긴다(심계항진; 心悸亢進). 위(胃)에 쌓이면 구역질을 하거나 구토를 한다. 위 내의 과잉 수습(위내정수; 胃內停水)으로 인해 수분을 원하지 않는다. 양허로 인해 청양

(淸陽)[5]이 정상적으로 상승하지 않으면 머리 부분(頭部)이 자양(滋養)되지 못하고, 어지러움(두현; 頭眩)이 생긴다. 근육이 실룩실룩 경련하는 경우도 있다. 신양허인 상태이므로 추위를 타고 자주 시려워하며, 비양허인 상태이기 때문에 피곤해지기 쉬우며 기운이 없다.

혀는 담백색으로(양허의 설상), 커서 치흔(齒痕)이 생기기 쉬우며(수습내정의 설상), 습윤한 백색 설태가 붙어 있다(한습의 설상). 설태는 담흑색(淡黑色)의 경우도 있다(한증의 장기화, 심각화, 혹은 양허의 설상).

임상 응용 범위는 비신양허(脾腎陽虛), 수습내정(水濕內停)의 증후를 나타내는 질환으로, 만성 신염, 신증후군(nephrotic syndrome), 저단백혈증(hypoproteinemia), 심장성 부종, 갑상선기능저하증, 만성 장염, 위하수(胃下垂, gastroptosis), 위 무력증(gastric atony), 그 외 내장하수(內臟下垂, splanchnoptosis), 아세톤혈성구토증*(자가중독증, acetonemic vomiting), 메니에르병(meniere's disease), 신경쇠약, 저혈압, 고혈압, 심부전 등의 심질환, 만성 기관지염, 폐수종, 습진, 두드러기(蕁麻疹), 감기 등이다.

어떤 처방인가요?

구성 약재는 부자(附子), 복령(茯笭), 백출(白朮), 작약(芍藥), 생강(生薑) 5가지이다.

군약(君藥)인 부자는 유독성이 있기 때문에, 일반적으로 가열 처리한 포부자(炮附子)를 사용한다. 성미(性味)가 대신(大辛)·대열(大熱)하고 심(心)·비(脾)·신경(腎經)에 들어가 전신 기능(양기; 陽氣)의 쇠약(양허; 陽虛)에 대하여, 인체를 따뜻하게 하고 (온양; 溫陽), 모든 기능을 회복시킨다(보양; 補陽). 신(腎)에 대해서는 신양(腎陽)을 보하고 (온보신양; 溫補腎陽), 신기(腎氣)를 만든다(온신조양; 溫腎助陽). 저항력, 면역력을 높이고, 가라앉고 쇠약해진 신진대사를 진흥시켜, 원기(元氣)를 회복시킨다. 온신조양(溫腎助

* 아세톤혈성구토증: 2~10세의 어린이에 흔한 질병으로 몸이 갑자기 까라지면서 구역질 하는 원인 불명의 증후군 〈역자 주〉

陽) 작용에 의해 수습(水濕)의 배설이 촉진된다(화기행수; 化氣行水). 심(心)에 대해서는 심장의 수축력을 높여(강심; 强心), 혈관을 확장하며, 혈행(血行)을 개선하여 냉증을 제거한다. 비(脾)에 대해서는 따뜻하게 하여(온비토; 溫脾土), 수습(水濕)을 운화한다(온운수습; 溫運水濕). 한증(寒證)일 때의 복통과 설사를 치료한다. 강한 진통 작용, 소염 작용도 있다.

신약(臣藥)인 복령과 백출은 비를 보해서 수습을 제거한다(건비리습; 健脾利濕). 위내정수(胃內停水)를 중재하고, 지사(止瀉)한다. 조직 내 수기(水氣)를 혈관 내로 끌어들여, 소변으로서 배출한다. 복령에는 기의 상충(上衝; 역류)을 진정하는 작용도 있다.

좌약(佐藥)인 작약은 백작약(白芍藥)을 사용한다. 백작약은 음액(陰液)을 기르고 인체를 자양(滋養)하며, 영기(營氣)를 가다듬어서 음액을 지키고, 근육의 경직을 완화해 준다(염음서근; 斂陰舒筋). 또 소설(疏泄)(전신의 생리기능 조절)을 정상화하여 기혈(氣血)의 흐름을 조정하며(유간; 柔肝), 진통하는 데에 효과적이다(완급지통; 緩急止痛). 특히 복통에 유효하다. 게다가 삼초(三焦)의 기기(氣機; 기의 이동)을 조정하여 수기(水氣)를 움직이고(행수기; 行水氣), 이수(利水)를 촉진한다.

부자와 생강의 열성(熱性)을 완화하여 과도한 조습(燥濕)을 방지한다. 게다가 다른 약의 약효를 체내(리; 裏)를 향하게 한다.

좌·사약(佐·使藥)인 생강은 신온해표약(辛溫解表藥)이다. 따뜻하게 하여 체표부터 수습(水濕)을 발산하여[온산(溫散), 통양산수(通陽散水)], 발한(發汗)하여 체표의 병사(病邪)를 제거한다(발한해표; 發汗解表). 중초(中焦)를 따뜻하게 하여 구토를 억제하고(온중지구; 溫中止嘔), 폐를 따뜻하게 하여 기침(해수; 咳嗽)을 멈춘다(온폐지해; 溫肺止咳). 위장의 연동운동을 강화하여 소화 흡수를 촉진하고, 미세혈관을 확장하여 부종의 치료(소종; 消腫)를 돕는다. 포부자(炮附子)에 배합하여 온양거한(溫陽祛寒) 작용을 강하게 해준다. 복령, 백출과의 조합으로 산수습(散水濕) 작용을 강화해 준다. 더 나아가 모든 약재가 약효를 잘 발휘하도록 해준다.

이로써 진무탕(眞武湯)의 효능을 '온양이수(溫陽利水)'라고 할 수 있다. 비(脾)·신(腎)을 따뜻하게 하여 양기(陽氣)를 도와, 이뇨 작용으로 수기(水氣)를 제거한다. 부종에 대하여 대증요법으로 작용하는 것이 아닌, 순환을 촉진하거나 대사를 향상하여 근본적으로 치료한다.

기침(해수; 咳嗽)이나 묽은 가래가 있다면 소청룡탕(小青龍湯)을 함께 복용한다. 부종이 심하다면 오령산(五苓散)을 더한다. 구토가 심하다면 오수유탕(吳茱萸湯)을 병용한다. 열증(熱證)이 있는 경우는 사용하지 않는다.

출전은 '상한론(傷寒論)'이다.

이런 환자에게

오랫동안 설사에 시달리고 있습니다.
차갑거나 정신적으로 스트레스를 받으면 바로 배탈이 납니다.

대변은 물과 같은 모양으로, 뒤무직(tenesmsus)은 동반되지 않는다. 검사를 하여도 이상은 없다. 비신양허(脾腎陽虛), 수습내정(水濕內停)으로 보아 본 방을 사용하였다. 1개월 정도 후에 설사하지 않게 되었다. 3개월 후에는 다소 스트레스가 있어도 평정심을 유지하게 되었다.

갑자기 차가운 바람을 맞으면 손과 발 등에 적색 빛의 약간의
두드러기(蕁麻疹)가 납니다. 한랭 두드러기 같습니다.

가려움은 그다지 강하지 않다. 피곤해지기 쉬우며, 추위를 잘 탄다. 설태가 하얗고 습윤하다. 비신양허(脾腎陽虛), 수습내정(水濕內停)으로 보아 본 방을 사용하였다. 점차 두드러기(蕁麻疹)의 발생이 감소하였고, 3개월 후에는 전혀 나지 않게 되었다.

용어 해설

1. 온조(溫照)는 기(氣)의 작용 중 하나로, 에너지 대사를 통해 인체를 따뜻하게 하여 체온을 유지하는 작용을 의미한다.
2. 신양(腎陽)에는 비양(脾陽)을 온조(溫照) 하는 작용이 있으므로, 한수내정(寒水內停)은 신양허(腎陽虛)로 귀결되는 부분이 크다.
3. 비신양허(脾腎陽虛)에 의한 부종이나 설사를 '양허수범(陽虛水泛)'이라고 한다. 만성질환이나 대사의 저하, 순환 불량 등에 의한 신기능 저하 혹은 소화 흡수 기능 저하를 동반하는 혈중 단백질의 감소 등으로 생기는 부종에 가깝다.
4. 설사(下痢)를 하지만 이급후중(裏急後重)은 없다. 이급후중은 변의가 있는데도 배변하지 않거나 소량밖에 배변하지 못하는 증상을 가리킨다. 잔변감을 동반한다. 소위 뒤무직(tenesmsus)이라고 한다.
5. 청양(淸陽)은 정상적으로 상승하는 양기(陽氣)를 가리킨다. 하강하는 물질을 의미하는 탁음(濁陰)과 대비를 이룬다.
6. 본 방은 별명으로 온양이수탕(溫陽利水湯)이라고 부른다. 응용 범위가 넓고, '소음병(少陰病)의 갈근탕(葛根湯)'이라고 일컬어진다.

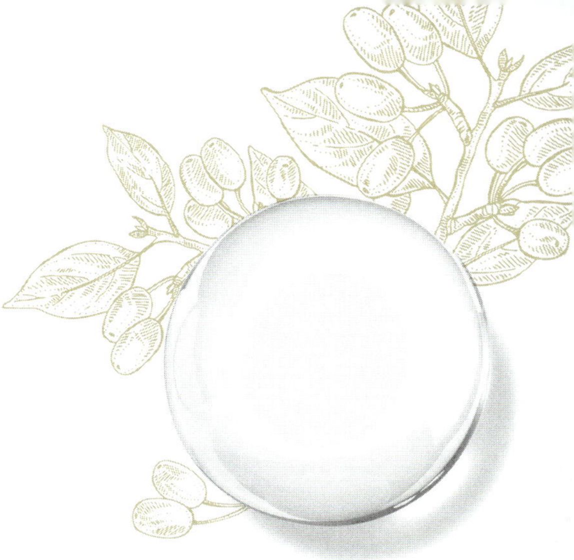

화담제 化痰劑

—

이진탕

二陳湯

이상 수액을 제거하는 기본 처방
기관지염이나 위염, 식욕부진 등에 사용

물은 살아가는 데 있어서 빼놓을 수 없지만, 때에 따라서는 체내에 체류하고, 몸의 상태에 영향을 주기도 한다. 특히 현대와 같이 서양화된 식생활, 과한 영양 섭취나 음주, 운동 부족이 일상화되면 과잉 수액(水液)이 체내에 쌓이기 쉽게 되고, 더 나아가 스트레스의 영향으로 그 흐름이 정체된다. 그 결과 체내에 수액이 정체되고, 여러 병이나 증상이 생긴다. 이진탕(二陳湯)은 그 이상 수액을 제거하기 위한 기본 처방이다.

어떤 사람에게 효과가 있나요?

이진탕은 '담습(痰濕)'증을 개선하는 처방이다.

담습은 담음(痰飮)의 한 종류이다. 담음은 수액대사(水液代謝)의 병리적 산물이다.[1] 수액대사가 정상적으로 행해지지 않게 되면, 수액이 체류하고, 담음이 생긴다. 점조한 성질의 물질을 담(痰), 졸졸 흐르는 물질을 음(飮)이라고 구별하는 경우도 있다. 정상적인 수액(水液)은 진액(津液)이고, 인체에 필요한 기본 물질이지만, 수액이 정체되어 체내에 저류하면 담음(痰飮)이 되며, 인체의 정상적인 생리 활동을 방해하여 심신(心身)에 좋지 않는 증상이 나타나게 된다.

담음에는 그 성질에 따라 습담(濕痰), 열담(熱痰), 조담(燥痰), 한담(寒痰), 풍담(風痰) 등의 종류가 있다. 이 중, 담(痰)이 백색이며 많고, 객출(喀出) 하기 쉬우며, 기침이 나오고, 가슴이 답답하고(胸苦), 구역질이 나며, 구토, 현훈(目眩), 동계(動悸), 손과 발이 나른하고, 백색 설태가 끈적끈적하고 혹은 진득하게 붙어있는 등의 습윤한 증상을 동반하는 경우의 담음을, 습담(濕痰)이라고 한다.

습담은 오장(五臟)의 비(脾)와 폐(肺)의 기능 실조와 관계가 깊다. 비의 기능 실조로 담이 쌓이고, 폐의 기능이 침입 받는다.[2] 기도에서의 분비물이 증대되고, 기침과 가래(痰)가 나온다. 습담이 증가하면 청양(淸陽)[3]의 흐름을 저해하므로 현훈(目眩), 가슴 두근거림(動悸)이 생긴다. 위의 기능도 실조되고, 구역질, 구토, 복부 팽만감이 생긴다. 수습(水濕)이 체내에 쌓이게 되고 손과 발이 나른하게 된다. '담(痰)은 만병의 근원'이라고도 불리며 담음증(痰飮證)이 야기하는 증후는 많다.

임상 응용 범위는 만성·급성 기관지염, 폐기종(emphysema), 만성·급성 위염, 위·십이지장 궤양, 임신 오조(hyperemesis gravidarum), 심인성 구토, 식욕부진, 소화불량, 위하수(胃下垂, gastroptosis), 위 카타르(gastroataxia), 숙취, 불면증, 대하(帶下, leukorrhea), 비만증 등이다. 백색의 가래가 많아 객출하기 쉬우며, 백색 설태가 덕지덕지 혹은 진득하게 붙어있다고 하는 부분이 증(證) 판단의 요점이다.

어떤 처방인가요?

구성 약재는 반하(半夏), 진피(陳皮), 복령(茯苓), 감초(甘草), 생강(生薑) 5가지이다.

반하는 군약(君藥)으로서 조습화담(燥濕化痰)[4], 강역화위(降逆和胃)[5]한다. 진해(鎮咳) 작용도 있다. 신약(臣藥)인 진피는 조습거담(燥濕祛痰)하여 반하를 도와, 기(氣)를 순환시켜 담(痰)을 소실시킨다. 반하와 같이 제토(制吐) 작용도 있다. 위장(胃腸)의 연동운동도 돕는다.

담(痰)은 비(脾)로부터 생성된다. 그곳에서 좌약(佐藥)인 복령이 건비삼습(健脾滲濕)하여 비의 기능을 조절하고, 담의 생성을 억제한다. 마찬가지로 좌약인 생강도 비위(脾胃)에 작용하여 강역화담(降逆化痰)[6] 하고, 한편으로는 반하의 독성(毒性)[7]을 억제하고, 반하와 진피의 행기소담(行氣消痰) 작용을 도와 화위지구(和胃止嘔) 한다.

감초는 자감초(炙甘草)를 사용하고, 사약(使藥)으로서 모든 약재의 약성(藥性)을 조화롭게 하고, 윤폐화중(潤肺和中)[8] 한다. 본래는 진피 대신에 귤홍(橘紅)[9]이 사용되고, 오매(烏梅)도 배합되어 있다. 오매는 좌약으로서 수렴(收斂)작용을 가지고 있어 정기(正氣)[10]의 소모를 막는다.

이로써 이**진**탕(二**陳**湯)의 효능을 '조습화담(燥濕化痰), 이기화중(理氣和中)'이라고 할 수 있다. '**진(陳)**'에는 오래되었다는 의미가 있다. 반하와 진피는 오래된 것일수록 양질로 여겨지기 때문에, 그 이름이 붙었다.

담음(痰飮) 발생의 기저에는 비의 기능 저하가 있다. 따라서 담음의 치료에는 먼저 건비(健脾)[11]가 필요하다. 건비하지 않고 담음을 제거하려고 하여도, 가스 누출을 바로잡지 않고 방의 환기를 하는 것과 같은 꼴이므로, 끝이 없게 된다.

진액(津液)은 기(氣)와 함께 체내에서 흐른다.[12] 따라서 기를 순환시키는 것도 담음을 제거하는 데에는 필요하다. 많은 경우, 담음의 치료에는 이기약(理氣藥)[13]이 배합된다. 바람이 불고 있기 때문에, 창문을 열어 방을 환기시킬 수 있는 것이다.

이렇게 하여 화담(化痰), 건비(健脾), 이기(理氣) 3가지 작용을 컴팩트하게 정리한 처방이 이진탕이다. 이것 하나로 가스 누출도 고치고, 방을 환기시키는 것도 가능하다. 방해되는 습담(濕痰)을 제거하는 것을 '표치(標治)'[14]라고 하고, 건비하여 담을 생기게 하는 것의 근원을 끊는 것을 '본치(本治)'라고 하며, 양쪽을 배려한 빼어난 처방이라고 말할 수 있다.

본 방은 많은 방제에 조합되어 있다. 비기허증(脾氣虛證)이 있다면 육군자탕(六君子湯)을 사용한다. 이것은 이진탕(二陳湯)에 인삼(人蔘), 백출(白朮), 대조(大棗)를 더한 처방이다. 불면, 자주 놀라고, 조바심이 있다면 온담탕(溫膽湯)을 사용한다. 이는 이진탕에 청열(清熱) 효과가 가미되어 있는 처방이다. 현훈(目眩)이 심하다면 이진탕을 기본으로 하는 반하백출천마탕(半夏白朮天麻湯)을 복용한다. 구토가 심하면 오령산(五苓散)을 합친다. 상복부 팽만감이나 식욕부진이 두드러질 때는 평위산(平胃散)을 병용한다.

본 방으로부터 진피(陳皮)와 감초(甘草)를 제거하면 소반하가복령탕(小半夏加茯苓湯)이 된다. 이진탕은 가래(痰)나 기침과 같은 폐의 증후에, 소반하가복령탕은 구토 등 위(胃)의 증후에 사용되는 경우가 많다.

또한, 본 방은 조성(燥性)이 강하여서 마른기침(乾咳)이 나오거나, 목에 가래가 쉽게 걸릴 만큼 끈적끈적하고, 가래에 피가 섞여 있는(血痰) 등의 음허증(陰虛證)에는 사용하지 않는다.

출전은 12세기(송대; 宋代)에 편찬된 중국의 처방집 '화제국방(和劑局方)'이다.

이런 환자에게

> **불면증으로, 잠에 잘 들지 못합니다.**
> **스트레스로 과식하는 편입니다.**

습담(濕痰)이 방해하여 점심부터 밤까지 자연적인 변화에 몸이 따라주지 않는다. 양부터 음으로 부드럽게 심신(心身)의 상태가 변화지 않고, 언제까지나 눈이 떠져 있다. 이진탕(二陳湯)으로 조습화담(燥濕化痰)하여, 불면증을 개선하였다.

> **아들이 소아천식입니다.**
> **심할 때는 콜록거리면서 기침이 계속해서 납니다.**

허약한 체질로 위장(胃腸)이 약하고, 감기에 걸리기 쉽다. 비기허(脾氣虛)로 인한 습담(濕痰)으로 보아 이진탕(二陳湯)을 사용하였다. 1년 정도 복용하였더니 완전히 건강해졌다.

기침이 심할 때에는 마행감석탕(麻杏甘石湯)을 병용하였다.

용어 해설

1. 담(痰)이라고 하여도 기도로부터 분비되는 점액만이 아닌 좀 더 넓은 개념이다.
2. 담음(痰飮)은 비(脾)에서 생겨 폐(肺)에 축적되어 있으므로, 비는 '생담의 근원(生痰之源)', 폐는 '저담의 그릇(貯痰之器)'이라고 불린다.
3. 청양(淸陽)은 양기(陽氣) 즉 기(氣)의 정상적인 상승을 의미한다. 비위(脾胃)에서 음식물로부터 얻어지는 기가 상승(청기; 淸氣, 청양; 淸陽)하여 체내를 순환하고, 노폐물이 하강(탁기; 濁氣, 탁음; 濁陰)하여 배설된다면 건강한 상태이다. 승청(昇淸)에 관여하는 곳은 비(脾), 강탁에 관여하는 곳은 위(胃)이다.
4. 조습화담(燥濕化痰)은 습담(濕痰)을 제거하는 것이다.
5. 강역화위(降逆和胃)는 위기(胃氣)의 상역(上逆)을 완화하는 것이다.
6. 화담(化痰)은 담음(痰飮)을 제거하는 것이다.
7. 생반하(生半夏)에는 구토 유발(催吐)·인후 자극·실성(失聲)·쉰 목소리(嗄聲, hoarseness) 등의 약한 독성이 있다. 이 독성들은 생강(生薑)과 합쳐 달이면 소실되고, 역으로 토를 억제(制吐)하는 작용이 남는다.
8. 윤폐화중(潤肺和中)은 폐(肺)를 자윤(滋潤)하고, 중초(中焦) 즉 비위(脾胃)의 기능을 조절하는 것이다.
9. 진피(陳皮)는 밀감의 외피로, 귤홍(橘紅)은 그 외층 부분만을 가리킨다. 진피는 이기조습(理氣燥濕)하는 데에 우수하고, 귤홍은 화담(化痰) 작용이 강하다.
10. 인체가 가지고 있는 건전한 생명력을 정기(正氣)라고 한다. 정기는 사기(邪氣)와 상대하여 인간의 건강을 유지한다. 본 방의 경우, 정기 중 일부분인 체액(體液)을 반하(半夏)가 조습(燥濕)을 과하게 할 우려가 있다. 이것을 오매(烏梅)가 막는다.
11. 건비(健脾)는 비(脾)의 기능을 좋은 상태로 되돌리는 치료법이다.
12. 진액(津液)과 혈(血)을 체내에서 순환시키는 작용을 기의 추동(推動) 작용이라고 한다.
13. 이기(理氣)는 기(氣)의 순환을 좋게 하는 치료법이다.
14. 병변의 체질이 '본(本)'으로, 외부에 나타나는 증상이 '표(標)'이다. 체질 개선 등 기본 치료가 본치(本治)이고, 대증(對症) 치법이 표치(標治)이다. 본치도 표치도 중요하지만, 표치만으로는 병이 반복될 뿐이다.

화담제 化痰劑

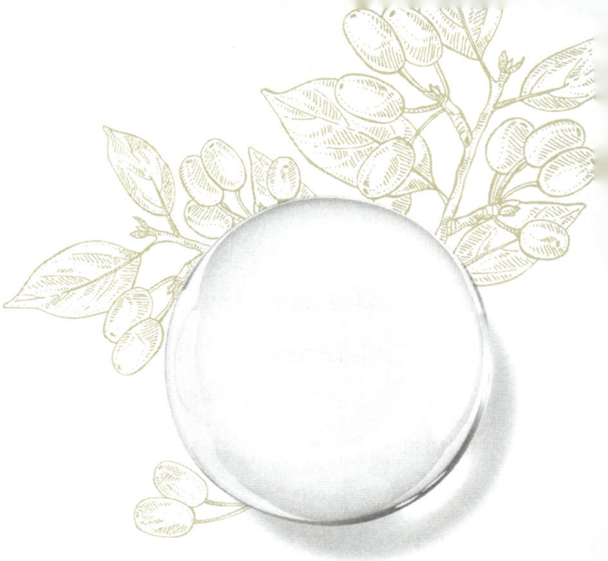

온담탕

溫膽湯

담(膽)과 위(胃)의 기능 부조에 의한 담열(痰熱)을 해소
위장(胃腸)이 약한 사람의 신경증이나 불면증 등을 개선

오장육부(五臟六腑) 중 위(胃)와 담(膽)은 공통적으로 복부에 위치하며, 음식물의 소화, 운반, 조정에 관여한다. 이 2가지가 협조하여 활동할 때는 좋지만, 정신적 스트레스나 환경 변화, 과음, 폭식으로 기능이 흐트러지는 경우가 많다. 그렇게 되면 기(氣)의 흐름이 막혀 담열(痰熱)[1]이 생기고, 여러 증후를 생기게 한다. 온담탕(溫膽湯)은 담위불화(膽胃不和)에 의한 담열을 해소하는 처방이다.

어떤 사람에게 효과가 있나요?

온담탕은, '담위불화(膽胃不和), 담열내요(痰熱內擾)'증을 개선하는 처방이다.

담(膽)은 육부(六腑) 중 하나로, 크게 2가지 기능을 가지고 있다. 하나는 담즙(bile)을 저장하는 담낭(膽囊, gallbladder)의 기능이다. 또 다른 하나는 정신적으로 여러 가지 일의 판단에 관여하는 작용이다. 따라서 담(膽)의 기능이 실조되면 소화기계와 정신적인 면에서 여러 증후가 나타나게 된다.

담(膽)이 좋지 않으면 먼저 소화기계에 영향을 준다. 소화에 관여하는 육부(六腑) 위(胃)의 기능[2]이 흐트러져서, 기(氣)의 흐름이 막히고 담(痰)[3]이 발생하며 그곳에 열이 가득 차게 된다. 그 결과 담열(痰熱)이 생기고, 심신(心神)의 부조가 나타난다. 이것이 '담열내요(痰熱內擾)'[4]이다. 뇌나 자율신경계가 흥분하기 쉬운 상태이다. 자주 보이는 증후는, 겁이 많음(억병; 臆病), 놀라기 쉬움, 피곤한데도 기분이 좋아져 진정되지 않음, 불안, 잠이 잘 안옴, 얕은 잠, 꿈을 자주 꿈, 일찍 눈이 떠지는 것 등이다. 초조함, 가슴 두근거림(動悸), 가슴이 답답하고, 현훈(目眩)이 생기는 경우도 많다. 심해지면 뇌전증 발작, 환청, 환각이 생기는 경우도 있다.

한편 '담위불화(膽胃不和)'증은 문자 그대로 담과 위의 기능 부조화이다. 음식물을 하강시키는 위기(胃氣)의 기능이 실조되어 구역질, 구토, 입이 씀(口苦), 입이 끈적끈적함, 딸꾹질(呃逆) 등의 증상이 보인다. 혀에는 끈적하고 약간의 황색 설태가 있다.

임상 응용 범위는 자율신경 실조증(autonomic dysfunction), 불면증, 신경증, 갱년기 장애, 급성·만성 위염, 만성 기관지염, 메니에르병(meniere's disease), 녹내장, 허혈성 심질환, 고혈압, 뇌전증, 노이로제, 우울증, 갑상선종 등으로 담열내요(痰熱內擾)나 담위불화(膽胃不和)를 나타내는 것이다.

어떤 처방인가요?

구성 약재는 반하(半夏), 죽여(竹茹), 지실(枳實), 진피(陳皮), 복령(茯苓), 생강(生薑), 감초(甘草) 7가지이다.

군약(君藥)은 반하이고, 조습화담(燥濕化痰)[5], 강역화위(降逆和胃)[6]한다. 미한성(微寒性)인 죽여는 신약(臣藥)으로서 청담화위(清膽和胃)[7]하고, 구토를 해소한다. 뇌와 자율신경계의 흥분을 진정시키고, 정신적인 안정을 되찾게 한다.

좌약(佐藥)인 지실과 진피는 이기[8]화담(理氣化痰)한다. 기의 흐름이 좋게 되고, 담음(痰飮)이 소멸하여 간다. 제토(制吐) 작용이나, 위장(胃腸)의 연동 운동을 돕는 작용도 있다. 마찬가지로 좌약인 복령은 건비리습(健脾利濕)하여 비(脾)의 기능을 조절하며, 담(痰)의 생성을 억제한다. 진정 작용도 있다. 게다가 생강도 좌약으로서 비위(脾胃)에 작용하여 강역화음(降逆化飮)[9] 하고, 또 반하의 독성[10]을 억제하면서 반하와 진피의 행기소담(行氣消痰) 작용을 도와, 화위지구(和胃止嘔)한다. 감초는 자감초(炙甘草)를 사용하고, 사약(使藥)으로서 모든 약재의 약성(藥性)을 조화롭게 하고, 익비화중(益脾和中)[11] 한다.

이로써 온담탕(溫膽湯)의 효능을 '이기화담(理氣化痰), 청담화위(淸膽和胃)'라고 할 수 있다. 모든 약재의 작용에 의해 담열(痰熱)이 없어지고, 담과 위가 조화를 되찾고, 모든 증상이 완화된다. 담열이 제거되어 뇌와 자율신경계가 안정을 되찾고, 불면과 동계(動悸), 놀라는 증후가 개선되어 간다. 본래는 진피 대신 귤피(橘皮)[12]가 사용된다.

본 방은 이진탕(二陳湯)에 지실과 죽여를 더한 구성이 된다. 이진탕의 조습화담(燥濕化痰), 화위지구(和胃止嘔) 작용에, 죽여의 청담화위(淸膽和胃) 더 나아가 지실의 이기(理氣)작용이 합쳐져서 이진탕에는 없는 진정 작용이 생겨, 담위불화(膽胃不和), 담열내요증(痰熱內擾證)의 불면증과 신경증에 유효한 처방이 된다. 이진탕이 베이스인 처방이기에 위장(胃腸)이 좋지 않은 환자에게도 사용할 수 있다.

또 이진탕과 마찬가지로 본 방도 본치(本治)와 표치(標治)[13]를 동시에 진행하는 것이 가능한 처방이다. 화담(化痰) 작용으로 담음(痰飮)을 제거하면서 (표치; 標治), 건비(健脾) 작용으로 담(痰)이 새롭게 생기는 것을 줄여준다(본치; 本治). 또 청담(淸膽) 작용으로 담열(痰熱)을 중재하면서(표치; 標治), 화위(和胃) 작용으로 담위(膽胃)의 조화를 꾀한다(본치; 本治).

초조함, 상열감 등 열증(熱證)이 강한 경우는 황련해독탕(黃蓮解毒湯)을 병용한다. 불면으로 괴롭다면 산조인탕(酸棗仁湯)을 같이 복용한다. 우울감이 심하다면 사역산(四逆散)을 합방한다. 식욕부진 등이 있다면 사군자탕(四君子湯)을 합친다.

온담탕에는 가감방이 있다. 죽여온담탕(竹茹溫膽湯)은 온담탕에 시호(柴胡), 황련(黃連), 향부자(香附子), 길경(桔梗), 맥문동(麥門冬), 인삼탕(人蔘湯)을 더한 처방이다. 온담탕보다도 열증(熱證)이 강한 담열내요증(痰熱內擾證)에 좋다. 같은 불면증이더라도, 초조함, 자주 화내는 등 열의 증후가 강하고, 기분이 산뜻하지 않은 경우에 사용한다. 인플루엔자 바이러스로 인해 고열이 나는 상태에도 사용한다.

가미온담탕(加味溫膽湯)은, 온담탕에 산조인(酸棗仁), 원지(遠志), 인삼(人蔘), 지황(地黃), 현삼(玄蔘), 대조(大棗)를 더한 처방이다. 온담탕과 마찬가지로 불면증에 사용하는 경우가 많지만, 정신안정 작용이 강해져서 온담탕을 사용하는 사람보다도 연약하고, 공포심이나 불안감이 강하여 경계(驚悸)[14]가 심한 환자에게 사용한다.

출전은 송대(宋代)(12세기)의 의학서 '삼인극일병증방론(三因極一病證方論)'이다. 줄여서 '삼인방(三因方)'이라고도 부른다. 온담탕은 거슬러 올라가면 당대(唐代, 7세기)의 의학서 '비급천금요방[備急千金要方; 줄여서 천금방(千金方)]'에도 실려있지만, 구성이 조금 다르다. 그 무렵에는 상술한 증상은 담(膽)이 차가워져서 생기는 것으로 인식했기 때문에, 본 방명을 온담탕(溫膽湯)이라고 한 것 같다. '삼인방'의 온담탕은 이 점을 개선하고, 처방의 이름은 바뀌지 않았지만 담을 차갑게 하는 구성이 되어 현재에 이르렀다.

이런 환자에게

불면증으로 인해 좀처럼 잠에 들지 못합니다.
악몽을 꾸는 경우가 많고, 얕은 잠을 자는 것 같습니다.

놀라기 쉬우며 가슴이 자주 두근거린다. 담열내요(痰熱內擾)로 인식하여, 온담탕(溫膽湯)을 사용하였다. 1년이 걸렸지만, 정신이 안정되어 잘 수 있게 되었다.

바로 짜증 납니다. 속이 비좁은 것 같습니다.

기름진 음식이 좋아서, 술을 자주 마신다. 가래가 많다. 입이 쓰다(口苦). 잠을 잘 자지 못한다. 담열내요(痰熱內擾)로 보아 온담탕(溫膽湯)을 복용하고, 반년 정도 후부터 짜증이 잘 나지 않게 되었다. 술, 기름진 음식은 담열(痰熱)이 되기 쉽다.

용어 해설

1. 담열(痰熱)은 담음(痰飮)의 한 종류이다. 열증(熱證)을 띤 담음이 담열이다.
2. 육부(六腑)의 위(胃) 기능을 위기(胃氣)라고 부른다. 위기는 음식물을 인체에 필요한 형태로 바꾸어 소화하고, 남은 물질은 아래로 내리는 작용을 담당한다. 해부학적인 위(stomach)만이 아닌, 소장(小腸, small intestine) 등의 소화기관도 포함되어 있는 부(腑)이다
3. 담(痰)은 수액 대사의 이상 등으로 생겨 체내에 정체한 이상 수액이다. 기관지 등부터 분비되는 가래만을 가리키는 것이 아니다.
4. 담열내요(痰熱內擾)는 담열이 체내의 기능을 어지럽히는 상태이다. 요(擾)에는 '어지럽히다'라는 의미가 있다.
5. 조습화담(燥濕化痰)은 습담(濕痰)을 제거하는 것이다.
6. 강역화위(降逆和胃)는 위기(胃氣)의 상역(上逆)을 완화하는 것이다.
7. 청담화위(淸膽和胃)는 담(膽)의 열사(熱邪)를 제거하여 담과 위(胃)의 기능을 조화롭게 하는 것이다.
8. 이기(理氣)는 기(氣)의 흐름을 좋게 하는 치료법이다.
9. 화음(化飮)은 담음(痰飮)을 제거하는 것이다.
10. 생반하(生半夏)에는 구토 유발(催吐)·인후 자극·실성(失聲)·쉰 목소리(嗄聲, hoarseness) 등의 약한 독성이 있다. 이 독성들은 생강(生薑)과 합쳐 달이면 소실되고, 역으로 토를 억제(制吐)하는 작용이 남는다.
11. 익비화중(益脾和中)은 비(脾)의 기능을 높여, 중초(中焦) 즉 비위(脾胃)의 기능을 조절하는 것이다.
12. 일반적으로 밀감의 껍질이 오래된 것을 진피(陳皮), 신선한 것을 귤피(橘皮)라고 한다. 효능은 거의 똑같다.
13. 병변의 본질이 '본(本)'으로 외부에 나타나는 증상이 '표(標)'이다. 체질 개선 등 근본 치료가 본치(本治)로, 대증(對症) 요법이 표치이다. 본치도 표치도 중요하지만, 표치만으로는 병이 반복된다.
14. 경계(驚悸)는 가슴이 두근거림이나 놀라서 생긴 두근거림이다.

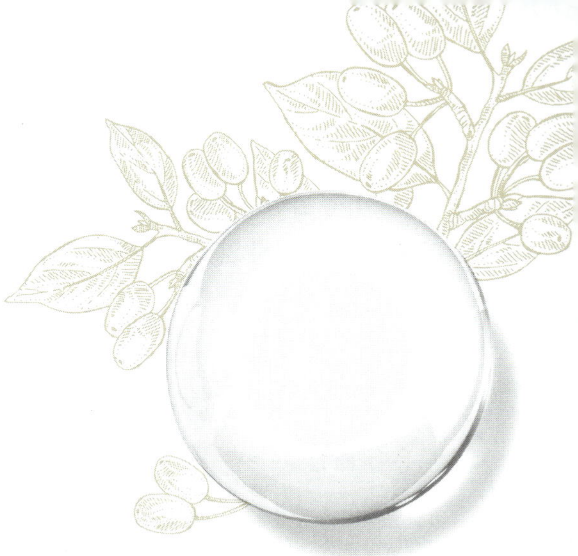

화담제 化痰劑

복령음
茯苓飮

위내(胃內)에 정체된 기(氣)와 담음(痰飮)을 제거
류음(溜飮)과 유문(幽門, pylorus)의 통과 장애를 동반하는 위 질환 등에 사용

복령음(茯苓飮)은 **복령**을 주된 약재로 하는 처방이다. **'음(飮)'**은 탕제(湯劑)[1]를 의미한다. 유문의 통과 장애 등으로 위 내에 정체되는 담음(痰飮)(류음; 溜飮)을 제거하고, 류음을 동반하는 위의 질환 등을 치료한다.

어떤 사람에게 효과가 있나요?

복령음은 '위내담음(胃內痰飮)'증을 치료하는 처방이다.

인체의 기본적인 구성성분 중 생명 활동에 필요한 정상 수액을 진액(津液)이라고 하지만, 진액이 수분대사의 실조 등으로 이상 수액으로 바뀐 것을 '담음(痰飮)'이라고 부른다. 담음으로 인해 건강을 해치는 증도 '담음'증이라고 한다. 담음은 오장육부(五臟六腑) 중 비(脾), 폐(肺), 신(腎), 간(肝)이나 삼초(三焦)[2] 등의 기능 실조 외에, 습사(濕邪), 양기(陽氣) 부족 등으로 발생한다. 수액 대사의 실조, 염증, 순환장애, 호르몬 이상, 대사산물의 체내 축적, 과음 및 폭식, 운동 부족 등이 관여하여 이 증이 된다.

위(胃)는 육부(六腑)[3] 중 하나로 오장(五臟)의 비(脾)와 서로 협력하면서 음식물의 소화 흡수에 관여한다. 위는 음식물을 받아들여(수납; 受納), 소화하고(부숙; 腐熟), 먹은 음식물을 인체에 유용한 형태(청; 淸)로 변화시켜 비에 전달하고, 남은 찌꺼기(탁; 濁)를 아래의 소장·대장으로 내려보낸다(강탁; 降濁). 이 강탁 작용이 실조되어, 위 내부에 담음이 쌓여 있는 상태가 '위내담음(胃內痰飮)'증이다.

진액(津液)은 기(氣)와 깊은 관계에 있다. 함께 원활하게 체내를 순환한다면 좋지만, 담음(痰飮) 등 이상 수액이 생기면 기의 운행도 방해를 받는다. 역으로 기의 흐름이 머무른다면 진액의 대사도 정체되고, 담음 등의 이상 수액이 생기게 되어 저류한다. 이 악순환을 '담기호결(痰氣互結)'이라고 부른다. 담음이 쌓이면 기(氣)도 위 내에 쌓인다. 유문(幽門, pylorus)[4]의 경련 등으로 통과 장애가 생기고, 위 내에 생긴 류음(溜飮)[5]이 아래로 내려가지 못하고, 위(胃)에서 움직이지 못하는 상태에 가깝다.

위 내에 수분이 저류하기 때문에 상복부 팽만감이나 심와부(心窩部)(명치 부근)의 답답한 느낌이 생긴다. 심와부에서 찰랑찰랑하는 소리[위부 진수음; 胃部 振水音)]가 나고(위내정수; 胃內停水), 상복부에 가스가 쌓여 괴롭게 된다. 가슴이 막혀 답답한 느낌이 들고, 먹고 싶어도 먹을 수 없게 된다.

이것에 더해 위가 긴장, 수축하면 위 내의 류음(溜飮)은 상부로 역류하여 흘러나가고(위기상역; 胃氣上逆), 위 내의 물과 같은 액체가 토출된다(토수; 吐水). 기가 역류하면 트림(噯氣)이 나온다. 오심(惡心)과 같이 메슥거리는 불쾌감이 없는 것이 특징이다.

상술한 것과 같이, 본 방이 적용될 때는 위 내에 정체되어 있는 담음(痰飮)이라는 실증(實證)[6]이다. 일반적으로 비위(脾胃)의 기능 저하가 보이지 않고, 단지 통과하기 어려운 것이다.

그렇다고 하더라도 본 방은 구성 약재의 관계부터 비기허(脾氣虛)라는 허증(虛證)의 담음(痰飮)에도 효과가 있다. 비기허인 상태는 소화 흡수 기능이 약하기 때문에 위 내에 류음(溜飮)이 쌓이거나, 연동 운동이 충분하지 못하게 되고, 위 무력증

[gastric atony, 위하수(胃下垂, gastroptosis)에 의해 위의 움직임이 나빠지는 것]이 된 상태를 가리킨다. 자주 피곤해하며, 식욕부진과 같은 증상들이 나타난다.

혀는 담백색으로, 습윤한 백색 설태가 있다(담음증의 설상).

임상 응용 범위는 위(胃) 내 담음의 증후를 나타내는 질환으로 역류성 식도염, 위염, 위산과다증, 공기연하증(呑氣症, aerophagia), 위하수(胃下垂, gastroptosis), 위 무력증(gastric atony), 위확장, 반추증(merycism), 소화불량 등이다.

어떤 처방인가요?

구성 약재는 복령(茯苓), 백출(白朮), 지실(枳實), 진피(陳皮), 인삼(人蔘), 생강(生薑) 6가지이다.

군약(君藥)인 복령은 성미(性味)가 감평(甘平)하고 폐(肺)·비(脾)·위(胃)·신경(腎經)에 들어가고 비위(脾胃)를 보하며(건비화중; 健脾和中), 수습(水濕)을 제거한다(이수삼습; 利水滲濕). 담음(痰飮)을 치료하고(화담; 化痰), 부종을 해소한다(소종; 消腫). 비(脾)의 수습운화(水濕運化) 기능을 도와 위내정수(胃內停水)를 중재한다. 신약(臣藥)인 백출은 성미가 고감(苦甘)·온(溫)하여 비(脾)·위경(胃經)에 들어가, 비위의 기능을 높여(건비; 健脾), 기를 보하는(보기; 補氣) 동시에 습담(濕痰)을 제거하며(조습; 燥濕), 수종(水腫)을 해소한다(소종; 消腫). 복령과의 조합으로 이수제습(利水除濕) 작용이 강하고, 류음(溜飮)이 줄어들고, 위내정수와 담기(痰氣)의 상역(上逆)이 해소된다.

좌약(佐藥)인 지실은 기를 순환시켜 심와부(心窩部)에 막혀 있는 기를 열어준다(행기; 行氣). 연동운동을 강하게 하여 리듬을 조절하며, 유문(幽門, pylorus)을 포함한 위의 경련을 완화해 주고, 위 내에 정체되어 있는 소화되지 못한 음식물(식체; 食滯)을 소장(小腸)으로 내보낸다(소적; 消積). 위하수(胃下垂, gastroptosis)에도 사용한다. 마찬가지로 좌약인 진피는 기의 흐름을 조절하여 위의 기능을 다시 좋은 상태로 되돌려[이기(理氣)·건비(健脾)·화위(和胃)], 소화불량에 의한 복부 팽만감을 완화하고(제만; 除滿), 구토를 억제한다(지구; 止嘔). 연동운동을 촉진하고, 유문을 열어줘 위 내의 통과를 촉진한다(이기화위; 理氣和胃). 지실과 진피로 위 내의 담음(痰飮)과 가스를 제거한다.

좌·사약(佐·使藥)인 인삼은 소화 흡수 기능을 높여(건비; 健脾), 보기(補氣) 한다. 본방에서는 오로지 심와부(心窩部)의 답답함을 제거하는데 작용한다. 마찬가지로 좌·사약인 생강은 중초(中焦)를 따뜻하게 하여 위의 기능을 조절하고, 소화 흡수를 좋게 하여 구토를 진정시킨다[온중(溫中)·화위(和胃)·지구(止嘔)]. 위장의 연동운동을 강화해 준다. 미세혈관을 확장하고, 담음을 제거하거나(거담; 祛痰) 부종의 치료(소종; 消腫)를 도와준다. 게다가 모든 약재를 조화롭게 해주고, 모든 약재가 약효를 잘 발휘할 수 있도록 작용한다.

이로써 복령음(茯苓飮)의 효능은 '이기화담(理氣化痰), 화위강역(和胃降逆), 건비익기(健脾益氣)'라고 할 수 있다. 유문의 통과 장애를 관해(寬解)하고, 연동운동을 촉진하여 류음(溜飮)을 제거한다. 류음을 빠르게 제거하는 것을 목적으로 한 처방이기 때문에 수습(水濕)을 유지하며 완화하는 데 작용하는 감초와 대조는 배합되지 않는다.

또 본 방은 사군자탕(四君子湯; 인삼, 백출, 복령, 감초)부터 감초(甘草)를 제거하고, 지실, 진피, 생강을 더한 구성이다. 보기건비(補氣健脾) 하는 사군자탕으로 소화 흡수 기능을 높이면서[7], 복령과 백출로 류음(溜飮)을 제거하고, 지실, 진피, 생강으로 연동운동을 촉진하여, 위 무력증(gastric atony)을 개선한다. 사군자탕이나 인삼탕(人蔘湯)보다도 실증(實證)에 적당한 처방이라고 할 수 있다.

오심(惡心)과 구토가 현저하다면 반하후박탕(半夏厚朴湯)을 배합한다(복령음합반하후박탕; 茯苓飮合半夏厚朴湯). 역류성 식도염으로 염증을 동반하는 경우는 황련해독탕(黃蓮解毒湯)을 병용한다. 위 무력증(gastric atony)으로 비기허(脾氣虛)가 명확하다면 보중익기탕(補中益氣湯)을 합방한다. 본 방의 적합한 증처럼 불쾌한 오심이 없고, 토출(吐出)하지만 설사(下痢)도 하는 경우는 오령산(五苓散)이 알맞다.

출전은 '금궤요략(金匱要略)'이다.[8] 원전에는 약 1시간마다 복용하게 하여 담음(痰飮)을 제거하도록 지시되어 있다.

이런 환자에게

위가 답답하고, 잘 먹지 못하겠습니다.

트림(噯氣)이 자주 나온다. 배에서 꼬르륵 소리가 난다. 누우면, 명치 주변에서 찰랑찰랑 소리가 났다. 그때마다 같은 증상이 생긴다. 위내담음증(胃內痰飮證)으로 보아 본 방을 사용하였다. 2개월간 복용하였더니 불쾌한 증상이 전부 해소되었다. 그 후 2개월 더 복용하고 위의 답답한 느낌으로 고생하는 건 없어졌다.

갑자기 빙글빙글 어지러워졌던 적이 있습니다.

현훈(目眩)은 둥실둥실 흔들리는 듯한 느낌으로, 휘청거리는 증상도 있다. 현훈이 생길 때는, 구역질도 있다. 위내담음증(胃內痰飮證)으로 보아 본 방을 사용하였다. 복용을 개시하고 1주일 정도 후에 현훈은 나아졌다. 위 내 담음(痰飮)이 머리까지 상승하면 현훈, 휘청거림, 일어났을 때 어지러움이 생기는 경우가 있다.

용어 해설

1. 탕제(湯劑)는 달인 약을 가리킨다. 전제(煎劑)라고도 한다.
2. 한방에는 삼초(三焦)라는 개념이 있고, 인체를 크게 세 부분으로 나눠, 가슴 위쪽을 상초(上焦), 한 가운데를 중초(中焦), 배꼽 아래를 하초(下焦)라고 부른다. 폐(肺), 비(脾), 신(腎)이 주체가 되어, 삼초를 통해 진액(津液)의 조절이 행해지는 과정을 삼초 기화라고 한다.
3. 오장(五臟)은 기(氣)·혈(血)·진액(津液)·정(精)을 생성·저장하고, 육부(六腑)는 속이 빈 구조물로 음식물을 받아들여, 아래쪽으로 운반하여 배설한다. 위(胃)는 해부학적인 위(stomach)가 아닌, 구강(oral cavity)을 포함하여 넓게는 소화기관을 가리킨다.
4. 유문(幽門, pylorus)은 위의 출구이다. 다음으로 연결되는 십이지장(duodenum)으로의 음식물 통과를 조절한다.
5. 류음(溜飮)은 위(胃)에 막힌 음식물을 가리킨다.
6. 병에는 인간의 면역력과 저항력(정기; 正氣)이 저하되어 있어서 병이 되는 경우(허증; 虛證)와 정기는 약해져 있지 않지만 사기(邪氣)가 왕성하여 병이 되는 경우(실증; 實證)가 있다.
7. 비(脾)는 '생수지원(生水之源)'이라고도 불리며, 수습(水濕)을 만드는 근원이다. 비의 기능이 정상화되면 체내에 쌓여있는 여분의 수습이 자연적으로 소실되어, 재차 담음(痰飮)이 생기는 것을 막는다.
8. 출전을 '외치비요(外治秘要)'라고 하는 경우도 있다.

화담제 化痰劑

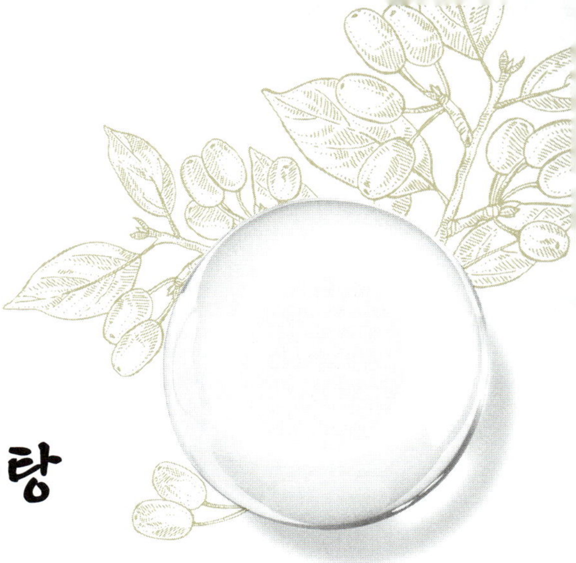

반하백출천마탕

半夏白朮天麻湯

건비(健脾)와 화담(化痰) 작용으로 담음(痰飮)을 제거하고, 풍담(風痰)을 진정
비기허(脾氣虛)로, 현훈(目眩)과 두통을 동반하는 질환에 사용

반하백출천마탕(半夏白朮天麻湯)은 문자 그대로 **반하(半夏)**, **백출(白朮)**, **천마(天麻)**를 중심으로 하여 구성된 처방이다. 반하와 백출은 일반적인 처방에도 자주 사용되지만 천마가 배합되는 처방은 일본에서는 적다. 천마는 예로부터 현훈(目眩), 두통, 떨림, 저림, 경련 등에 사용되어 왔고, 본 방도 현훈과 두통을 동반하는 질환에 활용되고 있다.

어떤 사람에게 효과가 있나요?

본 방은 '풍담상요(風痰上擾), 비기허(脾氣虛)'증을 개선하는 처방이다.

식생활이 불규칙하게 되고, 편식, 폭식, 오랫동안 음주를 과도하게 하면, 소화흡수 기능이 저하되고 '비기허(脾氣虛)'증이 된다. 원래 허약한 체질인 경우 또는 불규칙한 생활, 피로, 정신적 스트레스, 장기화된 만성질환 등의 영향으로 비기허가 되는 경우도 많다. 이 증(證)이 되면 수분대사가 실조되어, 체내에 불필요하고 점조한 수습(水濕)(담; 痰)[1]이 생긴다(비습생담; 脾濕生痰).

비기허(脾氣虛)가 되면 담(痰)이 생기는 한편, 음식물로부터 인체에 필요한 영양(음혈; 陰血)을 충분히 생산할 수 없게 되고, 오장(五臟)의 간(肝)에 필요한 음혈도 부족해진다. 그 결과, 그때까지 균형을 유지했던 간양(肝陽)의 형세가 왕성해져 체내에서 상승하고, 간풍(肝風)이 되어 동요한다(간풍내동; 肝風內動).

담(痰)과 간풍(肝風)이 합쳐지면 풍담사(風痰邪)가 되고, 머리 부분(청공; 淸空)으로 상승하여 난동을 부리고(요란; 擾亂)[2], 내이와 안구, 뇌에 들어가 그 기능들을 어지럽힌다. 이 상태를 '풍담상요청공(風痰上擾淸空)'이라고 한다. 게다가 담은 인체에 필요한 영양물질(청양; 淸陽)이 머리 부분에 다다르는 것을 저해한다(담조청양; 痰阻淸陽).

풍담(風痰)이 상승하여 머리 부분에 다다르고, 내이, 안구, 뇌에 들어가서 현훈(目眩), 휘청거림, 머리가 무겁고(頭重感), 조이는 듯한 두통, 현기증이 나고, 회전성 현훈(rotary vertigo), 오심(惡心), 구토, 이명 등의 증상이 생긴다. 흉부에서 정체하면 가슴이 그득하여 괴로워진다. 기저에는 비기허증(脾氣虛證)이 있기 때문에, 식욕부진, 기운이 없음, 피로 권태감, 무른 변(軟便), 손과 발의 냉증, 식후 졸림 등의 증후도 보기 쉽다.

이것처럼 소화 흡수 기능의 저하와 수분대사의 장애에 의해 생긴 점조한 과잉 수액이 원인이 되어, 현훈과 두통이 생긴 상태와 체질을 개선하는 것이 반하백출천마탕이다.

혀는 하얗고(비기허의 설상), 백색 설태가 덕지덕지 붙어있다(담의 설상).

암상 응용 범위는 풍담상요(風痰上擾), 비기허(脾氣虛)의 증후를 나타내는 질환으로, 메니에르병(meniere's disease), 자율신경 실조증(autonomic dysfunction), 뇌혈관질환, 동맥경화증, 고혈압, 저혈압, 녹내장, 파킨슨병, 만성 위장염, 위궤양 등이다.

기허(氣虛)를 동반하는 풍담상요에 의한 현훈 등이 있다면 병명과 관계없이 활용할 수 있다.

어떤 처방인가요?

구성 약재는 반하(半夏), 천마(天麻), 백출(白朮), 인삼(人蔘), 황기(黃耆), 복령(茯笭), 택사(澤瀉), 창출(蒼朮), 진피(陳皮), 건강(乾薑), 황백(黃柏), 신국(神麴), 맥아(麥芽) 13가지이다.

군약(君藥)인 반하는 담습(痰濕)을 건조해 제거하고(조습화담; 燥濕化痰), 상승한 기를 내려 구역질을 완화한다(강역지구; 降逆止嘔). 자율신경계의 실조도 개선한다. 강역(降逆)과 화담(化痰)의 작용으로 인해 두부(頭部; 중이, 안구 등)에 있는 과잉 수액을 제거하기 위함이라고 생각된다. 마찬가지로 군약인 천마는 간경(肝經)[3]에 들어가고, 간풍(肝風)을 평식(平熄)시킨다(평간식풍; 平肝熄風). 화담(化痰) 작용도 있다. 이 군약 2가지의 상호작용으로 조습화담, 평간식풍하여 풍담상요(風痰上擾)를 제거한다.

신약(臣藥)인 백출은 비의 기능을 높여 담습(痰濕)을 제거한다(건비조습; 健脾燥濕). 군약 2가지에 작용하여 거습화담(祛濕化痰)작용을 높여준다.

좌약(佐藥)에는 인삼, 황기, 복령, 택사, 창출, 진피가 해당한다. 인삼은 소화 흡수 기능을 높여(건비; 健脾), 기를 보하고(보기; 補氣), 전신의 기능을 높여준다. 황기는 인삼과 같이 건비하면서 체표를 단단하게 하여 지한(止汗)하고(고표; 固表), 보기(補氣)한다.[4] 게다가 체액의 흐름을 조절하고 이뇨하여, 부종을 해소한다(이수소종; 利水消腫).

복령, 택사, 창출에도 거습(祛濕) 작용이 있어, 백출의 작용을 돕는다. 복령은 건비하여 위내정수(胃內停水)를 중재하고, 기(氣)의 흐름을 좋게 하는 동시에 이수삼습(利水滲濕)한다(건비삼습; 健脾滲濕). 택사는 비(脾)뿐만이 아닌 신(腎)에 작용하고, 이수삼습한다. 창출은 습사(濕邪)를 건조해 제거(조습; 燥濕)하고, 동시에 비위(脾胃)의 기능을 높여준다(건비; 健脾). 진피는 조습화담(燥濕化痰)하여 반하를 도운 것에 더해 기를 순환시켜 담을 소실시킨다(이기화담; 理氣化痰). 위장의 연동운동을 돕고, 반하와 마찬가지로 제토(制吐) 작용도 있다.

남은 4가지 약재는 사약(使藥)으로서 작용한다. 건강은 한사(寒邪)를 흩트려서 중초(中焦)(비위; 脾胃)를 따뜻하게 하고(온리거한; 溫裏祛寒), 혈행(血行)을 촉진하여 소화를 돕는다. 기의 상승을 억제하여 제토하는 작용도 있다(강역지구; 降逆止嘔). 반하와의 조합으로 위 평활근의 긴장이 풀어진다.[5] 황백은 습열(濕熱)을 제거하는 것으로(청열조습; 淸熱燥濕), 다른 약재의 온성(溫性)을 중화시키거나 담습(痰濕)이 열을 띠는(화열; 火熱) 것을 막는다. 신국과 맥아는 소화 흡수를 높여(소도; 消導), 식욕을 증진한다.

이로써 반하백출천마탕(半夏白朮天麻湯)의 효능을 '평간식풍(平肝熄風), 조습화담(燥濕化痰), 보기건비(補氣健脾)'라고 할 수 있다. 이진탕의 주요성분(반하, 진피, 복령, 감초)이 조습화담, 이기화중(理氣和中=이진탕의 효능)한다. 또 천마가 식풍(熄風), 백출·인삼·황기가 보기건비하고, 택사·창출이 이수(利水), 신국·맥아가 소도(消導)한다. 그 위에 황백이 청열조습(淸熱燥濕), 건강이 온리거한(溫裏祛寒)하여, 전체가 조화되어 병과 증상을 치료한다. 보기건비 하는 육군자탕(六君子湯)의 주요성분(인삼, 백출, 복령, 반하, 진피)도 포함된다. 풍담(風痰)이라는 병사를 제거 (표치; 標治)하면서 체력을 보하여 풍담의 생성을 뿌리부터 자르는(본치; 本治) 처방이다(공보겸치; 攻補兼治)[6].

마찬가지로 풍담상요(風痰上擾)를 치료하는 조등산(釣藤散)과 비교하여 조습화담, 보기건비 하는 힘이 강하다. 따라서 담습(痰濕)이나 비기허(脾氣虛)의 증상이 강한 경우에 본 방을 사용한다. 냉증이 명확한 경우는 오수유탕(吳茱萸湯)을 병용한다.

본 방은 조성(燥性)이 강하므로 혈허(血虛)와 음허(陰虛)에는 사용하지 않는다. 그 경우는 육미지황환(六味地黃丸) 등을 투여한다. 같은 현훈(目眩)이더라도 초조함 등이 보이는 간화증(肝火證)이라면 소요산(消遙山), 비기허가 두드러진다면 육군자탕(六君子湯), 다리와 허리가 쇠약하고 시린 증상을 동반하는 신양허증(腎陽虛證)이라면 팔미지황환(八味地黃丸) 등을 고려한다.

출전은 금·원대(金·元代) 13세기의 의서 '비위론(脾胃論)'이다. 생강을 배합하는 경우도 있다.[7]

이런 환자에게

머리가 무겁고 아픕니다. 구역질도 합니다.

식욕이 없고 무른 변(軟便)의 기미가 보인다. 현훈도 느낀다. 풍담상요(風痰上擾), 비기허(脾氣虛)로 보아 본 방을 사용하였다. 2개월 정도 후에 두통이 줄어들게 되었고, 5개월 후에는 식욕부진과 현훈도 개선되었다. 구역질도 심하게 하지 않고, 아침 일찍부터 오전 중에 두통이 있는 경우는 조등산(釣藤散)이 좋다.

메니에르병(meniere's disease)으로 현훈(目眩)이 낫지 않습니다.
피곤해지기 쉽고, 기운이 없습니다.

위장(胃腸)이 약하고, 위하수(胃下垂, gastroptosis)가 있다고 하며 위에서 찰랑찰랑 소리가 난다(심하진수음; 心下振水音). 많이 말랐고, 많이 먹어도 살이 찌지 않는다. 풍담상요(風痰上擾), 비기허(脾氣虛)로 보아 본 방을 사용하였다. 현훈은 1개월 만에 없어졌다. 그 후도 복용을 계속해 1년 후에는 위장도 좋아지게 되고, 체중도 늘어나 건강해졌다.

용어 해설

1. 담(痰)은 체내에 정체되어 저류하고 점조하여 유동성이 적은 수액으로, 한방에서는 기도부터 분비되는 가래만을 가리키는 것이 아니다.
2. '요(擾)'는 '어지럽히다', '교란하다'의 의미가 있다
3. 간경(肝經)은 경락(經絡) 중 하나이다. 경락은 기(氣)·혈(血)·진액(津液)이 체내에서 운행하는 경로이다.
4. 백출(白朮), 인삼(人蔘), 황기(黃耆)의 구성은 보중익기탕(補中益氣湯)에도 보이며, 강력한 보기건비(補氣健脾) 작용을 가리킨다. 보중익기탕의 경우는 황기가 주된 약재가 된 보기제(補氣劑)가 되지만, 본 방의 경우는 백출이 중심이 되어 조습건비(燥濕健脾)하는 데에 효과적이다.
5. 반하(半夏)와 생강(生薑)의 조합은 비위(脾胃)의 승강 기능이 실조되어 위 주변(심와부; 心窩部)이 막힌 상태(비증; 痺證)를 치료하는 반하사심탕(半夏瀉心湯)에도 보인다.
6. 체력을 높이는 수비와, 병사(病邪)를 퇴치하는 공격 양쪽을 동시에 행하는 것이 공보겸치(攻補兼治)이다. '본(本)'은 근본적인 병의 원인, '표(標)'는 실제로 바깥으로 나타나는 증상이다. 본허(本虛)의 치료를 '본치(本治)', 표실(標實)의 치료를 '표치(標治)'라고 한다. 체질 개선 등 근본 치료가 본치로, 대증치료가 표치이다.
7. 청대(清代) 18세기의 의학서 '의학심오(醫學心悟)'에는 본 방을 추려, 효능을 평간식풍(平肝熄風)과 조습화담(燥濕化痰)에 특화한 반해백출천마탕(半夏白朮天麻湯)도 있다(그 경우의 배합은 반하, 천마, 백출, 복령, 귤홍, 진피, 생강, 대조, 감초).

지해평천제 止咳平喘劑

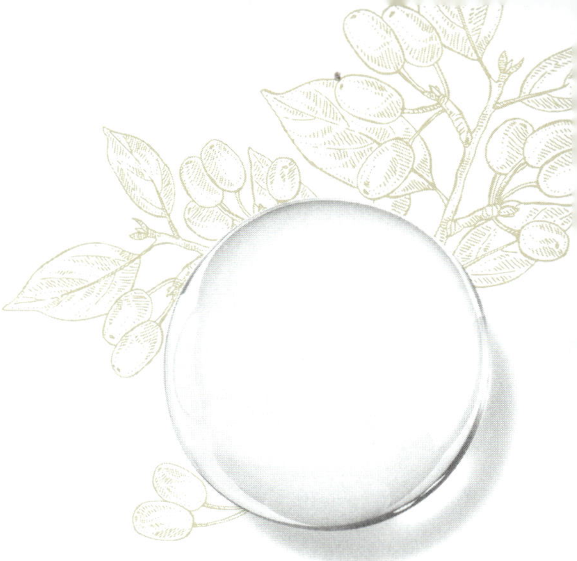

삼소음
蔘蘇飮

비폐기허(脾肺氣虛)일 때의 외감풍한(外感風寒)을 해표(解表)
담음(痰飮)을 동반하는 감기나 기관지염, 급성·만성 위장염 등에 사용

삼소음(**蔘蘇**飮)의 **삼(蔘)**과 **소(蘇)**는 약재인 인**삼**(人**蔘**)과 **소**엽(**蘇**葉)을 의미한다. 인삼으로 기허(氣虛)를 개선하고, 소엽에서 외감(外感)을 발산시켜, 체력이 없는 사람의 감기 등을 치료한다.

어떤 사람에게 효과가 있나요?

삼소음(蔘蘇飮)은 '기허외감풍한(氣虛外感風寒), 내유담음(內有痰飮)'증을 개선하는 처방이다.

이 처방이 유효한 사람에는 오장(五臟)의 비(脾)와 폐(肺)의 기능 저하(기허; 氣虛)가 존재한다(비폐기허; 脾肺氣虛). 비는 위(胃)가 음식물을 받아들여(수납; 受納), 소화하고(부숙; 腐熟), 인체에 유용한 형태(청; 淸)로 바뀐 것을 흡수하여 폐(肺)로 들어 올려(승청; 昇淸), 기혈(氣血)을 생성하고, 전신에 운송한다(운화; 運化). 폐는 호흡을 통해 필요한 성분을 흡입하고, 체내의 불필요한 물질을 배출하는 동시에, 인체에 필요한 기와 체액(진액)을 전신 구석구석까지 산포하고(선발; 宣發), 호흡을 조절하여 진액을 차츰차츰 아래쪽으로 밀고 나간다(숙강; 肅降). 이 비와 폐의 기능이 약한 것이 비폐기허증(脾肺氣虛證)이다.

비폐기허증(脾肺氣虛證)인 사람이 외감풍한(外感風寒)에 침습 받으면 '기허외감풍한(氣虛外感風寒)'증이 된다. 외감풍한은 외부의 병사(病邪)에 의해 야기되는 병변(외감병; 外感病) 중 풍한사기(風寒邪氣)에 의한 것을 가리킨다.

인체에 풍한사기(風寒邪氣)가 침입하면, 체표(體表)의 기능이 정체되고, 폐의 기능이 막히고, 영기(營氣)와 위기(衛氣)[1]의 흐름이 울체(鬱滯)된다. 이것 때문에 한선과 모공(주리; 腠理)[2]이 폐색되고 경맥(經脈)의 흐름이 막힌다. 그 결과 오한(惡寒), 땀이 안 나는(無汗) 등의 증상이 생긴다. 정기(正氣)와 사기(邪氣)가 공방하기 때문에 발열한다. 풍한이 머리 부분(頭部)의 경맥을 저해하므로 두통이 생긴다. 풍한이 폐를 범하기 때문에, 선발(宣發)·숙강(肅降) 기능이 흐트러져 코가 막히게 된다. 게다가 기(氣)가 상역(上逆)하고, 진액이 움직이게 되어 기침과 흰색의 많은 가래(痰)가 생긴다.

많은 가래에 더하여, 비기허(脾氣虛)로 인해 소화관 내에도 류음(溜飮) 등이 생긴다(습성; 濕盛). 이렇게 하여 체내에 이상 수액(담음; 痰飮)이 머무르게 된 상태가 '내유담음(內有痰飮)'이다. 피로 권태감, 기운이 없고(少氣), 숨이 차고, 식욕부진, 구역질, 구토, 복부 팽만감, 복통, 설사(下痢) 등의 증상이 나타난다.

혀에는 백색 설태가 있다(기허외감풍한증의 설상). 설태는 습윤한 경우가 많다(담음증의 설상). 기허이기 때문에 맥(脈)이 약하고, 표증(表證) 특유의 떠오르는 힘이 강한 맥(부긴맥; 浮緊脈)은 보이지 않는다.

임상 응용 범위는 기허외감풍한, 내유담음의 증후를 나타내는 질환으로, 감기, 인플루엔자, 기관지염, 상기도염, 급성·만성위염 등이다.

원래 소화 흡수 기능이 약한 체질(비기허; 脾氣虛)이 있고, 수분대사 장애에 의해 기도의 분비가 항진되고(습담; 濕痰)[3], 감기 등의 요인도 더해져 기침과 많은 가래와 같은 증상이 나타나는 상태이다. 건강한 사람은 적거나 많은 외감(外感)에 당하여도 끄떡없지만, 허약한 사람에서는 외감(外感)이 쉽게 체내에 침입하고 병에 걸린다.

기허를 전제로 한 처방이므로 소아와 고령자 등 체력이 없는 사람에게도 자주 사용된다. 더위를 타서 체력을 잃었을 때 걸리는 여름 감기에 사용하는 경우도 많다.

어떤 처방인가요?

구성 약재는 소엽(蘇葉), 갈근(葛根), 시호(柴胡), 반하(半夏), 길경(桔梗), 진피(陳皮), 지각(枳殼), 인삼(人蔘), 복령(茯苓), 목향(木香), 생강(生薑), 대조(大棗), 감초(甘草) 13가지이다.

군약(君藥)인 소엽은 신온성(辛溫性)하여 주리(腠理)를 열고, 발한(發汗)을 촉진하며, 외감풍한을 발산시킨다(해표산한; 解表散寒). 또 기(氣)를 순환시켜 비위(脾胃)의 울결을 제거한다(행기관중; 行氣寬中). 위액의 분비를 촉진하여 위장(胃腸)의 연동운동을 강화해 주고, 구역질과 구토를 멈추는 작용도 있다. 폐에 있어서는 기관지의 분비물을 줄이고(거담; 祛痰), 기관지 경련을 완화해 준다.

다른 군약인 갈근은 기부(肌膚)에 존재하는 병사(病邪)를 제거하고(해기; 解肌), 발한(發汗)하고, 열을 식혀 표사(表邪)를 발산한다. 군약 2가지로 풍한사기(風寒邪氣)를 발산하고, 기부에 존재하는 병사를 제거한다(해기투사; 解肌透邪).

신약(臣藥)은 5가지이다. 전호는 폐의 선발(宣發)·숙강(肅降) 기능을 평온하게 하여 기를 하강시키고(선폐하기; 宣肺下氣), 거담지해(祛痰止咳)한다. 반하는 담습(痰濕)을 건조하여 제거하고(조습화담; 燥濕化痰), 진해(鎭咳)하며, 상승한 기를 하강시켜 위장의 연동운동을 조정시켜 주고, 구역질을 완화하고(강역지구; 降逆止嘔), 답답함(비증; 痞證)을 제거한다(소비산결; 消痞散結). 길경은 폐기(肺氣)를 선발(宣發)하여 기침을 멈추게 하고, 기도의 분비를 촉진해 가래를 삭힌다(지해거담; 止咳祛痰). 위 3가지 약재로 지해화담(止咳化痰), 선발폐기(宣發肺氣)한다.

마찬가지로 신약인 진피는 기의 흐름을 조절하여 위의 기능을 다시 좋은 상태로 되돌리는 동시에(이기화위; 理氣和胃), 팽만감을 완화해 주고(제만; 除滿), 구토를 억제한다(지구; 止嘔). 습담(濕痰)을 제거하는 작용도 있다(조습화담; 燥濕化痰). 지각은 행기관중(行氣寬中) 하며 팽만을 제거한다(관중제창; 寬中除脹). 이 진피와 지각으로 기를 순환시켜 흉부의 울결(鬱結)을 완화한다(이기관흉; 理氣寬胸). 신약 5가지에서는 이와 같이 화담약(化痰藥)과 이기약(理氣藥)의 조합으로 비위(脾胃)의 승강(昇降)[4]을 조절하여, 표사(表邪)의 선산(宣散)을 도와 폐기(肺氣)를 정상화한다.

좌약(佐藥)에는 인삼, 복령, 목향이 해당한다. 인삼은 소화 흡수 기능을 높여(건비; 健脾), 기를 보하고(익기; 益氣), 전신의 기능을 높여 저항력을 좋게 하여 병사를 제거한다(부정탁사; 扶正托邪)[5]. 복령은 비위의 기능을 높여, 습사(濕邪)를 제거한다(건비조습; 健脾燥濕). 담의 생성을 억제하고(삼습화담; 滲濕化痰), 소화관 내 류음(溜飮)을 감소시키고, 설사를 멈추게 한다(지사; 止瀉). 목향은 기의 흐름을 좋게 하여(행기; 行氣), 비위의 기능을 회복시키고(성비; 醒脾), 비위(중초; 中焦)의 답답함을 해소한다(창중; 暢中). 지사하는 데에도 효과적이다. 지각, 진피와 함께 비위의 연동운동을 촉진하여 복부 팽만감이나 복통을 제거한다.

생강, 대조, 감초는 사약(使藥)으로서 작용한다. 감초는 자감초(炙甘草)를 사용하고, 비위의 기능을 조절하면서 기를 보하고(익기화중; 益氣和中), 모든 약재의 약성(藥性)을 조화롭게 한다. 생강과 대조의 조합도 비위의 기능을 높이는 동시에, 조화영위(調和營衛)에 작용한다.

이로써 삼소음(蔘蘇飮)의 효능을 '익기해표(益氣解表), 이기화담(理氣化痰)'이라고 할 수 있다. 소엽, 갈근, 전호, 생강이 해표(解表)하지만, 소엽과 생강은 온성(溫性)이고, 갈근과 전호는 량성(凉性)이므로 표한(表寒)만이 아닌, 표열(表熱)에도 적용할 수 있다. 혹은 그 중간의 증(證)에도 적용한다. 마황 등의 강한 해표 약이 조합되어 있지 않은 것은, 그것이 기허 체질에는 너무 강하기 때문이다.

처방 중에 포함되어 있는 이진탕이 조습화담(燥濕化痰), 이기화중(理氣和中)하고, 육군자탕거백출(六君子湯祛白朮)이 보기건비(補氣健脾), 이기화담(理氣化痰)한다. 중초를 완화해 주고, 앞가슴을 상쾌하게 해주고, 위장(胃腸)에도 자극이 적다. 전신의 기능을 높여, 호흡기계나 소화기계의 좋지 않은 상태를 개선하므로 응용 범위가 넓다.

오한(惡寒), 신체통, 무한(無汗) 등의 표한 증상이 강하다면 마황탕(麻黃湯)을 겸한다. 자주 피곤해지고, 기운이 없는 등의 기허(氣虛) 상태가 강한 경우는 사군자탕(四君子湯)이나 보중익기탕(補中益氣湯)을 병용한다.

출전은 '화제국방(和劑局方)'이다.

이런 환자에게

감기에 걸렸습니다. 열은 높지 않지만,
기침과 설사가 2주 이상 계속되고 있습니다.

원래 위장(胃腸)이 약하고, 자주 피곤하다. 감기에 잘 걸린다. 기허외감풍한(氣虛外感風寒), 내유담음(內有痰飮)으로 보아 본 방을 사용하였다.

5일 만에 완치되었다. 그 후 한방에 흥미를 느끼고, 육군자탕(六君子湯) 등을 복용하여 비폐기허증(脾肺氣虛證)을 치료하였더니 감기에 걸리지 않게 되었다.

만성 기관지염입니다. 하얀 가래가 많이 나옵니다.

작년에 감기가 악화되어 기관지염이 계속되고 있다. 위장(胃腸)이 약하고, 위의 답답함, 팽만감이 있다. 또 무른 변(軟便)의 기미가 보인다. 기허외감풍한(氣虛外感風寒), 내유담음(內有痰飮)으로 보아 본 방을 사용하였다. 3개월 만에 가래가 나오지 않게 되었다. 위장의 상태도 좋다.

용어 해설

1. 맥관(脈管) 내 기(氣)를 '영기(營氣)', 맥관 외 기를 '위기(衛氣)'라고 한다. 영기는 맥관 내 혈을 구동(驅動)하고, 맥관 외 위기를 자양(滋養)한다. 위기는 주리(腠理)를 담당하고, 체표를 병사(病邪)로부터 지킨다. 영기와 위기는 서로 의존하고, 인체를 정상적으로 기능시킨다(영위조화; 營衛調和). 역으로 영위가 조화되지 않는 상태를 '영위불화(營衛不和)'라고 하며, 몸 상태 악화의 원인이 된다.
2. 피부 등의 틈이고, 체액이나 땀을 관리하며, 체온을 조절한다. 피부를 덮고 있는 막상(膜狀)의 조직이 되어 외계(外界)의 외사(外邪) 침입에 저항하고, 인체를 지킨다. 한선, 모공, 피하조직에 가까운 개념이다.
3. 축축한 증상을 동반하는 담음(痰飮)을 가리킨다.
4. 위(胃)에는 음식물을 소화한 잔여물을 하강시키는 기능이 있고, 이것을 위의 강탁(降濁)이라고 한다. 이것을 비의 승청(昇清)과 합쳐, 비위의 승강(昇降) 기능이라고 한다.
5. 부정거사(扶正祛邪)라고도 한다.

지해평천제 止咳平喘劑

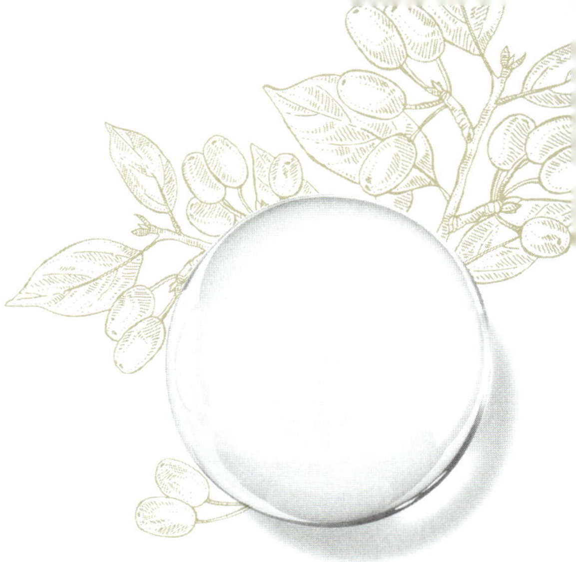

신비탕
神秘湯

강기(降氣)하여 기침과 호흡곤란을 치료
스트레스로 야기된 호흡기 질환 등에 사용

신비탕은 정신적인 요소와 관련되어 생기는 기침과 천명(喘鳴, wheezing), 숨이 차는 등 가래가 적은 호흡기계 질환에 잘 사용되는 처방이다.

어떤 사람에게 효과가 있나요?

신비탕은 '기체해천(氣滯咳喘)'증을 치료하는 처방이다.

해천(咳喘)은 주로 폐(肺)의 기능 실조에 의해 생긴다. 폐는 오장 중 하나로, 주된 기능(폐기; 肺氣)은 호흡으로 공기 중으로부터 필요한 성분(산소 등)을 흡입하여, 체내의 불필요한 물질(이산화탄소 등)을 배출하는 것이다. 이것을 '폐는 기를 담당한다'라고 말한다. 또 폐는 '선발(宣發)·숙강(肅降)을 담당하는' 장부(臟腑)이기도 하며, 인체의 경우에는 필요한 기(氣)와 진액(津液)을 전신에 구석구석까지 산포하고(선발; 宣發), 호흡을 조절하여 진액(체내의 모든 수액)을 점점 아래쪽으로 밀고 나간다(숙강; 肅降). 폐는 호흡, 수분대사, 체온 조절 등의 기능을 가리키고, 폐 등의 호흡기계,

코, 피부 등의 기관이 포함되어 있다. 기(氣)는 인체의 기본적인 구성 성분 중 하나로, 생명 활동과 생리기능을 제어하는 정미(精微) 물질이다. 생명 에너지에 가깝다.

폐의 기(폐기; 肺氣)가 기체(氣滯)에 의해 저해되어 기능 실조되고, 천해(喘咳)가 생긴 상태가, 기체해천증(氣滯咳喘證)이다. 기의 흐름이 막혀 생기는 기침(咳嗽)과 천식을 의미한다.

기체(氣滯)는 기기(氣機)의 울체(鬱滯)를 가리킨다. 기기는 기가 가지고 있는 승(昇)·강(降)·출(出)·입(入)이라는 운동형식을 가리킨다. 이것들이 막히는 것이 기체이다.

양이 많든 적든 '적당량'으로, 흐름이 질척질척한 것이 아닌 '부드럽고 매끄럽게' 흐른다면, 정상적인 생명 활동과 생리기능이 유지되어, 우리는 건강하다고 말할 수 있다. 그러나 내상칠정(內傷七情)[1]이나 담음(痰飮)[2], 어혈(瘀血)[3], 양기부족(陽氣不足), 폭음 및 과식 등 음식 관리의 부주의함에 의해 기의 흐름이 정체되면 기체(氣滯)가 발생하고, 질병과 좋지 않은 몸 상태 등의 원인이 된다. 기체는 주로 자율신경계의 긴장과 항진에 의한 내장 평활근의 긴장과 이완, 또 그것을 동반하는 연동운동의 이상이나 가스의 정체, 혈류의 정체 등에 해당한다. 기체에는 하강해야만 하는 기기(氣機)가 상역해 버리는 케이스도 많고, 이것이 바로 기역(氣逆)이라고 불린다.

자주 보이는 기체(氣滯)는, 정신·정서와 관련된 것으로 이것을 간울기체(肝鬱氣滯)라고 부른다. 간기울결(肝氣鬱結)이라고도 부른다. 간(肝)의 소설(疏泄) 기능, 즉 전신의 생리기능이 원활하게 작용하게 조절하는 기능에 이상이 생긴 것이다. 간은 오장(五臟) 중 하나로, 몸의 각종 내장 기능을 조절하고, 정신·정서를 안정시킨다. 이것을 '간은 소설을 담당한다'라고 한다.

기체해천증(氣滯咳喘證)에서는 기침, 호흡곤란, 천명(喘鳴, wheezing), 가슴이 답답한 증상이 나타난다. 이것들은 폐의 숙강(肅降) 기능이 저해되어 상역하여 생기는 '폐기역(肺氣逆)' 증상이다. 담음(痰飮)은 보이지 않으므로, 가래(痰)는 적다. 짜증, 우울감, 흉협부가 그득하여 괴로운 등 간울기체(肝鬱氣滯)의 증상도 보인다. 자율신경계가 과긴장인 상태이고, 스트레스나 정서 변동이 방아쇠가 되어 기관지 평활근이 수축 혹은 경련 되어 야기되는 모든 증상이라고 말할 수 있다. 본 방은 정신적 요소가 강한 기침과 호흡곤란에 효과적이다.

혀는 담홍색으로, 백색 설태가 있다(기체천해증에서 담이 적을 때의 설상).

임상 응용 범위는 기체해천(氣滯咳喘)의 증후를 나타내는 질환으로, 기관지염, 기관지 천식, 소아천식, 폐기종(emphysema), 만성 비염 등이다.

어떤 처방인가요?

구성 약재는 마황(麻黃), 행인(杏仁), 후박(厚朴), 진피(陳皮), 시호(柴胡), 소엽(蘇葉), 감초(甘草) 7가지이다.

군약(君藥)인 마황은 성미(性味)가 신고(辛苦)·온(溫)하고 폐(肺)·방광경(膀胱經)에 들어가고, 위기(衛氣)[4]의 울체(鬱滯)를 해소하고, 주리(腠理)[5]를 열고, 체표의 풍사(風邪)를 발산시킨다(소풍해표; 疏風解表). 또 폐의 선발 기능을 정상화하고(선발폐기; 宣發肺氣), 기침과 천명, 호흡곤란을 평정한다(평천; 平喘). 기관지 평활근의 수축과 경련을 진정시키고, 이완시키는 작용에 가깝다. 마찬가지로 군약인 행인은 성미가 고온(苦溫)하고 폐(肺)·대장경(大腸經)에 들어가 폐기(肺氣)를 숙강(肅降)한다(강리폐기; 降利肺氣). 폐를 자윤(滋潤)하고, 담을 제거하고(윤폐거담; 潤肺祛痰), 천명과 기침을 진정시킨다(평천지해; 平喘止咳). 중추성 진해 작용도 있다. 마황과 행인은 마행감석탕(麻杏甘石湯) 등에서 보이는 조합으로 폐의 선발(宣發)·숙강(肅降) 기능을 정상화하고, 선폐강기(宣肺降氣), 지해평천(止咳平喘)하는 힘이 증강된다.

신약(臣藥)인 후박은 성미가 고신(苦辛)·온(溫)하여 비(脾)·위(胃)·폐(肺)·대장경(大腸經)에 들어가 기(氣)의 울결(鬱結)을 풀어 기의 순환을 원활하게 하고(행기; 行氣), 막혀 있던 부분을 열어준다(행기개울; 行氣開鬱). 기를 하강시켜 천명을 치료하고(강기평천; 降氣平喘), 흉민(胸悶)을 해소하며(관흉제만; 寬胸除滿), 복만(腹滿)을 해소한다. 마찬가지로 신약인 진피는 성미가 신고(辛苦)·온(溫)하고 폐(肺)·비경(脾經)에 들어가 기의 흐름을 조절하여 비위의 기능을 다시 좋은 상태로 되돌려(이기건비화위; 理氣健脾

和胃), 소화불량에 의한 복부 팽만감을 완화해 주고(제만; 除滿), 구토를 억제한다(지구; 止嘔). 연동운동을 촉진하고 유문(幽門)을 열어 위(胃)의 통과를 촉진한다(이기개위; 理氣開胃). 폐에서는 해수(咳嗽)를 치료한다. 게다가 신약 2가지로 강기(降氣)하여 군약을 돕는다.

좌약(佐藥)인 시호는 성미가 고(苦)·미한(微寒)하여 간(肝)·담(膽)·심포(心包)·삼초경(三焦經)에 들어가고, 병사(病邪)의 침입이 아직 얕은 상태에서 병사를 발산(發散)시킨다(해표; 解表). 소화해열작용도 있고, 염증의 열을 중재한다(청열; 淸熱). 간기(肝氣)의 울결(鬱結)을 해소하여 기를 흐르게 하는 힘도 강하다(소간해울; 疏肝解鬱). 마찬가지로 좌약인 소엽은 신온성(辛溫性)하고 폐(肺)·비경(脾經)에 들어가, 외감풍한(外感風寒)을 발산시킨다(해표산한; 解表散寒). 또 기를 순환시켜 비위(脾胃)의 울결을 제거한다(행기관중; 行氣寬中). 폐에 대해서는 기관지의 분비물을 줄여주고(거담; 祛痰), 기관지의 경련을 완화한다. 좌약 2가지로 소간이기(疏肝理氣) 한다.

사약(使藥)인 감초는 자감초(炙甘草)[6]를 사용한다. 비위의 기능을 조절하면서 기를 보하며(익기화중; 益氣和中), 모든 약재의 약성(藥性)을 조화롭게 한다. 경련을 완해(緩解)하고(진경; 鎭痙), 완급지통(緩急止痛) 한다. 항염증 작용도 있다.

이로써 신비탕(神秘湯)의 효능을 '선폐강기(宣肺降氣), 지해평천(止咳平喘), 소간이기(疏肝理氣)'라고 할 수 있다.

가래(痰)가 많다면 소반하가복령탕(小半夏加茯苓湯) 등을 함께 복용한다. 인후부가 아픈 경우는 길경탕(桔梗湯)이나 황련해독탕(黃連解毒湯)을 합방한다.

출전은 '외치비요(外治秘要)'이다.

이런 환자에게

> **오랫동안 천식에 시달리고 있습니다.**
> **스트레스로 인해 자주 천식 발작이 유발됩니다.**

1년에 몇 번씩 발작이 일어난다. 천명이 생기고, 밤에는 기좌호흡을 한다. 가래는 적다. 발한(發汗)도 없다. 기체천해증(氣滯喘咳證)으로 보아 본 방을 사용하였다. 2주 만에 많이 편해지게 되었고, 기관지확장 약이 필요 없게 되었다. 반년 복용하고 그 후에는 천식 발작이 없어지게 되었다.

> **만성 비염입니다. 계절이 변화할 때마다 악화됩니다.**

증상은 코막힘과 콧물, 기침이다. 특히 아침에 코가 자주 막힌다. 기체천해증(氣滯喘咳證)으로 보아 본 방을 사용하였다. 1개월 후에는 코막힘이 편해졌다. 3개월 후에는 기침도 나오지 않게 되었다. 1년간 복용하였더니 비염 걱정이 해소되었다. 계절이 변화할 때나 아침에 기기(氣機)가 정체되기 쉽고, 기체(氣滯)가 생기기 쉽다.

용어 해설

1. 병을 야기하는 원인(병인; 病因) 중 하나로 정신적 소인이 있다. 과도 혹은 장기간에 걸친 긴장과 정신적 스트레스, 정서 변동 등으로 몸이 스스로 조절할 수 있는 한계를 넘은 상태이다. 희(喜)·노(怒)·우(憂)·사(思)·비(悲)·공(恐)·경(驚) 7가지 종류가 있고, 이것을 내상칠정(內傷七情)이라고 부른다.
2. 담음(痰飮)은 수분대사의 실조에 의해 생기는 이상 수액이다.
3. 혈어(血瘀)는 혈액의 정체를 가리킨다.
4. 맥관(脈管) 내 기(氣)를 영기(營氣), 맥관(脈管) 외 기를 위기(衛氣)라고 한다. 위기는 주리(腠理)를 담당하고, 체표를 병사(病邪)로부터 지킨다.
5. 주리(腠理)는 피부 등의 틈이고 체액과 땀을 관리하며 체온을 조절한다. 피부를 덮고 있는 막상(膜狀)의 조직이 되어 외계(外界)의 외사(外邪) 침입에 저항하고, 인체를 지킨다. 한선, 모공, 피하조직에 가까운 개념이다.
6. 감초(*Glycyrrhiza uralensis*) 등의 뿌리 및 근경을 건조한 것을 생감초(生甘草), 구운 것을 자감초(炙甘草)라고 한다. 보기(補氣) 작용은 자감초 쪽이 강하다.

지해평천제 止咳平喘劑

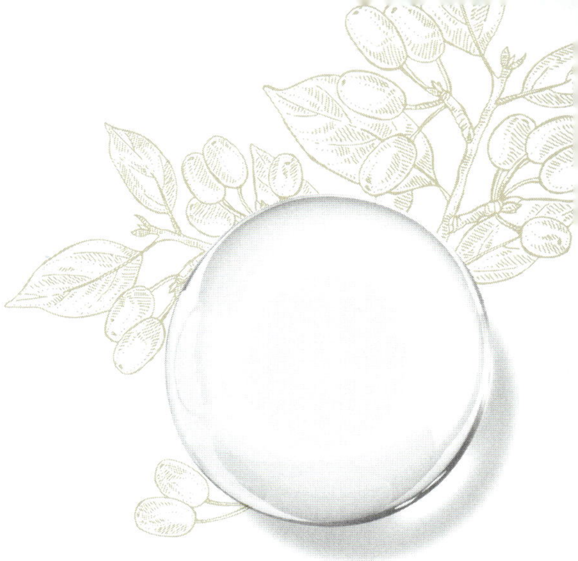

소청룡탕

小青龍湯

수음(水飮)과 풍한(風寒)을 동시에 해소
수음 상역(上逆)에 의한 기침, 콧물 등에 사용

청룡(青龍)은 동방(東方)을 지키고, 천지(天地)의 물을 지배하는 중국 고대 사신 중 하나이다. 그 이름이 붙은 소**청룡**탕(小**青龍**湯)은 체내의 과잉 수분이 야기하는 모든 증상을 개선하는 처방이다.

어떤 사람에게 효과가 있나요?

소청룡탕은 '외한내음(外寒內飮)[풍한속표(風寒束表), 수음내정(水飮內停)]'증을 개선하는 처방이다.

이 증은 체내에 수습(水濕)과 담음(痰飮)(수음; 水飮)이 쌓여 있는 체질('수음내정'증)이 그 기저에 있고, 그곳에 외부의 풍한사(風寒邪)가 체표(體表)부터 침입해 위기(衛氣)[1]를 구속한 상태('풍한속표'증)를 나타낸다. 체내의 수음과 체표의 풍한사 양쪽이 동시에 존재한다(표리동병; 表裏同病). 풍한사는 체내에 침입한 후에 폐의 기능을 저해하기 때문에, 체내에 남아있는 담음(痰飮)이 동요하고, 가래(痰)와 콧물이 되어 넘쳐흐른다. 넘칠 것 같이 물이 가득 채워진 양동이를, 조금만 건드려도 물이 쏟아져 나오는 것과 비슷하다.

외부의 풍한사(風寒邪)(바이러스나, 원인균, 한랭자극, 항원 등)는 체표부터 침입하고, 점차 체내에 침입해 간다. 풍한사에 의해 체표의 기능이 정체되면 영기(營氣)와 위기(衛氣)의 흐름이 울체(鬱滯)되고 한선이나 모공(주리; 腠理)[2]이 폐색되고 경맥(經脈)의 흐름이 막힌다. 그 결과 오한(惡寒), 발열, 두통이 생긴다. 한사(寒邪)가 신체를 꼭 뒤덮고 있기 때문에(표폐; 表閉), 몸은 땀을 흘리고 싶은데 땀을 흘리지 못하는 무한(無汗)인 상태가 된다.

침입한 풍한사가 폐에 다다르고, 수습(水濕)을 운송하는 폐의 기능이 약해지면 수습이 폐에 정체되고 묽은 가래나 묽은 콧물, 재채기가 많이 나온다. 폐의 선발(宣發) 기능(기와 진액을 몸의 구석구석까지 산포하는 기능)이 실조되면 숨이 차는 증상이 생긴다. 숙강(肅降) 기능(호흡을 조절하여 진액을 차차 아래로 내려 보내는 기능)이 실조되면 폐기(肺氣)가 상역(上逆)하고 기침과 호흡곤란(해천; 咳喘)이 되어 나타난다. 심해지면 누워 있지 못하게 된다(기좌호흡, orthopnea). 폐의 기능 저하는 진액의 정상적인 체내순환(삼초기화; 三焦氣化)[3]을 어지럽게 하므로 수습(水濕)은 폐뿐만이 아닌 전신에 정체하고, 얼굴, 손과 발에 부종이 생겨, 몸이 무겁게 된다. 수습이 경맥(經脈)을 저해하면 통증이 생긴다.

혀에는 습윤한 백색 설태가 있다(외한내음증의 설상).

임상 응용 범위는 외한내음(外寒內飮)의 증후를 나타내는 질환으로, 급성·만성 기관지염, 기관지 천식, 폐기종(emphysema), 폐수종, 기관지확장증(bronchiectasis), 감기, 상기도염, 폐렴, 알레르기 비염, 꽃가루 알레르기, 삼출성 중이염, 백일해(百日咳, pertussis), 인플루엔자, 급성 신염, 신증후군(nephrotic syndrome), 관절염, 신경통, 습진, 두드러기(蕁麻疹) 등이다.

어떤 처방인가요?

구성 약재는 마황(麻黃), 계지(桂枝), 생강(生薑), 세신(細辛), 오미자(五味子), 작약(芍藥), 반하(半夏), 감초(甘草) 8가지이다.

군약(君藥)인 마황과 계지는 발한(發汗)하여 한사(寒邪)를 발산(發散)시키고(발한산한; 發汗散寒), 체표에 체재하고 있는 병사(病邪)를 내쫓는다(해표; 解表). 마황은 위기(衛氣)의 울체(鬱滯)를 해소하고, 주리(腠理)를 열어, 발한하여 표폐(表閉)를 풀어주며(발한해표; 發汗解表), 체표의 풍한사(風寒邪)를 발산시킨다. 또 폐의 선발(宣發) 작용을 정상화하고(선발폐기; 宣發肺氣), 기침을 완화해 준다. 기관지 평활근을 이완시키는 작용에 가깝다. 발한(發汗) 작용으로 열을 방산(放散)하고, 해열도 한다. 이뇨 작용으로 부종을 경감시킨다. 계지는 기부(肌膚)에 존재하는 병사를 제거하며(해기발표; 解肌發表), 경맥(經脈)을 따뜻하게 하여 혈을 순환시키고(통양; 通陽), 풍한사를 퇴치한다(온경산한; 溫經散寒). 마황과 계지의 조합으로 발한해표(發汗解表) 작용이 강해져 사기(邪氣)를 제거하는 힘이 늘어난다.

신약(臣藥)인 건강과 세신은 폐를 따뜻하게 하고, 수음(水飮)을 제거하며(온폐화음; 溫肺化飮), 마황과 계지의 해표(解表) 작용을 돕는다. 강역지구(降逆止嘔) 작용도 있다. 세신은 성미(性味)가 신온(辛溫)하여 풍한사를 제거하고(거풍산한; 祛風散寒), 온폐화음(溫肺化飮)하고 비강의 흐름을 좋게 한다(선통비규; 宣通鼻竅).

신온(辛溫)한 약을 사용하여서 담음(痰飮)을 발산시키면 폐기(肺氣)를 상하게 할 우려가 있으므로, 좌약(佐藥)으로서 오미자와 작약을 배합하고, 과하게 따뜻하게 하여 진액을 건조시켜 상하게 하는 것을 막는다. 오미자는 활탈(滑脫)[4]을 치료하여 인체를 자윤(滋潤)한다(자음수삽; 滋陰收澁). 기침을 진정시켜 가래를 줄이고(지해화담; 止咳化痰), 발한(發汗)을 억제하여 진액을 유지한다(생진지한; 生津止汗). 작약은 백작약(白芍藥)을 사용하고, 음액(陰液)을 자양(滋養)하여 영기(營氣)를 꽉 잡아두어(익음염영; 益陰斂營), 땀과 함께 음액이 배설되는 것을 막는다. 반하도 좌약으로서 담습(痰濕)을 건조하여 제거하고(조습화담; 燥濕化痰), 상승한 기를 낮춰 위기(胃氣)의 상역(上逆)을 완화하고(강역화위; 降逆和胃), 구역질을 치료한다(지구; 止嘔).

감초는 자감초(炙甘草)를 사용하고, 좌·사약(佐·使藥)으로서 비위(脾胃)의 기능을 조절하면서 기를 보하고(익기화중; 益氣和中), 모든 약재의 약성(藥性)을 조화롭게 한다.

이로써 소청룡탕(小青龍湯)의 효능을 '해표산한(解表散寒), 온폐화음(溫肺化飮)'이라고 할 수 있다. 체표에 대해서는 해표하고, 체내에 대해서는 수음(水飮)을 제거하는 것으로 표리를 동시에 치료하는 처방이다(표리동치; 表裏同治). 마황과 계지로 체표의 풍한사(風寒邪)를 해산시키면서 작약으로 익음(益陰)하여 단단히 잡아주고, 건강·세신·반하로 폐의 담음(痰飮)을 온화(溫化) 시키면서 오미자로 수삽(收澁)하여 정기(正氣)를 지키는 구성이 된다.

본 방은 산한(散寒)과 화음(化飮)에 특화된 처방이므로 한사(寒邪)와 수음(水飮)이 폐에 쌓여 있는 증 이외일 때, 예를 들어 음허증(陰虛證)이나 마른기침(乾咳), 가래가 나오지 않고 혹은 나와도 황색이며 끈적끈적하고, 입 마름(口渴) 등의 증상이 보이는 경우에는 사용하지 않는다. 또 신산온화(辛散溫化)한 약효가 강하므로, 환자의 체질과 체력에 맞춰 처방량을 조절할 필요가 있다.

또 본 방은 담음(痰飮)으로 인한 기침이나 콧물 등의 증상을 완해(緩解)하지만, 담음의 근본적인 발생 원인을 치료하는 것은 아니다. 꽃가루 알레르기에 많이 사용되는 경향이 있지만, 어디까지나 본 방은 대증(對症)요법 약인 점을 참고하여, 증상이 완화된 후에는 알레르기 체질 개선 등, 근본적인 치료를 지향하여 처방을 바꿔 가는 것이 정도(正道)이다.

입 마름(口渴) 등의 열증(熱證)이나 개운치 못하여 진정되지 않는 불안감, 불쾌감(번조; 煩躁)이 보이는 경우는 석고(石膏)를 더하여 청열제번(清熱除煩) 효과를 더한다(소청룡탕가석고; 小青龍湯加石膏). 마황과 석고의 조합으로 이수(利水)작용이 강해진다. 가래(痰)가 점조한 경우는 마행감석탕(麻杏甘石湯)을 병용한다. 숨 차는 것이 심해지면 마황탕(麻黃湯)을 합방하여 선폐평천(宣肺平喘) 하는 힘을 강하게 해준다. 다량의 묽은 가래나 가슴이 답답한 증상이 두드러진다면 이진탕(二陳湯)을 함께 복용한다.

출전은 '상한론(傷寒論)'이다.

이런 환자에게

소아천식입니다.
감기에 걸린 후 등에 천식 발작이 생깁니다.

3세 남아이다. 가래(痰)가 많고, 일상적으로 재채기가 나온다. 설태가 습윤하다. 위장(胃腸)이 그다지 건강하지 않다. 외한내음(外寒內飮)으로 보아 본 방을 사용하였다. 3개월 정도 상당히 개선되어 육군자탕(六君子湯)으로 처방을 바꾸었고, 1년 후에 완치되었다.

슬관절증(gonarthrocace)입니다.
계단을 오르락내리락하면 무릎에 통증이 스쳐 지나갑니다.

관절에 물이 차고, 가끔 물을 빼내고 있다. 외한내음(外寒內飮)으로 보아 본 방을 사용하였다. 2개월 후에는 통증이 꽤 완화되었다. 4개월 후에는 무릎을 꿇고 단정하게 앉을 수 있게(정좌; 正座) 되었다. 한약을 복용하고서부터는 (관절에서) 물을 빼내는 처치가 필요 없게 되었다.

용어 해설

1. 맥관(脈管) 내 기(氣)를 영기(營氣), 맥관(脈管) 외 기를 위기(衛氣)라고 한다. 영기는 맥관 안에 있는 혈(血)을 구동(驅動)하고, 맥관 외 위기를 자양(滋養)한다. 위기는 주리(腠理)를 담당하고, 체표를 병사(病邪)로부터 지킨다.
2. 주리(腠理)는 피부 등의 틈이고, 체액과 땀을 관리하며, 체온을 조절한다. 피부를 덮고 있는 막상(膜狀)의 조직이 되어 외계(外界)의 외사(外邪) 침입에 저항하고, 인체를 지킨다. 한선, 모공, 피하조직에 가까운 개념이다.
3. 육부(六腑) 중 하나인 삼초(三焦)는, 전신에 퍼져 있어 모든 장부(臟腑)를 뒤덮고 있는 막상(膜狀)의 조직으로 기(氣)와 진액(津液)의 통로가 된다. 체액의 흐름은 삼초를 매개로 하고, 이 체액 조절 기능을 삼초기화(三焦氣化)라고 한다.
4. 활탈(滑脫)은 땀, 대변, 소변, 정액 등이 흘러나오는 것이다. 내장하수(內臟下垂, splanchnoptosis)나 탈항(脫肛)을 가리키는 경우도 있다.

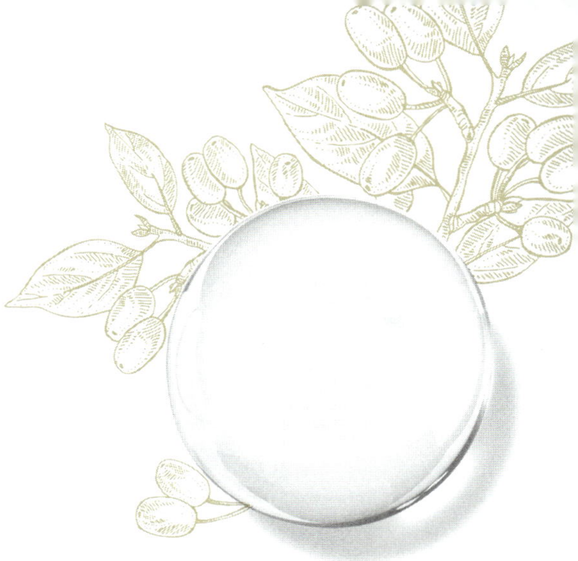

지해평천제 止咳平喘劑

마행감석탕

麻杏甘石湯

표(表)에서 외감(外感)을, 리(裏)에서 폐열(肺熱)을 제거
열증(熱證)을 동반하는 기침이나 천식에 사용

마행감석탕(**麻杏甘石**湯)은, **마**황(**麻**黃), **행**인(**杏**仁), **감**초(**甘**草), **석**고(**石**膏) 4가지로 구성되어 있기 때문에 그 이름이 붙었다. 표(체표부)의 풍열(風熱)을 해산하고 리(체내)의 폐열(肺熱)을 식히고, 주로 호흡기계의 염증을 동반하는 질환을 치료한다.

어떤 사람에게 효과가 있나요?

마행감석탕은 '외감풍열(外感風熱), 폐열해천(肺熱咳喘)'증을 치료하는 처방이다.

'외감(外感)'은 외부의 병사(病邪)에 의해 야기되는 병변이다. 일반적으로 외부 세계의 병사는 먼저 체표(표; 表)부터 침입하고, 점차 체내(리; 裏)에 들어간다. '풍열(風熱)'은 풍사(風邪)와 열사(熱邪)를 합친 것이다. 각자 자연계의 바람 혹은 화열에 의해 생기는 현상을 닮은 증상을 야기하는 병사이다. 그리고 풍열사(風熱邪)에 의한 외감병을 '외감풍열'이라고 부른다.

'폐열(肺熱)'의 폐(肺)는 오장(五臟) 중 하나이다. 폐(lung)라는 장기가 아닌 호흡,

수분대사, 체온조절 등의 기능을 가리키고, 폐 등의 호흡기계에 더하여 코, 피부 등의 기관이 포함된다.

폐의 주된 기능(폐기; 肺氣)은 호흡으로 공기 중으로부터 필요한 성분(산소 등)을 흡입하고, 체내의 불필요한 물질(이산화탄소 등)을 배출하는 것이다. 이를 '폐는 기를 담당한다'라고 한다. 또 폐는 '선발(宣發)·숙강(肅降)을 담당하는' 장부(臟腑)이기도 하다. 인체에 필요한 에너지인 기와 체내 모든 수액인 진액(津液)을 전신의 구석구석까지 산포하고(선발; 宣發), 호흡을 조절하여 진액을 차츰차츰 아래쪽으로 밀고 내려간다(숙강; 肅降).

이 폐기(肺氣)는 열사(熱邪)에 의해 저해되고, 기능이 저하된 상태가 '폐열'이다. 열사의 영향으로 호흡기계나 피부 등 폐에 포함되어 있는 기관이나 장기에 열감과 염증 등의 열증(熱證)이 생기기 쉽다. 일반적으로 폐와 기도의 염증을 가리키는 경우가 많다. '폐열해천(肺熱咳喘)'은 폐열에 의한 기침과 천식을 의미한다.

외부로부터 풍열사(風熱邪)가 체내에 침입하면 정기(正氣)와 사기(邪氣)의 경쟁이 생기고, 발열(發熱)한다. 풍열사에 의해 한선(汗腺)이나 모공(주리; 腠理)이 열려 발한(發汗)한다. 땀은 졸졸 흐르지 않고, 흥건히 나오는 진땀에 가깝다. 풍열사가 폐에 침입하면 폐의 선발(宣發)·숙강(肅降) 기능이 실조되고(폐실선강; 肺失宣降), 폐기가 상역(上逆)하여 천명, 기침(해수; 咳嗽), 호흡곤란, 호흡촉박[호흡궁박, RDS (respiratory distress syndrome)][2], 해역기급(咳逆氣急)[3] 이 생긴다. 폐열이 강하면 점조하여 삭히기 어려운 다량의 가래(痰), 인후부의 통증 등의 증상이 나타난다. 가래를 삭힐 수 있을 때까지 심하게 기침하는 경우가 많다. 게다가 폐열이 폐의 진액(津液)을 소모하면 코의 통증, 입 마름(구갈; 口渴)이 생기고, 땀을 흘리지 않게 된다. 진액이 있을 때 발한(發汗)하지만, 소모되면 땀을 흘리지 않게(무한; 無汗) 되는 것이다. 리열(裏熱)(체내의 열)의 의존으로 인해 소변은 진하고, 적어지게 된다.

혀에는 백색 혹은 황색의 설태가 적게 있다(외감풍열증의 설상).

임상 응용 범위는 외감풍한(外感風寒), 폐열해천증(肺熱咳喘證)의 증후를 나타내는 질환으로 감기, 상기도염, 기관지염, 기관지 천식, 소아천식, 폐렴, 치핵, 고환염,

요로증 등이다.

어떤 처방인가요?

구성 약재는 마황(麻黃), 석고(石膏), 행인(杏仁), 감초(甘草) 4가지이다.

군약(君藥)인 마황은 성미(性味)가 신고(辛苦)·온(溫)하여 폐(肺)·방광경(膀胱經)에 들어가고, 위기(衛氣)의 울체(鬱滯)를 해소하며, 주리(腠理)를 열고, 발한(發汗)하여 표폐(表閉)[4]를 풀고(발한해표; 發汗解表), 체표의 풍사(風邪)를 발산시킨다(소풍해표; 疏風解表). 또 폐의 선발(宣發) 기능을 정상화하고(선발폐기; 宣發肺氣), 해천(咳喘)과 호흡곤란을 평정한다(평천; 平喘). 기관지 평활근 경련을 진정시키고, 이완시키는 작용에 가깝다. 또 발한 작용으로 열을 방산(放散)하여 해열하고, 폐열을 식혀 발산한다(선설; 宣泄). 이뇨 작용으로 부종을 경감한다.

마찬가지로 군약인 석고는 성미가 신감(辛甘)·대한(大寒)하고 폐(肺)·위경(胃經)에 들어가 열사를 식히고(청열사화; 淸熱瀉火), 강한 소염 해열 작용으로 염증을 진정시킨다. 특히 폐와 위의 열을 제거하여 발산시킨다(청설폐위열; 淸泄肺胃熱). 게다가 진액을 생기게 하여 자윤(滋潤)하고(생진; 生津), 입 마름(口渴)을 치유하고(지갈; 止渴), 가슴이 답답하여 진정되지 않는 불안감(심번; 心煩)을 완화해 준다(제번; 除煩). 이뇨 작용도 있다. 본 방에서는 주로 폐열(肺熱)을 식힌다.

마황과 석고의 배합으로 전체적인 성미가 신량(辛涼)[5] 해지게 되고, 폐기를 잘 선발하고(선폐; 宣肺), 열을 청설(淸泄)[6] 한다(설열; 泄熱). 마황은 석고의 힘을 빌려, 그 온성(溫性)이 억제되어 화열(化熱) 하는 것이 아닌 선폐평천(宣肺平喘) 한다. 마황은 발한(發汗) 작용을 잃고, 지한(止汗) 작용이 생긴다. 또 석고는 마황의 힘을 빌려, 과도하게 식히는 것이 아닌 폐열을 제거한다(청해폐열; 淸解肺熱).

신약인 행인은 고미(苦味)하기 때문에, 폐기(肺氣)를 숙강(肅降) 한다(강리폐기; 降利肺氣). 폐를 자윤(滋潤)하며 가래(痰)를 제거하고(윤폐거담; 潤肺祛痰), 천명과 기침을 진정시킨다(평천지해; 平喘止咳). 장(腸)을 자윤(滋潤)하여 통변(通便)을 좋게 하는 작용도 있다(윤장통변; 潤腸通便). 선폐하는 마황과의 상호작용으로(선강상인; 宣降相因), 폐의 선발 숙강 기능을 정상화하고, 선폐평천(宣肺平喘)하는 힘을 증강한다. 또 청열하는 석고와의 상호작용으로(청숙협동; 淸肅協同), 흉격부(胸膈部)의 열과 가래(痰)를 제거한다. 중추성 진해(鎭咳) 작용도 있다.

좌·사약(佐·使藥)인 감초는 자감초(炙甘草)를 사용한다. 비위(脾胃)의 기능을 조절하면서 기를 보하며(익기화중; 益氣和中), 모든 약재의 약성(본 방의 경우 특히 한열선강; 寒熱宣降)을 조화롭게 한다. 석고와의 조합으로 생진지갈(生津止渴) 작용이 강해진다. 염증이 심하면 청열해독(淸熱解毒) 작용이 있는 생감초(生甘草)를 사용한다.

이로써 마행감석탕(麻杏甘石湯)의 효능을 '신량선설(辛涼宣泄), 청폐평천(淸肺平喘)'이라고 할 수 있다. 성미(性味)가 신량(辛凉)한 약재로 폐기(肺氣)를 선발(宣發)하고, 폐열(肺熱)을 청설(淸泄)하여 기침과 천명(喘咳)을 진정시킨다.

본 방은 마황탕(麻黃湯)(마황, 계지, 행인, 감초)으로부터 계지(桂枝)를 제거하고, 석고(石膏)를 더한 구성이 된다. 체표(體表)에 작용하는 계지에 비하여, 리(裏)에 강하게 작용하는 석고가 배합되어, 전체적으로는 다른 약효를 가진 처방이다.

담(痰)이 많은 경우는 이진탕(二陳湯)을 합친다. 인후부의 통증이나 기침이 현저한 경우 본 방에 소염(消炎)·진해(鎭咳) 작용이 있는 상백피(桑白皮)를 배합한 오호탕(五虎湯)* 을 사용한다. 가래를 삭히기 어려운 경우라면 길경탕(桔梗湯)을 함께 복용한다. 고열이나 농성의 가래 등 화농이 있는 경우는 황련해독탕(黃蓮解毒湯) 등을 병용한다. 풍한(風寒)이나 담열(痰熱)에 의한 천해(喘咳)에는 본 방을 사용하지 않는다.

출전은 '상한론(傷寒論)'이다.

---

* 오호탕(五虎湯): 맥문동, 인삼, 감초, 대조, 갱미, 반하로 이루어진 처방. 〈역자 주〉

이런 환자에게

아들이 소아 천식입니다.
계절이 바뀔 때마다 천식 발작이 생깁니다.

9세의 남아이다. 발작 시에는 기침이 계속되고, 천명이 심해지면 호흡곤란까지 온다. 외감풍열(外感風熱), 폐열해천증(肺熱咳喘證)으로 보아 본 방을 사용하였다. 1개월 후에 천식의 증상이 경감되었다. 4개월 후에는 완전히 좋아져서 복용을 종료하였다. 천식과는 별개로 오랫동안 시달려온 야뇨증도 전부 없어지고, 기뻐하였다.

기침이 심하고, 기관지염이라고 진단받았습니다.
특히 밤에 심하게 기침합니다.

기침은 2개월 정도 계속되고 있다. 병원에서 처방받은 진해제(antitussive)가 듣지 않는다. 최근에는 황색의 가래도 나온다. 외감풍열(外感風熱), 폐열해천증(肺熱咳喘證)으로 보아 본 방을 사용하였다. 2주 후에는 가래의 색이 하얗게 되었고, 기침하는 빈도가 줄어들었다. 1개월 만에 완치되었다.

용어 해설

1. 주리(腠理)는 피부 등의 틈이고, 한선, 모공, 피하조직에 가까운 개념이다. 체액이나 땀을 관리하고, 체온을 조절한다. 피부를 덮고 있는 막상(膜狀)의 조직이 되어 외계(外界)의 외사(外邪) 침입에 저항하고, 인체를 지킨다.
2. 호흡의 횟수가 증가하는 것이다. 일반적으로 호흡이 얕고 빨라진다. 숨이 차거나 과호흡도 볼 수 있다.
3. 기침이 치밀어 올라와 호흡이 빨라지는 상태이다.
4. 표폐(表閉)는 체표(體表)가 사기(邪氣)로 꽉 덮여, 주리(腠理)가 폐색된 상태를 가리킨다.
5. 성질이 신량(辛凉)한 약재는 청열거풍(淸熱祛風)하고, 풍열사(風熱邪)의 치료에 쓰인다.
6. 식혀 열(熱)을 제거하는 작용을 가리킨다.

지해평천제 止咳平喘劑

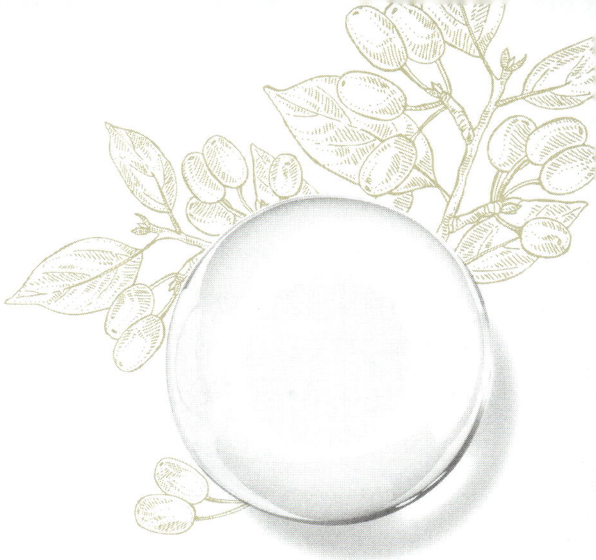

청폐탕
清肺湯

폐(肺)를 자윤(滋潤)하고, 폐열(肺熱)을 식혀 염증을 완화
점조하고 다량의 가래를 동반하는 만성 호흡기질환에 사용

담배의 연기나 대기오염에 의한 자극, 혹은 만성적으로 좋지 않은 몸 상태나 나이가 들어가는 등의 원인으로 인해, 폐와 기도에 염증이 계속 존재하게 되면, 만성적으로 기침과 가래가 나오게 된다. 청폐탕(清肺湯)은 이와 같은 호흡기계의 좋지 않은 상태를 개선하는 처방이다.

어떤 사람에게 효과가 있나요?

청폐탕(清肺湯)은 '폐열(肺熱), 폐음허(肺陰虛)'증을 개선하는 처방이다.

폐(肺)는 오장(五臟) 중 하나이다. 폐의 주된 기능(폐기; 肺氣)은 호흡에 의해 공기 중으로부터 필요한 성분을 흡입하여 체내의 불필요한 물질을 배출함과 동시에, 인체에 필요한 기와 체액(진액; 津液)을 전신의 구석구석까지 산포(散布)하고(선발; 宣發), 호흡을 조절하여 진액을 차츰차츰 아래쪽으로 밀고 나가는 것(숙강; 肅降)이다. 이 기능이 열사(熱邪)에 의해 저해되면 저하된 상태가 '폐열(肺熱)'이다.

폐열증(廢熱證)이 되면 열사(熱邪)의 영향으로 열감이나 염증 등의 열증(熱證)이 생기기 쉽고, 기침, 점조하여 뱉기 어려운 다량의 가래, 인후부의 통증 등의 증상이 보인다. 가래를 뱉을 수 있을 때까지 심한 기침이 계속되는 경우가 많다.

한편 '폐음허(肺陰虛)'는 오장(五臟) 중 폐의 음액(陰液)이 부족해지는 병태(음허; 陰虛)를 가리킨다. 음액은 인체의 구성성분 중 혈(血)·진액(津液)·정(精)을 가리키지만, 그 중 진액과 혈이 폐에서 부족해지는 증이 폐음허이다. 염증과 만성질환, 노쇠화, 영양상태 불량 등으로 인해 생긴다.

폐음허증이 되면 진액이 부족해져 건조한 증후(조증; 燥證)가 나타나기 쉽다. 그것 때문에 점조한 가래, 혈이 섞여 있는 가래, 목소리가 쉼(嗄聲), 목소리가 나오지 않는 등의 증상을 볼 수 있다. 또 진액 부족에 의해 열사가 상대적으로 강해져서(허열; 虛熱)[1]. 신체의 달아오름, 상열감, 안면홍조, 초조함, 입 마름(口渴), 구내염, 미열, 도한(盜汗) 등의 증상이 생긴다. 염증에 의한 탈수와 영양불량 상태를 동반하고, 이화작용이 항진되고 자율신경계가 흥분상태가 되는 것에 가깝다.

폐음허(肺陰虛) 단독 증(證)의 경우는 건조한 기침(乾咳), 적은 양의 가래 등의 증상도 나타나지만, 폐열증이 있으면 폐나 기도의 만성적인 염증(폐열; 肺熱)에 의한 삼출액 항진을 동반하므로 이 증상들은 보이지 않는다.

기관이나 기관지의 점막은 섬모(cilia)로 덮여 있어, 그 위를 점액(mucus)이 덮고 있다. 섬모는 폐 속에서 인후부 방향으로 향하여 흔들리며 움직이고 있고, 점액은 점점 인후부 방향으로 옮겨져 배설된다.

그렇지만 이물에 의한 자극이 기도(airway)에 만성적으로 더해지면, 점막에 염증이 생겨 점막이 부어 기도가 좁아지게 되고 기침이 나오기 쉽게 된다. 게다가 염증으로 인해 섬모가 줄어들고, 작용이 둔해지게 되면 점액을 인후부의 방향으로 옮기는 힘이 약해지게 되고, 더러워진 점액이 기도 내에 쌓이게 된다. 염증에 의해 삼출액이 늘어나므로 점액은 점점 늘어난다. 이렇게 하여 가래의 양이 늘어난다. 가래는 점조해지게 되고, 삭히기 어렵게 되어 가래를 객출(喀出)하는 것이 괴롭다. 가래가 나올 때까지 기침이 심하게 계속되는 경우도 많다. 인후부의 통증이나 목소리가 쉬고, 흉통도 생긴다.

이와 같은 상태가 폐열(肺熱), 폐음허증(肺陰虛證)이다. 나이를 먹어갈수록 체내의 수분(진액; 津液)량이 줄어들고, 음허(陰虛) 체질이 되기 쉬워지므로 고령자에게 많이 나타난다. 담배 연기나 대기오염의 영향으로 이 증(證)이 되는 경우도 많다. 담배 연기 등의 자극으로 계속 누워있게 된 기관지 점막에 만성적인 염증이 생기고 있는 것이다.

혀는 붉고(폐열의 설상), 건조하고(폐음허의 설상), 황색 설태가 있다(폐열의 설상).

임상 응용 범위는 폐열, 폐음허의 증후를 나타내는 질환으로, 만성 기관지염, 기관지확장증(bronchiectasis), 폐결핵, 기관지 천식, 폐기종(emphysema), 만성 인후염, 폐염 등이다.

어떤 처방인가요?

구성 약재는 상백피(桑白皮), 황금(黃芩), 산치자(山梔子), 패모(貝母), 길경(桔梗), 행인(杏仁), 천문동(天門冬), 맥문동(麥門冬), 오미자(五味子), 당귀(當歸), 복령(茯苓), 진피(陳皮), 생강(生薑), 대조(大棗), 감초(甘草) 15가지이다.

군약(君藥)은 상백피, 황금, 산치자 3가지이다. 상백피는 폐열을 식히고(청폐; 淸肺), 기침과 천명(해천; 咳喘)을 진정시킨다(사폐평천; 瀉肺平喘). 이수(利水)하여 부종을 해소한다(행수소종; 行水消腫). 황금은 습열(濕熱)을 제거한다(청열조습; 淸熱燥濕). 특히 청폐(淸肺)하는 힘이 강하다. 산치자는 열사(熱邪)를 제거하고(청열사화; 淸熱瀉火), 실열(實熱)을 식힌다. 이 군약 3가지들로 청열하여 폐와 기도의 염증을 진정시킨다.

신약(臣藥)에는 패모, 길경, 행인이 해당한다. 패모는 가래(痰)를 제거하고, 기침을 진정시킨다(화담지해; 化痰止咳). 청열(淸熱) 작용으로 폐열을 제거하고, 자윤(滋潤)하는 작용으로 폐음허(肺陰虛)를 치료한다(윤조화담; 潤燥化痰). 객담을 습윤하게 하여 기관지의 경련을 멈추게 한다. 길경도 기침을 멈추게 하고, 가래를 제거한다(지해거담; 止咳祛痰). 기도의 분비를 촉진하여 거담한다. 배농(排膿) 작용도 있다. 행인은 폐를 습윤하게 하고 천명과 기침을 완화해 준다(윤폐지해; 潤肺止咳). 장(腸)을 자윤(滋潤) 하여 통변(通便)을 좋게 하는 작용도 있다(윤장통변; 潤腸通便). 상술한 신약 3가지로 진해거담(鎭咳祛痰) 한다.

천문동과 맥문동은 좌약(佐藥)으로서 음액(陰液)을 보하며(자음; 滋陰), 폐를 자윤하여 폐열을 식힌다.

천문동은 음액을 보하고(자음윤조; 滋陰潤燥), 열담(熱痰)을 제거하고(청열화담; 清熱化痰), 음허와 허열(음허화왕; 陰虛火旺)을 치료한다. 오장(五臟)의 폐신(肺腎)을 자양(滋養)한다(자보폐신; 滋補肺腎). 맥문동은 진액을 생기게 하여 건조한 것을 촉촉하게 하여(윤조생진; 潤燥生津), 자음(滋陰)한다. 생진(生津)[2] 작용으로 허열(虛熱)을 식힌다. 강심(强心) 작용도 있다. 심번(心煩)을 해소하는 작용도 있다(청심제번; 清心除煩). 이 두 가지 약재의 작용은 비슷하고 본 방이나 자음강화탕(滋陰降火湯) 등에서 자주 병용된다. 두 약재의 구성으로 기도의 점막을 습윤하게 하여 가래를 객출(喀出)하기 쉬워지게 만들고, 거담진해(祛痰鎭咳) 한다. 이화작용의 항진을 억제한다.

오미자는 활탈(滑脫)[3]을 치료하여 인체를 자윤한다(자음수삽; 滋陰收澁). 중추신경의 흥분과 억제를 조화롭게 하여 정신을 안정시킨다(안신; 安神). 기침을 진정시켜 가래를 줄이고(지해화담; 止咳化痰), 발한(發汗)을 억제하여 진액을 유지한다(생진지한; 生津止汗). 당귀는 보혈약(補血藥)으로서 인체를 자양한다.

남은 5가지는 사약(使藥)으로서 군·신·좌약(君·臣·佐藥)을 보조한다. 복령은 이수약(利水藥), 진피와 생강은 화담약(化痰藥)으로서 작용한다. 감초와 대조는 비위(脾胃)의 기능을 조절하면서 기를 보하고(익기화중; 益氣和中), 모든 약재의 약성(藥性)을 조화롭게 한다. 감초는 자감초(炙甘草)를 사용한다.

이로써 청폐탕의 효능을 '청폐지해(清肺止咳), 거담(祛痰), 자음(滋陰)'이라고 할 수 있다. 폐열이라는 실증과 폐음허라는 허증(허실; 虛實)이 하나로 체내의 협잡(挾雜)되어 있는 상태를 개선한다.

가래가 상당히 점조하여 뱉어 내기 어려운 경우는 맥문동탕(麥門冬湯)이나 자음강화탕(滋陰降火湯)을 병용한다. 담(痰)이 많은 경우는 이진탕(二陳湯)을 함께 복용한다. 폐기(肺氣)가 상역(上逆)하여 기침하는 상태나 폐열(肺熱)이 가벼운 경우라면 맥문동탕(麥門冬湯)을 사용한다. 음허가 보이지 않는 경우는 폐열을 치료하는 마행감석탕(麻杏甘石湯) 등을 사용한다.

가래가 많아져서 뱉어 내기 쉬운 경우는 본 방을 사용하지 않는다. 오히려 가래가 늘어, 증상이 악화될 가능성이 높기 때문이다.

출전은 '만병회춘(萬病回春)'이다 청열화담(清熱化痰)하는 죽여(竹茹)를 배합하여 16가지 약재로 하는 처방도 있다.

이런 환자에게

만성 기관지염입니다.
잠에 들기 전에 나오는 기침과 가래로 괴롭습니다.

87세의 남성이다. 젊었을 때부터 계속 담배를 피워 왔다. 자기 전에 가래를 전부 뱉고 자면 편해진다. 가래는 많고 끈적하며, 삭히기 어려워 가래를 객출하는데 시간이 걸린다. 폐열(肺熱), 폐음허(肺陰虛)로 보아 본 방을 사용하였다. 4개월 정도 째부터 기침과 가래가 조금씩 가벼워졌다.

기관지확장증(bronchiectasis)입니다.
자주 피곤해지며 가래가 많이 나옵니다.

10분을 걸어도 숨이 차고, 호흡이 괴로워지게 된다. 미열(微熱)이 자주 나며, 혈담(血痰, bloody sputum)이 나오는 경우도 있다. 폐열(肺熱), 폐음허(肺陰虛)로 보아 본 방을 사용하였다. 6개월 후에는 가래의 양이 줄어들고, 미열이 나오는 빈도도 줄어들었다. 체력도 붙어 20~30분 정도는 걸을 수 있게 되었다.

용어 해설

1. 열증(熱證)에는 열사(熱邪)의 형세가 왕성해져 생기는 '실열(實熱)'과, 음액(陰液)의 소모에 의해 상대적으로 열의 형세가 강해지는 '허열(虛熱)'이 있다. 실열의 경우는 열사를 식히고, 허열의 경우는 음액(陰液)을 보한다.
2. 생진(生津)은 진액을 생기게 하는 것이다. 진액이 부족해지기 때문에 생기는 건조한 증상, 허열(虛熱), 점조한 가래, 마른기침(乾咳), 염증 등을 해소한다.
3. 활탈(滑脫)은 땀이나 대변, 소변, 정액 등이 흘러나오는 것이다. 내장하수(內臟下垂, splanchnoptosis)나 탈항(脫肛)을 가리키는 경우도 있다.

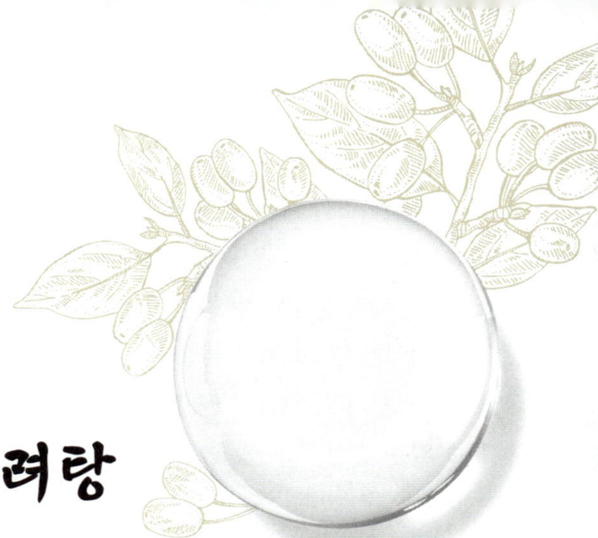

안신제 安神劑

시호가용골모려탕

柴胡加龍骨牡蠣湯

체내의 병사(病邪)를 발산(發散)하여 흥분과 긴장을 진정
불안, 불면, 가슴 두근거림(動悸), 여러 정신 증상에 사용

한약의 원재료가 되는 약재의 대부분은 나무의 뿌리나 잎과 같은 식물이지만, 그 이외의 것도 사용한다. 시호가용골모려탕(柴胡加龍骨牡蠣湯)에 배합되는 용골(龍骨)은 고대의 사슴, 코끼리, 맘모스 등의 대형 척추동물 골격의 화석이고, 모려는 굴의 패각이다. 본 방은 이 초목들보다 무거운 약재를 사용하여 기(氣)를 진정시키고, 정신을 안정시켜 진정되게 하는 처방이다.

어떤 사람에게 효과가 있나요?

시호가용골모려탕은 '간울기체(肝鬱氣滯), 심간화왕(心肝火王), 비기허(脾氣虛), 담습(痰濕)'증을 개선하는 처방이다.

오장(五臟) 중 하나인 간(肝)은 몸의 모든 기능과 정서, 혈류를 조절(소설; 疏泄)하는 장부(臟腑)이다. 자율신경계나 정서의 안정, 기혈(氣血)의 흐름과 깊은 관계에 있다. 이 간기(肝氣)의 흐름이 울체(鬱滯)되어 있는 증(證)을 '간울기체(肝鬱氣滯)'라고 한다. 평온하게 소설(疏泄)하지 못하고, 자극에 반응이 민감해지게 되고, 긴장하기 쉬워지게 된다. 조바심, 우울감, 정서 불안정, 흉협부가 그득하여 괴롭고(흉협고만; 胸脇苦滿), 근육의 쥐가 나는 등의 증상이 보인다.

간울기체가 계속되거나 혹은 강한 스트레스나 격한 감정의 기복 등으로 간기가 실조되면, 간기의 흐름이 울체되어 열을 띠고, '간화(肝火)'증이 된다. 간울기체에서 볼 수 있는 증상 외에 짜증, 화를 잘 내며, 히스테리, 불면, 안면 홍조 등의 열증(熱證)도 볼 수 있다.

한편, 오장(五臟) 중 심(心)은 인간의 의식이나 사유 등 고차원적인 정신활동(신지; 神志)을 담당하는 장부이다. 심이 과도한 자극을 받는 등 하여 기능이 어지러워져, 열을 띠게 되면 '심화(心火)'증이 된다. 흉부나 복부에서 두근거림(動悸)를 느끼며, 가만히 있지 못하며, 초조함을 느끼고, 불안하여 진정되지 않고, 잘 놀라며, 몹시 애가 타 눈이 말똥말똥하여 잘 수 없고, 꿈을 자주 꾸고, 상열감, 안면홍조 등의 증후가 생긴다.

그리고 심화(心火)와 간화(肝火)가 동시에 보이는 것이 '심간화왕(心肝火旺)'증이다.

이것과 같이 신경계의 흥분(심화화왕; 心肝火旺)이나 긴장(간울기체; 肝鬱氣滯)이 계속되면 위장이 굳어지게 되어 소화 흡수 기능이 악화된다. 이것이 오장(五臟) 중 비(脾)의 기능이 저하된 '비기허(脾氣虛)'증이다. 수분의 흡수·배설 기능도 쇠약해지므로, 소화물이 체내에 정체하여 '담습(痰濕)'이 된다. 자주 피곤해하고, 식욕부진, 구역질, 복부 팽만감 등의 증상이 나타난다.

위와 같은 증은 뇌나 중추신경계가 흥분상태에 있고, 자율신경계가 긴장된 상태에 상응한다. 빵빵하게 부풀어 오른 풍선에, 손톱을 조금만 세우는 것만으로도 큰 소리를 내며 터져 찢어지는 것과 같이, 신경과민으로 인한 불안정한 상태에 가깝다. 대수롭지 않은 일에 놀라기 쉽고, 두근두근하는 증상 외에도 손과 발이 떨리기 쉬우며, 사람과 말하는 것이 서투르고, 식은땀이 나오기 쉬운 등의 증후도 볼 수 있다.

혀는 붉고(심간화왕의 설상), 황색 설태(열증의 설상)가 약간은 끈적한 상태로 존재한다(담습의 설상).

임상 응용 범위는 간울기체(肝鬱氣滯), 심간화왕(心肝火旺), 비기허(脾氣虛), 담습(痰濕)의 증후를 나타내는 질환으로 자율신경 실조증(autonomic dysfunction), 불안신경증(anxiety neurosis), 강박장애(obsessive-compulsive disorder), 대인공포증(anthropophobia), 심장신경증(cardiac neurosis), 빈맥, 불면증, 갱년기 장애, 조현병(schizophrenia), 양극성장애, 고혈압, 동맥경화증, 녹내장, 갑상선기능항진증, 발기부전(erectile dysfunction, ED), 탈모증, 비만증(스트레스성) 등이다.

어떤 처방인가요?

구성 약재는 시호(柴胡), 용골(龍骨), 모려(牡蠣), 복령(茯苓), 황금(黃芩), 계지(桂枝), 반하(半夏), 생강(生薑), 인삼(人蔘), 대조(大棗), 대황(大黃) 11가지이다. 소시호탕(小柴胡湯)으로부터 감초를 제거하고, 용골, 모려, 복령, 계지, 대황이 배합된 조성이다.

군약(君藥)인 시호는 간울기체(肝鬱氣滯)를 푸는 작용(소간해울; 疏肝解鬱)이 강하다. 청열(清熱) 작용도 있고, 간화왕(肝火旺)을 식힌다(청간사화; 清肝瀉火). 해표(解表) 작용도 있고, 흉협고만(胸脇苦滿)이나 한열왕래(寒熱往來)[1]에도 유효하다(화해반표반리; 和解半表半裏)[2].

신약(臣藥)인 용골과 모려에는 정신을 안정시켜 진정하는 작용(안신; 安神)이 있다. 놀라기 쉬우며, 두근거림(動悸), 불면에도 효과가 있다(진심녕신; 鎭心寧神). 지한(止汗) 작용도 있다. 용골은 배꼽 아래의 동계(動悸)에, 모려는 흉복부의 동계(動悸)에 유효하다. 용골과 모려를 동시에 사용하면, 진정(鎭靜) 작용을 높이는 경우가 많다. 마찬가지로 신약인 복령에도 진정, 안신(安神) 작용이 있고, 동계를 완화해 준다. 게다가 수습(水濕)을 제거하고(리습; 利濕), 비기(脾氣)를 높인다(건비; 健脾).

좌약(佐藥)인 황금에는 청열(清熱) 작용이 있고, 시호와 협력하여 열사(熱邪)를 식히고, 자율신경계의 긴장을 완화, 진정시킨다. 간을 보호하는 작용도 있다. 마찬가지로 좌약인 계지는 양기(陽氣)의 흐름을 개선(통양; 通陽)하여 기를 하강시키고,

몸을 따뜻하게 하여(온양; 溫陽), 담음(痰飮)을 제거한다. 복령의 리습 작용과 계지의 통양 작용은 두 약재의 배합을 통해 서로 강화된다. 오령산(五苓散)과 영계출감탕(苓桂朮甘湯), 계지복령환(桂枝茯苓丸)에서도 볼 수 있는 조합이다. 반하와 생강은 위(胃)에 작용하여 담음을 제거하고(화담; 化痰), 구토를 멈추게 한다(지구; 止嘔). 진해(鎭咳) 작용도 있다. 마찬가지로 좌약인 인삼과 대조는 비기허(脾氣虛)를 개선한다(보기건비; 補氣健脾).

생강과 대조는 사약(使藥)으로서도 작용하고, 비위(脾胃)의 기능을 조절하면서(건비; 健脾), 모든 약재의 약성(藥性)을 조화롭게 한다. 대황은 열증(熱證)을 식히는(청열사화; 清熱瀉火) 동시에, 사하(瀉下) 한다.

이로써 시호가용골모려탕의 효능을 '소간해울(疏肝解鬱), 청열안신(清熱安神), 보기건비(補氣健脾), 화담지구(化痰止嘔)'라고 할 수 있다. 빵빵하게 부풀어 오른 풍선[간울기체(肝鬱氣滯), 심간화왕(心肝火旺), 담습(痰濕)]의 긴장 상태를 소간해울, 청열안신, 화담지구(化痰止嘔) 작용으로 완화해 간다. 긴장으로 굳어지게 되어 기능하지 못한 위장(胃腸)을, 보기건비(補氣健脾) 작용으로 완화해 주어 회복시킨다. 간(肝), 심(心), 비(脾)의 병사(病邪)를 발산하여 흥분이나 긴장을 진정시키고, 몸의 상태를 안정시킨다.

초조함, 우울 등 간울기체가 심해지면 사역산(四逆散)을 병용한다. 떨림, 경련을 동반하는 경우는 조등산(釣藤散) 등을 합친다. 열증(熱證)이 심하면 황련해독탕(黃蓮解毒湯)을 함께 복용한다. 심간화왕이 만성화되어 있는 경우는, 화사(火邪)가 음액(陰液)[3]을 소모하기 쉬우므로, 육미지황환(六味地黃丸) 등, 음액(陰液)을 보하는 처방을 합방한다.

출전은 '상한론(傷寒論)'이다 원방에서는 연단(鉛丹)(산화납; Pb_3O_4)을 배합하지만, 납에는 독성이 있어 최근에는 생략하고 있다.[4]

이런 환자에게

고혈압입니다. 두근거림(동계; 動悸), 숨이 차는 증상이 걱정이 됩니다.

어깨와 목이 뭉친다. 자주 초조해한다. 가래(痰)가 많다. 비만 체형으로 황색의 끈적한 설태가 혀에 붙어있다. 심간화왕(心肝火旺), 담습(痰濕)으로 보아 본 방을 사용하였다. 2개월 후에는 가슴 두근거림(동계; 動悸), 숨이 차는 것이 거의 없어졌다. 반년 후에는 혈압약도 필요 없게 되었다.

원형 탈모증입니다. 머리에 몇 군데, 탈모된 부분이 있습니다.

심한 스트레스를 느끼고 있다. 잠이 잘 안 오고, 소리 등으로 눈이 쉽게 떠진다. 가슴 두근거림(동계; 動悸)이 있다. 간울기체(肝鬱氣滯), 심간화왕(心肝火旺)으로 보아 본 방을 사용하였다. 1개월 후에 솜털이 생기고 점차 까맣게 되어, 8개월 만에 탈모였던 부분은 대부분 눈에 띄지 않게 되었다.

용어 해설

1. 한열왕래(寒熱往來)는 오한(惡寒)과 열감(熱感)이 반복되는 증상이다.
2. 병사(病邪)가 체내에 침입해 오는 병의 초기 단계를 표증(表證), 완전히 체내에 침입한 증상을 리증(裏證)이라고 한다. 해표(解表)는 표증의 병사를 제거하는 것이다. 반표반리(半表半裏)는 그 침입하는 도중의 단계인 증으로, 시호(柴胡)에는 그것을 개선(화해; 和解)하는 힘이 있다.
3. 음액(陰液)은 인체의 구성성분 중 혈(血)·진액(津液)·정(精)을 가리킨다. 혈은 혈액이나 영양, 진액은 정상적인 수액, 정은 신(腎)에 축적된 생명의 근원(源)이다.
4. 중국에서는 연단을 대자석(代赭石) 등으로 대용하는 경우도 있다. 또 상한론에는 전해지는 책이 몇 권인가가 있고, 각 판(版)에 본 방의 약재가 다른데, 예를 들자면 황금(黃芩)을 배합하지 않는 판도 있다. 본 도서에서는 가장 일반적인 처방에 대해서 해설하였다.

안신제 安神劑

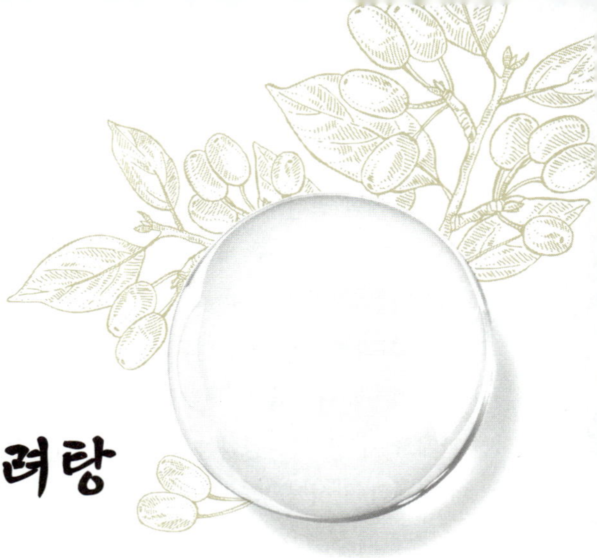

계지가용골모려탕

桂枝加龍骨牡蠣湯

용골(龍骨)·모려(牡蠣)로 잠양안신(潛陽安神)
허약하고 흥분하기 쉬운 사람의 신경증이나 두근거림(動悸), 불면에 사용

용골은 대형 척추동물의 골격 화석이고, 모려는 굴의 패각이다. 함께 정신을 안정시키는 작용이 있고, 둘 다 병용하여 진정(鎭靜) 작용을 높이는 경우가 많다. 본 방은 허증(虛證)에 사용하는 처방이다. 실증에는 시호가용골모려탕(柴胡加龍骨牡蠣湯)을 사용한다.

어떤 사람에게 효과가 있나요?

계지가용골모려탕은 '기혈부족(氣血不足), 심신양쇠(心腎陽衰), 허양부월(虛陽浮越)' 증을 개선하는 처방이다.

본 방은 생명 에너지에 해당하는 '기(氣)'와 영양에 해당하는 '혈(血)'이 부족해진 환자에 유효하다. 이 기허(氣虛)와 혈허(血虛)가 동시에 생기는 상태를 '기혈부족(氣血不足)'증이라고 부른다. 이 증의 환자에는 평소에 허약하고, 자주 피곤해하며, 기운이 없고(少氣), 안색이 나쁘고, 눈이 피로한 등의 증상을 볼 수 있다.

동시에 이런 환자에는 전신을 촉촉하게 하는 수(水)와 전신을 따뜻하게 하는 화(火)의 불균형이 자주 보인다.

수와 화는 각자 오장(五臟) 중 신(腎)과 심(心)이 담당하고, 상호작용에 의해 체내의 수와 화의 밸런스가 안정되고, 건강을 지킬 수 있다. 즉, 심의 양기(심화; 心火)가 신의 음액(신수; 腎水)을 따뜻하게 하고, 신수가 심화를 자양(滋養)하는 것이 정상적인 관계로 이 상태를 '심신상교(心腎相交)'라고 한다.

이 관계가 만성적으로 좋지 않은 몸 상태, 피로감, 생활에서 섭생을 잘 지키지 않고, 스트레스, 정서의 변동, 긴장의 지속 등으로 흐트러지고, 수화(水火)가 함께 줄어들고, 기허(氣虛)인 상태가 악화되어 양허(陽虛)가 되면 '심신양쇠(心腎陽衰)'증이 된다. 양허는 양기(陽氣)가 쇠약해지는 증이므로 체력, 전신의 기능, 에너지 대사의 저하가 생기고, 기허에 더해져 움직이고 싶어 하지 않고, 누워있고 싶고, 언제나 졸리고, 추위를 잘 타고, 손과 발이 차가운 등의 증상이 나타난다.

이와 같이 수화(水火)의 불균형은 한층 더 기혈(氣血)의 부족을 초래한다. 하반신(하초; 下焦)에서는 양허가 진행되고 있고, 차가운 물(水)이 넘쳐흐른다(허한; 虛寒). 상대적으로 음(陰)의 힘이 강해진 결과(음성; 陰盛), 적게 남아있는 양기가 상반신(상초; 上焦)으로 밀고 올라가게 된다. 이것이 '허양부월(虛陽浮越)'[1] 증이고, 떠오르는 가열(假熱)(허양; 虛陽)을 '부화(浮火, 虛火, 陰火)'라고 부른다. 실제로는 아주 차가워졌는데도 가짜 열증이 나타난다(진한가열; 眞寒假熱).

부화(浮火)에 부채질 된 상반신에서는 두근거림(動悸), 현훈(目眩), 머리가 어지러움, 자주 놀라며, 흥분하기 쉽고, 정신 불안, 초조하여 진정되지 않는 불쾌감(번조; 煩躁), 우울, 상열감, 불그레한 얼굴, 적면공포증(erythrophobia), 탈모증, 비듬, 두통, 미열, 불면, 꿈을 자주 꾸고, 입술의 건조, 입 마름(口渴) 등의 증상이 생긴다. 양기(陽氣)의 고섭(固攝) 작용이 저하도 더해져, 흥건히 땀을 흘리는 경우도 많다(양허자한; 陽虛自汗)[2]. 양기는 야간에 부족해지므로 도한(盜汗)도 생긴다. 심신(心身)의 소모에 의해, 활동 의욕이나 능률이 저하되어, 신경이 과민하게 된다(신경쇠약). 신경질적인 사람도 많다. 냉증이 있는데도 양 광대뼈 부근의 홍조가 뜨고 열증(熱證)

을 나타내는 것은 이 증의 특징이다. 체력의 저하를 동반하고, 자극에 대해서 뇌의 역치가 낮아진 상태에 가깝다고 생각된다.

한편, 긴장감이 없어지고 약해진 하반신에서는 다리와 허리가 무겁고 빠근해지며, 복부의 동계(제상동계; 臍上動悸), 발기부전(erectile dysfunction, ED)이나 조루 등 성기능 장애, 음부의 냉증, 유정(遺精, ganacratia)[3], 설사(下痢), 대하(帶下, leukorrhea), 변의 절박(rectal urgency), 빈뇨, 유뇨 등이 생긴다.

혀의 색은 흰빛을 띠고, 하얀 설태가 적고(기혈부족증의 설상), 약간 건조한 상태로 존재한다.

임상 응용 범위는 기혈부족(氣血不足), 심신양쇠(心腎陽衰), 허양부월(虛陽浮越)의 증후를 나타내는 질환으로, 자율신경 실조증(autonomic dysfunction), 우울증, 공황장애, 불안신경증(anxiety neurosis), 심장신경증(cardiac neurosis), 성 신경증(性的神経症, sexual neurosis) 등 각종 신경증, 불면증, 신경쇠약, 부정맥, 다한증, 탈모증, 눈피로(asthenopia), 유정, 야뇨증, 틱 장애, 발기부전(erectile dysfunction, ED), 성기능 장애 등이다

어떤 처방인가요?

구성 약재는 계지(桂枝), 작약(芍藥), 생강(生薑), 대조(大棗), 감초(甘草), 용골(龍骨), 모려(牡蠣) 7가지이다. 즉, 계지탕(桂枝湯)에 용골, 모려를 더한 구성이 된다.

계지탕의 군약(君藥)인 계지는 기부(肌膚)에 존재하는 병사(病邪)를 제거하고(해기발표; 解肌發表), 경맥(經脈)을 따뜻하게 하여 외감풍한(外感風寒)을 퇴치한다(온경산한; 溫經散寒). 본 방에서는 혈액순환을 촉진하여 체내 물(수; 水)의 흐름을 돕는 작용도 중요하게 된다[통양이수(通陽利水), 화기행수(化氣行水)].

신약(臣藥)인 작약은 백작약(白芍藥)을 사용하고, 음액(陰液)을 길러 영기(營氣)를 꽉 잡아두어(익음염영; 益陰斂營), 땀과 함께 음액이 배설되는 것을 방지한다. 계지와의 조합으로 영기와 위기(衛氣)를 조화롭게 하여(조화영위; 調和營衛), 영위불화(營衛不

和)를 치료한다.

좌약(佐藥)인 생강은 경도의 발한(發汗) 작용으로 계지를 돕는다. 위(胃)의 기능을 조절하여 구토를 진정시킨다(화위지구; 和胃止嘔). 마찬가지로 좌약인 대조는 비위의 기능을 높여 기를 기르고(익기보중; 益氣補中), 진액을 생기게 하여 비(脾)를 자윤(滋潤)한다(자비생진; 滋脾生津). 생강과 대조의 조합은 비위의 기능을 높여, 조화영위에 효과적이다.

감초는 사약(使藥)으로서 자감초(炙甘草)를 사용하고, 비위(脾胃)의 기능을 조절하면서 기를 보하고(익기화중; 益氣和中), 모든 약재의 약성(藥性)을 조화롭게 한다. 게다가 계지와 함께 위기(衛氣)를 보하고, 작약과 함께 영기(營氣)를 자윤(滋潤)한다.

이로써 계지탕의 효능은 '해기발표(解肌發表), 조화영위(調和營衛)'라고 할 수 있다. 여기에 용골과 모려가 군약으로서 더해진다.

용골은 정신을 안정시켜 진정시키고(진정안신; 鎮靜安神), 간양상항(肝陽上亢)을 진정시킨다(평간잠양; 平肝潛陽). 양기나 음액의 유출을 막으면서(수렴고섭; 收斂固攝), 유정(遺精, ganacratia)을 치료한다(고정; 固精). 다한(多汗)과 설사(下痢), 대하에도 좋다.

모려에도 평간잠양(平肝潛陽), 수렴고섭(收斂固攝), 지한(止汗) 작용이 있고, 그 위에 체내의 종류(腫瘤)를 제거한다(연견산결; 軟堅散結). 제산(制酸) 작용도 있고, 위통(胃痛)을 낫게 한다(제산지통; 制酸止痛). 신음(腎陰)의 허손(虛損)을 보하는 것으로 허양(虛陽)의 상항(上亢)을 진정시킨다.

용골과 모려를 병용하여, 진정안신(鎮靜安神), 잠양(潛陽), 고섭(固攝) 작용을 높이는 경우가 많다. 놀라기 쉬우며, 두근거림(動悸), 불면 등의 증상에도 효과가 있다(진심녕신; 鎮心寧神). 용골은 배꼽 아래의 동계에 모려는 흉복부의 동계에 유효하다. 뇌의 흥분성을 진정시켜 자극에 대한 역치를 높이는 것으로 생각된다.

이로써 계지가용골모려탕의 효능을 '보기보혈(補氣補血), 보양익기(補陽益氣), 잠양안신(潛陽安神)'이라고 할 수 있다. 부화(浮火)를 진정시켜 점점 음액(陰液)과 양기(陽氣)를 보충하고, 안신(安神)으로 이끈다. 양허자한(陽虛自汗)에는 계지탕이 조화영위(調和營衛)하고 그 위에 용골, 모려가 수삽(收澁)·지한(止汗) 한다. 신허증(腎虛證)은 아니기 때문에 보신약(補腎藥)을 배합할 필요가 없다.

식욕부진, 기운이 없고(少氣), 무른 변(軟便) 등 비기허(脾氣虛)가 명확한 경우는 보중익기탕(補中益氣湯)을 병용한다. 눈이 피로해지기 쉽고, 멍해지는 등 혈허(血虛)가 명확한 경우라면 사물탕(四物湯)을 함께 복용한다.

출전은 '금궤요략(金匱要略)'이다. 원래는 허로(虛勞)를 동반하는 유정(遺精, ganacratia)을 치료하는 처방이었다.

이런 환자에게

자율신경 실조증(autonomic dysfunction)입니다. 주된 증상은 동계와 냉증이나 갑자기 머리가 뜨거워지는 강한 열감을 느낍니다.

운동하면 두근거림(動悸)이 야기되기 쉽지만, 아무것도 하지 않더라도 갑자기 생기기도 한다. 병원에서 검사를 하였지만 이상은 없었다. 현훈(目眩)과 이명도 있다. 자주 피곤해진다. 기혈부족(氣血不足), 허양부월(虛陽浮越)로 보아 본 방을 사용하였다. 5개월째부터 자각증상이 개선되었고, 8개월 만에 완치되었다.

냉증인데도 잘 때 땀을 흘립니다(도한; 盜汗).

겨울에도 도한(盜汗)을 흘린다. 주간에도 손과 발 등에 흠뻑 땀을 흘린다. 자주 피곤해하며, 감기에 걸리기 쉽다. 기혈부족(氣血不足), 허양부월(虛陽浮越)로 보아 본 방을 사용하였다. 3개월째부터 땀을 잘 흘리지 않게 되었다. 반년이 되었을 때는, 감기에 걸리지 않게 되고, 거의 피곤해지지 않게 되었다.

용어 해설

1. 허양상부(虛陽上浮)라고도 한다.
2. 자한(自汗)은 기허(氣虛)와 양허(陽虛)에 의한 경우가 많지만, 도한(盜汗)은 음허(陰虛)에 의해 생긴 경우가 많다. 따라서 다한(多汗)에 대해서는 이것이 자한이든지 도한이든 간에 지한(止汗)작용이 있는 약재를 사용하는 것만이 아닌, 증(證)에 맞춰 기(氣), 양(陽), 음(陰)을 보하여 근본적으로 다한증(多汗證)을 치료하는 것이 중요하다.
3. 남성의 몽정, 여성의 몽교 등. 실정(失精)이라고 한다.

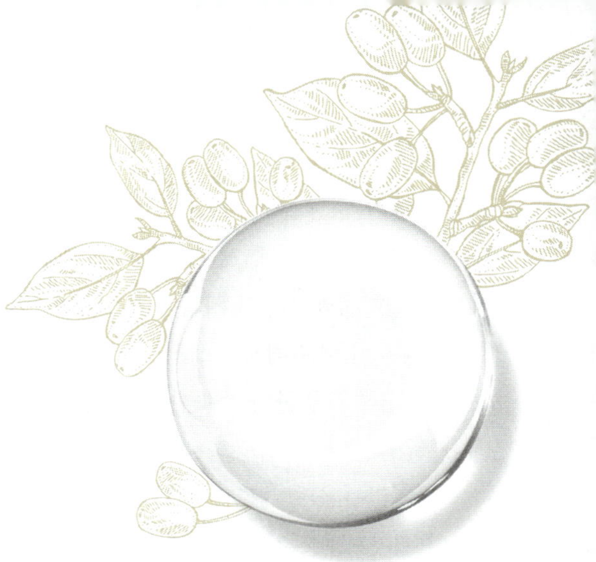

안신제 安神劑

산조인탕

酸棗仁湯

허로(虛勞), 허번(虛煩)에 의한 불면을 개선
심신쇠약(心身衰弱)과 허열(虛熱)을 동반하는 정신적인 질환에 사용

산조인탕(**酸棗仁**湯)은 **산조인**(**酸棗仁**)을 주된 약재로 한 처방이다. 산조인은 심신(心身), 특히 정신적인 면을 자양(滋養)하는 데에 우수하며, 본 방은 산조인의 장점을 두드러지게 하는 것으로 심신의 활력이 쇠약해져 생기는 불면 등 정신적인 면의 모든 증상을 개선한다.

어떤 사람에게 효과가 있나요?

산조인탕은 '간심혈허(肝心血虛), 허번불면(虛煩不眠)'증을 개선하는 처방이다.

간(肝), 심(心)은 모두 오장(五臟)에 속한다. 간은 인체의 모든 기능을 조절(소설; 疏泄)하는 것 외에 '혈(血)을 저장한다(간장혈; 肝藏血)', '근을 담당하는' 등의 기능도 있다. 즉, 간은 혈을 저장하여 순환시키거나, 근육의 수축과 이완이라는 운동을 제어하는 작용을 담당하고 있다.

한편, 혈(血)은 인체 내에서 흐르고 있는 구성 성분 중 하나로, 생명 활동에 필요한 혈액과 영양을 의미한다. 한방에서는 '혈사혼(血舍魂)'이라는 말이 있고, 정신·사유활동(혼; 魂)은 혈에 머무른다고 예로부터 인식되어져 왔다. 간의 혈이 부족해져 '간혈허(肝血虛)'증이 되면 혼은 기반을 잃게 되고, 정신이 쇠약해진다.

간혈(肝血)이 부족해지면 오장(五臟)의 심(心)을 기르지 못하게 된다. 심(心)은 심장(心臟, heart)을 포함한 혈액순환(혈맥; 血脈)과 인간의 의식과 사유 등 고차원적인 정신 활동(신지; 神志)을 담당하는 장부이다. 이 심에 혈허(血虛)가 영향을 미치고, 심의 기능을 기리는 심혈(心血)이 부족해지면 '심혈허(心血虛)'증이 된다. 과도한 정신적인 피로나 이것저것 생각하고 괴로워하고, 과로가 계속되어 심에 부담이 되고, 심혈이 소모되어도 이 증이 된다. 이와 같이 간혈(肝血)과 심혈(心血) 양쪽이 부족한 증이 '간심혈허(肝心血虛)'이다

간혈이 부족해져 심을 기르지 못하는 상태이므로 두근거림(動悸), 잠이 잘 안 오고, 얕은 잠을 자고, 꿈을 자주 꾸고, 잘 까먹으며, 머리가 어지럽고, 놀라기 쉬운 등의 증상이 생긴다. 게다가 혈허로 인해 음액(陰液)이 감소하여 음허(陰虛)가 되면, 허열(虛熱)이 생겨(음허내열; 陰虛內熱)[1], 심번(心煩), 불면, 짜증 남, 초조함, 도한(盜汗), 입과 목의 갈증, 상열감, 달아오르는 열증(熱證)이 생긴다. 허열(虛熱)은 체내에서 상승하여 머리 부분(頭部)에 다다르고, 현훈(目眩)을 야기한다. 혈허와 음허로 인해 체내에서 여러 기능이 실조 되어서 피곤해지기 쉬워진다. 허열(虛熱)이 있는 상태에서는, 영양이 불량하기 때문에 중추신경계의 억제 기능이 저하되어, 흥분성이 높아지거나 자율신경계가 항진된 상태에 가깝다.

간심혈허(肝心血虛)를 시작으로 만성적으로 좋지 않은 몸 상태나 병, 스트레스, 피로의 축적, 불규칙한 생활 등으로 기(氣)·혈(血)·진액(津液)이 부족해진 상태(허손; 虛損)가 되면, 장부(臟腑) 기능이 저하된다(노상; 勞傷). 이 같은 상태나 체질이 그 기저에 있기 때문에 몸의 상태가 무너지거나 병이 되었을 때, 그것을 '허로(虛勞)'라고 부른다. 체질적으로 원래 허약한 경우나 빈혈에 의한 피로로 인한 경우도 포함되어 있다.

허로가 되면 육체적 혹은 체력적으로 쇠약해진 경우도 많지만, 정신적으로 약

해지게 된 경우도 적지 않다. 특히 흉부가 답답해져 진정되지 않는 불안감(심번; 心煩)이 생길 때, 이것을 '허번(虛煩)'이라고 부른다. 그리고 허번을 동반하는 충분한 수면이 취해지지 않는 상태가 '허번불면(虛煩不眠)'이다. 흥분하여 잠을 잘 수 없거나, 정신이 초롱초롱해져 잘 수 없는 것이 아닌, 심신(心身)이 피로하여 정신적으로 쇠약해져 있기 때문에 잘 수 없는 타입의 불면을 가리킨다. 대수롭지 않은 것이 신경이 쓰여 잘 수 없는 경우도 해당된다.

혀는 붉은색을 하고 있다(열증의 설상).

임상 응용 범위는 간심혈허(肝心血虛), 심번불면(心煩不眠)의 증후를 나타내는 질환으로 자율신경 실조증(autonomic dysfunction), 갱년기 장애, 불안신경증(anxiety neurosis), 심장신경증(cardiac neurosis), 불면증, 신경쇠약, 건망증, 부정맥, 고혈압 등이다.

불면증에 많이 사용되는 경향이 있지만, 본 방은 불면증 약뿐만이 아닌 간심혈허, 허번불면이라는 증(證)을 치료하는 처방이다. 그 덕에 불면이라는 증상에 얽매이는 것이 아닌, 신경쇠약, 두근거림(動悸), 불안, 현훈(目眩), 심번(心煩)이라는 증상을 동반하는 정신적인 면의 질환에 넓게 응용할 수 있다. 같은 불면이라도, 허로(虛勞)성 이외의 불면에 대해서는(증이 다르다면), 효과는 기대할 수 없다.

어떤 처방인가요?

구성 약재는 산조인(酸棗仁), 복령(茯笭), 지모(知母), 천궁(川芎), 감초(甘草) 5가지이다.

군약(君藥)인 산조인은 심경(心經)과 간경(肝經)에 들어가 간혈(肝血)을 보하고(양혈보간; 養血補肝), 심신(心神)을 안정시킨다(녕심안신; 寧心安神). 자양강장 작용이 있어 인체를 자양(滋養)하고, 중추신경계에 작용하여 억제 과정을 회복시켜 흥분을 진정시킨다. 최면 효과도 있다. 땀이 스며 나오는 것을 억제하는 작용도 있다(고섭; 固攝).

신약(臣藥)인 복령은 산조인과 마찬가지로 녕심안신(寧心安神)하고, 소화 흡수를 촉진하고(건비; 健脾), 더 나아가 건비 작용을 통해 혈(血)을 생기게 하여 군약의 작용을 돕는다. 산조인과 복령의 조합은 양심안심(養心安神)하는 데 잘 사용된다.

마찬가지로 신약인 지모에는 자윤성(滋潤性)이 있고, 음액(陰液) 부족을 보하고, 허열(虛熱)을 진정시키는 것으로(자음청열; 滋陰清熱), 신경 흥분을 진정시키고, 제번(除煩)한다. 산조인과의 조합을 통해, 흥분성의 억제(진정; 鎮靜) 및 최면 효과가 높다.

2가지 신약의 조합은 군약의 안신제번(安神除煩) 효능을 돕는다. 지모에는 천궁의 신조(辛燥)한 성미를 완화하는 역할도 있다.

좌약(佐藥)인 천궁은 행기활혈(行氣活血)하는 것으로 간혈(肝血)을 조정하고, 뇌의 흥분성을 완화한다. 산조인과의 조합으로 간혈을 조정한다(양혈조간; 養血調肝). 강압(降壓) 효과도 있다.

사약(使藥)인 감초는 자감초(炙甘草)를 사용하고, 비위(脾胃)의 기능을 조절하면서 기(氣)를 보하고(익기화중; 益氣和中), 모든 약재의 약성(藥性)을 조화롭게 한다. 또 익기(益氣)·자음(滋陰)·청열(清熱) 작용을 통해 천궁이 기를 상하게 하는 것을 막는다.

이로써 산조인탕의 효능을 '양혈안신(養血安神), 청열제번(清熱除煩)'이라고 할 수 있다. 허열을 식히는 것(청허열; 清虛熱)으로 허번(虛煩)을 제거하여 표치(標治)하면서, 양혈(養血) 작용을 통해 녕심안신(寧心安神) 시켜 본치(本治) 하는 처방이 된 것이다(공보겸치; 攻補兼治)[2].

도한(盜汗)이 심하다면 계지가용골모려탕(桂枝加龍骨牡蠣湯), 감맥대조탕(甘麥大棗湯), 맥미지황환(麥味地黃丸) 등을 병용한다. 허열(虛熱)에 의한 불안이나 조바심이 심하면 삼물황금탕(三物黃芩湯)을 함께 복용한다. 잊어버리기 쉬우며, 꿈을 자주 꾸는 등 혈허(血虛)의 정도가 심하면 사물탕(四物湯)을 더한다.

출전은 '금궤요략(金匱要略)'이다. 원래 허로(虛勞), 허번(虛煩), 불면의 치료를 위해 조합된 처방이다.

이런 환자에게

불면증입니다. 자주 피곤하고, 식욕이 없습니다.

몸이 마르고, 현훈(目眩)도 있다. 간심혈허(肝心血虛), 허번불면(虛煩不眠)으로 보아 본 방을 사용하였다. 2개월 정도 후부터 잠에 잘 들 수 있게 되었다. 똑같아 보이는 불면이더라도, 위(胃) 부근에 찰랑찰랑 소리가 나면 온담탕(溫膽湯)을 사용한다.

졸려서 견딜 수가 없습니다.
늘 전차를 타고 가다가 목적지를 지나칩니다.

학생이지만 수업에는 지각만 하고, 수업에 나가도 졸아서 취직하고서 제대로 일을 할 수 있을까 부모님도 걱정하고 있었다. 허번(虛煩)으로 보아 본 방을 사용하였다. 끈기 있게 계속 복용하였더니, 1년이 지났을 때는 수업 중에도 졸지 않고 지낼 수 있을 정도가 되었다.

본 방은 수면 약이라는 대증요법 약만이 아닌, 허로(虛勞), 허번(虛煩)이라는 체질을 개선하는 원인 치료 약이다. 따라서 허로, 허번이라면 불면만이 아닌 기면(drowsiness)에도 효과가 있다.

한방은 '잠들게 하다', '잠들게 하지 않는다'라는 일방통행이 아닌, 적당한 곳까지 가져가는 의료이다. 본 증례와 같이 수면만이 아닌 혈압, 혈당치, 체중 등에도 마찬가지로, 한약은 적절한 곳을 넘어 역방향으로 가져가지는 않는다.

용어 해설

1. 음액(陰液)은 인체의 구성성분 중 혈(血)·진액(津液)·정(精)을 가리킨다. 혈허(血虛)가 만성화, 장기화되면 점차 음액(陰液)이 감소한다(음허; 陰虛). 음액이 줄어들면 체내의 음양(陰陽) 밸런스가 무너져, 양(陽)이 우세해진다. 그 결과 허열(虛熱)이 생긴다. 역으로 열의 형세가 심하여 음양의 밸런스가 무너져 생기는 열증은 실열(實熱)이라고 부른다.
2. '본(本)'은 근본적인 병의 원인, '표(標)'는 실제로 외부에서 나타나는 증상이다. 본허(本虛)의 치료를 '본치(本治)', 표실(標實)의 치료를 '표치(標治)'라고 한다. 체력을 높이는 수비와 병을 퇴치하는 공격 양쪽을 동시에 행하는 것이 공보겸치(攻補兼治)이다. 체질 개선 등 근본 치료가 본치이고, 대증치료가 표치이다. 본치도 표치도 중요하지만, 표치만으로는 병이 반복되어 본치가 중요하다.

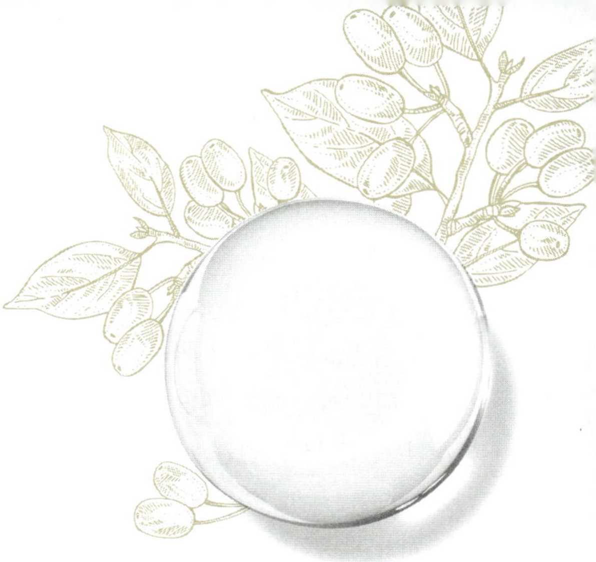

안신제 安神劑

감맥대조탕
甘麥大棗湯

신경 흥분을 진정하여, 경련을 관해(寬解)
심(心)을 기르고, 간(肝)을 조화롭게 함

감맥대조탕(**甘麥大棗**湯)의 별명은 '감초소맥대조탕(甘草小麥大棗湯)'이라고도 부르며, 소**맥**, **감**초, **대조** 3가지로부터 만들어지는 처방이다. 신경 흥분을 진정하여, 급박성 경련을 관해(寬解) 한다.

어떤 사람에게 효과가 있나요?

감맥대조탕은 '장조(臟躁, 심음부족; 心陰不足, 간기실화; 肝氣失和)'[1] 증을 치료하는 처방이다.

'장조'는 근심사나 걱정이 너무 많은 등의 상황이 계속되어 심음(心陰)이 상처를 입고(심음수손; 心陰受損), 간기(肝氣)가 실조되고(간기실화; 肝氣失和), 정신이 불안정해지며, 가끔 정신 이상을 초래하는 상태를 야기하는 증이다.

심(心)은 오장(五臟) 중 하나로, 주된 기능은 심장을 포함한 혈액순환계(혈맥; 血脈)를 담당하는 것과 인간의 의식과 판단, 사유라는 인간다운 고차원적인 정신활동

(신지; 神志)을 담당하는 것이다.

이 심(心)의 음액(陰液)이 부족해지는 증을 '심음허(心陰虛)'라고 부른다. 음액(陰液)은 인체의 근본적인 구성성분인 기(氣)·혈(血)·진액(津液)·정(精) 중 물질적인 면이 주된 혈(血)·진액(津液)·정(精)을 가리킨다. 중추신경계의 억제 기능 저하 혹은 자율신경계의 과항진과 관계가 깊다. 만성질환이나 만성적으로 좋지 않은 몸 상태, 영양불량, 탈수, 정신적인 원인 등으로 생기는 경우가 많다. 이 심음허의 가벼운 정도가 '심음부족(心陰不足)'이다.

심음허가 부족하면 심신(心神; 의식과 정신)이 길러지지 못하면, 황홀한 정신상태가 되고[2], 번조(煩躁; 불안하여 침착하지 못함), 불안감, 비애감, 잘 놀라며, 잠이 잘 안 오고, 얕은 잠을 자는 등의 증상이 생긴다. 뇌로 가는 혈(血)의 공급이 부족해지면 넋이 나가 있고, 머리가 멍하며, 하품이 잘 나오는 등의 증상도 나타날 수 있게 된다.

간(肝)은 오장(五臟) 중 하나로, 정신·정서나 각종 내장 기능, 혈류량 조절 기능 등의 전신 생리기능이 원활하게 작용할 수 있게 조절한다(소설; 疏泄). 말하자면 전신의 컨트롤 룸과 같은 장소이고, 몸의 모든 기능 조절, 정서의 안정을 담당한다. 또 '혈을 저장하는' 장부로서 혈을 저장하고(간혈; 肝血), 순환시켜 '근을 담당하는' 장부로서 근육의 수축과 이완이라는 운동의 억제를 행한다.

이 간의 기(간기; 肝氣)의 흐름이 나빠지게 되고, 울체(鬱滯)된 증을 '간울기체(肝鬱氣滯)'라고 한다. 자율신경계의 과긴장과 관계가 깊다. 정신적인 스트레스나 긴장의 지속, 체내의 음양실조(陰陽失調) 등에 의해 생기는 경우가 많다. 그래서 이 간울기체의 가벼운 정도가 '간기실화(肝氣失和)'이다.

간기가 울체되면 평온한 소설 작용이 가능하지 못하게 되고, 자극에 대한 반응이 민감해지게 되고, 긴장하기 쉬워진다. 일반적으로 조바심, 우울감, 정서 불안정, 흉협부가 그득해져 괴로운(흉협고만; 胸脇苦滿), 근육의 쥐가 나는 등의 증상이 보인다. 그 위에 정지(情志)가 실상(失常)하면 까닭도 없이 슬퍼지게 되고 사소한 것으로 울고 싶어지게 되며, 자신을 제어하지 못하고, 목소리를 높여 울고 게다가 심해지게 되면 언동 이상, 혼미(stupor), 광조(mania) 등의 증상이 생긴다.

혀는 담홍색으로, 설태는 적다(음허증의 설상).

임상 응용 범위는 장조(臟躁)(심음부족; 心陰不足, 간기실화; 肝氣失和)의 증후를 나타내는 질환으로 히스테리, 우울증, 양극성장애, 불면증, 자율신경 실조증(autonomic dysfunction), 갱년기 장애, 뇌전증(간질), 경련(쥐 내림), 신경쇠약, 노이로제(신경증), 헌팅턴병(huntington's disease), 갓난애가 밤중에 자지 않고 욺(소아 야제증), 야경증(夜驚症, night terrors), 틱 장애, 위경련, 자궁 경련, 경련성 기침 등이다.

여성에도 사용되는 경우가 많지만, 물론 증이 맞다면 남성에도 유효하다.

어떤 처방인가요?

구성 약재는 소맥(小麥), 감초(甘草), 대조(大棗) 3가지이다.

군약(君藥)인 소맥[3]은 성미(性味)가 감량(甘凉)하고 심경(心經)에 들어가며, 간(肝)을 자양(滋養)하고, 심을 보한다(양간보심; 養肝補心). 심신(心神)을 기르고(양심; 養心), 심을 진정시켜(녕심; 寧心), 심신(心神)을 안정시켜 번조(煩躁)를 제거한다(제번안신; 除煩安神). 특히 뇌신경의 흥분을 완화(緩和)·진정(鎭靜)한다. 허열(虛熱)을 식히는 것으로(청허열; 淸虛熱), 발한(發汗)을 억제하고(지한; 止汗), 입의 갈증(口渴)을 완화해 준다(지갈; 止渴). 항이뇨작용도 있다.

신약(臣藥)인 감초는 성미(性味)가 감평(甘平)하여 심(心)·폐(肺)·비(脾)·위경(胃經)에 들어가고, 기(특히 심기)를 기르고(보양심기; 補陽心氣), 비위의 기능을 조절하여 진정시키며, 히스테리 등의 급박한 증상을 완화해 준다(화중완급; 和中緩急). 일반적으로 보기 작용이 강한 자감초(炙甘草)[4]를 사용한다. 또 사약(使藥)으로서 모든 약재의 약성(藥性)을 조화롭게 하는 작용도 담당한다.

좌약(佐藥)인 대조는 성미가 감온(甘溫)하여 비(脾)·위경(胃經)에 들어가 비기(脾氣)를 보익(補益)하여 자양하고(익기화중; 益氣和中), 혈을 보하여 정신을 안정시킨다(양혈안신; 養血安神). 간기(肝氣)를 완화하여 간양(肝陽)의 항진(亢進)을 완화한다(유간완급; 柔肝緩急). 대조와 같이 성미가 감온한 약재에는 윤성(潤性)이 있고, 건조함과 같은 조증(燥證)을 자윤(滋潤)한다(윤조완급; 潤燥緩急). 다른 약의 약성을 부드럽게 하여 자극성이나 성미를 교정하는 작용도 있다(완화약성; 緩和藥性).

이로써 감맥대조탕의 효능을 '양심안신(養心安神), 유간(柔肝)·화중(和中)·완급(緩急)'이라고 할 수 있다. 감초와 대조의 조합은 완화제(緩和劑)로서 위(胃)를 자윤하고, 기의 상항(기능의 과항진)을 진정시키고, 긴박한 근육의 구련(拘攣, 팔다리에 경련이 생겨 오그라드는 병증)이나 신경의 흥분, 동통 등을 완화한다. 또 소맥과 대조의 조합으로 번열(煩熱)을 제거하고, 위의 기능을 조절하여(화위; 和胃), 진정한다.

소맥은 밀의 종자, 감초는 감초(*Glycyrrhiza uralensis*) 등의 뿌리 및 근경, 대조는 대추 등의 과실(果實)로, 어느 약재라도 감미(甘味)하여 영양자윤 효과가 높고, 진정(鎭靜)·진경(鎭痙) 작용이 있어 병태(病態)를 개선한다. 말하자면 단 대추(말린 과일)가 들어간 단 빵이나 쿠키(모두 주 원재료는 소맥분)를 먹어서 피로를 제거하고, 기분을 진정시켜 급박한 신경을 진정시키는 것과 같은 처방이다.

간혈허(肝血虛)에 의한 불면과 불안이 심하면 산조인탕(酸棗仁湯) 등을 병용한다. 기울(氣鬱)을 동반한 신경증에는 반하후박탕(半夏厚朴湯) 등을 사용한다.

출전은 '금궤요략(金匱要略)'이다.

이런 환자에게

아이가 밤중에 자지 않고 울어서 고민입니다.
잠에 들어도 2시간 정도 후에 깹니다.

막 한 살이 된 남 아이를 안고 온 엄마와의 상담이었다. 밤잠을 재워 2시간도 안 되는 중에 밤에 자지 않고 울기 시작한다. 안고 여기저기 돌아다니지 않으면 울음을 그치지 않는다. 장조증(臟躁證)으로 보아 본 방을 사용했다. 1주 후에 대부분 증상이 없어지게 되었다. 그 후에도 본 방의 복용을 계속하였더니 밤중에 피부를 긁는 버릇이 고쳐졌고, 아토피성 피부염도 완전히 좋아졌다.

이유 없이 마음이 슬퍼지고, 바로 울어버립니다.
갱년기 장애로 진단받았습니다.

기분이 울적해지는 경향으로 잘 외출하지 않게 되었다. 하품이 자주 나온다. 장조증(臟躁證)으로 보아 본 방을 사용하였다. 1개월 후에 조금씩 기분이 나아지게 되었다. 3개월째부터는 이유도 없이 슬퍼하는 것이 대부분 없어지게 되었다. 친구로부터 '최근 건강해 보이고, 안색이 좋네'라고 들었다고 기뻐하였다.

용어 해설

1. 장조(臟躁)라고도 쓴다.
2. 심음허(心陰虛)나 심음부족(心陰不足)으로 심신(心神)이 자양(滋養)되지 못하고 황홀한 정신 상태가 되는 것을 '신불수사(神不守舍)'라고 한다. 신[神; 심신(心神)을 가리킴]이 심사(心舍; 심신의 터전으로서의 심)에 안정적으로 있지 못하게 되고, 심사로부터 유리되어 부유 상태가 되는 것을 가리킨다. 심신이 진정되지 않으므로 불안이나 번조(煩躁)가 생긴다.
3. 소맥(小麥) 중 물에 뜨는 것을 부소맥(浮小麥)이라고 하며 구별하여 사용하는 경우도 있다. 부소맥은 지한(止汗) 작용이 강하다.
4. 감초(甘草, *Glycyrrhiza uralensis*) 등의 뿌리 및 근경을 건조한 것을 생감초(生甘草), 구운 것을 자감초(炙甘草)라고 한다. 생감초는 청열해독(清熱解毒; 항염증) 작용이 강하고, 자감초는 보기(補氣) 작용이 강하다.

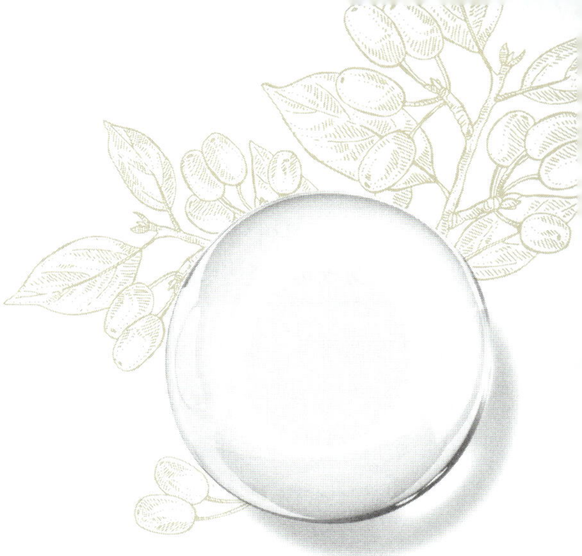

식풍제 熄風劑

조등산
釣藤散

건비(健脾)하면서 간풍(肝風)을 진정하여 담음(痰飮)을 제거
현훈(目眩), 두통, 이명 등 머리 부분(頭部)의 증후를 중심으로 활용

수목(樹木)이라는 것은 유연하다. 태풍의 폭풍에 비바람을 그대로 맞더라도, 대부분의 경우는 꺾이지 않고, 강풍을 지나가게 내버려둔다. 바람을 거스르는 것은 하지 않는다. 바람이 멈춘 후에는 어떠한 일도 없었던 것처럼 고요히 대지에 서 있다.

이 유연성이야말로 오행설(五行說) 중 '목(木)'의 특징이다. 오행설은 고대 중국의 철학사상이고, 음양설(陰陽說)과 함께 한의학의 뿌리를 이루는 것이다. 오행에는 '목(木)·화(火)·토(土)·금(金)·수(水)'가 있고, 모든 물질은 이 중 어느 하나에 분류되고 서로 촉진하거나 억제하면서 균형이 유지된다고 생각한다.

인체의 기능은 이 오행설을 따라 '오장(五臟)'으로 분류된다. '목'에 해당하는 장부는 '간(肝)'이다. '간'은 수목의 가지와 같이 유연하게 인체 내에 퍼져 있고, 정신·정서나 각종 내장 기능, 혈류량 등을 조절하는 기능을 가지고 있다.

이 '간(肝)'의 기능 실조에 의해 건강이 나빠지는 경우는 많다. 수목(樹木)의 구조를 지지하는 내부 조직이 약해지면 수목은 약간의 바람에도 크게 흔들리고, 상부나 외측의 가지와 잎이 필요 이상으로 휘둘리게 된다. 마찬가지로 '간'의 조절 기능이 떨어지면 머리가 어지럽고, 현훈(目眩), 두통, 손과 발의 떨림 등의 증후가 보이게 된다. 조등산(釣藤散)은 이와 같은 증에 사용되는 처방이다.

어떤 사람에게 효과가 있나요?

본 방은 '간양화풍(肝陽化風), 풍담상요(風痰上擾), 비위기허(脾胃氣虛)'증을 개선하는 처방이다.

'간'에는 혈류량을 조절하는 기능 외에도, '혈(血)을 저장하는' 기능도 있다. 그렇지만 이 간혈을 주체로 하는 간의 음액(陰液)이 부족해지면, 그때까지 음액과의 균형을 지켜 온화하게 기능해 온 간양(肝陽)의 형세가 왕성해지게 되고, 체내에서 상승한다['간양상항(肝陽上亢)'증].

허열이 상반신, 특히 머리 부분에서 나타나므로 입의 갈증(口渴), 상열감, 두통, 안면홍조, 눈의 충혈, 눈이 침침해지고, 어깨 결림, 조바심이 나며, 자주 화내고, 이명, 도한(盜汗), 손과 발의 열감, 가슴이 답답하여 진정되지 않는 불쾌감(심번; 心煩), 불면 등이 보인다. 자율신경계 등의 억제 기능의 저하가 관계된다고 생각된다.

이 간양상항이 진행되면 방금 전 수목의 예와 같이 흔들리기 쉬워지는 상태가 된다. 흔들리는 것 같은 증후를 보이게 하는 것이 풍사(風邪)의 특징이므로 이 경우 '간풍(肝風)'이라고 부른다.

바이러스나 세균의 감염 등, 외부 세계의 요인에 의한 풍사가 아닌 내풍(內風)이라서 '간풍내동(肝風內動)'증이라고 말한다. 이 증 중 간양상항(肝陽上亢)이 과도하게 된 증이 '간양화풍(肝陽化風)'이다. 머리가 어지럽고, 현훈(目眩), 단단히 조이는 것과 같은 두통, 손과 발의 떨림 등의 증후가 나타나게 된다. 혀가 떨리거나 똑바로 걸을 수 없게 되는 경우도 있다.

이와 같이 간의 부조는 때때로 비위(脾胃)의 기능을 어지럽힌다(간기횡역; 肝氣橫逆). 그 결과 비위의 기능이 저하되어 '비위기허(脾胃氣虛)'증이 된다. 이렇게 되면 음식물로부터 생성되는 기(氣)·혈(血)·진액(津液)[2]을 전신에 운송하는 능력(운화; 運化)이 약해지고, 진액(津液)이 비위에 쌓여 담습(痰濕)[3]이 발생하고(비허생담; 脾虛生痰), 식욕부진, 구역질, 복부 팽만감 등의 증후가 생긴다. 담습이 폐(肺)로 올라가면, 기침, 객담(喀痰)이 보이게 된다.

이 담습이 내풍과 결합하여 상승하면 머리 부분을 휘저어 어지럽히는(상요; 上擾) 병태가, '풍담상요(風痰上擾)'증이다. 현훈(目眩), 휘청거림, 심하면 회전성 현훈, 구역질, 구토가 생긴다.

혀는 붉고, 설태가 덕지덕지 붙어있다.

임상 응용 범위는 고혈압, 동맥경화증, 뇌혈관질환, 자율신경 실조증(autonomic dysfunction), 갱년기 장애, 갑상선기능항진증, 불면증, 우울증, 치매(認知症), 알츠하이머병, 메니에르병(meniere's disease), 녹내장, 임신성 고혈압(임신중독증) 등으로 간양화풍(肝陽化風), 풍담상요(風痰上擾), 비위기허(脾胃氣虛)의 증후를 나타내는 것이다.

어떤 처방인가요?

구성 약재는 조구등(釣鉤藤), 방풍(防風), 국화(菊花), 석고(石膏), 반하(半夏), 진피(陳皮), 인삼(人蔘), 맥문동(麥門冬), 복령(茯笭), 생강(生薑), 감초(甘草) 11가지이다.

군약(君藥)인 조구등은 간경(肝經)[4] 등에 들어가고, 간풍(肝風)을 평식(平熄) 시키는 작용(평간식풍; 平肝熄風)이 강하다. 성미(性味)는 감(甘)·미한(微寒)하고 청열(淸熱) 작용도 있다. 경련을 멈추는 작용(지경; 止痙)도 있다. 마찬가지로 군약인 방풍에도 풍사(風邪)를 진정시키는 작용(거풍; 祛風)이 있어, 평간식풍(平肝熄風) 한다.

신약(臣藥)에는 국화, 석고, 반하, 진피 4가지이다. 국화에는 평간(平肝) 작용이나 거풍청열(祛風淸熱) 작용이 있다. 눈의 충혈이나 두통을 완화하고, 시력장애를 완화하는 작용(명목; 明目)도 있다. 석고는 성미(性味)가 감신(甘辛)·대한(大寒)하여 열사(熱邪)를 식히고(청열사화; 淸熱瀉火)[5], 입 마름(口渴)을 치유하고(해갈; 解渴), 심번(心煩)을 완화해 준다(제번; 除煩).

반하는 담습(痰濕)을 건조해 제거하고(조습화담; 燥濕化痰), 상승한 기를 낮추어 구역질을 완화한다(강역지구; 降逆止嘔). 진피에도 강역화담(降逆化痰) 작용이 있고, 또 기의 흐름을 좋게 하여 위장 기능을 조절하는 작용(이기조중; 理氣調中)도 있다. 상술한 신약 4가지로 청열화담(淸熱化痰)하고 군약을 돕는다.

좌약(佐藥)에는 인삼, 맥문동, 복령, 생강 4가지가 해당한다. 인삼은 비위(脾胃)의 기능을 높여 기를 보한다(보기건비; 補氣健脾). 맥문동은 음액(陰液)을 보하는(자음; 滋陰) 힘이 강한 약재로 화담약(化痰藥)의 조성(燥性)을 완화하고, 또 제번(除煩) 작용도 가지고 있다. 복령은 인삼과 함께 건비(健脾)하면서 반하와 함께 조습(燥濕)한다. 생강은 비위에 작용하여 담음을 제거하며(화음; 化飮), 동시에 반하의 독성[5]을 억제하면서 반하와 진피의 이기화담(理氣化痰) 작용을 도와 위의 기능을 조절하여 구토를 멈춘다(화위지구; 和胃止嘔). 감초는 자감초(炙甘草)를 사용하고, 사약(使藥)으로서 모든 약재의 약성(藥性)을 조화롭게 한다.

이로써 조등산(釣藤散)의 효능을 '평간식풍(平肝熄風), 청열화담(淸熱化痰), 보기건비(補氣健脾)'라고 할 수 있다. 이진탕(二陳湯)의 성분(반하, 진피, 복령, 생강, 감초)이 포함되어 있고, 그것만으로도 조습화담(燥濕化痰), 이기화중(理氣和中=이진탕의 효능)해준다.

간양화풍(肝陽化風)이 강해지면 작약감초탕(芍藥甘草湯)을 병용한다. 음허(陰虛)가 강하다면 사물탕(四物湯) 등을 합친다.

출전은 '보제본사방(普劑本事方)'이다.

이런 환자에게

아침에 두통이 생기는 경우가 있습니다.
두통이 심하면 구역질도 납니다.

고혈압으로 어깨나 목이 결린다. 풍담상요(風痰上擾)로 보아 본 방을 사용하였다. 3개월 정도 후에 증상이 없어졌다. 게다가 혈압도 저하되었다. 조등산(釣藤散)은 아침 일찍부터 오전 중에 걸쳐 일어나는 두통에 효과가 있는 경우가 많다.

현훈(目眩)과 이명이 낫지 않습니다.
어깨 결림, 불면도 만성적으로 있습니다.

신경질적인 환자로, 이것저것 호소하는 것이 끊이지 않는다. 환자를 보면, 눈이 충혈되어 있다. 전부 간양화풍(肝陽化風)에 의한 것으로 보아 조등산(釣藤散)을 사용하였다. 반년 정도에 걸쳐 조금씩 호소하는 것이 줄어들었다.

용어 해설

1. 음액(陰液)이 부족해져 음허증(陰虛證)이 되면, 열과의 균형을 잡고 있던 진액(津液)이 줄어들어 열증(熱證)이 나타나게 된다. 이것을 허열(虛熱)이라고 한다. 역으로 열 그 자체의 형세가 있는 열증은 실열(實熱)이라고 한다.
2. 기(氣)·혈(血)·진액(津液)은 인체를 구성하는 기초적인 물질이다. 기는 생명 에너지, 혈은 혈액이나 영양, 진액은 정상적인 수액이다. 혈·진액·정(精)을 정리하여 음액(陰液)이라고 한다. 정은 신(腎)에 축적된 생명의 근원(源)이다.
3. 담습(痰濕)은 수분대사의 병리적 산물이다. 인체의 경우에는 여분의 수분을 가리킨다.
4. 간경(肝經)은 경락(經絡) 중 하나이다. 경락은 기(氣)·혈(血)·진액(津液)이 체내에서 운행하는 통로이다.
5. 생반하(生半夏)에는 최토(催吐) 등의 약한 독성이 있지만 생강(生薑)과 합쳐져 끓이면 소실된다.

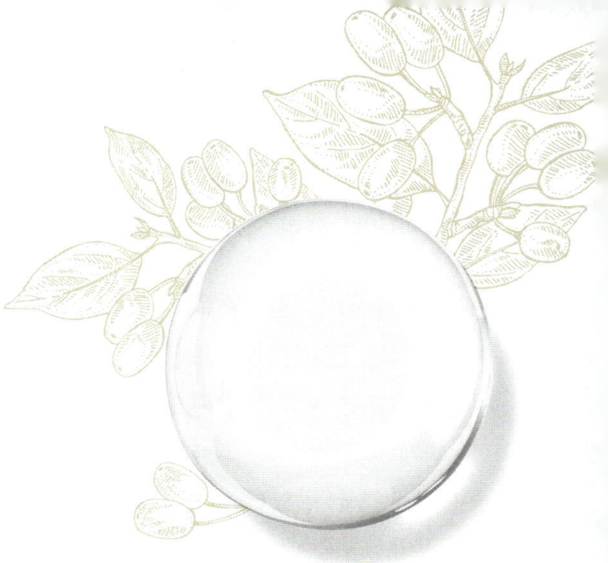

식풍제 熄風劑

억간산

抑肝散

기혈(氣血)을 보하고 간기(肝氣)의 흥분을 진정
신경과민, 흥분, 불면 등에 유효

억간산(**抑肝**散)은 **간**기(**肝**氣)의 흥분을 **억**제하는 처방이다. 간(肝)은 오장(五臟) 중 하나로 오행(五行)[1]의 목(木)에 해당한다.

목은 수목(樹木)처럼 유연한 것이 특징이다. 강풍이 불어도 모양이 흐트러지지 않고 부드럽게 지나가게 내버려두고, 바람이 수습되면 아무 일도 없었던 것과 같이 원래 형세로 돌아온다. 인체에서는 수목의 가지와 잎과 같이 유연하게 인체 내에 퍼져 있어 모든 기능의 조절을 하는 존재를 의미한다. 간은 목으로서 정신·정서나 각 내장의 기능, 혈류량의 조절(소설; 疏泄)한다. 강풍에 해당하는 것은 환경 변화나 바이러스이다.

간이 과도한 유연성을 잃어버리면 수목이 강풍에 견디지 못하는 것처럼 스트레스 등의 자극에 대응하지 못하게 되고, 정신면이나 신체 면으로 여러 증상이 야기되게 된다. 억간산은 이와 같은 간기(肝氣)의 흥분을 억제하는데 알맞은 처방이다.

어떤 사람에게 효과가 있나요?

억간산(抑肝散)은 '간양화풍(肝陽化風), 기혈량허(氣血兩虛)'증을 개선하는 처방이다.

간(肝)에는 전술한 소설(疏泄) 기능 외에 '혈을 저장하는' 기능도 있다. 그렇지만 이 간혈(肝血)을 포함한, 간의 음액(陰液)이 부족해지면, 그때까지 균형을 유지하며 평온하게 작용하고 있던 간의 기능(간기(肝氣), 간양(肝陽))이 항진되어, 체내에서 상승한다. 이것을 '간양상항(肝陽上亢)'증이라고 한다.

이 간양상항증(肝陽上亢證)이 진행되면 수목(樹木)이 유연성을 잃은 경우와 같이, 필요 이상으로 흔들리기 쉬워진 상태가 된다. 흔들리며 움직이는 듯한 증후를 나타내는 것은 병사(病邪) 중 하나인 풍사(風邪)의 특징이므로, 이것을 간풍(肝風)이라고 부른다. 또, 체내에서 생기는 풍사(내풍; 內風)이므로 이것을 '간풍내동(肝風內動)'증이라고 부른다. 그리고 이 증에 있어서 간양상항이 과도하게 되면 '간양화풍(肝陽化風)'증이다. 신경과민으로 흥분하기 쉬운 상태이다.

간양화풍이 되면 조바심이 나고, 자주 화를 내며, 두통, 현훈(目眩), 얕은 잠을 자며, 머리가 어지럽고, 근육의 경련, 쥐가 나고, 손과 발의 떨림, 이를 가는 등의 증상이 나타난다. 작은 것에 얽매이고, 말을 빙 돌려서 하고, 성급한 특징도 있다.

나타나는 증상은 간기울결(肝氣鬱結)의 경우와 닮아 있지만, 간양화풍은 말하자면 간의 흥분이고, 간기울결은 약간 다르다. 간기울결의 경우는 간기(肝氣)의 흐름이 정체되어 있는 증이고, 우울감이나 정서 불안정 등의 증상이 생기기 쉽다.

또 '기혈량허(氣血兩虛)'증은 기허(氣虛)와 혈허(血虛)가 동시에 생기는 증이다. 기허는 살아가기 위해 필요한 생명 에너지(기)가 부족한 증이고, 혈허는 생명 활동에 필요한 혈액과 영양(혈)이 부족해진 증이다. 기혈량허가 되면 인체의 기능적인 면과 영양적인 면이 함께 악화되어 스트레스에 대한 저항성이 저하된다. 그 때문에 적은 자극에 대해서도 심신(心身)이 민감하게 반응해 버린다. 그 결과 간양화풍증에 빠지기 쉽다.

기허이므로 기운이 없고, 자주 피곤해하며, 손과 발이 나른하며, 입이 짧다. 그리고 혈허(血虛)이므로 안색이 나쁘고, 피부에 생기가 없고, 손과 발의 저림, 두근거림(動悸) 등의 증후가 나타난다. 혀는 붉고, 백색 설태가 있다(간양화풍의 설상).

임상 응용 범위는 간양화풍, 기혈량허의 증후를 나타내는 질환으로, 자율신경실조증(autonomic dysfunction), 신경증, 심신증(心身症), 불면증, 갱년기 장애, 월경전증후군(PMS), 히스테리, 신경쇠약, 뇌전증, 섬유근통증(fibromyalgia), 뇌혈관질환, 고혈압, 두통, 동맥경화증, 파킨슨병, 치매(認知症), 소아의 경기, 야제증, 틱 장애, 울화통(tantrum), 발기부전(erectile dysfunction, ED) 등이다.

어떤 처방인가요?

구성 약재는 조구등(釣鉤藤), 시호(柴胡), 당귀(當歸), 천궁(川芎), 백출(白朮), 복령(茯苓), 감초(甘草) 7가지이다.

군약(君藥)인 조구등는 간풍(肝風)을 평식(平熄)시킨다(평간식풍; 平肝熄風). 경련을 진정시키는 작용(진경; 鎭痙)과 진통 작용이 있다. 강압 작용도 있다.

신약(臣藥)인 시호는 간기(肝氣)의 울결(鬱結)을 풀어 기를 흐르게 한다(소간해울; 疏肝解鬱). 스트레스 저항성이 높고, 조바심이 나며, 불안, 우울감, 긴장 등의 스트레스 증상이 완화된다. 조구등과 시호의 조합으로 자율신경계의 기능을 조절하고, 간기(肝氣)의 긴장을 완해(緩解)하여 신경의 흥분을 진정시킨다.

좌약(佐藥)에는 당귀, 천궁, 백출, 복령 4가지가 해당한다. 당귀는 혈허(血虛)를 보하여 인체를 자양(滋養)하고(보혈; 補血), 더 나아가 혈의 흐름을 개선한다(활혈; 活血). 천궁은 당귀보다도 강하게 활혈하는 동시에 기(氣)의 흐름도 부드럽게 한다(활혈행기; 活血行氣). 혈관을 확장하고, 혈액순환이 촉진된다. 이에 따라 다른 약재의 약효가 충분히 발휘될 수 있게 된다. 백출은 소화흡수기능을 높여(건비; 健脾), 기를 보하는(보기; 補氣) 동시에 습사(濕邪)를 제거한다(조습; 燥濕). 복령도 백출과 같이 건비(健脾)·조습(燥濕)하고 설사를 멈추고(지사; 止瀉), 기(氣)를 흐르게 한다. 백출과 복령의 조합으로 보기(補氣)·건비(健脾) 작용이 강해진다. 감초는 자감초(炙甘草)

를 사용하고, 좌약으로서 비위의 기능을 조절하면서(보기화중; 補氣和中), 모든 약재의 약성(藥性)을 조화롭게 한다.

이로써 억간산(抑肝散)의 효능을 '평간식풍(平肝熄風), 기혈쌍보(氣血雙補)'라고 할 수 있다. 인체의 기능적인 면과 영양적인 면을 함께 개선하고, 스트레스에 대한 저항성이 높아지게 한다. 자율신경계도 조절한다.

좌약인 시호에 작약을 조합하면 소간(疏肝)·해울(解鬱) 작용이 강해진다. 그러나 전술한 대로 간양화풍(肝陽化風)과 간기울결(肝氣鬱結)은 다른 증(證)이므로 본 방에는 작약은 배합되어 있지 않다. 한방의 처방은 많은 증(證)에 광범위하게 유효한 팔방미인 타입이기보다는, 특정 증에 한정하여 효과가 있는 방(方)이 약효가 날카롭게 들어맞는다. 본 방에 작약이 배합되어 있지 않는 것은, 놀라운 선인의 지혜라고 생각할 수밖에 없다.

본 방의 증에 더하여서, 우울감이나 정서불안 등 간기울결(肝氣鬱結)의 증상이 강한 경우도 있다. 그 경우는 작약이 배합되는 사역산(四逆散) 등을 합친다. 혈허(血虛)가 강하다면, 사물탕(四物湯)을 병용한다. 기허(氣虛)가 명확하다면 사군자탕(四君子湯)을 함께 복용한다. 짜증을 부리고, 상열감, 달아오름 등의 열증이 강한 경우라면 가미소요산(加味逍遙散)을, 그 위에 기혈량허(氣血兩虛)가 없다면 시호가용골모려탕(柴胡加龍骨牡蠣湯)을 투여한다. 유아(乳兒, infant)의 경우는 엄마와 함께 동시 복용한다.

억간산의 중요한 가감방에는 억간산가진피반하(抑肝散加陳皮半夏)가 있다. 반하(半夏)는 담습(痰濕)[2]을 제거하고(조습화담; 燥濕化痰), 위기(胃氣)의 상역(上逆)을 완화한다(강역화위; 降逆和胃). 진피(陳皮)는 조습(燥濕)·화담(化痰)하여 반하를 돕고, 더 나아가 기를 흐르게 하여 담습(痰濕)을 소실시킨다. 구역질, 구토, 복부 팽만감 등 담습의 증상을 동반하는 경우, 이 처방을 사용한다. 또 조습화담 작용으로 정신적인 면에서는 마음이 편해져, 우울한 상태가 해소된다. 따라서, 억간산의 증후에 더해져 우울한 증상이 있는 경우에도 이 처방이 활용된다.

출전은 '보영촬요(保嬰撮要)'이다. 원래 소아의 경풍(驚風, infantile convulsion)에 대

한 처방이었지만 증(證)이 간양화풍(肝陽化風)이라면 어른이더라도 효과가 있다. 최근 억간산을 사용한 케이스가 늘어나고 있다. 오늘날 환경 변화나 스트레스에 유연하게 대응하지 못하는 사람이 늘어나고 있는 것은 아닐까.

이런 환자에게

양육 스트레스로 인해 신경증이 생길 기미가 보입니다.

자주 화내며, 아이에게도 엄하게 대한다. 간양화풍(肝陽化風)으로 보아 본 방을 사용하였다. 복용 1주 정도부터 조금씩 기분이 진정되었다.

불면증입니다. 조바심이 나서 잘 수 없습니다.

피곤해지기 쉬우며 구역질 등 위(胃)의 상태도 좋지 않다. 간양화풍(肝陽化風)으로 보아 억간산가진피반하(抑肝散加陳皮半夏)를 사용하였다. 1개월 후에는 제법 잠에 잘 들 수 있게 되었다.

용어 해설

1. 오행설(五行說)은 고대 중국의 철학사상이고, 음양(陰陽) 학설로 함께 한의학의 뿌리를 이룬다. 오행에는 '목(木)·화(火)·토(土)·금(金)·수(水)'가 있고, 모든 물질은 이 중 어느 하나에 분류되고 서로 촉진하거나 억제하면서 균형이 유지된다. 이 설에 따라서 인체의 기능을 분류한 것이 오장(五臟)이다.
2. 담습(痰濕)은 수액 대사의 병리적 산물이다. 수액이 체류하여 담습이 되면 인체의 정상적인 생리 활동이 저해되어 좋지 않은 증상이 나타난다.

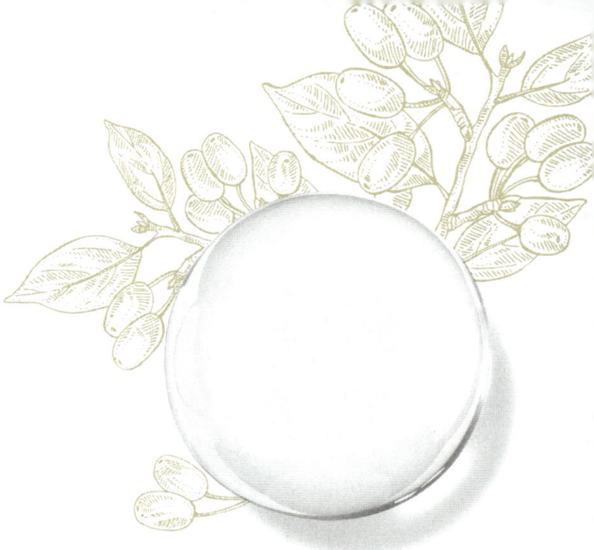

거풍습제 祛風濕劑

독활기생탕
獨活寄生湯

간신(肝腎)을 보하고 풍한습비(風寒濕痺)를 제거
만성 신경통이나 관절통, 운동장애에 사용

독활기생탕(**獨活寄生**湯)은 **독활(獨活)**과 **기생**(상**기생**; 桑**寄生**)을 군약(君藥)으로 하는 처방이다. 장기화되어 치료하기 어려운 비증(痺證)의 치료에 우수하다.

어떤 사람에게 효과가 있나요?

독활기생탕은 '풍한습비(風寒濕痺), 간신량허(肝腎兩虛), 기혈량허(氣血兩虛)'증을 개선하는 처방이다.

풍한습비(風寒濕痺)의 비(痺)는 '비증(痺證)'을 가리킨다. 비증은 전신에 분포하는 경락(經絡)[1] 이 병사[病邪; 본 방의 경우는 풍한습사(風寒濕邪)]에 의해 막혀 닫히고, 기혈(氣血)의 흐름이 방해되어 근육과 관절의 동통, 저림, 운동장애가 나타나는 증이다. 근본적으로 기혈이 부족하여 경락이 공허하게 되는 경우에 생기기 쉽다.[2]

비증(痺證)을 야기하는 병사(病邪)에는 풍사(風邪), 습사(濕邪), 한사(寒邪) 등이 있다.

풍사가 경락(經絡)에 침입하면 풍사의 성질대로, 증상이 변화하여 순환하기 쉬워지게 된다. 그 결과 전신의 관절에서 다발성 동통(疼痛), 저림, 운동장애가 생긴다. 통증의 부위는 유주하고, 고정되지 않는다.

습사가 왕성한 경우는, 사기(邪氣)가 무거워서 정체하기 쉽고, 통처가 고정되어 있어 무거운 통증을 나타낸다. 피부의 저림, 손과 발이 무겁고 나른하며, 좀처럼 움직이기 어려워하며(관절의 운동장애), 부종 등을 동반한다. 장마 등의 습도가 높은 계절이나 환경에서 증상이 악화되기 쉽다.

한사가 침입해 온 경우는 한사가 기혈(氣血)을 응체(凝滯)시키기 쉬워 지속되는 격한 동통이 생긴다. 국소적 또는 전신에 차가움을 느끼는 경우도 많다. 통증은 차가워지면 심해지고, 따뜻해지면 편해진다. 한사에 의한 비증을 한비(寒痺) 혹은 통비(痛痺)라고 부른다.

독활기생탕(獨活寄生湯)이 적용되는 '풍한습비(風寒濕痺)'는 위 3가지의 병사가 경락을 침입하여 생기는 비증이다.

'간신량허(肝腎兩虛)'증은 오장(五臟) 중 간(肝)과 신(腎)이 허해져 있는 체질이다. 간은 근(筋)을 담당하고, 또 무릎(膝)은 근의 회(會)[3] 라고 불리며, 간이 허하면 근육이나 무릎에 영향이 나타나기 쉽다. 신은 골(骨)을 담당하고 또 허리(腰)는 신의 부(府)[4] 라고 불리게 되는 것처럼 신이 허하면 뼈와 허리 상태가 바뀌기 쉽다.

'기혈량허(氣血兩虛)'증은 인체의 기본적인 구성성분 중 기(氣)와 혈(血)이 부족해져 있는 체질을 가리킨다.

간신량허, 기혈량허 때문에 피로 권태감, 탈력감, 발이 시리고, 두근거림(動悸), 숨이 참, 휘청거림, 식욕부진 등이 생긴다. 간은 근을 담당하고, 신은 뼈(骨)를 담당하는 장부이므로, 근과 뼈가 길러지지 못하게 되고, 근과 골이 지배하는 관절의 기능이 저하되어, 관절의 운동장애(슬관절의 굴신곤란 등)가 생긴다. 무릎은 근(筋)의 회(會), 허리는 신(腎)의 부(府)이므로 허리와 무릎의 통증이나 뻐근하고 불편한 증상이 생긴다. 풍한습사(風寒濕邪)의 정체(停滯)에 의해 경맥(經脈)의 흐름이 저해되어, 이것에 의해서도 허리나 무릎에 통증이 생긴다. 풍한습사가 근육에 정체되면 사지의 저림이 생긴다. 환부의 통증은 차가워지면 악화되고 따뜻해지면 완화된다. 이것은 기혈이 허해져 있기 때문이다(불영즉통; 不營則痛)[5]. 풍사의 영향으로 저림이나 통증은 유주성이 있어 불편한 위치가 바뀌는 경우도 많다. 정기(正氣)의 부족과 한사(寒邪)의 정체에 의해 차가운 것을 싫어하고, 온난한 것을 좋아한다. 습사(濕邪)의 정체에 의해 사지에 부종이 생긴다. 열사(熱邪)는 관여하지 않으므로 발적이나 열감 등의 열증(熱證)은 보이지 않는다.

혀의 색은 담백색으로(기혈량허증의 설상), 백색 설태가 있다. 흠뻑 붙어있는 경우도 있다(한습사가 강한 경우의 설상).

본 방은 내상(內傷)인 간신량허(肝腎兩虛)와 외감(外感)인 풍한습비(風寒濕痺)의 양쪽이 보이는 경우에 유효한 처방이다. 풍한습비가 장기화되어 비증(痺證)이 만성화되고(구비; 久痺), 간신(肝腎)이 손상되고 기혈(氣血)을 소모하고 있는 상태에 효과적이다. 혹은 간신량허, 기혈량허인 상태의 허약자가 풍한습사(風寒濕邪)를 받아들여 생기는 병태에도 효과적이다. 나이가 들어감에 따라 근골의 노화가 진행되어, 선 자세를 유지할 때 척추로의 부담이 늘어나 허리 통증이 생기기 쉽게 되었을 때, 풍한습사와 기혈량허가 편승하여 생긴 오래가는 허리 통증, 관절의 운동장애, 경직, 저림 등에 알맞다.

임상 응용 범위는 풍한습비, 간신량허, 기혈량허의 증후를 나타내는 질환으로 만성 관절염, 좌골 신경통, 만성 요통, 만성 유착성 관절낭염(오십견), 경견완 증후군(頸肩腕症候群, cervicaobrachial syndrome; 어깨 결림), 만성 류마티스 관절염, 추간판탈출증(HIVD) 등이다.

어떤 처방인가요?

구성 약재는 독활(獨活), 상기생(桑寄生), 방풍(防風), 진교(秦艽), 육계(肉桂), 세신(細辛), 우슬(牛膝), 두충(杜仲), 지황(地黃), 당귀(當歸), 작약(芍藥), 천궁(川芎), 인삼(人蔘), 복령(茯苓), 감초(甘草) 15가지이다.

군약(君藥)인 독활은 풍한습사(風寒濕邪)를 제거하고[산풍(散風)·산한(散寒)·제습(除

濕)], 저림과 통증을 멈춘다. 특히 하초(下焦)나 근골(筋骨) 내 풍한습사를 제거하는 힘이 강하다. 관절의 경직을 편안하게 하는 작용도 있다(서리관절; 舒利關節). 마찬가지로 군약인 상기생은 풍습사를 제거하고(거풍습; 祛風濕), 간신(肝腎)을 보하고(익간신; 益肝腎), 근골을 강하게 해준다(강근골; 强筋骨). 군약 2가지로 거풍(祛風)·산한(散寒)·리습(利濕)하고 강근골한다. 이 약재 2가지는 거풍습과 강근골 할 때 자주 사용되는 조합이다.

신약은 4가지가 있고, 방풍은 거풍(祛風)·산한(散寒)·리습(利濕)한다. 진교는 거풍습(祛風濕)하고 근육의 경직을 완화해 준다(서근; 舒筋). 육계는 혈액순환을 촉진하고(통리혈맥; 通利血脈), 인체를 따뜻하게 한다(온리거한; 溫裏祛寒). 세신은 성미(性味)가 신온(辛溫)하여 체표와 경락(經絡)에 머무르고 있는 풍한사(風寒邪)를 쫓아내 없애고(산한해표; 散寒解表), 진통한다(거한지통; 祛寒止痛). 신약 4가지로 거풍습(祛風濕), 산한통맥(散寒通脈), 지통(止痛)하고, 군약의 작용을 강하게 해준다.

사약은 8가지이고, 우슬과 두충은 간신(肝腎)을 보하고(보익간신; 補益肝腎), 근골을 강하게 해준다(강장근골; 强壯筋骨). 지황, 당귀, 작약, 천궁은 사물탕(四物湯)의 구성이며, 혈(血)을 기르고, 흐름을 좋게 한다(양혈활혈; 養血活血). 작약은 백작약(白芍藥)을 사용한다. 인삼과 복령은 비위(脾胃)의 기능을 높여(보기건비; 補氣健脾), 정기(正氣)를 도와준다(부조정기; 扶助正氣). 후술할 감초와 합쳐지면 사군자탕거백출(四君子湯祛白朮)의 구성이 된다. 좌약 8가지로 익간신(益肝腎), 강근골(强筋骨), 보기(補氣)·보혈(補血)하고 정기를 돕는다(扶正).

감초는 자감초(炙甘草)를 사용하고, 좌·사약(佐·使藥)으로서 비위의 기능을 조절하면서 기를 보하고(익기화중; 益氣和中), 모든 약재의 약성(藥性)을 조화롭게 한다.

이로써 독활기생탕의 효능을 '거풍습(祛風濕), 지비통(止痺痛), 익간신(益肝腎), 보기보혈(補氣補血)'이라고 할 수 있다. 거풍습이 주된 작용이고, 익간신과 보기보혈(補氣補血)하는 작용이 그것을 도와줘, 풍한습사(風寒濕邪)에 의한 만성적인 비증(구비; 久痺)을 치료한다.

비증의 치료는 일반적으로 사기를 제거하는 것(祛邪)을 중심으로 행하지만, 본 방은 동시에 정기를 돕는 것(扶正)도 행한다(부정거사; 扶正祛邪). 사기를 제거(祛邪)하여도 정기를 손상하지 않고, 정기를 도와(扶正)도 사기를 내버려두지 않는다.

경과가 만성적으로 진행되는 경우는 계지복령환(桂枝茯苓丸) 등의 활혈약(活血藥)을 병용한다. 혈어(血瘀)가 두드러진 경우는 소경활혈탕(疎經活血湯)이 좋다. 영양실조에 의한 근력의 쇠약이 심하면 대방풍탕(大防風湯)을 사용한다.

열증(熱證)을 동반하는 비증(痺證)이나 간신(肝腎)과 기혈(氣血)의 허증(虛證)이 보이지 않는 경우에는 사용하지 않는다.

출전은 '비급천금요방(備急千金要方)'이다.

이런 환자에게

무릎이 아픕니다.
특히 계단을 내려갈 때 심한 통증이 스쳐 갑니다.

통증은 수년 전부터 있었다. 따뜻하게 하면 통증이 경감한다. 피곤해지기 쉽고, 풍한습비(風寒濕痺), 간신량허(肝腎兩虛), 기혈량허(氣血兩虛)로 보아 본 방을 사용하였다. 2개월 정도 후에 통증이 소실되었다.

오랫동안 허리 통증을 가지고 있습니다. 어깨 결림도 있습니다.

X 선 등의 검사에서는 이상이 없다. 가끔 발이 저리거나 부종이 생긴다. 풍한습비(風寒濕痺), 간신량허(肝腎兩虛), 기혈량허(氣血兩虛)로 보아 본 방을 사용하였다. 4개월 후에는 발 저림이나 부종이 없어졌고, 8개월 후에는 허리 통증을 느끼지 않게 되었다.

용어 해설

1. 경락(經絡)은 인체의 기본적인 구성성분인 기(氣)·혈(血)·진액(津液)이 운행하는 통로로 인체를 하나의 유기체로서 연결하고, 생명 활동을 하게 만든다. 경락의 흐름이 원활하다면 건강하지만, 흐름이 막히면 몸의 상태를 무너뜨린다.
2. '비(痺)'는 훈독으로 읽으면 '저리다'이지만 비증(痺證)의 비는 '닫히다'라는 의미이며, 비증은 저린 증이라는 것은 아니다.
3. '회(會)'는 모이다 라는 의미이다. 무릎은 근육, 힘줄이 모인 장소라는 의미이다.
4. '부(俯)'는 모이는 장소, 있는 장소라는 의미이다.
5. 불영즉통(不營則痛)이라는 것은 '기혈(氣血)이 부족해지면 아프다'라는 의미이다. 불영즉통과는 별개로 기혈의 흐름이 막혀 발생하는 통증도 있다. 이것을 '불통즉통(不通則痛)'이라고 말한다. 불통즉통의 경우는 그득한 통증(기체; 氣滯)이나 찌르는 듯한 통증(혈어; 血瘀)이 생긴다.

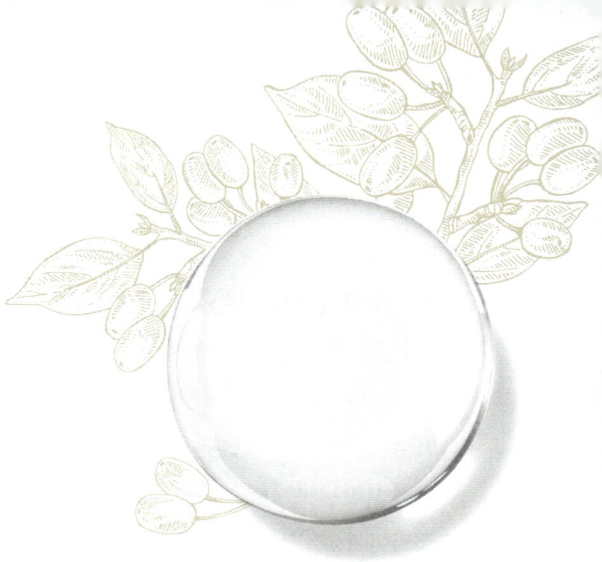

거풍습제 祛風濕劑

소경활혈탕
疎經活血湯

보혈(補血)·활혈(活血)하여 풍습비(風濕痺)를 제거
근육, 관절, 신경의 동통(疼痛)이나 저림에 사용

소경활혈탕(**疎經活血**湯)은 **경**락(**經**絡)을 소통시켜 혈 흐름의 막힘을 해소(**활혈**; **活血**)하는 처방이다. 소경활혈(疎經活血)하여 풍습사(風濕邪)를 제거하고 근육, 관절, 신경의 동통(疼痛)이나 저림을 치료한다.

어떤 사람에게 효과가 있나요?

소경활혈탕은 '풍습비(風濕痺), 혈허혈어(血虛血瘀)' 증을 개선하는 처방이다.

풍습비의 '비(痺)'는 근육이나 관절에 저림, 통증, 운동장애 등이 생기는 '비증(痺證)'을 가리킨다. 비증은 우리들의 전신에 구석구석까지 분포된 경락(經絡)이 사기(邪氣)에 의해 막혀 닫히고, 기혈(氣血)의 흐름이 방해되어 근육과 관절의 동통(疼痛), 저림이 나타나는 증이다. 경락은 인체의 기본적 구성성분인 기(氣)·혈(血)·진액(津液)의 통로이다. 비증(痺證)은 기본적으로 기혈(氣血)이 부족해져 경락(經絡)이 공허해지게 되면 생기기 쉽다.[1]

비증을 야기하는 사기(邪氣)에는 풍사(風邪), 습사(濕邪), 한사(寒邪) 등이 있다. 본방이 적용되는 풍습비(風濕痺)는 풍사와 습사가 경락을 침입하여 생기는 비증이다.

풍사가 경락을 침입하는 경우는, 풍사의 특징대로 증상이 변화하여 순환하기 쉬워진다. 그 결과 전신의 관절에서 다발성 동통(疼痛), 저림, 운동장애가 생긴다. 통증의 부위는 유주하고, 고정되지 않는다. 이와 같은 풍사에 의한 비증을 풍비(風痺) 또는 행비(行痺)라고 부른다.

습사가 성한 경우는 습사의 성질대로, 사기(邪氣)가 무거워 정체하기 쉽고, 통처가 고정되어 있고 짓눌리는 듯한 통증이 나타난다. 피부가 저리고, 손과 발이 무겁고 뻐근하면, 좀처럼 움직이기 어려워하고(관절의 운동장애), 부종 등을 동반한다. 장마와 같이 습도가 높은 계절이나 환경에서 증상이 악화되기 쉽다. 이와 같은 습사에 의한 비증을 습비(濕痺) 혹은 착비(着痺)라고 일컫는다.

비증의 케이스에 많이 보이는 것은 '혈허(血虛)'증이다. 근육이나 힘줄이 충분히 자양(滋養)되지 못하기 때문에 약해지게 되고, 그 결과 관절에 부담이 되어, 통증이 생긴다. 피부에 생기가 없고, 저리고, 근육에 쥐가 나는 등의 증후가 나타나기 쉽다.

경락(經絡)이 풍습사(風濕邪)에 의해 막히고, 기혈의 흐름이 방해되기 때문에 '혈어(血瘀)'증이 되기도 한다. 찌르는 듯한 통증(자통; 刺痛)이 생기는 것이 특징이다. 또는 낮보다 야간에 통증이 증가하는 경우도 많다. 혈어에 의해 혈의 자양(滋養) 작용이 저하되면, 점점 혈허(血虛)인 상태가 되고, '혈허혈어(血虛血瘀)'증이 두드러지게 된다.

한의학에 '불통즉통(不通則痛; 통하지 않으면 곧 아프다)' 혹은 '불영즉통(不營則痛; 번영하지 못하면, 곧 아프다)'라고 하는 말이 있다. 기혈의 흐름이 막히거나 기혈의 양이 부족해지면 통증이 생긴다는 의미이다. 혈허혈어(血虛血瘀)는 틀림없이 통증이 생기기 쉬운 증이다.

혀는 담홍색(淡紅色)으로 백색 설태가 있다(혈허증의 설상).

전술한 증(證)은 근육과 관절 주위의 영양상태가 악화된 곳에(혈허; 血虛), 울혈

(鬱血)(혈어; 血瘀)이나 수분 순환의 정체(停滯)(습사; 濕邪)가 편승하여 생기기 쉽다. 혈어와 습사가 있는 곳에 풍한(風寒)이 더해져 이 증이 되는 케이스도 많다. 통증과 저린 증상은 전신의 근육과 관절에서 보이지만, 특히 허리 아래(하초; 下焦)에서 증상이 나타나기 쉽다.

임상 응용 범위는 풍습비(風濕痺), 혈허혈어(血虛血瘀)의 증후를 나타내는 질환으로 다발성 관절염과 같은 관절염, 변형성 슬관절증 등의 관절증, 유착성 관절낭염(오십견), 어깨 결림, 낙침(落枕, 잠을 잘못자서 목과 어깨에 걸친 결림 현상), 요통, 급성 요통, 좌골 신경통 등의 신경통, 추간판 탈출증(HIVD), 만성 류마티스 관절염, 통풍, 하지마비, 근육통, 류마티스성 다발관절증, 뇌혈관질환, 고혈압 등이다.

어떤 처방인가요?

구성 약재는 방풍(防風), 강활(羌活), 위령선(威靈仙), 방기(防己), 백지(白芷), 창출(蒼朮), 복령(茯苓), 지황(地黃), 당귀(當歸), 작약(芍藥), 천궁(川芎), 우슬(牛膝), 도인(桃仁), 용담(龍膽), 진피(陳皮), 생강(生薑), 감초(甘草) 17가지이다.

보혈(補血)하는 사물탕(四物湯)(지황, 당귀, 작약, 천궁)에 거풍습(祛風濕), 이수(利水), 활혈화어(活血化瘀), 청열화습(淸熱化濕), 화위(和胃)하는 약재를 더한 구성이다.

군약(君藥)은 풍습사(風濕邪)를 제거하는(거풍습; 祛風濕) 5가지 약재이다. 방풍은 발한(發汗)하고, 풍사(風邪)를 진정시킨다(거풍해표; 祛風解表). 체표 혈관을 확장하고, 습사(濕邪)를 제거하고 진통(鎭痛)·진경(鎭痙)하는 데 작용한다(거습해경; 祛濕解痙). 강활도 거풍해표(祛風解表)하여 풍습사를 제거하고, 진통한다. 특히 상반신의 근육통이나 허리와 등의 경직, 냉감을 완화시켜준다. 위령선도 거풍습하고 경락(經絡)을 통하게 한다(통경락; 通經絡). 진통, 마취 작용이 있다. 방기는 거풍리습(祛風利濕)하고 청열(淸熱)한다. 진통, 근 이완 작용이 있다. 이수(利水) 작용으로 조직의 부종을 경감한다. 백지는 온성(溫性)인 약재로 거한(祛寒)하고 거풍해표(祛風解表), 진통한다.

신약(臣藥)은 이수(利水)하는 2가지 약재가 담당한다. 창출은 습사(濕邪)를 건조해 제거하고, 동시에 비위의 기능을 높인다(조습건비; 燥濕健脾). 거풍습(祛風濕) 작용도 있다. 특히 근육의 풍습(風濕)에 좋다. 복령은 수습(水濕)을 제거하고(이수삼습; 利水滲濕), 소화 흡수를 촉진하여(건비화중; 健脾和中), 정신안정에도 효과적이다(녕심안신; 寧心安神).

좌약(佐藥)은 보혈하는 사물탕의 성분과 혈어(血瘀)를 제거하는 약재(활혈화어; 活血化瘀), 청열화습(清熱化濕)하는 약재 총 7가지이다. 지황은 숙지황(熟地黃)을 사용하고, 음혈(陰血)을 보한다(자음보혈; 滋陰補血). 당귀는 보혈활혈(補血活血)한다. 작약은 백작약(白芍藥)을 사용하고, 보혈(補血)하여 간풍(肝風)을 진정시킨다(보혈평간; 補血平肝). 진경(鎮痙) 작용도 있고, 근육의 경련을 진정시킨다. 천궁은 기혈(氣血)의 흐름을 부드럽게 한다(활혈행기; 活血行氣). 우슬은 활혈거어(活血祛瘀)하며 간신(肝腎)을 보하고(보익간신; 補益肝腎), 수액의 흐름을 개선하며(이수; 利水), 습(濕)을 제거한다. 특히 하반신의 순환을 개선한다.[2] 도인은 활혈거어하고 진통한다. 용담은 성미(性味)가 고한(苦寒)하여 청열화습하고 소염, 청열, 진통한다. 본 방에서는 하초의 습열(濕熱)을 제거한다. 온성(溫性)인 약재로 구성된 본 방에 성미가 고한(苦寒)한 약을 더한 것으로 과잉 화열(火熱)을 방지하는 역할도 다한다.

사약(使藥)은 위장(胃腸)을 조절하고(화위; 和胃), 다른 약재의 흡수를 강하게 해주고 전체 약성(藥性)을 완화한다. 진피는 기의 흐름을 조절하여 위(胃)의 기능을 다시 좋은 상태로 되돌리고(이기화위; 理氣和胃), 팽만감을 완화한다(제만; 除滿), 구토를 억제한다(지구; 止嘔). 연동운동도 촉진한다. 생강은 화위지구(和胃止嘔)하고, 위장과 폐(肺)의 남은 수액을 제거한다(거담; 祛痰). 발한해표(發汗解表) 작용도 있다. 감초는 자감초(炙甘草)를 사용하고, 비위(脾胃)의 기능을 조절하여 기를 보하면서(익기화중; 益氣和中), 모든 약재의 약성(藥性)을 조화롭게 한다.

이로써 소경활혈탕(疎經活血湯)의 효능을 '거풍습(祛風濕), 보혈활혈(補血活血)'이라고 할 수 있다. 환부 주위의 혈행(血行)과 영양상태, 수분의 순환을 개선하고, 풍습(風濕)을 제거하는 것으로 통증이나 저림을 발산시킨다. 만성적인 통증의 원인을 보혈활혈약(補血活血藥)으로 개선하면서 급성 통증의 원인을 거풍습약(祛風濕藥)으로 제거한다.

관절에 염증이 심하고, 발적, 열감을 동반하는 경우는 백호탕(白虎湯) 등을 병용한다. 저림이나 통증이 장기간에 걸친 경우는 계지복령환(桂枝茯苓丸) 등을 배합하여 활혈(活血) 작용을 강화해 준다. 풍습비(風濕痺) 이외의 비증(痺證)에는 각자의 증(證)에 알맞은 처방을 사용한다.[3]

출전은 '만병회춘(萬病回春)'이다.

이런 환자에게

관절통입니다. 출산 후 허리와 무릎이 아픕니다.

통증은 출산하고서부터 생겼다. 허리와 무릎 이외의 관절도 아프다. 조금 오한(惡寒)이 난다. 풍습비(風濕痺), 혈허혈어(血虛血瘀)로 보아 본 방을 사용하였다. 통증은 수일 만에 억제되었다. 출산에 의해 갑자기 혈어증(血瘀證)이 되어 출현한 관절통에 본 방이 주효하다.

좌골 신경통입니다.
오래된 요통과 왼쪽 발의 저림, 통증이 있습니다.

통증은 불쾌한 둔통(鈍痛)으로 가끔 찌르는 듯한 통증이 심하다. 차가우면 통증이 악화된다. 날씨가 나빠지기 전에도 아프다. 풍습비(風濕痺), 혈허혈어(血虛血瘀)로 보아 본 방을 사용하였다. 2개월 정도부터 통증이 완화되어 왔다. 8개월 후에는 통증도 저림도 없어지고, 복용을 종료하였다.

용어 해설

1. '비(痺)'는 훈독으로 읽으면 '저리다'이지만 비증(痺證)의 비는 '닫히다'라는 의미이고 비증은 저린 증이라는 것은 아니다.
2. 우슬(牛膝)에는 다른 약재의 약효를 아래쪽으로 이끌어 하초(下焦)의 질환에 효과를 발휘하게 하는 성질이 있다. 하초를 활혈(活血)하여 상초(上焦)의 충혈(充血)을 개선하는 작용 등을 합쳐 이것을 '하행(下行)'이라고 부른다.
3. 습비(濕痺)에는 의이인탕(薏苡仁湯), 한습비(寒濕痺)에는 계지가출부탕(桂枝加朮附湯), 풍한습비(風寒濕痺)에는 독활기생탕(獨活寄生湯) 등

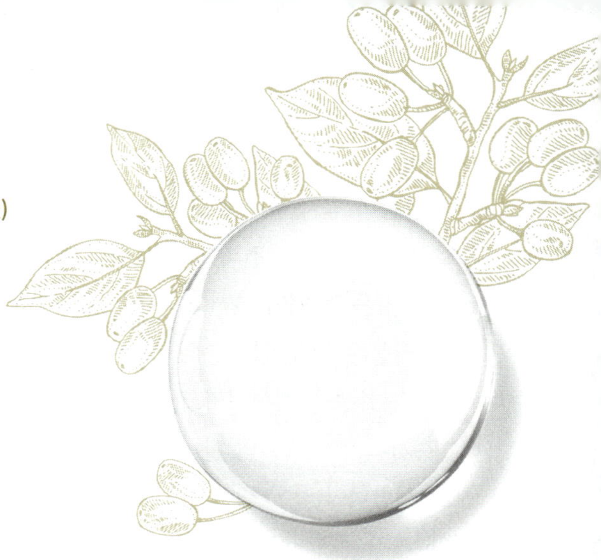

해표제(신온해표) 解表劑 (辛溫解表)

마황탕

麻黃湯

표한(表寒)을 제거하고 표폐(表閉)를 해제
무한(無汗), 오한(惡寒), 부긴맥(浮緊脈)을 동반하는 감염증의 초기에 사용

마황탕(麻黃湯)은 한방 고전 '상한론(傷寒論)'의 기본 처방 중 하나로 신온해표(辛溫解表) 하는 대표적인 처방이다. 주로 감기나 감염증 등의 급성 열성질환(상한; 傷寒)의 초기(태양병; 太陽病)[1]에서 아직 인체의 저항력이 강한 상태에 사용된다.

어떤 사람에게 효과가 있나요?

마황탕(麻黃湯)은 '외감(外感)[2]·풍한(風寒)·표실(表實)'증을 개선하는 대표처방이다.

외부의 병사[病死; 바이러스나 세균의 감염에 해당하는 풍한사기(風寒邪氣) 등]은 일반적으로 먼저 체표(體表)부터 침입하고, 점차 체내로 들어간다. 이 병사 감염의 초기 단계에서 병사가 아직 체표에 머무르고 있는 증을 '표증(表證)'이라고 한다. 이 중 오한(惡寒)과 신체통(관절이 아프다) 등의 한증(寒證)을 동반하는 표증이 '표한(表寒)(풍한표증; 風寒表證)'이다.

풍한사기(風寒邪氣)에 의해 체표의 기능이 정체되기 때문에 영기(營氣)와 위기(衛

氣)[3]의 흐름이 울체(鬱滯)되고 한선(汗腺)과 모공(주리; 腠理)[4]이 폐색되고, 경맥(經脈)[5]의 흐름이 막힌다. 그 결과 오한(惡寒), 발열, 두통, 신체통(관절통이나 근육통), 무한(無汗), 소름이 돋고, 맥이 부하고 힘이 강한(부긴맥; 浮緊脈) 증상이 생긴다.

이 증상들은 모두 감염증의 초기에 보이는 경우가 많다. 신체는 체표의 혈관을 수축시켜, 한선을 폐색시키고, 근육을 긴장시키고, 근육을 떨리게 하여 열의 생산을 증가시키고 체온의 발산을 막는다. 이 반응들이 제대로 행해지는 상태, 즉 인체의 저항력이 강한 상태가 '표실(表實)'증이다. 무한(無汗), 부긴맥(浮緊脈)이 큰 특징이다. 병사는 일반적으로 아직 체내에 깊게 침입하지 못하고, 병사의 형세는 가볍고 얕다.

이 상태는 한사(寒邪)가 신체를 딱 뒤덮고, 마침 체표가 랩이나 오블라토(Oblate, 먹기 어려운 가루약 따위를 싸는 얇은 막)로 돌돌 말려있는 상태(표폐영울; 表閉營鬱 혹은 표폐; 表閉)이다. 신체는 땀을 흘리고 싶은데도 한사(寒邪)가 그것을 방해하고 있는 것이다. 체표의 기능은 오장(五臟) 중 폐(肺)가 담당하고 있기 때문에 폐의 기능 실조에 의한 증상도 나타난다. 폐의 주된 기능(폐기; 肺氣)은 호흡에 의해 공기 중으로부터 필요한 성분을 흡입하여 체내의 불필요한 물질을 배출하는 동시에 인체에 필요한 기와 체액(진액; 津液)을 전신의 구석구석까지 산포(散布)하고(선발; 宣發), 호흡을 조절하여 진액을 차츰차츰 아래쪽으로 밀어 내려가게(숙강; 肅降) 하는 것이다. 주리(腠理)가 닫혀 있어 선발·숙강 기능이 실조되고, 기(氣)가 상역(上逆)하게 되어 기침과 호흡곤란(해천; 咳喘)이 되어 나타난다.

혀에는 백색 설태가 적게 붙어있다(풍한표증의 설상).

오한과 두통이라는 증후가 보이지 않고 고열이 나는 것과 같은 상태[6]더라도, 땀을 흘리지 않는(無汗) 표폐(表閉) 증상이 나타나는 풍한표실증(風寒表實證)이라면 마황탕(麻黃湯)을 사용하는 것이 가능하다.

임상 응용 범위는 외감풍한표실(外感風寒表實)의 증후를 나타내는 질환으로 감기, 인플루엔자, 기관지염, 기관지 천식, 상기도염, 편도염, 알레르기 비염, 두드러기(蕁麻疹), 피부소양증, 관절염, 류마티스 관절염, 신경통, 유선염, 신염, 야뇨증 등이다.

어떤 처방인가요?

구성 약재는 마황(麻黃), 계지(桂枝), 행인(杏仁), 감초(甘草) 4가지이다.

군약(君藥)인 마황은 성미(性味)가 신고(辛苦)·온(溫)하며 폐경(肺經)과 방광경(膀胱經)에 들어가, 위기(衛氣)의 울체(鬱滯)를 해소하고 주리(腠理)를 열어 발한(發汗)시켜 표폐(表閉)를 풀고(발한해표; 發汗解表), 체표(體表)의 풍한사기(風寒邪氣)를 발산시킨다. 또 폐의 선발(宣發) 작용을 정상화해 기침과 천명(喘咳)을 완화한다(선폐평천; 宣肺平喘). 기관지 평활근을 이완시키는 작용에 가깝다. 발한(發汗) 작용으로 열을 발산하고, 해열도 한다. 이뇨 작용으로 부종을 경감한다. 중추신경계 흥분 작용과 기관지수축 작용이 있어서 불면과 고혈압에는 신중하게 사용한다.

신약(臣藥)인 계지는 기부(肌膚)에 존재하는 병사(病邪)를 제거하고(해기발표; 解肌發表), 경맥(經脈)을 따뜻하게 하여 외감풍한(外感風寒)을 퇴치한다(온경산한; 溫經散寒). 또 계지에는 영기(營氣)와 위기(衛氣)를 조화시키는 작용이 있다(조화영위; 調和營衛). 마황탕이 알맞은 증에서는 영위(營衛)가 울체(鬱滯)되어 있으므로 마황의 발한작용을 통해 위기의 폐색(閉塞)을 풀어주는 것이 기본이지만, 이곳에 계지의 조화영위(調和營衛) 작용을 첨가하여 마황의 발한해표(發汗解表) 작용을 강화시켜, 사기(邪氣)를 제거하는 힘이 증가한다. 계지의 피부혈관 확장 작용과 관계가 깊다고 생각된다. 진통 작용과 소화 흡수 촉진 작용도 있다.

좌약(佐藥)인 행인은 폐기(肺氣)를 숙강(肅降)한다. 담(痰)을 제거하고, 기침을 진정시킨다(거담진해; 祛痰鎭咳). 선폐(宣肺)하는 마황과의 상호작용으로 폐의 선발숙강(宣發肅降) 작용을 정상화해 선폐평천(宣肺平喘)하는 힘을 증강한다.

감초는 자감초(炙甘草)를 사용하고, 좌약으로서 마황과 계지의 날카로운 약성(藥性)을 완화하고, 땀이 너무 많이 나는 것을 막아 정기(精氣)[7]를 소모하지 않도록 작용한다. 또 사약(使藥)으로서 마황과 행인의 선발숙강(宣發肅降) 기능을 조화롭게 한다.

이로써 마황탕의 효능을 '발한해표(發汗解表), 선폐평천(宣肺平喘)'이라고 할 수 있다. 발한선폐하여 체표(體表)의 한사(寒邪)를 제거하고, 한사에 방해되어 못 움직이게 된 폐기(肺氣)를 자유롭게 하여 모든 증을 치료한다. 발한 작용을 통해 체표를 싸고 있는 오블라토가 녹고, 인체가 자유를 되찾고, 체표의 기능이 정상화되어 증상이 완화되어 간다.

이와 같이 땀을 흘리고 싶어 하는 인체의 힘을 도와주는 것이 마황탕이다. 마황과 계지의 상호작용에 의해 위기(衛氣)의 울체(鬱滯)가 해소되어 주리(腠理)가 열리고, 영기(營氣)의 울체가 해제되어 영위(營衛)가 조화롭게 되어 발한해표(發汗解表) 작용이 증강되는 것이 본 방의 큰 특징이다.

두드러기(蕁麻疹)와 피부소양증 등의 피부질환에서 표한(表寒)만이 아닌 영위불화(營衛不和)도 보이는 경우에는 계지탕(桂枝湯)을 합방한다. 외부 세계로부터의 풍한(風寒)을 마황탕으로 처리함과 동시에 체내의 영위불화를 계지탕으로 해소하는 것이다.

강한 발한(發汗) 작용이 있는 처방이므로 체력이 충분하지 않은 사람에게는 단독으로는 사용하지 않는다. 고령자나 소아에는 신중하게 사용한다.

이런 환자에게

알레르기 비염입니다. 코가 막힙니다.

콧물보다도 코가 막히는 것이 괴롭다. 입 호흡(mouth respiration)을 하고 있다. 풍한표실(風寒表實)로 보아 본 방을 사용하였다. 바로 코가 통하게 되었다. 본 방은 영아와 유아의 코막힘에도 유효하다. 유아(乳兒, infant)일 경우, 모친의 유두에 대어 먹인다.

철야 작업으로 일을 하면 허리가 아파집니다.

두통도 있다. 수면 부족이 계속되고 있다. 풍한표실(風寒表實)로 보아 본 방을 사용하였다. 3일 정도 후에 허리 통증은 해소되었다. 일이 일단 줄어든다면 휴식하고, 체력을 회복시킬 필요가 있다.

용어 해설

1. '상한론(傷寒論)'에서는 태양(太陽)·소양(少陽)·양명(陽明)·태음(太陰)·궐음(厥陰)·소음(少陰)의 육경(六經) 사이를 병사(病邪)가 진행하면서 병이 진행, 변화되어 간다고 생각한다(육경변증; 六經辨證). 그중 병사가 침입해 온 초기 단계를 태양병(太陽病)이라고 한다.
2. 외부의 병사(病邪)에 의해 야기된 병변을 외감병(外感病)이라고 한다.
3. 맥관(脈管) 내의 기(氣)를 '영기(營氣)', 맥관 외의 기를 '위기(衛氣)'라고 한다. 영기는 맥관 내의 혈을 구동하고, 맥관 외의 위기를 자양(滋養)한다. 위기는 주리(腠理)를 담당하고, 체표(體表)를 병사로부터 지킨다. 영기와 위기는 서로 의존하고, 인체를 정상적으로 기능시키고 있다(조화영위; 調和營衛). 역으로 영위(營衛)가 조화되지 않는 상태를 '영위불화(營衛不和)'라고 말하고, 몸의 상태를 악화시키는 원인이 된다.
4. 주리(腠理)는 피부 등의 틈이고, 체액이나 땀을 관리하고, 체온을 조절한다. 피부를 덮고 있는 막상(膜狀)의 조직이 되어 외부의 병사(病邪) 침입에 저항하고, 인체를 지킨다. 한선, 모공, 피하조직에 가까운 개념이다.
5. 인체의 기본적인 구성성분인 기(氣)·혈(血)·진액(津液)이 운행하는 통로(경락; 經絡)의 주된 줄기 부분을 경맥(經脈)이라고 한다. 경락은 전신에 구석구석 분포되어 인체를 하나의 유기체로서 연결하고, 기능시키고 있다.
6. 이것은 '상한론(傷寒論)'의 양명병(陽明病)에 해당하는 상태이다. 외감풍한표실증(外感風寒表實證)은 '상한론'의 태양병(太陽病)에 해당하는 증(證)이지만 그 위에 병이 진행한 상태(양명병)이더라도 증이 맞다면 마황탕을 사용할 수 있다.
7. 정기(正氣)는 정상적인 인체의 생리기능을 유지하는 기능과 물질이다. 인간의 면역력이나 저항력과 동등한 의미이다.

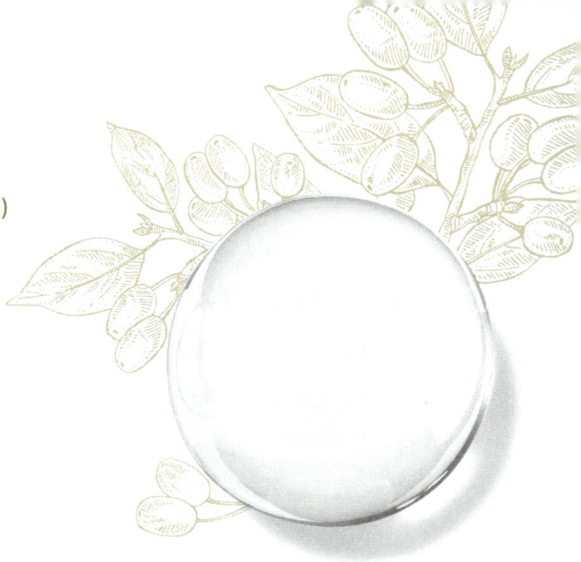

해표제(신온해표) 解表劑 (辛溫解表)

계지탕
桂枝湯

표한(表寒)을 제거하고 영위(營衛)를 조화롭게
자한(自汗), 오풍(惡風)을 동반하는 감염증 초기 등에 사용

계지탕(桂枝湯)은 한방 고전 '상한론(傷寒論)'의 기본 처방 중 하나로, 마황탕(麻黃湯)과 함께 신온해표(辛溫解表)하는 대표적인 처방이다. 주로 감기나 감염증 등의 급성열성질환(상한; 傷寒)의 초기로, 인체의 체표 저항력(위기; 衛氣)이 약해져 있는 상태(표허증; 表虛證)에 사용된다.

어떤 사람에게 효과가 있나요?

계지탕은 '외감(外感)·풍한(風寒)·표허(表虛)'증을 치료하는 대표 처방이다. '외감(外感)·풍한(風寒)·표실(表實)'증을 치료하는 마황탕과 대비하면서 본 방의 특징을 잡아보면 좋다.

외부의 병사[바이러스나 세균감염에 해당되는 풍한사(風寒邪) 등]에 의해 야기되는 병변을 외감병(外感病)이라고 한다. 병사는 먼저 체표(體表)부터 침입하고, 점차 체내로 들어간다. 이 병사(病邪) 감염의 초기 단계로, 병사가 아직 체표에 막혀 있는 증을

'표증(表證)'이라고 한다. 그중 오한(惡寒)과 오풍(惡風)[1] 등의 한증(寒證)을 동반하는 표증이 '표한(表寒; 풍한표증; 風寒表證)'[2]이다. 그 위에 체력이 쇠약해지거나 원래 허약하여 인체의 저항력이 떨어져 있는 상태가 '표허(表虛)'증이다. 같은 감염증 초기더라도, 인체의 저항력이 강한 상태에서는 마황탕(麻黃湯)을 사용하고, 저항력이 약할 때는 계지탕(桂枝湯)을 사용한다.

풍한사기(風寒邪氣)가 체표부터 침입해 온 것에 의해 영기(營氣)와 위기(衛氣)[3]의 조화가 어지럽혀져(영위불화; 營衛不和), 위기가 약해지고, 그 위에 영기도 약한 상태가 된다(위강영약; 衛强營弱). 양(陽)에 속하는 위기(위양; 衛陽)는 한선이나 모공(주리; 腠理)[4]를 컨트롤할 수 없게 되고(주리부고; 腠理不固), 음(陰)에 속하는 영기(영음; 營陰)가 새어 나온다. 그 결과 오풍(惡風), 오한(惡寒), 발열, 신체통(관절통과 근육통)이 생기고, 몸에 촉촉이 땀이 밴다(자한; 自汗). 맥(脈)은 부하고 약간 느려지게 된다(부완맥; 浮緩脈). 풍한사기(風寒邪氣)가 머리 부분(頭部)의 경맥(經脈)[5] 흐름을 저해하면 두통이 생긴다. 폐위(肺胃)의 기능이 실조되면 코막힘, 재채기, 마른기침(乾咳)이 생긴다. 땀이 나오지만, 열사(熱邪)에 의한 것이 아니고 진액은 손상되지 않았으므로 입은 마르지 않는다.

한편, 마황탕(麻黃湯)이 알맞은 증에서는 아직 저항력이 있고 몸의 열 생산을 촉진하여 체온의 발산을 막고자 한다. 그것 때문에 체표의 혈관이 수축하고 근육이 긴장되어 떨리고, 심한 오한이 생긴다. 또 주리(腠理)가 폐색되어 있기 때문에 땀을 흘리지 않게 되고(무한; 無汗), 관절마다 통증이 있고, 소름이 돋는다. 맥은 부하고 힘이 강한 부긴맥(浮緊脈)이 된다. 마황탕이 알맞은 증은 한사(寒邪)가 랩으로 몸을 딱 덮고 있는 것과 같은 상태이고, 계지탕(桂枝湯)이 알맞은 증은 모공이 느슨해져 열려있는 것과 같은 상태이다.

혀에는 박색 설태가 얇게 붙어 있다[풍한표증(風寒表證)의 설상].

외감풍한(外感風寒)이 없어도 허약체질로 발열, 자한(自汗), 오풍(惡風), 오한(惡寒) 등의 증후가 나타나는 영위불화(營衛不和)에도 사용한다.

임상 응용 범위는 외감(外感)·풍한(風寒)·표허(表虛)의 증후를 나타내는 질환으로,

감기, 인플루엔자, 상기도염, 습진(피부염, eczematous dermatitis), 두드러기(蕁麻疹), 한랭 두드러기, 피부소양증, 두통, 신경통, 근육통, 한랭에 의한 복통, 동창(凍瘡, chilblain), 허약체질, 임신 중이나 산후의 미열 등이다.

어떤 처방인가요?

구성 약재는 계지(桂枝), 작약(芍藥), 생강(生薑), 대조(大棗), 감초(甘草) 5가지이다.

군약(君藥)인 계지는 위음(衛陰)을 돕고, 온화한 발한(發汗) 작용으로 기부(肌膚)에 존재하는 병사(病邪)를 제거하고(해기발표; 解肌發表), 경맥(經脈)을 따뜻하게 하여 외감풍한(外感風寒)을 퇴치한다(온경산한; 溫經散寒). 또 혈액순환을 촉진하고, 체내의 수액 흐름을 돕는다[통양이수(通陽利水), 화기행수(和氣行水)]. 피부의 혈관 확장 작용과 관계가 깊다고 생각된다. 기의 상역(上逆)(충역; 衝逆)을 진정시키는 작용, 진통 작용, 소화 흡수 촉진작용도 있다.

신약(臣藥)인 작약은 백작약(白芍藥)을 사용하고, 음액(陰液)(영음; 營陰)을 길러 영기(營氣)를 꽉 조여줘(익음염영; 益陰斂營), 땀과 함께 음액이 배설되는 것을 막는다. 혈행(血行)을 좋게 하는 작용도 있다. 또 근육의 경련과 긴장을 완화하고(유간; 柔肝), 진통, 진정한다. 계지와의 조합으로 영기(營氣)와 위기(衛氣)를 조화롭게 하여(조화영위; 調和營衛), 영위불화(營衛不和)를 치료한다.

좌약(佐藥)인 생강은 경도의 발한(發汗) 작용(신온성; 辛溫性)으로 계지의 해기발표(解肌發表), 온경산한(溫經散寒) 작용을 돕는다. 위(胃)의 기능을 조절하여 소화 흡수를 높이고, 구토를 진정시키는 작용도 한다(화위지구; 和胃止嘔). 대조는 비위(脾胃)의 기능을 높여 기(氣)를 기르고(익기보중; 益氣補中), 진액을 생기게 하여 비(脾)를 자윤(滋潤)한다(자비생진; 滋脾生津). 작약의 익음염영(益陰斂營) 작용을 도와 몸을 자양(滋養)한다. 생강과 대조의 조합은 비위의 기능을 높이는 동시에 조화영위에 작용한다.

감초는 자감초(炙甘草)를 사용하고, 좌·사약(佐·使藥)으로서 비위의 기능을 조절하면서 기를 보하고(익기화중; 益氣和中), 모든 약재의 약성(藥性)을 조화롭게 한다. 게다가 계지와 함께 위기(衛氣)를 보하며 해기(解肌)하고, 작약과 함께 영기(營氣)를 자윤(滋潤)하여 익음(益陰)한다. 작약과의 조합으로 인해 근육의 긴장, 경련, 동통(疼痛)을 완화하는 힘이 강하다. 계지와의 조합은 기의 상충(上衝)을 치료하는 작용을 강하게 해준다.

이로써 계지탕의 효능은 '해기발표(解肌發表), 조화영위(調和營衛)'이다. 풍한사기(風寒邪氣)의 침입에 대해서는 발한(發汗)할 필요가 있지만, 표허(表虛)로 인해 위기(衛氣)가 주리를 제어하지 못하게 되므로(주리불고; 腠理不固) 마황탕과 같이 강한 발한해표(發汗解表)를 하지 않고, 영음(營陰)을 보호하여 정기(正氣)를 부조(扶助)하고, 사기(邪氣)를 제거하는 것이다(부정거사; 扶正祛邪).

오한과 발한(發汗)의 정도에 따라서 마황탕(麻黃湯)을 합방한다[계마각반탕(桂麻各半湯) 등].

출전에는 본 방 복용 후에 따뜻한 죽을 홀짝홀짝 마시고, 이불을 뒤집어쓰고 약간의 땀을 흘리면 좋다고 한다. 게다가 날 것과 찬 음식을 금지한다.* 이와 같은 양생(養生)을 갖추는 것으로 약효가 높아진다.

본 방은 영위(營衛), 음양(陰陽), 기혈(氣血)을 조화시키는 기본적인 처방이기 때문에 많은 가감방이 있다. 경항부(頸項部)가 경직된 경우는 갈근(葛根)을 더한다(계지가갈근탕; 桂枝加葛根湯). 오한(惡寒)이 강하여 땀을 흘리지 않는 경우는 그 위에 마황을 더한다(갈근탕; 葛根湯). 기침과 천명(喘咳)을 동반하는 경우는 후박(厚朴), 행인(杏仁)을 배합한다(계지가후박행인탕; 桂枝加厚朴杏仁湯). 심한 동계(動悸), 두통, 상열감 등 하복부부터 두흉부(頭胸部)에 기가 솟구쳐오는 것과 같은 이상감각이나 발작(분돈; 奔豚)에는 계지를 증량한다(계지가계탕; 桂枝加桂湯). 복통이나 복부 팽만감이 있는 경우는 작약을 증량한다(계지가작약탕; 桂枝加芍藥湯). 경련성 복통에는 그 위에 교이(膠飴)를 더한다(소건중탕; 小建中湯). 감기에 걸리기 쉽고, 움직이면 바로 땀이 나는 사람

---

* 服已須臾 **啜熱稀粥一升餘** 以助藥力. **溫覆令一時許** 遍身微似有汗者益佳 不可令如水流漓 病必不除. …… **禁生冷**·粘滑·肉麵·五辛·酒酪·臭惡等物 〈역자 주〉

에는 황기(黃耆)를 더한다(계지가황기탕; 桂枝加黃耆湯). 허약하여 흥분하기 쉬운 사람의 신경증 또는 동계, 불면에는 용골(龍骨), 모려(牡蠣)를 배합한다(계지가용골모려탕; 桂枝加龍骨牡蠣湯). 관절통이나 신경통에는 백출(白朮), 부자(附子)를 더한다(계지가출부탕; 桂枝加朮附湯).

이런 환자에게

두통이 계속되고 있습니다.
오한(惡寒)이 있지만 땀도 흘립니다.

상열감도 있다. 외감(外感)·풍한(風寒)·표허(表虛)로 보아 본 방을 사용하였다. 2일 만에 나았다. 땀이 나지 않을 때나 오한이 심하면 마황탕(麻黃湯)을 사용한다.

신경통입니다. 어깨부터 팔에 걸쳐 아픕니다.

장마 시에 차가워져 통증이 생긴다. 저린감도 있다. 땀을 뻘뻘 흘린다. 외감(外感)·풍한(風寒)·표허(表虛)로 보아 본 방을 사용하였다. 1주일 정도로 신경통은 해소되었다. 풍한사기(風寒邪氣)는 상반신을 침입하는 경우가 많다.

용어 해설

1. 찬 바람을 쐬거나 피부를 노출하고 있는 느낌과 같은, 연속적이지 않은 한기(寒氣)이다.
2. 표증(表證)에는 표한(表寒) 외에 표열(表熱)도 있다. 표한과 비교하여 오한(惡寒)은 얼마 안 되지만 열감이나 고열 등의 열증(熱證)을 동반한다.
3. 맥관(脈管) 내의 기(氣)를 영기(營氣), 맥관 외의 기를 위기(衛氣)라고 한다. 영기는 음(陰)에 속하고, 맥관 내의 혈(血)을 구동(驅動)하고, 맥관 외의 위기를 자양(滋養)한다. 위기는 양(陽)에 속하며 주리(腠理)를 담당하고, 체표를 병사(病邪)로부터 지킨다. 영기와 위기(두 개를 합쳐 '영위')는 서로 의존하며(음양호근; 陰陽互根), 인체를 정상적으로 기능시키고 있다(영위조화; 營衛調和). 역으로 영위가 조화되어 있지 않는 상태를 '영위불화(營衛不和)'라고 말하며, 몸 상태 악화의 원인이 된다.
4. 주리(腠理)는 피부나 근육의 틈이고 체액이나 땀을 관리하고 체온을 조절한다. 피부를 덮는 막상(膜狀)의 조직이 되어 외사(外邪)의 침입에 저항하고, 인체를 지킨다. 한선, 모공, 피하조직에 가까운 개념이다. 또한 피부는 털과 합쳐져 피모(皮毛) 혹은 피(皮), 기(肌)라고 부른다.
5. 인체를 순환하는 경락(經絡)의 주된 줄기 부분을 경맥(經脈)이라고 한다. 경락은 인체의 기본적인 구성성분인 기(氣)·혈(血)·진액(津液)이 운행하는 통로이고, 전신에 구석구석까지 분포되어 인체를 하나의 유기체로서 연결하여 기능시키고 있다.

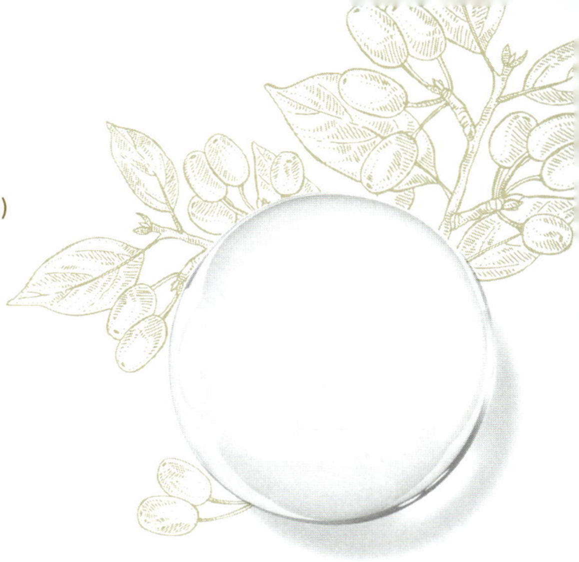

해표제(신온해표) 解表劑 (辛溫解表)

갈근탕
葛根湯

표한(表寒)을 제거하고, 경항부(頸項部)의 긴장감을 개선
감기뿐만 아니라 오한(惡寒)과 어깨 결림을 동반하는 질환에 많이 사용

갈근탕(葛根湯)은 '감기에 걸리기 시작했을 때의 약'으로서 유명하지만 감기뿐만이 아니라 증(證)이 맞다면 여러 질환에 활용할 수 있다.

어떤 사람에게 효과가 있나요?

갈근탕은 '외감(外感)·풍한(風寒)·표실(表實), 항배구급(項背拘急)'증을 개선하는 처방이다.[1]

외부의 병사(病邪)는 일반적으로 체표(體表)부터 침입하고 점차 체내로 들어간다. 이 병사 감염 초기 단계의 병사가 아직 체표에 머무르고 있는 상태(표증; 表證)로, 오한(惡寒)과 신체통 등의 한증을 동반하는 것이 '풍한표증(風寒表證)(표한; 表寒)'이다.[2]

풍한사기(風寒邪氣)에 의해 체표의 기능이 정체되기 때문에, 영기(營氣)와 위기(衛氣)의 흐름이 울체(鬱滯)되고[3], 한선과 모공(주리; 腠理)[4]이 폐색되어, 경맥(經脈)의 흐름이 막힌다. 그 결과 오한(惡寒), 발열, 두통, 신체통(관절통과 근육통), 무한(無汗), 소름이 돋고, 맥이 부하여 힘이 강한(부긴맥; 浮緊脈) 증상이 생긴다.

이 증상들은 신체가 체표의 혈관을 수축시켜, 한선(汗腺)을 폐색(閉塞)시키고, 근육을 긴장시켜 떨리게 하여, 열의 생산을 증가시키고, 체온의 방산(放散)을 막기 위함이다. 이 반응들이 제대로 행해지는 상태, 즉 인체의 저항력이 강한 상태가 '표실(表實)'증이다.

'경항구급(頸項拘急)'은 목 뒤쪽과 어깨, 등 근육의 긴장감과 뭉침, 통증을 가리킨다. 진액이 약간 소모되고, 근육의 윤기가 약간 줄어들어, 마치 스펀지가 말라서 딱딱해진 것처럼 근육이 딱딱해진 상태이다.

외감풍한표실증(外感風寒表實證)을 개선하는 대표적인 처방은 마황탕(麻黃湯)이지만, 갈근탕은 외감풍한표실증 중 표실의 정도가 약간 가볍고, 진액 소모가 더해져 근육이 딱딱해져 굳어진 상태에 적용된다. 마황탕은 한사(寒邪)가 신체를 꽉 뒤덮고, 마치 체표가 랩으로 돌돌 말려져 있는 것과 같은 상태(표폐; 表閉)에 주효하지만, 갈근탕은 그 정도의 강렬한 표실증이 아니어도 폭넓게 활용할 수 있다.

이처럼 약간 가벼운 외감풍한표실증은 여러 질환에서 보인다.

가장 많은 경우가, 감염증 초기이다. 화농성 염증에서 이 증이 되는 경우도 많다. 특히 상반신의 염증인 경우가 많다. 두드러기(蕁麻疹)와 습진에도 활용할 수 있다. 혀에는 하얀 설태가 적게 존재한다(풍한표증의 설상).

임상 응용 범위는 외감풍한표실(外感風寒表實), 경항구급(頸項拘急)의 증후를 나타내는 질환으로, 감기, 인플루엔자, 비염, 중이염, 편도염, 기관지염, 결막염, 두드러기(蕁麻疹; 특히 한랭 두드러기), 습진, 화농성 피부질환, 홍역(measles), 풍진(rubella), 어깨 결림, 유착성 관절낭염(오십견), 신경통, 근육통, 림프절염, 유선염, 유즙분비부전(hypogalactia), 급성 장염, 설사 등이다. 고혈압이나 돌발성 난청, 편두통에도 응용되는 경우가 있다.[5]

어떤 처방인가요?

구성 약재는 갈근(葛根), 마황(麻黃), 계지(桂枝), 작약(芍藥), 생강(生薑), 대조(大棗), 감초(甘草) 7가지이다. 마황탕(麻黃湯; 마황, 계지, 행인, 감초)와 계지탕(桂枝湯; 계지, 작약, 생강, 대조, 감초)를 합쳐 갈근(葛根)을 더하고, 행인(杏仁)을 제거한 구성이다.

군약(君藥)인 갈근은 기부(肌膚)에 존재하는 병사(病邪)를 제거하고(해기; 解肌), 발한(發汗)하고, 열을 식힌다. 체내의 수분 소실을 막아 윤기를 유지하고(생진; 生津), 경항구급(頸項拘急)을 완화한다(서근; 舒筋). 입 마름(口渴)도 개선한다(지갈; 止渴). 갈근은 발한(發汗) 하는 동시에 자윤(滋潤)한다. 그 위에 홍역(measles)과 풍진(rubella)과 같은 바이러스성 감염증에 의한 피진(皮疹)을 투발시키는 작용도 있다(투진; 透疹). 설사에도 사용한다(지사; 止瀉).

마찬가지로 군약인 마황은 위기(衛氣)의 울체(鬱滯)를 해소하고, 주리(腠理)를 풀며, 발한하여 표폐(表閉)를 풀고(발한해표; 發汗解表), 체표의 풍한사기(風寒邪氣)를 발산시킨다. 기관지 평활근을 이완시켜 기침과 천명(喘咳)을 완화한다(선폐평천; 宣肺平喘). 발한작용을 통해 열을 방산(放散)시키고, 이뇨 작용으로 부종을 경감한다.

신약(臣藥)인 계지는 기부(肌膚)에 존재하는 병사를 제거하고(해기발표; 解肌發表), 경맥(經脈)을 따뜻하게 하여 외감풍한(外感風寒)을 퇴치한다(온경산한; 溫經散寒). 계지와의 배합에 의해 마황의 발한해표(發汗解表) 작용이 강해져, 사기(邪氣)를 제거하는 힘이 늘어난다. 진통 작용과 소화 흡수 촉진작용도 있다.

사약(使藥)인 작약은 백작약(白芍藥)을 사용하고, 음액(陰液)을 길러 영기(營氣)를 꽉 조이고(익음염영; 益陰斂營), 음액이 배설되는 것을 막는다. 계지와의 조합을 통해 영기(營氣)와 위기(衛氣)를 조화시키고(조화영위; 調和營衛), 영위불화(營衛不和)를 치료한다. 근육의 경련과 긴장을 완화하고(유간; 柔肝), 진통, 진정하는 작용도 있다.

마찬가지로 좌약인 생강은 경도의 발한작용으로 계지, 갈근, 마황의 작용을 돕는다. 위(胃)의 기능을 조절하여 소화 흡수를 잘 하게 주고, 구토를 진정시킨다(화위지구; 和胃止嘔). 대조는 비위(脾胃)의 기능을 높여 기(氣)를 기르고(익기보중; 益氣補中),

진액을 생기게 하여 비(脾)를 자윤(滋潤)한다(자비생진; 滋脾生津). 생강과 대조의 조합은 비위의 기능을 높이고, 조화영위한다.

감초는 자감초(炙甘草)를 사용하고, 사약(使藥)으로서 비위의 기능을 조절하면서 기를 보하고(익기화중; 益氣和中), 모든 약재의 약성(藥性)을 조화롭게 한다. 계지와 함께 위기를 보하고, 작약과 함께 영기를 자윤한다. 작약과 감초의 조합으로 근육의 경련을 완화하는 힘이 강해진다.

이로써 갈근탕의 효능을 '발한해표(發汗解表), 생진서근(生津舒筋)'이라고 할 수 있다. 갈근을 주축으로 마황, 계지, 생강의 발한작용과 작약, 대조, 감초의 자양(滋養) 작용의 밸런스가 좋다. 폐기(肺氣)를 숙강(肅降)[6] 할 필요는 없으므로 행인(杏仁)은 배합되지 않았다.

표한증(表寒證) 중에서도, 명확한 표실증(表實證)에는 마황탕(麻黃湯)을, 표허증(表虛證)에는 계지탕(桂枝湯)을 사용한다. 그러나 실제로는 갈근탕의 수비범위인 그 중간 증(證)이 많고, 본 방이 나설 때가 많다. 게다가 군약인 갈근에 해열(解熱) 작용이 있기 때문에 열감, 두통, 후두부의 통증과 같이 열증(熱證)을 동반하는 풍열증(風熱證)에도 사용하는 것이 가능하다.

부비동염 등 코막힘이 심하다면, 갈근탕가천궁세신(葛根湯加川芎細辛)을 사용한다. 화농성 염증과 표열증(表熱證)의 정도가 심하면 갈근탕가길경석고(葛根湯加桔梗石膏)가 좋다. 많은 가래(痰)와 구역질 등의 증상을 동반하는 경우는 이진탕(二陳湯)을 함께 복용한다.

출전은 『상한론(傷寒論)』이다.

이런 환자에게

감기에 걸려 오한이 납니다.

목 근육과 어깨가 뭉친다. 땀은 나지 않는다. 전형적인 외감풍한표실(外感風寒表實), 경항구급(頸項拘急)으로 보아 본 방을 사용하였다. 따뜻한 것을 먹고, 따뜻하게 잤더니 하룻밤 만에 완치되었다. 표한(表寒)에는 복약과 동시에 음식물 등으로 신체를 따뜻하게 하는 것도 중요하다.

두드러기(蕁麻疹)가 나면 가렵고, 밤에 잠을 잘 수가 없습니다.

6세의 남아이다. 지난 달부터 두드러기(蕁麻疹)가 나오기 시작하였고, 몸 전체가 가렵다. 항히스타민제가 듣지 않는다. 외감풍한표실(外感風寒表實)로 보아 본 방을 사용하였다. 1주 정도 복용하였더니 두드러기(蕁麻疹)가 나지 않게 되었다.

용어 해설

1. 외부터의 병사[病邪; 바이러스나 세균감염에 해당되는 풍한사기(風寒邪氣) 등]에 의하여 야기되는 병변을 외감병(外感病)이라고 한다.
2. 표증(表證)에는 표한(表寒) 외에 표열(表熱)도 있다. 표한과 비교하여 오한(惡寒)은 얼마 안 되지만, 열감이나 고열 등의 열증(熱證)을 동반한다. 갈근탕(葛根湯)은 표한을 치료하지만, 표한과 표열의 중간 증(證)도 폭넓게 개선한다.
3. 맥관(脈管) 내의 기(氣)를 영기(營氣), 맥관 외의 기를 위기(衛氣)라고 한다. 영기는 맥관 내의 혈(血)을 구동(驅動)하고, 맥관 외의 위기를 자양(滋養)한다. 위기는 주리(腠理)에 관여하고, 체표(體表)를 병사(病邪)로부터 지킨다. 영기와 위기(영위; 營衛)는 서로 의존하고, 인체를 정상적으로 기능시킨다(영위조화; 營衛調和). 역으로 영위가 조화되어 있지 않는 상태를 영위불화(營衛不和)라고 하며, 몸 상태 악화의 원인이 된다.
4. 주리(腠理)는 피부 등의 틈이고, 체액과 땀을 관리하고, 체온을 조절한다. 피부를 덮고 있는 막상(膜狀)의 조직이 되어 외계(外界)의 외사(外邪) 침입에 저항하고, 인체를 지킨다.
5. 일본에서는 일찍이 환자가 호소하는 증상을 들으려고 하지 않고, 어떤 병이더라도 갈근탕(葛根湯)을 처방하는 의사를 '갈근탕의사(葛根湯医者)'라고 비꼰다.
6. 숙강(肅降)은 오장(五臟) 중 폐(肺)의 기능 중 하나이다. 폐는 호흡을 통하여 공기 중으로부터 필요한 성분을 흡입하고, 체내의 불필요한 물질을 배출하고, 인체에 필요한 기(氣)와 체액(진액; 津液)을 전신 구석구석까지 산포한다(선발; 宣發). 그리고 호흡을 조절하여 진액을 차츰차츰 아래쪽으로 밀어 내린다(숙강; 肅降). 기(氣)가 상역(上逆)하여 기침이나 호흡곤란이 보이는 경우는 숙강 기능을 조절할 필요가 있다.

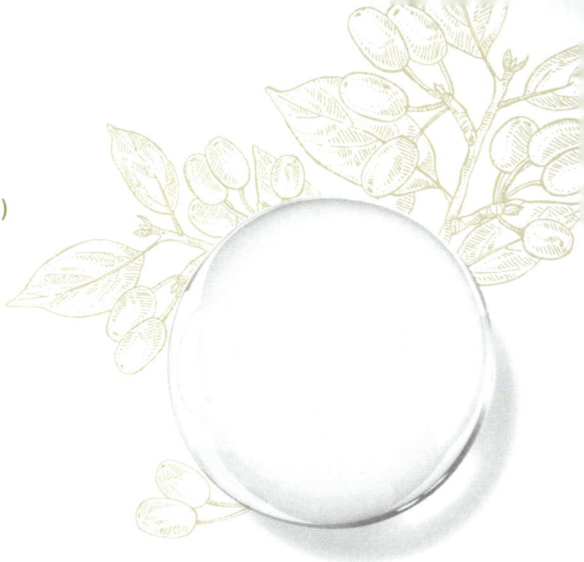

해표제(신온해표) 解表劑 (辛溫解表)

형방패독산

荊防敗毒散

풍한습사(風寒濕邪)를 제거하여 표증(表證)을 치료
화농성 피부질환과 각종 염증 등에 사용

형방패독산(**荊防敗毒**散)은 **형**개(**荊**芥)와 **방**풍(**防**風)을 주 약재로 하여, **패독(敗毒)**(소독)하는 약효가 있다는 의미로부터, 그 이름이 붙여졌다. 외부의 병사(病邪)에 감염된 초기 단계에 생긴 오한(惡寒)과 통증, 저림 등을 동반하는 표증(表證)을 치료하는 처방이다.

어떤 사람에게 효과가 있나요?

형방패독산은 '외감풍한습(外感風寒濕)'증을 개선하는 처방이다.

외부의 병사는 일반적으로 먼저 체표(體表)부터 침입하고, 점차 체내로 들어간다. 병사 감염의 초기 단계에서 병사가 아직 체표에 머무르고 있는 증(證)을 표증(表證)이라고 한다. 그중 오한과 신체통 등 한증(寒證), 더 나아가 피하(皮下)나 근육 내 경도의 부종으로 인해 감각신경과 순환에 이상이 생긴다. 이로 인한 저림·통증 등의 습증(濕證)을 동반하는 표증을, 풍한습증(風寒濕證)이라고 부른다. 외부의 병사(病邪)에 의해 야기되는 병변(외감병; 外感病) 중, 이와 같은 풍한습사(風寒濕邪)에 의한 증을 '외감풍한습(外感風寒濕)'증이라고 부른다.

풍한습사(風寒濕邪)가 체내에 침입하여 정기(正氣)와 사기(邪氣)의 싸움이 생기고, 오한, 발열, 두통, 신체통(관절통이나 근육통)이 생긴다. 풍한습사에 의해 체표의 기능이 정체되어 한선과 모공(주리; 腠理)[1] 이 폐색되고 땀이 나오지 않게 된다(무한; 無汗). 풍한습사가 폐(肺)에 침입하고, 폐의 선발(宣發) 기능(기와 진액을 전신 구석구석까지 산포하는 기능)에 이상이 생기면 가슴이 막히는 듯한 불쾌감(흉민; 胸悶)이 생긴다. 또, 폐의 숙강(肅降) 기능(호흡을 조절하여 진액을 차츰차츰 아래쪽으로 밀어 내리는 기능)에 이상이 생기면 폐기(肺氣)가 상역(上逆)하여 기침이 나오게 되고, 코가 막힌다. 폐의 선발(宣發), 숙강(肅降) 기능의 실조(폐실숙강; 肺失宣降)에 의해 수액이 폐에 정체하면 가래(담; 痰)가 생긴다. 폐실숙강에 의해 삼초기화(三焦氣化)[2]가 실조되고, 진액의 통로인 수도(水道)[3]의 흐름이 막히면 담음(痰飮)이 지체(肢體)에 쌓이고, 지체가 무겁고 나른해진다. 담음이 지체의 경맥(經脈)[4] 흐름을 저해하면 지체가 저리고 아프다.

풍한습사가 기부(肌膚)에 울체(鬱滯)하면 열사(熱邪)가 생기고(풍한화열; 風寒火熱), 기부가 창양(瘡瘍)[5] 초기 상태가 된다. 피부에 발적, 열감, 종창, 동통(疼痛)이 생긴다. 창양 초기이므로 화농은 생기지 않는다. 풍한습사는 진액(津液)을 소모하는 것이 아니므로 입 마름(口渴)은 생기지 않는다.

혀에는 백색 설태가 적게 있다(외감풍한증, 혹은 풍한화열증 초기의 설상).

임상 응용 범위는 외감풍한습증의 증후를 나타내는 질환으로, 화농성 피부질환의 초기, 습진, 두드러기(蕁麻疹; 특히 한랭 두드러기), 건선, 감기, 인플루엔자, 편도염, 이하선염, 중이염, 림프절염, 기관지염, 폐렴, 대상포진(herpes zoster), 류마티스 관절염, 경견완증후군(頸肩腕症候群, cervicaobrachial syndrome) 등이다. 화농 되기 쉬운 사람의 체질 개선에 사용되는 경우도 있다.

어떤 처방인가요?

구성 약재는 형개(荊芥), 방풍(防風), 강활(羌活), 독활(獨活), 시호(柴胡), 천궁(川芎), 지각(枳殼), 길경(桔梗), 전호(前胡), 복령(茯笭), 감초(甘草) 11가지이다.

군약(君藥)인 형개는 성미(性味)가 신(辛)·미온(微溫)하고 폐(肺)·간경(肝經)에 들어가 몸을 따뜻하게 하고, 발한(發汗) 작용으로 체표(體表)의 외감풍사(外感風邪)를 체외로 흐르게 하여 제거한다(산한거풍해표; 散寒祛風解表). 바이러스성 감염증[홍역(measles), 풍진(rubella) 등]에 의한 피진을 투발(透發)[6]시키고(투진; 透疹), 창양(瘡瘍)을 치료한다(소창; 消瘡). 소양감을 멈추는 것 외에, 지혈 작용도 있다(지혈지양; 止血止痒). 마찬가지로 군약인 방풍은 성미가 신감(辛甘)·미온(微溫)하여 방광(膀胱)·간(肝)·비경(脾經)에 들어가 산한(散寒)하고 발한(發汗)하여 풍사(風邪)를 흩트린다(거풍해표; 祛風解表). 체표 혈관을 확장하고, 습사(濕邪)를 제거하여 진경(鎭痙)하는 데에 효과적이다(거습해경; 祛濕解痙). 진통·지양(止痒) 작용도 있다. 체표에서는 진경, 체내에서는 지통하고, 넓게는 전신에서 풍사를 치료한다. 형개와 방풍에는 진통, 항균, 항바이러스작용이 있고, 체표의 풍한사(風寒邪)를 발산시키는 목적으로(소풍해표; 疏風解表), 자주 사용되는 조합이다.

신약(臣藥)인 강활은 성미가 신고(辛苦)·온(溫)하여 방광(膀胱)·신경(腎經)에 들어가고, 외감인 풍한표증(風寒表證)을 치료한다. 지통 작용도 있다(특히, 상반신). 독활은 성미가 신고(辛苦)·온(溫)하고 간(肝)·신(腎)·방광경(膀胱經)에 들어가고, 풍한습사(風寒濕邪)를 제거하며(산풍산한제습; 散風散寒除濕), 저린 증상과 통증을 멈추게 한다. 특히 하초(下焦)와 근골 내의 풍한습사(風寒濕邪)를 제거하는 힘이 강하다. 관절의 결림을 편안하게 하는 작용도 있다. 신약인 2가지 약재로 외감인 풍한습사(본 방에서는 특히 습사)를 제거하고, 저린 증상과 통증을 관해(寬解)하고 군약을 돕는다.

다른 약재는 좌약(佐藥)으로서 작용한다. 시호는 간기(肝氣)의 울결(鬱結)을 풀어 기를 흐르게 하는(소간해울; 疏肝解鬱) 약재로써 활용되는 경우가 많지만, 본 방에서는 기부(肌膚)에 존재하는 병사(病邪)를 제거하고(해기발표; 解肌發表), 청열해독(清熱解

毒)하는 역할을 담당한다. 천궁은 기(氣)와 혈(血)의 흐름을 부드럽게 해준다(활혈행기; 活血行氣). 혈관을 확장하고, 혈액순환을 촉진한다. 진통에도 효과적이며, 특히 두통을 완화한다. 지각은 기를 순환시켜 비위(脾胃)의 연동운동을 촉진하고(행기관중; 行氣寬中), 흉복부 팽만감을 제거한다(제만; 除滿). 길경은 폐의 선발(宣發) 기능을 높이고(개선폐기; 開宣肺氣), 가래를 삭혀 기침을 멈추게 한다(지해거담; 止咳祛痰). 배농(排膿) 작용도 있다. 지각과 길경의 조합은 소염·배농에 효과적인 배농산[排膿散; 지실(枳實), 길경(桔梗), 적작약(赤芍藥)]의 방의(方意)를 포함하고 있다. 전호는 폐의 선발(宣發)·숙강(肅降) 기능을 도와주어 기를 하강시키고(선폐하기; 宣肺下氣), 또 거담지해(祛痰止咳)한다. 복령은 건비(健脾)하여 위내정수(胃內停水)를 중재하고, 체내에 쌓여 있는 과잉 습사(濕邪)를 중재하고(이수삼습; 利水滲濕), 조직 내의 부종을 제거한다.

감초는 자감초(炙甘草)를 사용하고, 사약(使藥)으로서 비위(脾胃)의 기능을 조절하면서 기를 보하고(익기화중; 益氣和中), 모든 약재의 약성(藥性)을 조화롭게 한다.

이로써 형방패독산의 효능을 '거풍산한화습(祛風散寒化濕), 발한해표(發汗解表)'라고 할 수 있다. 풍한습사(風寒濕邪)를 제거하여 표증(表證)을 치료한다.

자주 피곤해하며, 식욕부진 등 기허(氣虛)도 보이는 경우는 사군자탕(四君子湯)을 병용한다.

출전은 '섭생중묘방(攝生衆妙方)'이다. '만병회춘(萬病回春)' 등에도 같은 이름의 처방이 있지만 처방 내용은 조금 다르다. 에도(江戶) 시대에 세계에서 처음으로 전신마취를 이용하여 수술을 행한 것으로 알려진 하나오카 세이슈(華岡 青洲)가 만든 십미패독탕(十味敗毒湯)은 본 방을 가감한 것이다.

이런 환자에게

냉기나 냉풍, 차가운 바닥 등에 접하면 담홍색의 두드러기(蕁麻疹)가 올라옵니다. 한랭 두드러기라고 들었습니다.

목욕할 때나 여름의 냉방 때문에도 발생한다. 외감풍한습증(外感風寒濕證)으로 보아 본 방을 사용하였다. 2주 만에 두드러기(蕁麻疹)가 없어졌다. 몸 상태가 좋아져서 그 후에도 반년 정도 복용을 계속하였더니, 복용을 그만둔 후에도 두드러기(蕁麻疹)가 나오지 않게 되었다.

여드름 때문에 괴롭습니다. 담홍색의 작은 여드름이지만 얼굴 전체에 있어 잘 낫지 않습니다.

냉증으로 손과 발이 차갑다. 발이 붓는다. 월경이 규칙적이지 않으며, 늦어지는 편이다. 외감풍한습증(外感風寒濕證)으로 보아 본 방을 사용하였다. 3개월 후 정도부터 여드름이 눈에 띄게 없어졌다. 반년 후에는 여드름이 대부분 사라졌다.

용어 해설

1. 주리(腠理)는 한선, 모공, 피하 조직에 가까운 개념이고, 피부를 덮고 있는 막상(膜狀)의 조직이다. 체액이나 땀을 관리하고 체온을 조절하는 외에, 외계(外界)의 외사(外邪) 침입에 저항하여 인체를 지킨다.
2. 육부(六腑) 중 하나인 삼초(三焦)는 전신에 퍼져 있어 모든 장부를 뒤덮는 막상(膜狀)의 조직으로 기(氣)와 진액(津液)의 통로가 된다. 체액의 흐름은 모두 삼초를 통하여 지나가므로 이 체액 조절 기능을 삼초기화(三焦氣化)라고 한다.
3. 폐가 선발(宣發)·숙강(肅降) 기능을 통해 체액 조절을 하는 수분대사 과정을 '수도(水道)를 통조(通調)한다'라고 표현한다.
4. 인체의 기본적인 구성성분인 기(氣)·혈(血)·진액(津液)이 운행하는 통로(경로)의 주된 줄기 부분을 경맥(經脈)이라고 한다. 경락은 전신 구석구석까지 분포하여 인체를 하나의 유기체로서 연결하여 기능하게 한다.
5. 화농, 궤양, 미란, 종창 등을 동반하는 피부질환. 고대에서는 외과는 양과(瘍科), 외과의는 양의(瘍醫)라고 불렀다.
6. 병사(病邪)나 병변(病變)을 체표(體表)부터 발산(發散)시키는 것이다.

해표제(신온해표) 解表劑 (辛溫解表)

마황부자세신탕

麻黃附子細辛湯

체내의 양허(陽虛)와 체표의 풍한(風寒)을 해소
저항력이 약한 사람의 감기 등에 사용

마황부자세신탕(**麻黃附子細辛**湯)은 **마황**, **부자**, **세신** 3가지 약재로 구성되어 있는 심플한 처방이다. 예로부터 저항력이 약한 사람이나 냉한 체질인 사람의 감기 등에 많이 사용되어 왔다. 최근에는 감염증뿐만 아니라 체내에 양허(陽虛), 체표에 풍한사기(風寒邪氣)가 존재하여 생기는 각종 질환에, 폭넓게 사용되고 있다.

어떤 사람에게 효과가 있나요?

마황부자세신탕[마황세신부자탕(麻黃細辛附子湯)이라고도 한다]은 '양기허약(陽氣虛弱), 외감풍한(外感風寒)'증을 개선하는 기본적인 처방이다.

'양기허약'은 양기가 허약한 증을 가리킨다. 줄여서 '양허(陽虛)'라고도 일컫는다. 양기(陽氣)는 인체의 구성성분 중 기능적인 면을 나타내는 '기(氣)'이다.[1] 만성질환이나 좋지 않은 몸 상태, 과로, 선천적인 허약체질, 노쇠화 등 전신 기능이 쇠약해진 상태가 양기허약이다. 에너지 대사가 저하되어 있으므로 추위를 잘 타게 되고, 손과 발이 차갑다(리한; 裏寒). 기운이 없고(少氣), 목소리에 힘이 없으며, 바로 졸음이 오고, 식욕이 없는 등의 증상이 나타난다. 안면은 창백하게 되고, 추운 환경과 차가운 음식물을 싫어하고, 따뜻한 환경과 음식물을 좋아한다. 입의 갈증(口渴)은 없고 소변량이 많으며, 대변은 무르다. 저항력이나 면역력(정기; 正氣)[2] 이 약해져 있어 병에 걸리기 쉽고, 잘 낫지 않는다.

'외감풍한(外感風寒)'은 외부의 풍한사기(風寒邪氣)에 감염된 상태를 가리킨다. 외부 세계의 풍한사(風寒邪; 바이러스나 병원균, 한랭자극, 항원 등)은 일반적으로 먼저 체표(體表)부터 침입하고 점차 체내로 들어간다. 풍한사에 의해 체표의 기능이 정체되기 때문에, 영기(營氣)와 위기(衛氣)의 흐름이 울체(鬱滯)되고, 한선과 모공(주리; 腠理)[3] 이 폐색(閉塞)되고, 경맥(經脈)의 흐름이 막힌다. 그 결과 오한, 발열, 두통, 신체통(관절통이나 근육통), 신경통이 생긴다. 한사(寒邪)가 몸을 꽉 뒤덮고 있기 때문에(표폐; 表閉), 몸은 땀을 흘리고 싶어 하는데도 한사가 방해하여 땀을 흘리지 못하고, 무한(無汗)인 상태가 된다.

마황부자세신탕(麻黃附子細辛湯)이 적용되는 것은 상술한 2가지의 증이 동시에 존재하는 경우이다. 즉, 평소에 자주 피곤해지고, 몸의 기능이나 대사가 저하되어 있어 혈행(血行)도 나쁜 체질(양허; 陽虛)인 사람의 감염 초기 단계인 상태에 가깝다. 저항력이 떨어져 있으므로 발열은 가볍고, 오한(惡寒)이 강한 것에 비해 체온은 그다지 높아지지 않는다. 목이 뜨끔뜨끔 자주 아프다. 발열과 두통이 있지만 본질적으로는 차가운 상태이므로 머리를 차갑게 하여도 개선되지 않는다.

혀는 담백색(淡白色; 외감풍한증의 설상)으로 습윤한 백색 설태가 있다(양기허약증의 설상).

본 방은 허약한 사람이나 피로, 나른함, 냉감을 느끼는 사람의 감염증 초기나 통증에 유효한 한편, 저항력이 충분한 사람의 외감풍한(外感風寒)에는 효과적이지 않다. 저항력이 강하다면(양허가 아니라면), 사기(邪氣)는 체내에 침입할 수 없기 때문에 정기(正氣)와 사기(邪氣)의 주된 전장은 체표부(體表部)가 된다. 발열, 두통, 관절통 등과 같은 증상으로 식별할 수 있다.

'육경변증(六經辨證)'[4]에 비춰보면, 외감(外感; 외적요인)에 비해서, 체표부의 방어 기능으로서의 '태양병(太陽病)'의 기(氣)가 확실하다면, 병사(病邪)는 체표부에서 퇴치되어 체내(리; 裏)에 침입하지 못하지만, 그것을 체내(裏)에서 가로막는 '소음경(少陰經)'의 양기(陽氣)가 약해져 있으면 사기(邪氣)가 체내에 침입해 온다(표리동병; 表裏同病). 이것과 같이 체표(體表)에 병사가 있고 동시에 체내(裏)에 양허인 상태에 본 방이 적용된다.

태양경(太陽經)과 소음경(少陰經)에 병사(病邪)가 있기 때문에 오장(五臟) 중 폐(肺)·심(心)·신(腎) 기능의 이상으로 인한 병태에도 본 방이 알맞다. 자주 있는 증상으로는, 폐와 밀접한 관계를 가진 피부를 풍사(風邪)가 어지럽히면 소양감과 통증이 생긴다. 신양허(腎陽虛)가 되면 부종이나 요실금, 요통이 생긴다.

임상 응용 범위는 감기, 인플루엔자, 상기도염, 인두염, 급성 만성 기관지염, 기관지 천식, 폐렴, 급성 신염, 좌골 신경통과 삼차 신경통 등의 신경통, 관절염, 류마티스 관절염, 요통, 알레르기 비염, 꽃가루 알레르기, 두드러기(蕁麻疹), 피부소양증, 대상포진(herpes zoster), 협심증, 기면증(narcolepsy), 냉방병, 야뇨증 등이다.

어떤 처방인가요?

구성 약재는 부자(附子), 세신(細辛), 마황(麻黃) 3가지이다.

군약(君藥)인 부자는 성미(性味)가 대신(大辛)·대열(大熱) 하며, 심(心)·비(脾)·신경(腎經)에 들어가 전신기능이 쇠약해진 상태(양허; 陽虛)에 대하여 몸을 따뜻하게 하고(온리; 溫裏), 모든 기능을 회복시킨다(보양; 補陽). 신(腎)에 대해서는 신양(腎陽)을 보하고, 신기(腎氣)를 생성한다(온보신양; 溫補腎陽). 전신의 기능과 대사를 촉진하고, 저항력, 면역력을 높여준다. 심(心)에 대해서는 심장의 수축력을 높여(강심; 强心), 혈관을 확장하고, 혈행(血行)을 개선하여 냉증을 제거한다. 비(脾)에 대해서는 한증(寒證)일 때의 복통과 설사(下痢)를 낫게 한다. 강한 진통 작용을 가지고 있으며, 관절염 등에 대해서는 소염작용도 있다.

신약(臣藥)인 세신은 성미가 신온(辛溫)하고, 체표에 머무르는 병사(病邪, 풍한사; 風

寒邪)를 쫓아내 제거한다(산한해표; 散寒解表). 폐를 따뜻하게 하고, 수음(水飮)을 제거한다(온폐화음; 溫肺化飮). 이것으로 담(痰)을 제거하고, 기침을 진정시키며(거담진해; 祛痰鎭咳), 비강의 흐름을 좋게 한다(선통비규; 宣通鼻竅). 진통 작용도 있다.

사약(使藥)인 마황은 성미(性味)가 신고(辛苦)·온(溫)하고, 폐경(肺經)과 방광경(膀胱經)에 들어가고, 위기(衛氣)의 울체(鬱滯)를 해소하며, 주리(腠理)를 열고, 발한(發汗)하여 표폐(表閉)를 풀고(발한해표; 發汗解表), 체표의 풍한사(風寒邪)를 발산시킨다. 또 폐의 선발(宣發) 작용을 정상화하고(선발폐기; 宣發肺氣), 기침과 천명(喘咳)을 완화하고, 호흡곤란을 진정시킨다. 기관지 평활근을 이완시키는 작용에 가깝다. 발한작용을 통해 열을 방산(放散)하고, 해열도 한다. 이뇨 작용을 가지고 있어, 부종을 경감한다.

이로써 마황부자세신탕(麻黃附子細辛湯)의 효능을 '조양해표(助陽解表)'라고 할 수 있다. 외감풍한(外感風寒)에는 일반적으로 발한해표(發汗解表)하여 치료하지만, 원래 양허(陽虛) 체질이 있는 경우는 발한(發汗)시키면 정기(正氣)가 손상되고 도리어 반대로 체력을 소모하기 때문에 해표(解表)에 더하여 생리 기능을 활성화하고 저항력을 높일 필요가 있다. 따라서, 신온해표(辛溫解表)와 보양(補陽)하는 약재를 조합시키는 것이다.[5] 이와 같이 본 방은 체력(본 방의 경우, 양허)을 보하고 저항력을 높이면서(본치; 本治), 병사(病邪; 본 방의 경우, 외감풍한)를 제거(표치; 標治)하는 처방(부정거사; 扶正祛邪)하게 된다(표본겸고; 標本兼顧)[6]. 표리동병(表裏同病)의 표리 병증을 동시에 낫게 한다(표리동치; 表裏同治). 부정(扶正)하여도 사기(邪氣)를 머무르게 하지 않고, 해표(解表)하여도 정기를 손상시키지 않는다.

피로 권태감이나 식욕부진이 두드러진 경우는, 보중익기탕(補中益氣湯)을 함께 복용한다. 부종이 두드러진다면 오령산(五苓散)을 병용한다. 몸이 흠뻑 땀을 흘린다면(자한; 自汗), 계지탕(桂枝湯)을 합친다. 같은 외감풍한(外感風寒)이더라도 환자에는 아직 저항력이 충분한 경우는 본 방이 아닌 마황탕(麻黃湯)을 사용한다.

음허증(陰虛證)이나 열증(熱證)에 대해서는 불에 기름을 붓는 것과 같은 것이므로 본 방은 사용하지 않는다.

출전은 '상한론(傷寒論)'이다.

이런 환자에게

알레르기 비염입니다. 매일 아침, 연달아서 재채기가 나옵니다.

물과 같은 묽은 콧물이 많다. 코막힘이나 눈의 가려움은 없다. 자주 피곤해한다. 양기허약(陽氣虛弱), 외감풍한(外感風寒)으로 보아 본 방을 사용하였다. 바로 개선되었다. 재채기나 물과 같은 콧물은 차가운 것과 관련이 깊다.

대상포진이 나은 후, 신경통이 남아있습니다. 저림도 있습니다.

진통제를 먹어도 동통(疼痛)으로 밤에 푹 자지 못한다. 양기허약(陽氣虛弱), 외감풍한(外感風寒)으로 보아 본 방을 사용하였다. 2주 후부터 통증이 많이 경감되었지만, 차가우면 악화된다. 그 후는 계지탕(桂枝湯)이나 오령산(五苓散)을 복용하고, 2개월 후에 통증이 소실되었다. 대상포진은 면역력이 저하되었을 때 생기므로 양허(陽虛)와 관련이 깊다.

용어 해설

1. 인체의 구성성분 중 기능적인 면을 나타내는 기(氣)를 '양기(陽氣)'라고 하며, 물질적인 면을 나타내는 혈(血)·진액(津液)·정(精)을 모아 '음액(陰液)'이라고 한다. 음양(陰陽) 학설에 대해서는 눈에 보이는 물질은 음(陰), 눈에 보이지 않는 기능은 양(陽)에 속한다.
2. 정기(正氣)는 정상적인 인체의 생리기능을 유지하는 기능과 물질이다. 병사(病邪)의 침입이나 세력확대를 방어한다. 인간의 면역력이나 저항력과 같은 의미이다.
3. 주리(腠理)는 피부 등의 틈을 가리킨다. 체액과 땀을 관리하여 체온을 조절하고 외사(外邪)의 침입에 저항하여 인체를 지킨다.
4. 육경변증(六經辨證)은 외감열병[外感熱病; 특히 한사(寒邪)]에 대한 변증(辨證)법 중 하나이다. 태양(太陽)·소양(少陽)·양명(陽明)·태음(太陰)·궐음(厥陰)·소음(少陰) 육경(六經) 사이를 병사(病邪)가 진행하면서 병이 진행, 변화해 나간다고 생각하는 방법이다.
5. 정기(正氣)의 부족에 더해져 외감표증(外感表證)을 감수한 증(證)을 치료하는 방제를 '부정해표제(扶正解表劑)'라고 부른다. 마황부자세신탕(麻黃附子細辛湯)은 정기 부족이 양허(陽虛), 외감사기(外感邪氣)가 풍한(風寒)인 경우에 사용되는 처방이다.
6. '본(本)'은 근본적인 병의 원인, '표(標)'는 실제로 외부에 나타나는 증상이다. 본허(本虛)의 치료를 '본치(本治)', 표실(標實)의 치료를 '표치(標治)'라고 한다. 체력을 높여 수비와 병사를 퇴치하는 공격 양쪽을 동시에 행하는 공보겸치(攻補兼治)로 표(標)와 본(本) 양쪽을 개선한다.

해표제(신량해표) 解表劑 (辛涼解表)

은교산

銀翹散

외감풍열(外感風熱)을 치료하는 대표적인 처방
열증(熱證)을 동반하는 감기와 염증에 활용

은교산(**銀翹**散)의 **은(銀)**, **교(翹)**는 본 방의 군약(君藥)인 금**은**화(金**銀**花), 연**교**(連**翹**)를 각자 가리킨다. 그 2가지 약재를 중심으로 풍열사(風熱邪)를 발산(發散)하고, 감기와 염증을 치료하는 처방이다.

어떤 사람에게 효과적인가요?

은교산은 '외감풍열(外感風熱), 온병초기(溫病初期)'증을 개선하는 대표적인 처방이다.

외부의 병사[病邪; 바이러스나 세균감염에 해당하는 외감풍사(外感風邪)[1] 등]은 일반적으로 먼저 체표(體表)부터 침입하고 점차 체내로 들어간다. 이 병사감염의 초기 단계에서 병사가 아직 체표에 머무르고 있는 증을 '표증(表證)'이라고 한다. 이 중 열감, 발열 등의 열증을 동반하는 표증이 '외감풍열(外感風熱)'증이다. 외감풍열(外感風熱)은 외부의 풍열사[風熱邪; 풍사(風邪)와 열사(熱邪)가 합쳐진 병사(病邪)]가 입이나 코를 통해서 폐에 침입해 온 외감병(外感病)이고, '표열(表熱, 풍열표증; 風熱表證)'이라고 부른다.[2] 염증 초기에 한선(汗腺)의 기능이 실조되고, 열 방산(放散)이 적절하게 일어나지 않는 상태에 가깝다. 염증에 의한 열 생산으로 인해 체온이 상승하고, 여러 열증(熱證)이 발성한다.

외감열병(外感熱病; 열증을 나타내는 외감병)의 변증논치[辨證論治; 증(證)을 판단하고, 그것에 대응하는 처방을 충분히 검토하고 판단하는 것] 중 하나로, 온병학(溫病學)이 있다. 온병학에서는 외감열병의 이환에 동반하는 음액(陰液) 소모(열사상음; 熱邪傷陰)의 경과에 따라 변증한다. 이 온병학에서 성립한 변증법에 '위기영혈변증(衛氣榮血辨證)'이 있다. 열병 초기 단계에서 병사(病邪)가 존재하는 부위가 얕고, 오한과 두통이 보이는 병태를 '위분(衛分)'증, 병사가 위분보다 깊은 리(체내)에 들어가, 정기와 병사의 격한 싸움에 의해 열감이 강해지고, 입 마름(口渴)이 생기거나 습사(濕邪)를 동반하는 병태를 '기분(氣分)'증, 그 위에 병사가 깊은 부위에 침입하여 진액(津液)을 소모해 심신(心神)을 어지럽히고, 고열을 발생시키고, 헛소리를 말하는 등의 의식에도 영향이 미친 병태를 '영분(營分)'증, 더 나아가 음액(陰液)이 소모되고, 출혈이 보이게 되는 병태를 '혈분(血分)'증이라고 한다. 각자의 단계에 맞춰 적절하게 인체를 지키면서 병사를 제거한다.[3]

한방에서는 열병에 대해, 일률적으로 청열제(清熱劑)로 열을 식히는 것이 아닌, 환자의 증에 따라 여러 방제를 사용하고, 열병의 근본적인 치료를 진행한다. 그리고 '온병초기(溫病初期)'의 위분열증(衛分熱證)을 치료하는 것이 본 방이다. 온병(溫病)의 초기 단계에서 풍열사(風熱邪)가 위분(衛分)에 있고, 체내에 침입하고자 하는 것으로서 정기[正氣; 이 경우는 위기(衛氣)][4]와 체표(體表)에서 싸우고 있는 병태이다.

풍열사(風熱邪)와 위기(衛氣)가 체표에서 싸우고 있어서 열감이 생기고, 발열한다. 미약한 오한(惡寒, 미오풍한; 微惡風寒)이 생기는 경우도 있다. 풍열사가 상승하여 머리 부분(頭部)에 침입하면 두통, 인후통, 눈의 충혈이 생긴다. 열사(熱邪)는 진액을 소모하기 때문에, 입 마름(口渴)을 생기게 한다.

풍열사(風熱邪氣)는 피모(皮毛)를 담당하는 폐에 침입하면 폐의 선발(宣發)[5] 기능이 저해되어 땀이 나오지 않게 된다(무한; 無汗). 혹은 땀이 배는 정도로 발한하는 경우도 있다(유한불창; 有汗不暢). 마찬가지로 폐의 숙강(肅降)[6] 기능이 침입되면 폐기가 상역(上逆)하고 기침이 나온다.

혀는 설첨(舌尖, 혀 앞쪽)이 붉은 색이 되고[상초(上焦) 열증(熱證)의 설상], 황색 설태가 적게 있다[외감풍열증(外感風熱證)의 설상]. 설태는 적고 하얀색인 경우도 있다[온병(溫病) 초기의 설상].

이 증에서는 표한증(表寒證)에서 보이는 것처럼, 떨림 등의 열 생산을 촉진하는 증상과, 한선(汗腺)이 폐색(閉塞)되거나 근육이 긴장하는 등의 열 발산을 억제하는 증상은 생기지 않는다. 같은 감염증의 초기 단계이더라도, 표한증보다도 열감과 발열이 심하고, 염증도 심하며, 진행이 빠른 것이 특징이다. 체온의 높고 낮음뿐만 아니라, 열증(熱證)인가 한증(寒證)인가가 표열증(表熱證)과 표한증(表寒證)을 식별하는 기준이 된다.

임상 응용 범위는 외감풍열(外感風熱), 온병(溫病) 초기의 증후를 나타내는 질환으로, 감기, 인플루엔자, 인두염, 편도염, 이하선염, 기관지염, 폐렴, 홍역(measles) 초기 등이다.

어떤 처방인가요?

구성 약재는 금은화(金銀花), 연교(連翹), 박하(薄荷), 우방자(牛蒡子), 형개(荊芥), 담두시(淡豆豉), 담죽엽(淡竹葉), 노근(蘆根), 길경(桔梗), 감초(甘草) 10가지이다.

군약(君藥)인 금은화는 성미(性味)가 감한(甘寒)하며 폐(肺)·위(胃)·심(心)·비경(脾經)에 들어가고, 열독(熱毒)을 제거한다(청열해독; 淸熱解毒). 풍열(風熱)을 발산(發散)하는 작용(소산풍열; 疏散風熱)도 있다. 마찬가지로 군약인 연교는 성미가 고(苦)·미한(微寒)하고 폐(肺)·심(心)·담경(膽經)에 들어가고, 청열해독(淸熱解毒), 소산풍열(疏散風熱)한다. 화농성 질환에도 효과가 있다. 이 군약 2가지들로 청열해독하고, 병사(病死)를 체표부터 발산하고(투사; 透邪), 접근시키지 않는다(피예; 避穢).

신약(臣藥)은 4가지가 있다. 박하는 성미(性味)가 신량(辛凉)하며 간(肝)·폐경(肺經)에 들어가고 소산풍열(疏散風熱)하는 동시에 간의 울열(鬱熱)도 발산하고, 머리와 눈의 열을 식혀 상쾌하게 한다(청리두목; 淸利頭目). 우방자는 성미가 신고(辛苦)·한(寒)하며 폐(肺)·위경(胃經)에 들어가 소산풍열하고 후두부의 열감을 제거해 몸 상태를 조절한다(해독리인; 解毒利咽). 형개는 성미가 신(辛)·미온(微溫)하며 폐(肺)·간경(肝經)에 들어가고, 발한(發汗)으로 인해 체표의 외감풍사(外感風邪)를 체외로 흐르게 하여 제거하고(거풍해표; 祛風解表), 가려움을 멈추고, 지혈 작용도 있다(지혈지양; 止血止痒). 담두시는 성미가 신온(辛溫)하고 폐·위경에 들어가 체표에 머무르는 병사(病邪)를 쫓아내 없어고(해표; 解表), 심번(心煩; 흉부가 답답하여 진정되지 않는 불안감)을 완화해 준다(제번; 除煩). 신약인 박하와 우방자로 소산풍열하고 형개와 담두시로 투사해독(透邪解毒)하여 군약을 돕는다.

군·신약(君·臣藥) 6가지는 전부 폐경(肺經)에 들어간다. 따라서 오장(五臟) 중 폐가 지배하는 호흡기계와 피부, 코, 인후두부의 점막 등에 작용하고, 약효를 발휘한다. 성미가 신량(辛凉)한 약재를 사용하고, 체표의 풍열사(風熱邪)를 발산하여 제거한다(신량투표; 辛凉透表).

좌약(佐藥)은 3가지이다. 담죽엽은 상초(上焦)의 열을 제거한다. 노근은 열을 식히고 진액을 생기게 한다(청열생진; 淸熱生津). 길경은 폐의 선발(宣發) 기능을 높여(개선폐기; 開宣肺氣), 가래를 삭혀 기침을 멈추게 한다(지해거담; 止咳祛痰). 배농(排膿) 작용도 있다. 좌약은 청열(淸熱)·생진(生津)·리인(利咽)하여 군·신약(君·臣藥)을 돕는다.

감초는 성감초(生甘草)를 사용한다. 좌·사약(佐·使藥)으로서 청열해독하고, 비위(脾胃)의 기능을 조절하고, 기를 보하며(익기화중; 益氣和中), 모든 약재의 약성(藥性)을 조화롭게 한다.

이로써 은교산의 효능을 '신량투표(辛凉透表), 청열해독(淸熱解毒)'이라고 할 수 있다. 풍열사(風熱邪) 중 열사(熱邪)의 치료가 주된 작용이다. 온성(溫性)인 형개와 담두시가 배합되어 있지만 이 배합 덕분에 조성(燥性)이 너무 강하게 되지 않고, 투사(透邪)·해독(解毒) 작용이 강해지고, 처방 전체의 청열 효과에 영향은 없다. 표한증(表寒證)의 치료와 다르게, 강한 발한(發汗) 작용은 필요 없다.

기침이 심하면 마찬가지로 신량해표약(辛凉解表藥)인 마행감석탕(麻杏甘石湯)을 사용한다. 외감풍한증(外感風寒證)에는 사용하지 않는다.

출전은 '온병조변(溫病條辨)'이다. 방향성인 약재가 많고, 가열하면 약효가 감소하기 쉬우므로 장기간 전탕하지 않게 주의한다.

이런 환자에게

감기에 걸렸습니다. 열이 있고, 머리가 아픕니다.
갈근탕을 복용하였지만, 효과가 없습니다.

인후부도 아프다. 오한(惡寒)은 없다. 전형적인 외감풍열(外感風熱), 온병(溫病) 초기로 보아 본 방을 사용하였다.

하루 만에 나았다. 갈근탕(葛根湯)은 외감풍한(外感風寒)을 치료하는 처방이다. 같은 병이더라도 증이 다르면 사용하는 처방은 바뀐다(동병이치; 同病異治).

편도염입니다. 인후가 부어 아픕니다.

혀를 보면 설첨이 빨갛다. 외감풍열(外感風熱), 온병(溫病) 초기로 보아 본 방을 사용하였다. 다음날에는 열이 내렸고, 3일 만에 완치되었다.

용어 해설

1. 외감병(外感病)은 외부의 병사(病邪)에 의해 야기되는 병변이다. 풍사(風邪)는 자연계의 바람에 의해 생기는 현상을 닮은 증후를 야기하는 병사로, 바람과 같이 발병이 갑작스럽고, 변화가 많고, 체표부나 호흡기를 침입하는 경우가 많다.
2. 표증(表證)에는 풍열증(風熱證) 외에도 표한증(表寒證)이 있다. 표한(表寒)인 경우, 표열(表熱)과 비교해서 열감과 발열이 약하고, 오한(惡寒)과 신체통(관절 곳곳이 아프다) 등의 한증(寒證)을 동반한다.
3. 외감열병(外感熱病)인 변증논치(辨證論治)는 '온병학(溫病學)'의 위기영혈변증(衛氣榮血辨證) 외에도, '상한론(傷寒論)'에서 전개되는 육경변증(六經辨證)이 있다. '상한론'은 한사(寒邪)에 의해 양기(陽氣)의 소모에 따라 한사로 인한 열병(熱病)을 변증하고, '온병학'은 열사(熱邪)로 인한 음액(陰液)의 소모에 따라 열사로 인한 열병을 변증한다.
4. 위기(衛氣)는 맥관(脈管) 외를 구석구석까지 운행하는 기(氣)로 주리(腠理)를 담당하고, 체표를 병사(病邪)로부터 지킨다. 주리는 피부 등의 틈이고, 체액과 땀을 관리하고, 체온을 조절한다. 피부를 덮고 있는 막상(膜狀)의 조직이 되어 외사(外邪)의 침입에 저항하고, 인체를 지킨다. 한선, 모공, 피하조직에 가까운 개념이다.
5. 호흡에 의해 공기 중으로부터 필요한 성분을 흡입하고 체내의 불필요한 물질을 배출하는 동시에, 기(氣)와 진액(津液)을 전신 구석구석까지 산포(散布)하는 폐의 기능을 가리킨다.
6. 호흡을 조절하여 진액(津液)을 차츰차츰 아래쪽으로 밀어 내리는 폐의 기능을 가리킨다.

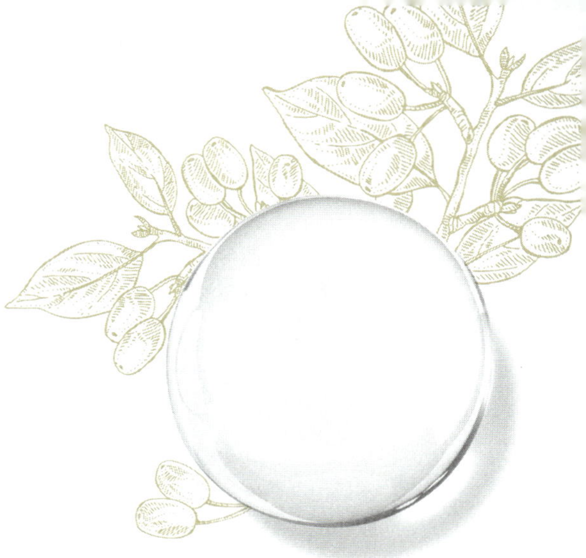

사하제 **瀉下劑**

대황목단피탕

大黃牧丹皮湯

하복부의 습열과(濕熱) 혈어(血瘀)를 제거
소화기, 생식기, 비뇨기 등의 염증에 사용

대황목단피탕(**大黃牧丹皮**湯)은 **대황(大黃)**과 **목단피(牧丹皮)**를 배합한 처방이다. 하복부의 습사(濕邪), 열사(熱邪), 혈어(血瘀)를 개선하여, 염증과 화농을 동반하는 모든 병을 치료한다.

어떤 사람에게 효과가 있나요?

대황목단피탕은 '습열혈체(濕熱血滯), 장옹(腸癰)' 초기 증을 치료하는 처방이다.

'습열혈체(濕熱血滯)'는 습사(濕邪), 열사(熱邪), 혈어(血瘀)가 동시에 울체(鬱滯)되어 있는 상태를 가리킨다.

습사(濕邪)는 자연계의 습기에 의해 생기는 현상을 닮은 증상을 야기시키는 병사로 끈적하고, 흠뻑 젖은 것과 같은 증후를 나타낸다. 정체하는 성질이 있어 경과가 길고, 치유하는 데에 시간이 걸린다. 신체와 사지가 무겁고 나른하고, 머리가 무겁게 느껴지며(頭重感), 관절을 움직이기 어려워하거나 둔통(鈍痛), 부종, 가래

(痰), 습진, 삼출액, 콧물, 대하, 복부 팽만감, 이상변(caddy stool), 끈적끈적한 설태(니태; 膩苔) 등의 습증(濕證)을 나타낸다.

열사(熱邪)는 자연계의 화열(火熱)에 의해 생기는 현상을 닮은 증상을 야기하는 병사(病邪)이다. 형세가 격하고, 염증, 화농, 열감, 발열, 충혈, 동통(疼痛), 출혈, 냄새, 의식장애, 딱딱한 대변, 짙은 색의 소변, 붉은 혀, 황색 설태 등의 열증(熱證)을 나타낸다. 습사(濕邪)와 열사(熱邪)가 결합하여 습열사(濕熱邪)가 되는 경우도 많다.

혈어(血瘀)는 혈의 흐름이 울체(鬱滯)되기 쉬운 체질이다. 혈액 유동성의 이상과 혈관의 미세 순환장애, 정신적 스트레스, 차갑고 추운 환경, 부적절한 식생활, 운동 부족, 생리기능의 저하 등에 의해 이 증(證)이 된다. 임신과 출산에 의해 생기는 경우도 있다. 한의학에서는 불통즉통(不通則痛; 통하지 않는다면, 바로 아프다)라고 말하며, 완고하게 지속되는 둔통 혹은 침으로 찔리는 듯한 통증(자통; 刺痛)이 생긴다. 낮보다도 밤에 통증이 증가하는 경우가 많다.

한편, 장옹(腸癰)은 하복부가 부어서 응어리가 만져지고, 환부를 누르면 방산통이 생기는 듯한 상태이다. 급성 충수염(맹장) 등, 장관(腸管, enteric)에 화농이나 궤양이 생기는 것에 더해, 그 주변에 순환 장애가 생긴 상태에 상응한다. '장옹(腸癰) 초기'는 농이 생겼지만, 찢어져도 농이 나오지 않는 상태를 가리킨다.

습열사(濕熱邪)가 장에 울체되어 있으므로(실증; 實證), 기혈(氣血)이 응집되어 경락(經絡)[1] 이 통하지 못하게 되고, 하복부가 답답하고 그득하다. 게다가 장옹이 형성되면, 압박 시의 통증(압통; 壓痛) 혹은 저항이 높아진다. 특히 우하복부(회맹부)[2] 에 압통을 느끼기 쉽다.[3] 리(裏; 체내)의 실열(實熱)의 존재에 의해 발열, 자한(自汗)[4], 오한이 생긴다.

본 방은 이와 같은 끈적끈적함과(습사; 濕邪), 열을 띠고(열사; 熱邪), 울혈을 동반하고(혈어; 血瘀), 화농되어 있는 것과 같은 하반신의 병태 전반에 효과를 발휘한다. 소화기뿐만 아니라, 골반 내에서 습열(濕熱)이나 혈어(血瘀)가 보이는 생식기나 비뇨기의 만성염증 질환에 본 방은 넓게 활용할 수 있다. 습열혈체(濕熱血滯)가 상항(上亢)되어 상반신에 미치는 경우는 적다.

혀는 붉은색으로, 황색 설태가 적게 있다(실열의 설상). 황색 설태가 끈적끈적하게 있는 경우도 있다(습열의 설상).

임상 응용 범위는 습열혈체(濕熱血滯), 장옹(腸癰) 초기의 증후를 나타내는 질환으로, 급성 충수염 또는 복막염의 초기, 대장게실염, 골반 내 염증, 자궁내막증, 월경불순(menstrual irregularity), 월경곤란증, 난소 낭종, 난관염, 대하, 변비, 치핵, 치루, 항문주위염, 요도염, 전립선염, 고환염, 림프절염 등이다.

어떤 처방인가요?

구성 약재는 대황(大黃), 도인(桃仁), 목단피(牧丹皮), 망초(芒硝), 동과인(冬瓜仁) 5가지이다.

군약(君藥)인 대황은 성미(性味)가 고한(苦寒)하고, 어열(瘀熱)[5]을 제거하며(습열축어; 濕熱逐瘀), 사하(瀉下)하여 배변을 촉진하고(통리대변; 通利大便), 열사와 답답함을 제거한다(사열소비; 瀉熱消痞). 습열(濕熱)을 대변으로 배출하는 것이다(사하해독; 瀉下解毒). 장 내의 습열울결(濕熱鬱結)을 배설하고, 동시에 장 내의 계류하는 혈어(血瘀)를 제거한다. 리담(利膽) 작용(담즙의 생성, 분비촉진작용)이나 이뇨 작용도 있다.

마찬가지로 군약인 도인은 성미가 고평(苦平)하고, 매끄럽게 흘러 통과하지 못하는(어체된) 혈을 순환시켜 혈어(血瘀)를 제거한다(파혈거어; 破血祛瘀). 진통 작용도 있다. 대황과의 배합으로 대·소변을 통하게 하여, 혈어를 깨트리고, 청열(清熱)한다(파어사열; 破瘀瀉熱).

신약(臣藥)인 목단피는 성미가 고신(苦辛)·미한(微寒)하여 혈어(血瘀)를 가라앉히고(활혈산어; 活血散瘀), 기혈(氣血)을 흐르게 하여 통하게 하고, 동통(疼痛)을 완화한다. 또 혈분(血分)[6]의 열을 식힌다(청열량혈; 清熱凉血). 이 작용들을 통해 배농(排膿)하면서 장옹을 치료한다(배농소옹; 排膿消癰). 자궁 점막을 충혈되게 하는 작용도 있다. 대황과의 조합으로 비위(脾胃)의 혈열(血熱)을 배설하여 혈어를 제거하고(사열파어; 瀉熱破瘀), 배농하여 장옹을 치료한다(배농리옹; 排膿利癰). 도인과의 조합으로 배농 작용을 높이고, 혈관을 확장하고, 순환을 개선하며, 혈어를 치료한다(구어혈; 驅瘀血).

같은 신약인 망초는 성미가 함고(鹹苦)·한(寒)하고, 통변(通便)하여 리열(裏熱)을 중재하고(청열사하; 淸熱瀉下), 부종이나 덩어리를 연화하여 제거한다[연견(軟堅)·산결(散結)·소종(消腫)]. 대황과의 조합으로 연동운동을 촉진하고, 대·소변을 통리(通利) 시켜 장관(腸管, enteric) 내의 분변을 배설하여 독소의 흡수를 방지하며 복만(腹滿)을 해소하고, 장 내의 실열(實熱)을 식혀 배제한다(청사; 淸瀉). 또 도인과의 조합으로 청열사하(淸熱瀉下)하고 파혈거어(破血祛瘀)한다.

동과인(동과자; 冬瓜子)은 좌·사약(佐·使藥)이다. 성미가 감한(甘寒)하고, 장의 실열(實熱)을 청리(淸利)하며(청장리습; 淸腸利濕), 배농산결(排膿散結)하여 장옹을 치료하고(소옹; 消癰), 군·신약(君·臣藥)의 작용을 돕는다. 모든 약재의 약효를 이끌어 장옹에 집중시키는 작용도 가지고 있다. 청폐거담(淸肺祛痰) 작용도 있다. 목단피와의 조합으로 혈열(血熱)을 사하여 수종을 해소한다.

이로써 대황목단피탕의 효능을 '사열파어(瀉熱破瘀), 산결소종(散結消腫)'이라고 할 수 있다. 사하(瀉下), 청열(淸熱), 활혈(活血), 제습(除濕)작용을 가지고 있고, 소염, 항균, 순환개선, 배농하는 처방으로서 여러 가지 염증에 응용할 수 있다.

염증이 심하면 황련해독탕(黃蓮解毒湯) 등을 합방한다. 복부 팽만감이 심하다면 대승기탕(大承氣湯)을 함께 복용한다. 장관(腸管, enteric)의 경련이 있는 경우는 작약감초탕(芍藥甘草湯)을 병용한다. 혈어(血瘀)가 심하다면 계지복령환(桂枝茯苓丸)이나 도핵승기탕(桃核承氣湯)을 합방한다. 복통, 복부 팽만감(腹張) 등 기체가 심하다면 사역산(四逆散)을 합친다. 변비가 없는 경우는 장옹탕(腸癰湯)[7]을 사용한다.

진행된 충수염(맹장염)에는 사용하지 않는다. 사하(瀉下) 작용이 강하기 때문에 소아, 고령자, 임산부, 산후, 허약체질에도 사용하지 않는다.

출전은 '금궤요략(金匱要略)'이다.

이런 환자에게

대장의 일부가 튀어나와 주머니 모양이 되어 있다고 들었습니다. 그 부분의 염증이 반복되고 있습니다.

대장 게실염으로 진단받았다. 보통은 변비 기미가 보이지만, 게실염이 생기면 설사하며, 복통, 발열이 생긴다. 항생제를 복용하여 치료하였지만, 피곤할 때 재발한다. 습열혈체(濕熱血滯), 장옹(腸癰) 초기로 보아 본 방을 사용하였다. 복용을 시작하고서부터는 재발하지 않는다.

난소 낭종이 있어 수술을 권유받았습니다.

3년 전에 난소 낭종이 있다고 들었고, 점점 커지고 있다. 월경통이 심하다. 만성적인 변비도 있다. 습열혈체(濕熱血滯)로 보아 본 방을 사용하였다. 머지않아 변비는 해소되었고, 3개월 후에는 월경통이 현저하게 줄어들었다. 6개월 후의 정기 검사에서 낭종이 약 절반으로 수축하였고, 수술은 하지 않고 경과 관찰하기로 하였다.

용어 해설

1. 경락(經絡)은 기(氣)·혈(血)·진액(津液)이 운행하는 통로이고, 전신을 망라하며 모든 장부(臟腑), 조직, 기관과 이어지며, 인체를 통일체로서 기능시키고 있다.
2. 회맹부는 우하복부의 소장부터 대장으로의 이행 부분을 가리킨다. 이 부위에 압통이 있는 경우, 대황목단피탕(大黃牧丹皮湯)이나 대승기탕(大承氣湯), 소승기탕(小承氣湯) 등의 대황(大黃)이 배합된 처방을 사용하는 경우가 많다.
3. 하복부의 압통은 혈어(血瘀)(혈액순환부전)와 관계가 깊다.
4. 자한(自汗)은 주간에 특히 움직이지 않아도 나오는 땀 혹은 조금 움직이는 것만으로도 나오는 땀을 가리킨다.
5. 어열(瘀熱)은 습사(濕邪)의 영향 등으로 열사(熱邪)가 혈(血)과 함께 울체(鬱滯)되어 내부에 가득 차 있는 상태를 가리킨다.
6. 혈분(血分)은 넓게 말하면 혈(血)이 존재하는 범위를 가리킨다.
7. 장옹탕(腸癰湯)은 목단피(牧丹皮), 도인(桃仁), 동과인(冬瓜仁), 의이인(薏苡仁) 4가지로 이루어져 있고 청열배농(淸熱排膿), 활혈화어(活血化瘀)한다.

사하제 瀉下劑

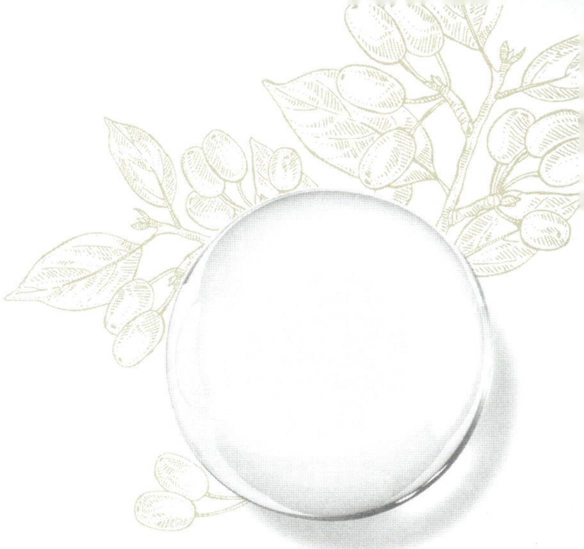

마자인환
麻子仁丸

대변이 동글동글 딱딱해진 장조(臟躁)를 치료
습관성 변비나 고령자의 변비에 적용

변비의 증상은 하제(下劑)를 복용하여 장에 쌓여 있는 변을 배설시키면 해소된다. 그러나, 그것은 일시적인 처방이고, 만성 변비에 대한 근본적인 대책은 되지 않는다. 변비 체질이 있는 한 대변은 다시 배에 쌓이고, 하제로 배설시키는 행위를 반복하게 된다.

한방에서는 변비 체질 그 자체를 개선하고, 만성적인 변비의 치료를 행한다. 마자인환은 그런 처방 중 하나이다.

어떤 사람에게 효과가 있나요?

마자인환은 '장조변비(臟燥便秘), 기체울열(氣滯鬱熱)'증을 개선하는 처방이다.

변비에는 몇 가지 타입이 있다. 그것은 장에 열이 가득 차 대변이 딱딱해지는 열비(熱秘), 스트레스 등의 영향으로 자의 연동운동이 부드럽지 않게 되어 대변이 정체하는 기비(氣秘), 기가 부족해져 하복부에 힘이 들어가지 못해 변을 배설시키는 것이 괴롭게 되는 허비(虛秘), 장이 차가워져 움직임이 나빠지게 되어 대변이 정체하는 냉비(冷秘), 장관(腸管, enteric) 내가 건조하여 토끼의 대변처럼 동글동글한 대변이 되는 조비(燥秘) 등이다.

변비에 가장 관계가 깊은 장부는 비위(脾胃)이다. 음식물은 먼저 육부(六腑) 중 하나인 위(胃)가 받아들여(수납; 受納), 소화하고(부숙; 腐熟), 먹은 것을 인체에 유용한 형태(청; 淸)로 변화시키고, 오장(五臟) 중 하나인 비(脾)에 넘긴다. 그리고 그 찌꺼기(탁; 濁)를 아래의 소장·대장으로 내린다(강탁; 降濁). 비는 위부터 받아들인 청을 흡수하여 기혈(氣血)[1]을 생성하고, 폐 위로 들어 올리고(승청; 昇淸), 전신에 운송해 간다(운화; 運化).

그렇지만 소화관(오장의 위)에 열사(熱邪)[2]가 미치고(열결; 熱結)[3], 그것이 조사(燥邪)와 결합하여 조열(燥熱)이 되어 소화관 내에 정체하면(위장조열; 胃腸燥熱), 위 내의 정상적인 체액(진액)이 줄어들고(위진부족; 胃津不足), 그 영향이 비의 운화(運化) 작용에 미치게 된다. 비에는 진액을 전신에 운수 하는 작용이 있지만, 위 내 조열의 영향으로 진액이 전신으로 전달되지 못하게 되면 장이 습기를 띠지 못하고 건조해지며(장조; 臟躁), 그 결과 대변이 딱딱해지게 되어 변비가 된다(대변비결; 大便秘結). 이것이 '장조변비(臟燥便秘)'이다. '기체울열(氣滯鬱熱)'은 장의 기능(장기; 腸氣)이 막히고, 열사가 울체(鬱滯)되어 있는 증을 가리킨다. 위 내의 조열이 있고[위기(胃氣)가 강하다], 역으로 비는 진액 부족으로 위강비약(胃强脾弱)의 상태로 변비가 되며 이와 같은 증을 '비약증(脾約證)'이라도 한다.

이 증이 되면 대변이 장에 쌓이므로, 복부 팽만감이 나타난다. 진액의 부족으로 인해 입술이 건조해진다. 전신에 운반되지 못한 진액이 방광에 흘러 들어가므로 소변의 횟수는 증가한다(소변빈삭; 小便頻數). 다한(多汗)이 되는 경우도 있다. 장관(腸管, enteric) 내에서 수분을 과다 흡수한 상태이거나, 장의 연동운동 저하에 의해 변의 장내 체재 시간이 길어진 상태에 해당된다고 생각할 수 있다.

혀는 약간 건조하며(조사의 설상), 미황색인 설태가 있다(열사의 설상).

임상 응용 범위는 장조변비(臟燥便秘), 기체울열(機體鬱熱)인 증후를 나타내는 질환으로, 습관성 변비, 고령자나 산후, 치질 환자의 변비, 치질 수술 후의 변비 등이다.

어떤 처방인가요?

구성 약재는 마자인(麻子仁), 작약(芍藥), 행인(杏仁), 대황(大黃), 지실(枳實), 후박(厚朴) 6가지이다.

군약(君藥)인 마자인은 지방 성분을 많이 포함하고 있고, 비(脾)를 길러 장(腸)을 자윤시킨다(자비윤장; 滋脾潤腸). 그 결과, 장의 건조함이 완화되고, 변비가 해소된다(윤장통변; 潤腸通便).

신약(臣藥)에는 작약, 행인, 대황 3가지가 해당한다. 작약은 백작약(白芍藥)을 사용하고, 진액과 혈을 보하고(양음혈; 養陰血), 게다가 간(肝)을 자양(滋養)하여 근육의 경련과 긴장을 완화하고, 비위의 기능을 조화롭게 한다(유간리비; 柔肝理脾)). 행인은 폐의 기능을 조절하여 기를 정상적으로 하강시켜 대장의 기능을 조정하고, 조사(燥邪)를 자윤(滋潤)하여 대변의 통과를 개선한다(윤조통변; 潤燥通便). 대황은 사하(瀉下) 작용으로 장내의 열결(熱結)을 배설하고(사하열결; 瀉下熱結), 소화관의 염증을 진정시킨다.

사약(使藥)인 지실은 울결(鬱結)된 기를 열어 기를 순환시키는 것(이기; 理氣)으로, 위장의 연동운동을 조정하고, 경련을 완화하며, 소화를 도와 대변의 통과를 잘하게 해준다. 마찬가지로 사약인 후박은 지실과 똑같이 이기(理氣)작용을 가지고 있고, 복만(腹滿)을 해소한다(행기제만; 行氣除滿). 지실과 후박의 작용으로 통변을 개선하고, 배설이 좋게 된다. 또 대황과 함께 열결을 배설하여 기의 막힘을 해소한다(사열행기; 瀉熱行氣).

작약과 대황의 조합은 열결로 인한 복통을, 또 작약과 지실의 조합은 상복부(심와부; 心窩部)의 복통을 치료한다. 대시호탕(大柴胡湯)에서도 볼 수 있는 조합이다.

환약으로 만드는 경우는, 상술한 6가지 약재를 분말로 만들어 꿀을 더해 제조한다. 꿀은 사약으로서 윤조통변(潤燥通便)하는 동시에, 모든 약재의 약성(藥性)을 조화롭게 한다.

이로써 마자인환의 효능을 '윤장사열(潤腸瀉熱), 행기통변(行氣通便)'이라고 할 수 있다. 주 약재인 마자인이 자비윤장(滋脾潤腸)하고, 대황, 지실, 후박이 사열행기(瀉熱行氣)하는 것으로 근본적인 치료(본치; 本治)와 병사(病邪)의 제거(표치; 標治)[4] 양쪽을 행하는 처방이 된다(공보겸치; 攻補兼治). 이것으로 진액이 충족되고, 비약증(脾約證)의 치료가 가능해진다. 비약증을 치료하는 방제이므로, 본 방은 별명으로 '비약환(脾約丸)'이라고도 부른다.

본 방은 소승기탕(小承氣湯; 대황, 지실, 후박)에 마자인, 행인, 작약을 더한 구성이 된다. 소승기탕은 기를 순환시켜 열결(熱結)을 배설하지만, 작용이 강하고, 체력을 보하는 힘은 부족하다. 그곳에 마자인 등을 가미한 것으로 체력 소모를 막게 하는 것이 본 방이라고 말할 수 있다. 자주 피곤해지고, 기운이 없는 등 기허(氣虛)의 증후도 보이는 경우는 보중익기탕(補中益氣湯)을 병용한다.

변비를 치료하는 사하제(瀉下劑)에는 열비(熱痞)를 치료하는 한하제(寒下劑), 냉비(冷秘)를 치료하는 온하제(溫下劑), 조비(燥秘)를 치료하는 윤하제(潤下劑) 등이 있다. 본 방은 윤하제 중 하나이다. 청열(清熱) 작용도 있으므로 열비(熱秘)에도 효과적이다.

한방에서는 변비의 타입(증)에 따라 처방을 나눠서 사용하고, 환자의 변비 체질을 개선해 간다. 변비 체질이 개선된다면 하제에 의존하지도 않게 된다. 변비의 타입에 관계되지 않고 일시적으로 대변을 배설시키는 하제와 만성적인 변비를 치료하는 한약은 다르다.

또한 한방 변비약으로서 대황감초탕(大黃甘草湯) 엑스 제형이 시판되어 있지만, 이것은 일시적으로 대변을 배설시키는 대증요법 약이고, 변비 체질을 뿌리부터 개선하는 것은 아니다.

출전은 '상한론(傷寒論)'이다. 임신부에게는 신중하게 사용한다.

이런 환자에게

하제를 복용하지 않으면 대변이 나오지 않습니다.

학생 시절부터 변비라는 30대의 여성이다. 입술이 건조하고, 여름이더라도 립밤을 손에서 놓지 않는다. 장조변비(臟燥便秘)로 보아 본 방을 사용하였다. 3개월 정도부터 매일 대변이 시원하게 나오게 되었다. 6개월 후에는 입술의 건조함과 뾰루지도 개선되었다.

변비와 빈뇨로 어려움을 겪고 있습니다.

70대의 여성. 대변은 동글동글한 모양이다. 빈뇨 증상은 밤 중에 3, 4회 뇨의를 느껴 눈을 뜨고, 화장실 가는 정도이다. 장조변비(臟燥便秘)로 보아 본 방을 사용하였다. 2개월 후에는 대변의 형태가 좋게 되고, 야간 중의 배뇨도 1, 2회로 끝나는 정도가 되었다.

용어 해설

1. 기(氣)는 인체의 모든 생리기능을 추진하는 생명 에너지. 혈(血)은 생명 활동에 필요한 영양이다.
2. 열사(熱邪), 조사(燥邪)는 모두 병의 원인(병인) 중 하나이다. 각자의 문자가 나타내는 자연계의 현상을 닮은 증후를 야기한다. 그 외에도 풍사(風邪), 한사(寒邪), 습사(濕邪), 서사(暑邪) 총 6가지가 있고, 그것들을 '육음(六淫)'이라고 한다. 외부 세계의 온도 습도 변화 등 외인과의 관련도 있지만 인체 측의 저항력이나 체질 등 내인과의 관계도 크고, 최종적으로는 인체에 나타나는 반응 등으로 병사(病邪)를 판단한다.
3. 열사(熱邪)가 체내에 속 깊게 침입한 상태이다.
4. '본(本)'은 근본적인 병의 원인, '표(標)'는 실제로 밖으로 나타내는 증상이다. 본허(本虛)의 치료를 '본치(本治)', 표실(標實)의 치료를 '표치(標治)'라고 할 수 있다.

저자와의 대담

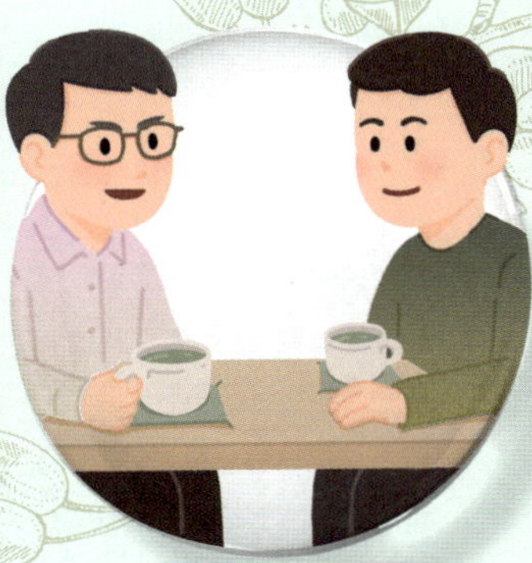

이 책을 번역하며 코이 토시타카 선생님께 이메일로 질문을 건넸고, 감사하게도 정성 어린 답변을 받을 수 있었습니다. 그 과정에서 나눈 대화를 부록으로 담았습니다.
독자 여러분께서도 책을 읽으며 떠올릴 법한 질문들을 중심으로 구성했으니, 저자의 생각을 좀 더 가까이서 느껴보실 수 있길 바랍니다.

코이 토시타카 선생님께

안녕하세요. 저는 『한방 에센스』 책을 번역한 이재우입니다.

우선, 이렇게 훌륭한 책을 집필해 주셔서 진심으로 감사드립니다. 개인적으로도 많은 도움을 받았고, 그 덕분에 이 책을 번역하기로 결심하게 되었습니다.

일본과 다르게 한국에는 한의사 제도가 존재하며, 대만과 함께 세계적으로 드문 이원화 의료 체계를 갖춘 나라 중 하나입니다. 한국에서 한의사는 의사와 동일하게 6년제 대학을 졸업한 후 의료인으로서 법적 지위를 갖게 됩니다.

이번 번역은 갓 졸업한 한의사, 한약에 관심이 있는 의사와 약사 그리고 한의과 대학 재학생들에게 도움이 되고 싶어 진행하게 되었습니다. 따라서 중의학과 약학을 모두 공부하신 저자께 몇 가지 질문을 드리면 유익한 답변을 얻을 수 있을 것 같아 이렇게 연락을 드리게 되었습니다. 조금 망설여지기도 했지만, 용기를 내어 질문을 드립니다.

아래 15가지 질문은 한의사 및 졸업을 앞둔 한의과대학 재학생들로부터 받은 질문 중에서 선별한 것입니다. 가벼운 질문도 있고, 생각해볼 만한 무거운 질문도 포함되어 있습니다. 답변하기 어려운 질문은 건너뛰셔도 괜찮습니다. 편하신 시간에 답변해 주시면 정말 감사하겠습니다.

언젠가 직접 만나 뵙고 더 깊이 있는 이야기를 나눌 수 있기를 기대합니다. 다시 한번 소중한 시간을 내주셔서 감사합니다.

질문 01

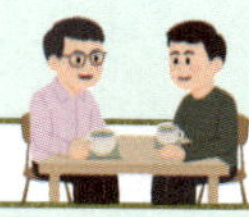

한약재의 약리 기전을 분자 약리학적으로 분석하는 것이 의미가 있을까요?
현재 저는 랩실에서 한약재의 활성 성분이 다양한 질환에 미치는 영향을 연구하고 있습니다. 중국의 www.symmap.org 데이터베이스를 활용하여 약재의 구성 성분(예: Cytochrome C) → 표적 유전자(예: BCL2) → 질환(예: GERD) 순으로 계층적 분석을 수행하고 있습니다.
하지만 13가지 처방을 분석한 결과, 평균적으로 각 처방이 1,300개 이상의 질환과 연관된다는 결과가 나왔습니다. 이러한 연구 방식이 과연 의미가 있는지 의문이 들었습니다. 물론 현재까지 관련 연구 논문이 많지 않지만, 이 방법론이 어떤 가치를 지니는지 판단하기 어렵다고 느꼈습니다.
또한, 활성 성분의 농도 측정, 특정 유전자에 대한 영향 그리고 그 유전자가 질병에 미치는 영향 등을 평가할 수 있는 확립된 도구가 없다는 점에서 이 접근법이 과연 유효한지 고민이 됩니다.
이러한 생물정보학적 접근이 한약 연구에 적용되기 어렵다면, 앞으로 한약 연구를 어떤 과학적 방식으로 접근해야 할까요?

아마 일본의 의학·약학회에서도 같은 연구가 이루어지고 있을 것으로 생각됩니다. 말씀하신 것처럼 한약 처방을 구성하는 한약재, 그리고 더 나아가 한약재를 구성하는 물질로 세분화하여 그 구성물질의 약리작용을 연구하는 것도 하나의 유의미한 연구라고 생각되지만, 실제 임상 현장에서는 그 세분화된 구성물질의 약리 작용을 바탕으로 한약재를 선택하거나 처방을 판단하지는 않습니다. 한방(漢方)에서는 환자의 증(證)을 판단하고 그 증의 치료에 적절한 약효나 성미(性味)·귀경(歸經)을 가진 한약재, 그리고 한약재의 조합을 선택하여 처방을 정해 나가는 것이 기본입니다. 한방 치료의 대원칙인 변증논치(辯證論治)입니다.

따라서 질문하신 연구는 실제 임상에는 그다지 의미가 없는 것 같습니다.

다만 이러한 연구에서 천연물 유래의 유효한 물질을 찾을 수 있다는 점은 높이 평가되어야 한다고 생각합니다. 그것은 변증 논치와는 별도의 대증요법(對症療法)에 도움이 될 것으로 생각됩니다.

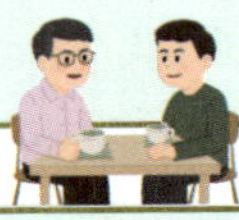

질문 02

한약의 약리 기전에 대한 실험 연구는 어느 정도 신뢰할 수 있을까요?
예를 들어 감초(甘草, *Glycyrrhiza uralensis*)의 부작용으로 위알도스테론증(pseudoaldosteronism)이 발생하여 저칼륨혈증(hypokalemia)을 유발할 수 있다는 것은 널리 알려져 있습니다. 그런데 이를 응용하여, 만성 신장병으로 인해 고칼륨혈증(hyperkalemia)이 있는 환자에게 작약감초탕(芍藥甘草湯)을 투여할 수 있다는 연구를 본 적이 있습니다.
이처럼 일부 실험적 연구 결과를 기반으로 생리·병리학적 지식을 응용하여 치료 효과를 추론하는 것이 위험할 수도 있을까요? 예를 들어, 감초가 ARB (angiotensin receptor blocker) 계열의 항고혈압제의 부작용인 고칼륨혈증을 완화할 수 있다는 식으로 역으로 적용할 수도 있을까요?
이러한 접근법이 과학적이지 않거나 신뢰할 수 없다면, 한방 연구에서 동물실험이나 임상시험을 어떤 방식으로 활용하는 것이 적절할까요? 또한, 임상 연구에서 얻어진 결과가 전통 한방 이론보다 더 신뢰할 수 있는 근거로 인정되어야 할까요?

질문의 접근법은 역시 변증논치(辯證論治)가 아니라 대증요법(對症療法)적으로 약재를 사용할 수 있는지 여부인 것 같기 때문에 정당한 한방 치료에 있어서는 생각하기 어려운 접근법이라고 생각됩니다. 질문 1에 대한 답변에도 나와 있듯이, 그것은 변증논치와는 다른 대증요법에 도움이 될 수 있을지도 모릅니다.

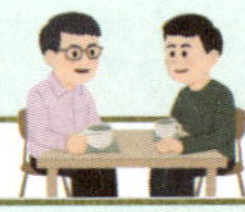

질문 03

양약과 한약의 상호작용을 신경 쓰는 편인가요? 양약을 복용하는 환자들에게는 한약을 어떻게 복용하라고 안내하는지 궁금합니다. 그리고 모든 양약이 한약과 병용 가능한지, 한약과 같이 복용할 수 없는 양약이 있는지 궁금합니다.

일반적으로는 병용 가능하지만, 전부가 아니라 역시 케이스 바이 케이스라고 말할 수 있을 것 같습니다. 의사와의 협업도 중요합니다. 예를 들어 수술 전에 혈류를 좋게 하는 처방은 삼가해 달라는 의사의 요청이 있는 경우는 구혈어제(驅血瘀劑)의 복용을 중단하는 등입니다.

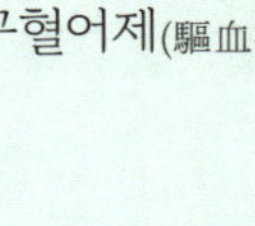

질문 04

약사로서 어떤 계기로 한약에 관심을 가지게 되었는지 궁금합니다.

제약 회사의 공장에서 야간 무인화 운전 설비로 매일 대량의 정신 안정제가 제조되고 있는 것을 보았을 때, '이렇게 약으로 증상을 계속 조절하면 되는 것일까'

라고 느낀 것이 계기가 되었습니다.

저는 증상만을 완화시키는 대증요법(對症療法)이 아닌 근본적인 원인부터 치료해 나가는 길을 제 일로 삼고자 고민하던 중에, 한방(漢方)에 이르게 되었습니다.

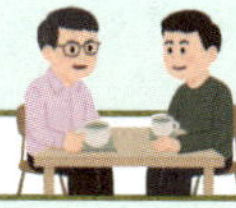

질문 05

현재는 한약의 약효를 분자생물학 수준의 분석으로는 온전히 설명하지 못하여 한의학 고유의 이론과 임상가의 경험에 의존하여 한약을 주로 처방하고 있습니다. 중국과 일본에서, 한약의 효능을 과학적으로 밝히기 위한 연구는 어떤 방향으로 진행되고 있는지 궁금합니다.

한약에 대한 과학적인 연구라고 한다면, 지금 시점에서는 역시 질문 1과 같은 방법이 될 수밖에 없는 것 같습니다. 그것은 결국 증(證)에 대해 과학적으로 연구되지 않은 것이 근본적인 원인이라고 생각합니다. 한약 처방은 증(證)에 따라 결정되기 때문에, 객관적인 근거(evidence)를 중시하는 현대 과학과는 잘 맞지 않은 면이 있는 것이 아닐까요?

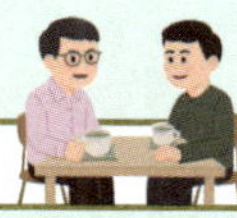

질문 06

중의학(中醫學)과 화한의학(和漢醫學)은 기본 이론과 처방의 특징이 다른 것으로 알고 있는데[화한의학은 기혈수(氣血水) 이론, 상한론(傷寒論)과 요시마스 토도(吉益東洞)의 처방 위주 등], 둘 다를 공부한 관점에서, 어떤 이론적 관점과 처방의 관점을 지니고 있는지 궁금합니다.

저는 중의학의 입장에서 일을 하고 있습니다. 중의학과 일본의 한방(漢方) 양쪽 모두 좋은 점이 많이 있습니다만, 질문 4의 답변에서 말했듯이, '대증요법(對症療法)이 아니라 근본적인 원인부터 치료해 나가는 일을 자신의 사명으로 삼고 싶다'라는 생각이 바탕에 있기 때문입니다.

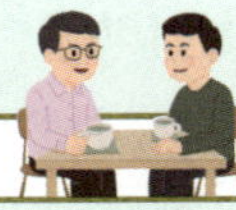

질문 07

한약을 처음 공부하는 사람으로써, 어떤 방식으로 공부하고 임상경험을 쌓아 가는 것이 좋을까요?

지식이나 경험이 물론 중요하지만 지식이나 경험에 의존하지 말고 스스로 잘 생각하는 것이 가장 중요합니다. 바로, 숙고(熟慮)하는 것입니다.

명확한 증(證) 판단법이나 일부 성공 체험에 좌우되지 않고, 매번 백지 상태에서 스스로 잘 생각하여 증(證)을 판단하고, 처방을 결정해 나갔으면 합니다.

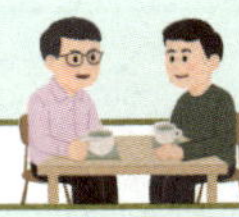

질문 08

치료기간에 대한 설정이 어렵습니다. 선생님께서는 주로 어떻게 판단하시는지 궁금합니다(환자의 증상과 환경, 치료반응에 따라 크게 달라지겠지만).

말씀하신 대로 환자의 체질이나 상태에 따라 개인차가 크다고 생각합니다. 우선은 치료를 시작해 보고, 환자의 경과를 잘 진찰해, 개개인의 상태에 맞추어 따라 가는 것이 좋다고 생각합니다.

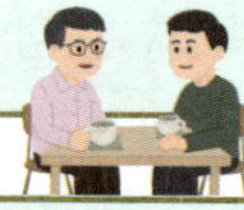

질문 09

이 책의 증례에서 한약을 처방할 때, 엑스제를 사용하는지 아니면 필요할 때 탕제를 사용하여 처방하는지 궁금합니다. 또, 일본에서는 탕제보다는 엑스제나 환약과 같이 먹기 쉬운 제형을 좋아한다고 들었습니다만, 일본에서도 탕제와 같은 제형으로 환자에게 처방할 수 있는지 궁금합니다.

저는 모두 탕약으로 처방하고 있습니다. 엑스제에 비해 뚜렷한 약효나 품질의 차이가 있기 때문입니다. 단, 말씀하신 대로 일본에서는 엑스제가 주류입니다. 의료 보험 제도, 가격, 복용의 편리성, 의사도 취급하기 쉽다는 등의 점에서 어쩔 수 없다고는 생각합니다만 '더 탕약이 보급되면 좋을 텐데'라고 생각하고 있습니다.

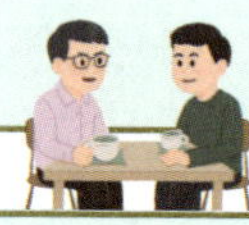

질문 10

한국에서는 한약이 간독성이 있다는 오해가 있습니다. 한약이 간(liver)에 나쁜 영향을 줄 수 있습니까?

모든 식품이나 의약품은 간(liver)에 부담이 될 가능성이 있다고 생각합니다. 특정 약재의 효과나 독성은 사람마다 다르므로, 특정 경우에 간독성이 있을 수 있다고 생각합니다. 역시 개개인에 맞추어 간 기능이 악화된 시점 이후에는 지속적으로 f/u하며 상태를 점검하고 관리하는 방법밖에 없는 것 같습니다.

질문 11

한약은 통상 10일, 15일, 30일 등 긴 기간 동안 투약하는데 한 가지 방제를 투약하고 효과가 있는지 판단하는 데 오래 걸려 한약에 대한 효과인지 시간에 따른 호전인지 구분이 가지 않는 경우가 있습니다. 한약을 투약하고 효과가 있는지를 판단하는 기간에 대한 기준은 어떻게 세우시는지요?

이것도 어려운 문제입니다만, 예를 들어 설진(舌診)이나 맥진(脈診)에서 변화가 나타나고, 또한 병세가 개선되고 있는 것 같다면, 그것이 한약의 효과라고 판단할 수 있다고 생각합니다.

질문 12

일본에서는 엑스제가 메인인 것으로 알고 있지만, 한약의 제형이 알약, 주사제와 같이 매우 간소화될 수 있다고 생각하시는지 궁금합니다.

질문 9의 답변에도 나와 있듯이, 탕제와 엑스제는 분명한 약효와 품질의 차이가 있습니다. 다양한 제형에서 약효, 품질, 보험 적응 여부, 가격, 복용의 편리함 등의 점에서 환자가 원하는 것을 판단하는 것이 좋지 않을까 생각합니다.

질문 13

일관당(一貫堂) 의학에 대해서 이 책을 통해 처음 알게 되었습니다. 인터넷에 검색해

보니 일본의 체질의학이라고 하는데, 저자께서도 체질에 대해서 어떻게 생각하시는지 궁금합니다.

저는 중의학의 변증논치(辯證論治)를 기반으로 하고 있기 때문에, 특히 만성 질환의 치료에는 일관당(一貫堂)의 체질과는 다르지만, 증(證), 즉 체질의 판단을 중요시하고 있습니다. 급성 질환의 치료의 경우는 만성 질환의 경우만큼 체질에 무게를 두지 않아도 좋다고 생각합니다.

질문 14

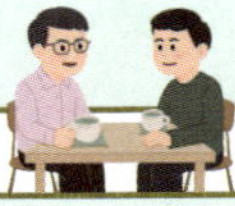

일본 내에서 소시호탕(小柴胡湯)으로 인해 여러 사상자가 났던 사건이 있었다고 들은 적이 있습니다. 한약에 대한 인식이 좋지 않았을 텐데, 일본 내 한방계에서는 이 사건을 어떻게 헤쳐 나갔는지 궁금합니다.

소시호탕 사건은 당시 소시호탕 엑스제가 만성 간염(chronic hepatitis)의 특효약과 같은 위치였기 때문에 환자의 증(證)에 관계없이 누구에게나 소시호탕 엑스제가 처방되고 있었기 때문에 일어났습니다. 한약을 서양의학적으로 사용한 결과입니다. 한약 전문가가 처방했다면 그런 사건은 일어나지 않았을 텐데, 한방(漢方)을 잘 모르는 의사가 계속 소시호탕 엑스제를 사용했기 때문에 일어난 비극입니다.

건설적인 해결책이 확립된 것은 아니지만, 한약 엑스제도 사용을 잘못하면 부작용이 있을 수 있다는 것이 널리 인식되어, 한방을 잘 모르는 의사들이 무턱대고 안이한 마음으로 한약 엑스제를 처방하는 일이 없어진 것이 아닐까요?

질문 15

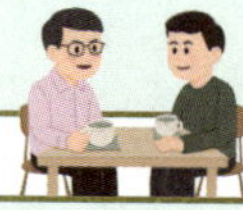

지금까지의 임상 경험을 돌아봤을 때, 가장 기억에 남는 한약 치험례가 있을까요?

제 환자의 대부분은 병원 치료로 완치되지 않거나 약을 끊으면 재발하는 만성 질환의 환자입니다. 그것은 서양 의학이 대증요법(對症療法)을 메인으로 하는 의학이기 때문에 어쩔 수 없는 일일지도 모릅니다만, 그러한 환자가 변증논치(辯證論治)에 의해 체질 개선이 진행되어 건강을 되찾아 가는 증례는 많이 있어, 하나의 증례를 드는 것은 어렵지만, 모두 인상에 남아 있습니다.

답변 감사드립니다.

저야말로 의미 있고 진지한 질문을 많이 해 주셔서 감사합니다.

이 책이 한국의 많은 동료들과 환자분들의 행복을 위해 함께 걸어가는 여러분께 도움이 되기를 바랍니다.

• 저자 약력

Toshitaka Koi

1960년 출생. 중의사이자 약사. 도쿄대학 약학부 졸업. 북경중의약대학 졸업. 조지 워싱턴 대학 경영대학원 수료. 1994년 「幸福薬局」 개설. 1998년 중국 정부 인정 중의사 취득. 2000~2005년에 걸쳐, 북경중의약 대학 일본지부 강사로 일함. 2006년부터 「薬石花房 幸福薬局」 대표. 취미는 등산, 요쿄쿠(謡曲), 고전예술감상, 분재(盆栽), 합기도 등. 저서에는 「의사·약사를 위한 한방 에센스」, 「증상·질환별로 보는 한방 치료지침」(日経BP), 「혀를 보면 병을 알 수 있다」(河出書房新社), 「한방을 사랑해서」(春陽堂書店) 등 다수. 「한방 에센스」는 대만에서, 「혀를 보면 병을 알 수 있다」는 중국·대만에서도 번역·출판되고 있다.

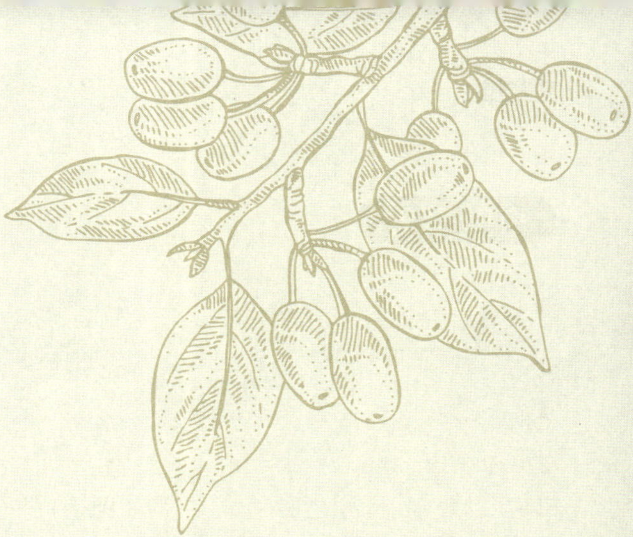

색인

- 병명 색인 ······ 626
- 증상 색인 ······ 637
- 처방 색인 ······ 652
- 약재 색인 ······ 661
- 한의학 용어 색인 ······ 664

병명 색인

㉠

간경변 ········ 176, 213, 385

간기능장애 ········ 177, 330

간염 ········ 34, 46, 73, 76, 82, 171, 176, 193, 194, 201, 213, 219, 237, 278, 283, 288, 289, 294, 324, 385, 436

감기 ········ 46, 51, 52, 53, 54, 55, 147, 193, 194, 198, 201, 206, 207, 210, 213, 219, 247, 250, 271, 274, 311, 312, 324, 362, 363, 364, 365, 394, 427, 429, 435, 437, 441, 447, 466, 473, 492, 493, 494, 496, 505, 508, 511, 531, 567, 568, 572, 574, 575, 578, 579, 582, 585, 590, 592, 596, 598, 600

감염증 ········ 54, 147, 193, 194, 211, 213, 271, 276, 278, 288, 362, 363, 434, 437, 441, 567, 568, 572, 573, 579, 580, 590, 591, 598

갑상선기능저하증 ········ 466

갑상선기능항진증 ········ 99, 106, 112, 142, 165, 278, 385, 523, 546

갑상선종 ········ 171, 476

강박장애 ········ 171, 523

갱년기 장애 ········ 58, 69, 76, 82, 88, 94, 99, 106, 112, 153, 160, 165, 171, 175, 176, 177, 201, 225, 271, 288, 294, 300, 330, 358, 363, 375, 377, 386, 403, 407, 408, 476, 523, 535, 541, 543, 546, 551

건망증 ········ 82, 88, 94, 99, 160, 535

건선 ········ 213, 278, 300, 358, 585

게실염 ········ 242, 606

결막염 ········ 278, 283, 324, 579

경견완증후군(頸肩腕症候群, cervicaobrachial syndrome) ········ 585

고산병 ········ 392

고혈압 ········ 58, 59, 69, 72, 98, 99, 101, 106, 112, 136, 142, 153, 160, 165, 169, 177, 219,

278, 283, 288, 294, 296, 300, 324, 385, 392, 408, 455, 466, 476, 487, 523, 525, 535, 546, 547, 551, 563, 569, 579

고환염 ······ 283, 330, 511, 604

골반 내 염증 ······ 403, 408, 604

공기연하증(呑氣症, aerophagia) ······ 363, 482

공황장애 ······ 94, 171, 375, 529

과민성 대장 증후군 ······ 169, 172, 173, 177, 188, 201

과호흡 증후군(과환기 증후군) ······ 201, 207

관절염 ······ 57, 59, 260, 324, 446, 450, 461, 505, 557, 563, 568, 592

- 변형성 슬관절증 ······ 450, 563

구내염 ······ 46, 106, 147, 153, 156, 188, 190, 191, 278, 280, 283, 288, 294, 296, 300, 330, 358, 516

궤양성 대장염 ······ 147, 439

근육통 ······ 53, 271, 563, 568, 573, 574, 579, 585, 591

급성 요통 ······ 225, 563

기관지염 ······ 30, 40, 52, 82, 118, 124, 126, 130, 134, 136, 154, 155, 183, 194, 198, 201, 207, 219, 278, 317, 324, 367, 368, 379, 381, 383, 450, 455, 466, 470, 471, 476, 492, 493, 496, 500, 505, 511, 514, 517, 519, 568, 579, 585, 592, 598

기관지 천식 ······ 26, 52, 82, 118, 136, 169, 172, 195, 198, 201, 207, 209, 220, 225, 271, 324, 368, 370, 381, 383, 450, 455, 457, 500, 505, 511, 517, 568, 592

기관지확장증(bronchiectasis) ······ 118, 120, 124, 130, 136, 183, 185, 201, 317, 505, 517, 519

기립성 조절장애(orthostatic intolerance, OI) ······ 46, 455

기미(肝斑, chloasma) ······ 167, 177, 250, 280, 302, 408, 410, 442, 490, 496

꽃가루 알레르기 ······ 55, 154, 198, 306, 308, 311, 371, 450, 452, 505, 507, 592

ⓛ

난관염 ······ 334, 604

난소 낭종 ······ 244, 385, 408, 409, 604, 606

내장하수(內臟下垂, splanchnoptosis) ······ 25, 46, 53, 85, 91, 121, 133, 148,

149, 151, 242, 321, 339, 340, 341, 344, 392, 466, 509, 520
냉방병 ········ 271, 429, 592
녹내장 ········ 112, 160, 385, 476, 487, 523, 546
뇌전증 ········ 278, 294, 476, 541, 551
뇌질환과 외과수술의 후유증 ········ 392
뇌혈관질환 ········ 294, 324, 385, 390, 391, 392, 487, 546, 551, 563
뇌혈관질환 후유증 ········ 403
눈피로(asthenopia) ········ 99, 112, 114, 529
늑간 신경통 ········ 385
늑막염(pleuritis) ········ 124

ⓒ
다한증 ········ 52, 169, 311, 444, 529, 532
담관염 ········ 171, 219
담낭염 ········ 171, 176, 194, 201, 219, 283, 288, 294, 324, 330, 436
담석증 ········ 219, 330
당뇨병 ········ 78, 106, 124, 139, 150, 154, 160, 161, 165, 219, 278, 279, 280, 324, 435
대상포진(herpes zoster) ········ 283, 324, 450, 585, 592, 594
대인공포증(anthropophobia) ········ 523
동맥경화증 ········ 58, 99, 112, 136, 165, 219, 294, 324, 330, 385, 487, 523, 546, 551
동창(凍瘡, chilblain) ········ 258, 259, 260, 262, 408
두드러기(蕁麻疹) ········ 52, 193, 197, 201, 213, 219, 259, 260, 271, 288, 300, 311, 324, 330, 332, 340, 341, 345, 346, 347, 349, 351, 353, 355, 358, 363, 364, 365, 366, 392, 403, 408, 435, 450, 466, 468, 505, 568, 570, 574, 579, 582, 585, 588, 592
- 한랭 두드러기 ········ 468, 574, 579, 585, 588

ⓓ
레이노병 ········ 82, 260, 278
류마티스 관절염 ········ 213, 260, 271, 278, 444, 450, 461, 557, 563, 568, 585, 592

림프절염 ······ 283, 351, 579, 585, 604

ⓜ

말초순환장애 ······ 170, 260
메니에르병(meniere's disease) ······ 201, 237, 435, 455, 466, 476, 487, 490, 546
무배란 ······ 99, 106, 112
무월경 ······ 58, 76, 82, 99, 105, 106, 112, 160, 165, 176, 265, 271, 385, 403, 404, 408
미각장애 ······ 34

ⓑ

바제도 병(basedow's disease) ······ 64, 144, 330, 368
반추증(merycism) ······ 482
발기부전(erectile dysfunction, ED) ······ 105, 106, 164, 165, 219, 386, 392, 523, 529, 551
백내장 ······ 112, 160
백선(白癬, dermatophytosis) ······ 300, 346, 358
백일해(百日咳, pertussis) ······ 136, 505
베체트병(Behcet's disease) ······ 300
변비 ······ 23, 25, 46, 75, 106, 118, 123, 124, 139, 141, 165, 171, 172, 176, 177, 179, 190, 218, 219, 241, 243, 253, 279, 284, 288, 289, 293, 295, 300, 313, 323, 324, 326, 334, 340, 341, 353, 358, 375, 393, 401, 403, 405, 411, 447, 604, 605, 606, 608, 609, 610, 611, 612
- 습관성 변비 ······ 402, 608

변형성 관절증(arthrosis deformans) ······ 444
복막염 ······ 201, 604
부비동염 ······ 278, 283, 306, 317, 320, 324, 363, 581
부정맥 ······ 130, 142, 143, 201, 402, 529, 535
부정출혈 ······ 46, 58, 69, 76, 82, 87, 88, 89, 99, 108, 153, 265, 267, 291, 294, 300, 305, 330, 340, 385, 402, 408, 412, 413, 414
부종 ······ 23, 29, 31, 34, 53, 59, 63, 75, 95, 159, 161, 163, 164, 168, 170, 178,

215, 228, 258, 266, 283, 324, 334, 335, 340, 351, 353, 358, 369, 380, 392, 393, 417, 423, 424, 425, 426, 429, 433, 434, 435, 436, 439, 442, 443, 445, 446, 448, 449, 450, 451, 452, 455, 460, 461, 463, 465, 467, 468, 469, 482, 483, 488, 505, 506, 512, 517, 556, 557, 559, 562, 563, 569, 574, 580, 584, 587, 592, 593, 602, 605

- 심장성 부종 ······ 444, 466
- 임신 부종 ······ 69
- 혈관부종(퀸케 부종, Quincke's edema) ······ 213

불육증(不育症, 습관성유산) ······ 76, 82, 403, 408, 414

비만증 ······ 160, 165, 171, 219, 324, 419, 444, 471, 523

비복근경련 ······ 224, 225

비염 ······ 49, 170, 207, 213, 283, 308, 316, 317, 371, 500, 502, 579

- 알레르기 비염 ······ 52, 55, 306, 363, 429, 461, 505, 568, 570, 592, 594

빈혈 ······ 24, 29, 40, 56, 58, 59, 68, 69, 72, 74, 76, 82, 86, 88, 94, 96, 142, 196, 231, 299, 302, 342, 375, 396, 410, 414, 415, 441, 457, 534

㉦

산욕열(産褥熱, puerperal fever) ······ 358, 361

상기도염 ······ 52, 207, 294, 450, 493, 505, 511, 568, 574, 592

상악동염 ······ 351

성기능 장애 ······ 46, 106, 118, 159, 160, 165, 169, 283, 386, 392, 529

성기 칸디다증 ······ 283, 330

소아 야제증 ······ 541

소화불량 ······ 23, 24, 26, 29, 34, 40, 75, 81, 188, 213, 231, 242, 253, 419, 420, 424, 429, 435, 471, 482, 501

쇼크 상태 ······ 130

수장족저농포증(손발바닥 농포증, pustulosis palmaris et plantaris; PPP) ······ 300, 358, 360

습진(피부염, eczematous dermatitis) ······ 64, 66, 177, 178, 201, 278, 283, 288, 300, 302, 306, 311, 323, 324, 326, 330, 341, 343, 345, 346, 347, 348, 349, 351,

358, 359, 403, 408, 450, 460, 461, 466, 505, 574, 579, 585, 603
시력장애 ········ 58, 112, 546
식도염 ········ 194, 219
식중독 ········ 213, 363, 424, 429, 434
신경성 구토 ········ 207, 363, 368
신경성 식도협착 ········ 207, 368
신경쇠약 ········ 69, 76, 82, 88, 94, 201, 207, 294, 306, 363, 466, 528, 529, 535, 541, 551
신경증 ········ 94, 154, 158, 171, 176, 181, 183, 201, 219, 288, 300, 375, 378, 396, 475, 476, 477, 523, 527, 529, 541, 542, 551, 553, 576
- 노이로제 ········ 201, 294, 358, 385, 403, 476, 541
- 불안신경증(anxiety neurosis) ········ 88, 94, 171, 207, 330, 369, 370, 375, 523, 529, 535
- 신경인성 방광 ········ 154, 170, 176
- 심장신경증(cardiac neurosis) ········ 142, 535

신경통 ········ 57, 171, 258, 260, 271, 392, 444, 505, 555, 563, 568, 574, 576, 579, 591, 592, 594
- 늑간 신경통 ········ 248, 250, 385
- 삼차 신경통 ········ 294, 385, 435, 592
- 좌골 신경통 ········ 160, 225, 260, 271, 461, 557, 563, 565, 592

신염 ········ 30, 40, 53, 69, 76, 99, 106, 112, 160, 165, 194, 198, 213, 219, 324, 330, 392, 435, 439, 444, 450, 455, 466, 505, 568, 592
신우신염(pyelonephritis) ········ 106, 124, 154, 194, 198, 213, 215, 219, 283, 324, 334, 336, 439
신장결석 ········ 227, 242, 439
신증후군(nephrotic syndrome) ········ 160, 165, 213, 330, 424, 435, 439, 444, 450, 466, 505
심근경색 ········ 58, 130
심근염(myocarditis) ········ 24, 142
심부전 ········ 130, 466
심상성 모창(sycosis vulgaris) ········ 311
심신증(心身症) ········ 94, 169, 176, 201, 551
심장판막증 ········ 142

◎

아토피성 피부염 ······ 64, 118, 120, 126, 154, 169, 201, 283, 290, 300, 306, 346, 347, 348, 375, 429, 455, 543

알레르기 질환 ······ 51, 57, 300, 450

야경증(夜驚症, night terrors) ······ 541

야뇨증 ······ 278, 450, 461, 514, 529, 568, 592

야맹증 ······ 112

양극성장애 ······ 523, 541

양진(痒疹, prurigo) ······ 64

역류성 식도염 ······ 29, 34, 169, 207, 237, 294, 419, 455, 482, 483

열중증(熱中症, heat stroke) ······ 130, 147, 213, 278, 424, 429

영양실조 ······ 56, 58, 76, 82, 149, 162, 299, 559

외음부염 ······ 283, 330

외이염 ······ 283, 306, 351

요로감염증 ······ 106, 154, 396, 403, 439

- 방광염 ······ 71, 147, 154, 156, 160, 194, 219, 271, 283, 285, 289, 324, 334, 337, 399, 403, 435, 439, 440, 441, 455, 463
- 요도염 ······ 154, 271, 283, 334, 439, 604

요로결석 ······ 334, 338, 439, 441

요통 ······ 57, 69, 76, 159, 225, 259, 260, 271, 375, 380, 381, 461, 557, 563, 565, 592

- 허리 통증 ······ 101, 108, 158, 163, 164, 167, 225, 557, 559, 571

우울증 ······ 94, 169, 183, 366, 369, 375, 377, 476, 529, 541, 546

월경곤란증 ······ 225, 260, 403, 408, 604

월경불순(menstrual irregularity) ······ 58, 69, 76, 82, 88, 105, 106, 112, 155, 169, 170, 172, 175, 176, 196, 201, 265, 271, 300, 358, 374, 375, 385, 392, 395, 396, 404, 407, 408, 414, 604

- 과다월경(hypermenorrhea) ······ 46, 87, 89, 265, 300, 410, 413
- 과소월경(hypomenorrhea) ······ 69, 99, 106, 112, 265
- 희발월경(oligomenorrhoea) ······ 69, 106, 112, 265

월경전증후군(PMS) ········ 170, 176, 225, 396, 399, 551
월경통 ········ 58, 69, 170, 176, 248, 253, 254, 259, 260, 261, 262, 265, 268, 271, 274, 308, 374, 376, 385, 396, 399, 401, 402, 405, 410, 416, 606
위경련 ········ 225, 242, 248, 254, 271, 541
위궤양 ········ 36, 201, 487
위산과다증 ········ 201, 254, 482
위·십이지장 궤양 ········ 29, 34, 58, 88, 136, 177, 188, 195, 219, 237, 248, 254, 260, 271, 288, 294, 385, 392, 419, 429, 455, 471
위염 ········ 24, 34, 40, 46, 76, 82, 134, 136, 177, 188, 193, 194, 207, 219, 237, 242, 248, 254, 278, 287, 288, 290, 294, 363, 367, 368, 455, 470, 471, 476, 482, 493
 · 신경성 위염 ········ 34, 88, 94, 169, 177, 188, 195, 201, 207, 219, 254, 255, 363, 368, 419
위장염 ········ 29, 88, 198, 213, 219, 231, 271, 289, 324, 363, 375, 419, 422, 424, 429, 435, 439, 487, 492
위 카타르(gastroataxia) ········ 418, 471
위하수(胃下垂, gastroptosis) ········ 29, 34, 46, 188, 201, 231, 237, 254, 321, 340, 341, 344, 368, 419, 435, 455, 466, 471, 482, 490
유선염 ········ 351, 568, 579
유즙분비부전(hypogalactia) ········ 396, 579
유착성 관절낭염 ········ 225, 557, 563, 579
 · 오십견 ········ 225, 227, 557, 563, 579
음부소양증 ········ 283, 341
이상지질혈증(dyslipidemia) ········ 219, 330, 385
이하선염 ········ 194, 219, 429, 585, 598
인두염 ········ 136, 207, 278, 368, 592, 598
인플루엔자 ········ 194, 201, 207, 219, 278, 311, 324, 363, 450, 478, 493, 505, 568, 574, 579, 585, 592, 598
인후두이상감증(globus pharyngeus) ········ 136, 207, 368, 455
일본뇌염 ········ 278
임신성 고혈압(임신중독증) ········ 213, 546

임신 오조(hyperemesis gravidarum) ··· 364, 471

ⓩ

자가중독 ··· 435, 466
자궁근종 ··· 176, 385, 408, 409, 410
자궁내막증 ··· 385, 401, 403, 408, 604
자궁탈출증 ··· 46, 341
자궁하수 ··· 46, 340, 341
자반증 ··· 82, 88, 294
• 혈소판 감소성 자반증 ··· 82, 88, 414
자율신경 실조증(autonomic dysfunction) ··· 46, 57, 69, 76, 82, 88, 94, 98, 99, 106, 112, 130, 142, 153, 160, 165, 169, 176, 183, 188, 195, 201, 207, 219, 237, 283, 288, 294, 300, 330, 358, 375, 395, 396, 403, 408, 455, 476, 487, 523, 529, 531, 535, 541, 546, 551
장염 ··· 24, 34, 40, 76, 82, 147, 188, 242, 294, 466, 579
장염전(volvulus) ··· 242
장유착(수술 후 유착) ··· 242
장중첩증(intussusception) ··· 242
장폐색 ··· 225, 242
장협착증 ··· 242
저단백혈증(hypoproteinemia) ··· 24, 30, 76, 82, 88, 466
저혈압 ··· 34, 46, 69, 72, 455, 466, 487
적면공포증(erythrophobia) ··· 311, 314, 528
전립선비대증 ··· 154, 165
전립선염 ··· 154, 165, 167, 283, 334, 337, 403, 439, 604
전신 홍반성 루푸스(SLE) ··· 194, 213
절박유산 ··· 414
정맥류 ··· 392, 408
조현병(schizophrenia) ··· 288, 294, 375, 523

족부 백선 ···· 351, 358
종기(癤, furunculus) ···· 51, 288, 311, 315, 404
주사(rosacea) ···· 288, 294, 311, 324
중심성 망막염(retinitis centralis) ···· 99, 112
중이염 ···· 106, 194, 207, 213, 215, 219, 306, 351, 505, 579, 585
지루성 피부염 ···· 283, 311
진행성 지장각피증 ···· 266, 306
- 거친 손 ···· 266, 306
- 주부습진 ···· 178, 266, 306, 349

ⓒ

추간판 탈출증(HIVD) ···· 165, 557, 563
충수염(맹장염) ···· 242, 334, 603, 604, 605
췌장염 ···· 34, 219, 242, 254
치매(認知症) ···· 94, 546, 551
치주병 ···· 278, 288, 330, 381
치질 ···· 47, 283, 293, 294, 324, 339, 340, 405, 408, 610
- 치루 ···· 76, 323, 604
- 치핵 ···· 339, 341, 342, 402, 403, 511, 604
- 탈항(脫肛) ···· 46, 47, 76, 85, 121, 133, 151, 339, 340, 341, 342, 343, 509, 520
- 항문열창(裂肛, anal fissure) ···· 339, 341

ⓔ

타박 ···· 403, 407, 408
탈모증 ···· 82, 118, 159, 164, 219, 283, 324, 523, 525, 528, 529
통풍 ···· 450, 563
틱 장애 ···· 529, 541, 551

ⓟ

파킨슨병 ···· 487, 551
편도염 ···· 194, 219, 306, 568, 579, 585, 598, 600
편두통 ···· 201, 236, 237, 238, 239, 283, 294, 385, 435, 437, 455, 579
폐결핵 ···· 82, 99, 118, 124, 130, 136, 139, 142, 183, 201, 358, 517
폐기종(emphysema) ···· 118, 381, 471, 500, 505, 517
폐렴 ···· 193, 196, 198, 201, 278, 294, 324, 450, 505, 511, 585, 592, 598
폐수종 ···· 466, 505
풍진 ···· 312, 345, 346, 352, 579, 580, 586
피부세균감염증 ···· 358
- 농피증(pyderma) ···· 288, 358
피부소양증 ···· 57, 64, 126, 160, 300, 330, 346, 568, 570, 574, 592

ⓗ

한포진(汗泡疹, pompholyx) ···· 278, 330, 346, 444, 450
항문소양증 ···· 64, 341
항문주위염 ···· 283, 604
허혈성 심질환 ···· 69, 385, 457, 476
헌팅턴병(huntington's disease) ···· 541
혀통증(glossalgia) ···· 118, 207
혈도증(血道症) ···· 175, 369, 378
협심증 ···· 130, 142, 248, 385, 388, 392, 393, 455, 457, 592
홍역(measles) ···· 312, 352, 579, 580, 586, 598
화농성 피부질환 ···· 288, 350, 351, 579, 584, 585
황달 ···· 220, 283, 289, 294, 329, 330, 331, 332
후각장애 ···· 118, 317, 320
흉막염 ···· 194, 201
히스테리 ···· 88, 94, 183, 207, 254, 363, 369, 375, 396, 403, 522, 541, 551

증상 색인

① 전신 증상, ② 머리 부분(頭部) 증상, ③ 목부터 가슴까지 증상, ④ 복부 아래 증상, ⑤ 피부 증상, ⑥ 정신·정서 증상, ⑦ 여성 증상, ⑧ 남성 증상 8가지로 분류하여, 해당 페이지를 작성하였습니다.

※ 본문 중에서는 다소 표현이 다른 경우가 있습니다.

❶ 전신 증상

감기에 걸리기 쉽다 ········ 473, 531

골증조열(骨蒸潮熱) ········ 99, 102, 103, 105

관절통 ········ 53, 57, 75, 196, 198, 212, 271, 299, 417, 443, 444, 445, 555, 565, 568, 573, 576, 579, 585, 591

근육 경련 ········ 25, 223

근육통 ········ 53, 260, 271, 563, 568, 573, 574, 579, 585, 591

기운이 없다 ········ 132, 197, 238, 466

나른하다, 노곤하다(손과 발, 신체) ········ 23, 29, 34, 37, 40, 46, 69, 75, 81, 86, 149, 241, 463, 471, 551, 556, 585, 591, 603

냉증 ········ 42, 48, 57, 60, 69, 76, 78, 82, 89, 90, 131, 137, 143, 159, 164, 165, 192, 200, 201, 231, 233, 235, 240, 241, 245, 246, 249, 253, 258, 259, 261, 262, 264, 265, 267, 268, 272, 274, 277, 279, 284, 286, 398, 402, 403, 408, 410, 412, 415, 416, 428, 436, 446, 459, 461, 463, 467, 489, 528, 529, 531, 588, 592

도한(盜汗) ········ 49, 54, 82, 83, 84, 87, 93, 99, 103, 105, 109, 112, 114, 117, 118, 123, 129, 131, 135, 141, 147, 148, 150, 153, 159, 183, 185, 200, 202, 204, 280, 291, 303, 309, 431, 516, 528, 531, 532, 536, 545

달아오르다 ········ 49, 105, 115, 121, 141, 291, 293, 308, 326, 534

동작이 완만 ········ 159, 164

무한(無汗) ········ 63, 271, 363, 496, 505, 511, 567, 568, 573, 579, 585, 591, 598

발열 ······················ 46, 47, 49, 53, 63, 71, 123, 129, 147, 194, 204, 206, 211, 212, 216, 218, 220, 232, 247, 271, 289, 292, 293, 295, 305, 322, 323, 329, 331, 334, 340, 351, 358, 361, 402, 420, 425, 428, 435, 439, 440, 444, 449, 452, 493, 505, 511, 568, 573, 579, 585, 591, 596, 597, 598, 601, 603, 606

- 고열 ·········· 149, 150, 198, 212, 276, 277, 287, 288, 363, 478, 513, 568, 577, 583, 597
- 미열 ·············· 46, 49, 93, 103, 105, 109, 114, 117, 123, 149, 150, 153, 177, 183, 185, 204, 265, 291, 303, 309, 357, 363, 428, 436, 437, 450, 516, 519, 528, 574
- 번조(煩躁) ·· 236, 293, 507, 528, 540, 541, 543
- 부종 ································· 23, 29, 31, 34, 53, 59, 63, 69, 75, 95, 159, 161, 163, 164, 168, 170, 178, 213, 215, 228, 258, 283, 324, 334, 335, 340, 351, 353, 369, 380, 392, 393, 417, 423, 424, 425, 426, 429, 433, 434, 435, 436, 439, 442, 443, 444, 445, 446, 448, 449, 450, 451, 452, 455, 460, 461, 463, 465, 466, 467, 468, 469, 482, 483, 488, 505, 506, 512, 517, 556, 557, 559, 562, 563, 569, 580, 584, 587, 592, 593, 602, 605

발한(發汗) ······················ 46, 53, 54, 63, 102, 119, 122, 131, 150, 198, 204, 212, 272, 277, 312, 313, 322, 323, 324, 325, 326, 340, 351, 352, 357, 364, 365, 392, 445, 447, 450, 451, 467, 494, 502, 506, 511, 512, 518, 530, 541, 563, 564, 569, 570, 574, 575, 580, 581, 586, 587, 593, 598, 599, 600

- 다한(多汗) ····· 147, 148, 177, 216, 247, 277, 292, 305, 322, 340, 351, 449, 530, 532, 609
- 자한(自汗) ························· 51, 52, 53, 54, 55, 82, 83, 129, 133, 141, 447, 450, 452, 528, 531, 532, 572, 573, 593, 603, 607

상반신에서의 상열감, 하반신이 차가워지는 상태 ································ 402, 408

상열감 ························· 89, 93, 96, 102, 105, 108, 112, 118, 123, 129, 147, 153, 156, 161, 162, 177, 178, 183, 221, 275, 279, 280, 288, 293, 300, 302, 303, 305, 309, 311, 314, 346, 357, 373, 374, 377, 385, 402, 408, 410, 411, 452, 477, 516, 522, 528, 534, 545, 552, 575, 576

색소침착 ·· 396, 402, 408

성욕 항진 ·· 99, 105

손과 발 ··············· 24, 29, 34, 40, 43, 48, 49, 69, 75, 80, 91, 93, 108, 131, 134, 141, 149,

150, 153, 155, 159, 162, 164, 170, 176, 201, 224, 237, 238, 250, 259, 277, 280, 305, 308, 340, 351, 356, 357, 360, 374, 390, 391, 393, 416, 418, 460, 468, 471, 505, 522, 528, 531, 545, 550, 556, 562, 588, 591

- 손과 발의 냉증 ······ 61, 76, 81, 171, 258, 265, 420, 487
- 손과 발의 달아오름 ······ 105, 123, 135, 356
- 손과 발의 떨림 ······ 545, 550
- 손과 발의 저림 ······ 46, 57, 75, 81, 111, 259, 299, 413, 551

열감 ······ 87, 103, 105, 109, 112, 115, 117, 118, 121, 129, 147, 150, 153, 155, 159, 176, 183, 194, 197, 198, 200, 210, 212, 216, 218, 222, 276, 277, 279, 280, 283, 288, 290, 291, 292, 300, 303, 305, 309, 311, 313, 314, 316, 317, 322, 329, 331, 332, 334, 336, 340, 347, 348, 349, 351, 359, 389, 439, 449, 452, 511, 516, 526, 531, 545, 557, 565, 577, 581, 583, 585, 596, 597, 598, 599, 601, 603

오풍 ······ 52, 63, 323, 351, 363, 444, 450, 572, 573, 597

운동장애 ······ 340, 351, 460, 555, 556, 557, 561, 562

자통 ······ 253, 384, 396, 402, 562, 603

쥐 ······ 57, 58, 60, 75, 81, 111, 182, 224, 225, 228, 246, 251, 299, 413, 463, 522, 540, 541, 550, 562

청색증 ······ 259

체력 저하 ······ 123, 164, 465

- 병을 앓은 후 허약해진 위장과 체력 저하 ······ 40
- 병이 걸린 후 산후 쇠약 또는 신경증, 오로 정체 ······ 396
- 수술 후 체력 저하 ······ 147

체중이 늘지 않는다 ······ 40

추위를 타다 ······ 159, 164, 230

출혈 ······ 46, 58, 63, 69, 76, 77, 82, 86, 87, 88, 89, 99, 108, 153, 216, 219, 265, 267, 276, 288, 290, 291, 292, 293, 294, 296, 299, 300, 305, 322, 334, 340, 341, 342, 351, 357, 358, 385, 392, 393, 396, 402, 408, 410, 412, 413, 414, 415, 416, 449, 597, 603

통증 ························· 31, 36, 59, 60, 63, 68, 71, 99, 101, 105, 108, 118, 142, 155, 158, 160, 163, 164, 165, 167, 172, 173, 174, 188, 196, 198, 202, 210, 212, 215, 216, 217, 218, 225, 227, 230, 231, 236, 238, 240, 241, 242, 243, 244, 245, 246, 247, 248, 249, 250, 252, 253, 256, 257, 259, 261, 262, 270, 272, 283, 285, 288, 289, 290, 296, 305, 307, 308, 311, 313, 317, 322, 323, 340, 342, 346, 351, 352, 364, 375, 384, 388, 394, 398, 402, 404, 405, 437, 439, 441, 446, 448, 449, 452, 459, 460, 461, 463, 505, 508, 511, 513, 516, 535, 551, 556, 557, 558, 559, 560, 561, 562, 563, 564, 565, 571, 573, 576, 579, 581, 584, 586, 591, 592, 594, 603

- 고정성 동통 ························· 396, 428
- 압통 ························· 311, 603, 607

피곤해지기 쉽다, 자주 피곤해한다(피로 권태감) ························· 40, 46, 80, 87, 93, 113, 128, 135, 147, 172, 178, 195, 206, 230, 237, 241, 254, 278, 353, 374, 382, 415, 418, 425, 444, 452, 462, 466, 482, 487, 496, 522, 527, 534, 551, 556, 587, 591, 593, 611

한열왕래(寒熱往來) ························· 176, 194, 195, 200, 201, 202, 206, 208, 212, 218, 219, 222, 279, 331, 332, 336, 523, 526

❷ 머리 부분(頭部) 증상

광대뼈 부근의 홍조 ························· 103, 105, 109, 111, 118, 528

난청 ························· 99, 105, 282, 288, 293, 300, 579

눈

- 눈의 통증 ························· 111
- 눈의 충혈 ························· 60, 65, 112, 177, 282, 284, 288, 290, 293, 300, 305, 307, 311, 312, 323, 436, 545, 546, 597
- (눈의) 초점이 맞지 않는다 ························· 57, 75, 413
- (눈이) 건조하다 ························· 57, 75, 111, 413
- 눈이 침침해지다 ························· 57, 75, 182, 247, 356, 374, 377, 413, 545

- 눈이 시리다 ··· 111
- 눈이 피로해지다 ··· 57, 75, 111, 176, 413, 527, 531
- 눈곱 ··· 282
- 노안의 진행 ··· 111

눈 주변이나 입술이 암자색(暗紫色) ··· 385, 396

두통 ··· 46, 53, 56, 57, 60, 63, 69, 75, 101, 112, 155, 169, 176, 196, 198, 201, 212, 219, 232, 235, 236, 237, 238, 239, 259, 271, 275, 276, 277, 282, 283, 284, 285, 287, 288, 290, 293, 294, 299, 300, 307, 311, 312, 313, 317, 318, 319, 329, 353, 358, 363, 373, 374, 375, 377, 382, 385, 388, 392, 394, 396, 399, 402, 405, 408, 411, 417, 420, 425, 428, 430, 433, 435, 437, 455, 486, 487, 490, 493, 505, 528, 544, 545, 546, 547, 548, 550, 551, 568, 571, 573, 574, 575, 576, 579, 581, 585, 587, 591, 597

망막출혈 ··· 385

머리가 멍하다 ··· 57, 62, 69, 75, 81, 87, 93, 99, 105, 111, 176, 182, 247, 299, 396, 413, 540

머리가 무거운 느낌(頭重感) ··· 72, 320, 326, 329, 420, 431

머리의 회전이 둔해지다 ··· 75, 159, 164, 299

머리카락

- 머리카락에 윤기가 없다 ··· 111
- 머리카락이 가늘어지고 약해지게 되다 ··· 57, 75, 81
- 머리카락이 빠지다 ··· 111

목소리에 힘이 없다 ··· 29, 34, 46, 75, 81, 230, 247, 591

목이 마르다(목에 갈증이 있다) ··· 46, 105, 129, 141, 147, 194, 206, 212, 215, 305, 323, 326, 357, 534

시력 저하 ··· 76, 413

안면홍조 ··· 112, 117, 177, 183, 218, 277, 282, 288, 293, 296, 300, 305, 311, 357, 516, 522, 545

안색

- 안색이 까무잡잡하다 ··· 396, 408
- 안색이 나쁘다 ··· 57, 62, 75, 81, 299, 356, 413, 415, 527, 551
- 안색이 칙칙한 황색이다 ··· 40

- 안색이 희다(하얗다) ······ 23, 29, 34, 52, 75, 159, 164
- 안색이 회암색이다 ······ 402

이명 ······ 49, 57, 67, 69, 75, 81, 99, 105, 111, 112, 114, 118, 120, 155, 159, 164, 219, 282, 293, 299, 323, 363, 381, 396, 402, 455, 487, 531, 544, 545, 548

인후부

- 인후부(목) 통증(인두통) ······ 196, 216, 305, 307, 311, 312, 317, 323, 340, 449, 501, 511, 513, 516, 600
- 인후부가 건조하다 ······ 112, 117, 126, 123, 137, 139, 153, 176, 182, 360
- 인후부의 자극감 ······ 129, 135, 368

일어났을 때 어지럽다 ······ 75, 396, 484

입

- 입냄새(口臭) ······ 138, 191, 221, 277, 280, 288, 289, 290, 293, 300, 305, 425, 436
- 입 마름(口渴) ······ 112, 117, 129, 130, 141, 150, 153, 155, 156, 159, 161, 162, 182, 196, 198, 200, 201, 202, 203, 212, 213, 216, 220, 230, 243, 276, 277, 278, 284, 288, 289, 292, 305, 311, 317, 318, 319, 322, 323, 325, 329, 331, 334, 340, 346, 348, 351, 357, 423, 425, 434, 435, 436, 437, 438, 440, 449, 450, 451, 452, 460, 461, 507, 511, 512, 516, 528, 546, 580, 585, 597
- 입이 쓰다 ······ 195, 197, 206, 212, 288, 323, 340, 425, 478
- 입이 점조하다 ······ 420
- 입과 인후부의 갈증(입과 목의 갈증) ······ 105, 194, 305, 326, 360, 439, 442, 446, 534, 541, 545, 591

입술 ······ 288

- 입술이 건조하다 ······ 43, 153, 265, 291, 303, 309, 320, 357, 360, 528, 609, 612
- 입술이 트다 ······ 57, 62, 75, 81, 182, 247, 299, 305, 413
- 입술이 암자색이다 ······ 259, 268, 385, 396, 402, 408

재채기 ······ 55, 308, 505, 508, 573, 594

치경부 출혈 ······ 288, 293, 300

치아가 흔들린다 ······ 99, 105

코막힘 ………………… 53, 63, 304, 316, 317, 318, 323, 351, 452, 502, 570, 573, 581, 594
코피 ………………… 282, 291, 293, 296, 300, 305, 385
타액이 많다 ………………… 230
탈모 ………………… 82, 118, 159, 164, 219, 283, 324, 523, 525, 528, 529
하품 ………………… 540, 543
혀의 건조함(혀가 건조하다) ………………… 105, 132, 291, 303, 319
현기증이 나다 ………………… 57, 111, 155, 182, 247, 259, 351, 487
현훈(目眩) ………………… 29, 46, 69, 75, 81, 99, 102, 105, 111, 112, 114, 118, 159, 164, 169, 176, 178, 179, 206, 213, 236, 282, 288, 293, 299, 300, 323, 357, 363, 368, 373, 374, 396, 402, 413, 426, 434, 435, 437, 454, 455, 457, 471, 473, 476, 484, 486, 487, 489, 490, 528, 531, 534, 535, 537, 544, 545, 546, 548, 550
혈색이 좋지 않다 ………………… 203
후비루 ………………… 317, 320
휘청거리다(휘청거림) ………………… 57, 62, 63, 67, 75, 93, 99, 105, 111, 123, 176, 177, 182, 299, 413, 437, 449, 484, 487, 546, 556

❸ 목부터 가슴까지 증상

가래
- 가래가 많다 ………………… 26, 31, 42, 184, 379, 380, 383, 421, 471, 478, 496, 519
- 가래가 적다 ………………… 117, 182, 382, 498
- 가래가 점조하다 ………………… 117, 182
- 가래에 피가 섞여 있다(血痰) ………………… 117, 120, 182, 473

가슴이 답답하다(胸苦) ………………… 34, 93, 141, 144, 153, 170, 176, 181, 190, 277, 373, 374, 421, 455, 471, 476, 499, 507
가슴이 숨 막힐 듯이 덥다 ………………… 288, 300
객혈(喀血) ………………… 291, 293, 300, 385
구역질, 구역감 ………………… 25, 29, 31, 36, 40, 42, 60, 135, 137, 173, 174, 178, 188, 215, 230, 232, 233, 236, 237, 241, 243,

244, 248, 256, 273, 288, 289, 290, 294, 295, 296, 300, 305, 323, 329, 331, 364, 373, 418, 420, 426, 428, 430, 431, 439, 446, 455, 465, 466, 471, 476, 484, 488, 490, 493, 494, 507, 522, 546, 547, 552, 553, 581

낙침(落枕; 잠을 잘못자서 목과 어깨에 걸친 결림 현상) ······························ 225, 563

동계(動悸) ················ 29, 48, 57, 59, 60, 62, 69, 75, 81, 87, 93, 102, 105, 112, 143, 144, 200, 434, 457, 471, 477, 523, 525, 529, 530, 531, 575, 576

딸꾹질(呃逆) ·· 135, 188, 206, 236, 368, 476

맥결대(脈結代) ·· 143

명치 언저리가 쓰리고 아픔 ··················· 221, 253, 254, 255, 256, 288, 290, 300, 305, 366

숨을 내쉴 때 뜨겁다 ·· 141

숨이 막히다 ··· 123, 132, 368

숨이 차다 ·························· 34, 48, 82, 84, 87, 116, 120, 123, 129, 135, 144, 147, 230, 247, 278, 321, 394, 444, 493, 498, 505, 514, 519, 525

쉰 목소리(嗄聲) ································· 32, 38, 117, 182, 206, 368, 372, 474, 479

심번(心煩; 가슴이 답답하여 진정되지 않는 불안감) ············· 93, 95, 103, 109, 111, 119, 123, 125, 130, 141, 142, 147, 148, 200, 202, 218, 277, 278, 318, 319, 325, 385, 439, 440, 442, 451, 455, 512, 518, 534, 535, 545, 546, 599

어깨 결림 ························ 69, 101, 108, 155, 170, 176, 178, 182, 188, 191, 219, 221, 225, 293, 363, 374, 385, 396, 402, 403, 405, 408, 411, 545, 548, 557, 559, 563, 578, 579

오심(惡心) ························ 34, 103, 109, 111, 188, 194, 195, 200, 202, 206, 212, 218, 253, 255, 340, 364, 368, 429, 434, 481, 483, 487

오심번열(五心煩熱) ·· 103, 105, 109, 111, 118

인후부의 이물감 ··· 206, 368

천명(喘鳴) ···································· 380, 381, 382, 498, 499, 500, 502, 511, 512, 514, 517, 518, 569, 575, 580, 593

탄산(呑酸) ································ 29, 221, 238, 253, 255, 288, 300, 364, 418

트림(噯氣) ······················ 135, 138, 174, 190, 206, 368, 382, 385, 418, 421, 481, 484

한숨을 자주 쉰다 ·· 173

해수(咳嗽) ······ 63, 82, 368, 452, 455, 465, 467, 468, 501, 511

- 기침이 계속해서 나다 ······ 123, 132, 135, 473, 514, 516
- 마른기침(乾咳) ······ 117, 137, 139, 141, 182, 317, 382, 473, 507, 520, 573

헛구역질(乾嘔) ······ 135, 139, 190, 236, 238, 385

흉민(胸悶, 가슴이 막히는 듯한 불쾌감) ······ 34, 323, 329, 363, 365, 380, 381, 500, 585

흉통 ······ 143, 196, 247, 331, 385, 388, 402, 517

호흡

- 호흡곤란 ······ 82, 131, 206, 324, 368, 498, 499, 500, 505, 511, 512, 514, 568, 583, 593
- 호흡이 얕다 ······ 82, 84, 135, 321, 514
- 호흡촉박 ······ 123, 128, 317, 511
- 흡기성 호흡곤란 ······ 119, 380, 383

❹ 복부 아래 증상

가스의 정체 ······ 170, 176, 230, 499

구토 ······ 25, 29, 31, 32, 33, 34, 35, 38, 40, 82, 135, 136, 137, 147, 149, 150, 155, 187, 188, 189, 190, 194, 195, 196, 200, 202, 206, 207, 208, 212, 213, 218, 220, 229, 231, 232, 235, 236, 237, 238, 239, 240, 241, 242, 243, 247, 248, 253, 255, 261, 271, 272, 273, 274, 289, 290, 295, 319, 329, 331, 340, 353, 363, 364, 365, 368, 369, 370, 372, 381, 382, 418, 420, 423, 425, 426, 427, 428, 430, 431, 434, 435, 437, 439, 451, 455, 456, 465, 466, 467, 468, 471, 473, 474, 476, 479, 482, 483, 487, 493, 494, 501, 524, 530, 546, 547, 552, 564, 574, 580

냉증/시리다

- 하복부 냉증 ······ 259, 265
- 허리가 시리다 ······ 244, 265, 271, 463
- 상복부 냉증 ······ 253
- 대퇴부의 내측과 사타구니의 냉증 ······ 259
- 복부의 냉증 ······ 200, 231, 240, 274, 461

답답한 느낌(명치 등) ···················· 37, 229, 230, 232, 233, 236, 253, 292, 294, 481, 484

대변

- 대변이 조금씩 끊어져서 나온다 ··· 171
- 혈변 ······································ 87, 230, 291, 293, 300, 323, 385, 413, 439,
- 진흙 형상의 대변 ································ 40, 43, 224, 227, 294, 331, 465
- 대변이 딱딱하다 ·············· 99, 101, 105, 123, 137, 179, 293, 330, 405, 603, 608, 609
- 대변이 끈적끈적하다 ·· 329, 330, 332
- 대변의 모양이 가늘다 ·· 171
- 설사(下痢) ······· 24, 26, 29, 30, 31, 34, 35, 39, 40, 41, 42, 43, 46, 69, 71, 76, 82, 83, 95, 119, 125, 131, 143, 147, 149, 150, 154, 155, 159, 162, 164, 171, 173, 177, 187, 188, 189, 190, 192, 196, 201, 213, 214, 215, 218, 227, 229, 230, 231, 232, 233, 236, 237, 239, 242, 243, 244, 246, 249, 261, 265, 271, 273, 276, 289, 290, 335, 340, 357, 358, 359, 364, 393, 396, 418, 420, 422, 423, 424, 425, 426, 427, 428, 431, 434, 436, 439, 440, 456, 459, 461, 462, 465, 467, 468, 469, 483, 493, 495, 496, 529, 530, 552, 579, 580, 592
- 시원하게 배변하지 못한다 ·· 171, 177, 330
- 무른 변 ··········· 23, 29, 31, 34, 40, 42, 69, 75, 81, 87, 93, 95, 171, 173, 188, 190, 191, 201, 230, 233, 246, 250, 382, 396, 426, 442, 455, 456, 487, 490, 496, 531
- 변비 ··························· 23, 25, 46, 75, 106, 118, 123, 124, 139, 141, 165, 171, 172, 176, 177, 179, 190, 218, 219, 241, 243, 253, 279, 284, 288, 289, 293, 295, 300, 313, 323, 324, 326, 334, 340, 341, 353, 358, 375, 393, 401, 402, 403, 405, 411, 447, 604, 605, 606, 608, 609, 610, 611, 612,
- 변비와 설사의 반복 ·· 171
- 소화가 덜 된 변 ·· 40

더부룩함 ··· 29, 36

류음(溜飮) ················· 206, 230, 232, 368, 369, 372, 480, 481, 482, 483, 485, 493, 495

배에서 소리가 남(腸鳴, 腹鳴) ·· 171, 176, 244

복부산통(腹部疝痛) ·· 241

복통 ······················ 24, 34, 35, 42, 43, 68, 69, 70, 147, 170, 176, 179, 182, 190, 192,

198, 200, 213, 220, 224, 225, 226, 227, 231, 232, 233, 240, 242, 243, 244, 245, 246, 247, 248, 250, 252, 254, 256, 258, 259, 261, 363, 364, 373, 396, 402, 409, 414, 418, 426, 428, 434, 446, 465, 467, 493, 495, 574, 575, 592, 605, 606, 610

복무 팽만감(배가 불룩해지다) 23, 29, 31, 34, 35, 36, 75, 83, 100, 149, 170, 173, 174, 176, 182, 188, 192, 200, 206, 207, 218, 224, 230, 236, 243, 244, 246, 247, 249, 250, 252, 253, 255, 257, 265, 272, 273, 277, 289, 294, 313, 323, 329, 334, 337, 340, 342, 351, 358, 365, 370, 373, 387, 396, 418, 419, 420, 425, 428, 429, 431, 439, 446, 455, 460, 473, 481, 482, 493, 494, 495, 496, 501, 522, 546, 552, 564, 576, 587, 603, 605, 609,

상복부 불쾌감 135

상복부 통증(상복부 동통) 254, 256, 288, 300

상복부 열감 288

소변

- 뇨불리(尿不利, 소변의 배출이 나빠진다) 164, 200, 330, 450, 465
- 뇨의 촉박(요 절박, urinary urgency) 334, 463
- 배뇨 시 열감 334
- 배뇨장애 105, 163, 333, 335, 338, 358, 359
- 배뇨통 225, 283, 289, 334, 340, 439, 441
- 빈뇨(urinary frequency) 153, 156, 158, 159, 160, 162, 164, 167, 170, 172, 246, 283, 289, 334, 337, 338, 340, 391, 439, 459, 461, 463, 529, 612,
- 소변량 감소 147, 153, 161, 164, 170, 196, 200, 213, 380, 423, 434, 436, 438, 439, 440, 441, 444, 460
- 소변량 과다 159, 164, 246, 459
- 소변의 색이 옅다 230
- 요실금 160, 277, 391, 393, 461, 463, 592
- 요폐색(urinary obstruction) 334
- 잔뇨감 153, 165, 167, 285, 334, 337, 340, 399, 439, 441, 463
- 짙은 색의 소변 277, 305, 323, 439, 603

- 탁한 소변(혼탁) ······ 153, 283, 338
- 혈뇨(血尿) ······ 153, 291, 300, 334, 338, 385, 413, 414, 439, 441

소화불량(위 부근이 그득해져 팽만감이 생긴다) ······ 23, 24, 26, 29, 34, 40, 75, 81, 188, 213, 231, 242, 253, 419, 420, 424, 429, 435, 471, 482, 501

수역(水逆, 물을 마셔도 바로 토해낸다) ······ 212, 434

식욕부진 ······ 23, 25, 29, 31, 34, 37, 40, 69, 75, 81, 87, 93, 135, 139, 147, 153, 170, 172, 176, 178, 188, 190, 194, 195, 202, 206, 212, 218, 230, 236, 247, 254, 271, 294, 329, 330, 331, 340, 353, 363, 374, 396, 420, 425, 428, 436, 455, 460, 462, 470, 471, 473, 477, 482, 487, 490, 493, 522, 531, 546, 556, 587, 593

완복창만(脘腹脹滿, 위 부근이 그득해져 팽만감이 생긴다) ······ 230

요통 ······ 57, 69, 76, 159, 225, 259, 260, 271, 375, 380, 381, 461, 557, 563, 565, 592

음부

- 음부의 통증 ······ 283
- 음부의 소양감 ······ 330, 332, 341, 343
- 음부의 열감 ······ 283
- 음부의 부종 ······ 283

위부(胃部)가 차서 아프다(脘腹冷痛) ······ 230

위통(胃痛) ······ 172, 236, 238, 253, 530

이급후중(裏急後重) ······ 213, 289, 423, 426, 434, 437, 469

진수음(振水音) ······ 69, 72, 201, 206, 208, 212, 233, 236, 370, 434, 455, 481, 490

치출혈 ······ 341, 414

토수(吐水) ······ 253, 481

토혈(吐血) ······ 88, 230, 293, 385

하복부가 그득하고 답답하다 ······ 402, 603

하복부 통증(하복부통) ······ 334, 408, 439

허리나 무릎이 불편하고 무력하다 ······ 99, 105, 111, 118

협통(脇痛) ······ 112, 253, 282, 385

흉협고만(胸脇苦滿, 흉협부가 그득하여 괴롭다) ······ 182, 194, 195, 200, 202,

206, 212, 218, 522, 523, 540

⑤ 피부 증상

가려움(증)(소양증) ······ 62, 66, 120, 126, 258, 290, 300, 302, 311, 312, 324, 343, 346, 347, 348, 352, 468, 594, 599
낙설(落屑, desquamation) ······ 63, 290, 302
발적(안면홍조에 관해서는, 증상색인을 참조) ······ 63, 216, 292, 300, 301, 305, 311, 313, 322, 334, 340, 346, 347, 351, 358, 359, 449, 557, 565, 585
생기가 없다 ······ 57, 62, 69, 75, 182, 230, 265, 299, 305, 356, 408, 413, 551, 562
손톱이 무르다(물러지다) ······ 81, 111, 299, 356
손톱 색이 나쁘다(손톱 색도 나빠진다) ······ 57
위축 ······ 63, 65, 136, 139, 317, 348
입술이나 손톱의 색깔도 흰빛을 띤다(머리카락이나 손톱에 영양이 전해지지 못하면 머리카락이 가늘어지고 약해지며, 손톱은 부서지기 쉬워지고 색도 나빠진다) ······ 23, 75
지성 피부[습진(濕疹), 피부염에 관련해서는, 병명색인 습진(피부염) 참조] ······ 277, 311, 314
피부가 건조하다(건조한 피부, 피부가 꺼칠꺼칠하다) · 60, 63, 66, 123, 126, 141, 160, 179, 182, 348
피하출혈 ······ 87, 293, 385
화농 ······ 194, 216, 288, 292, 304, 305, 307, 308, 309, 311, 312, 315, 316, 318, 322, 323, 324, 334, 340, 346, 348, 350, 351, 352, 354, 355, 358, 359, 449, 450, 513, 579, 581, 584, 585, 589, 598, 602, 603

⑥ 정신·정서 증상

기분이 처지다 ······ 93
긴장하기 쉬워지다 ······ 181, 522, 540
놀라기 쉽다(자주 놀란다) ······ 522
말수가 적다(말수가 줄어들다) ······ 23, 29
무기력(기력이 없다, 기력이 모자르다) ······ 130, 146, 147, 153, 247

무력감 ······ 128, 147, 230, 278, 380
불안감 ······ 37, 57, 75, 93, 95, 119, 123, 129, 141, 147, 153, 196, 200, 209, 218, 236, 293, 299, 318, 385, 451, 455, 457, 478, 507, 512, 535, 540, 599
비애감 ······ 540
선병질(腺病質) ······ 305
수면
- 꿈을 자주 꾸다(자주 꿈을 꾸다) ······ 57, 60, 75, 84, 87, 89, 94, 111, 153, 156, 176, 288, 299, 300, 476, 522, 528, 534, 536,
- 바로 졸음이 오다 ······ 591
- 불면 ······ 37, 57, 76, 80, 82, 84, 86, 87, 88, 89, 94, 96, 102, 112, 118, 129, 130, 135, 136, 141, 153, 155, 156, 158, 159, 165, 169, 177, 178, 188, 200, 201, 216, 218, 219, 277, 282, 283, 288, 292, 300, 322, 328, 330, 340, 351, 357, 359, 370, 374, 375, 385, 402, 403, 439, 440, 442, 449, 457, 471, 472, 473, 475, 476, 477, 478, 521, 522, 523, 527, 528, 529, 530, 533, 534, 535, 537, 541, 542, 545, 546, 548, 549, 551, 553, 569, 576
- 식후에 졸리다 ······ 46, 94, 487
- 언제나 졸리다 ······ 164, 528
- 일찍 눈이 떠진다 ······ 94, 476
- 잠이 잘 안 온다 ······ 57, 75, 105, 111, 195, 212, 299, 476, 534, 540,

숨이 짧다(短氣) ······ 282
억병(臆病) ······ 476
안달이 나다 ······ 282
우울감 ······ 37, 92, 93, 95, 170, 171, 176, 180, 181, 195, 200, 212, 218, 373, 377, 396, 477, 499, 522, 540, 550, 551, 552
(잘) 잊어버리다 ······ 57, 75, 81, 84, 99, 105, 111, 114, 159, 164, 299, 536
정서 불안정 ······ 170, 175, 176, 181, 522, 540, 550
진정되지 않는다 ······ 93, 119, 123, 129, 141, 200, 218, 236, 265, 277, 288, 293, 300, 318, 374, 385, 439, 451, 455, 476, 507, 512, 522, 528, 535, 543, 545, 599
짜증 ······ 89, 92, 123, 141, 153, 155, 159, 169, 170, 173, 176, 177, 181, 190, 196,

200, 212, 218, 221, 236, 293, 300, 305, 308, 322, 330, 334, 340, 351, 360, 370, 374, 396, 449, 478, 479, 499, 522, 534, 552

초조하다(초조함) ··· 60, 92, 93, 95, 108, 112, 123, 129, 156, 172, 175, 190, 195, 216, 282, 288, 299, 300, 308, 358, 369, 374, 399, 439, 476, 477, 478, 489, 516, 522, 524, 528, 534

화를 잘 내다(자주 화내다, 걸핏하면 화를 낸다) ··· 112, 522

흥분하기 쉽다 ··· 103, 105, 293, 476, 527, 528, 550, 576

❼ 여성 증상

대하(帶下, leukorrhea) ··· 30, 34, 40, 69, 246, 332, 343, 407, 413, 416, 418, 459, 460, 461, 471, 529, 530, 603, 604

- 냄새가 강하고 점조한 대하 ··· 283, 330
- 백색 대하 ··· 271
- 황색 대하 ··· 283, 330

배란통 ··· 170, 225, 396

생리 중 혈괴 ··· 265

생리혈이 거무칙칙하다 ··· 265, 396

자궁출혈 ··· 58, 413

태동불안(胎動不安) ··· 413

❽ 남성 증상

몽정 ··· 105, 532

사정통 ··· 170, 225

유정(遺精, ganacratia) ··· 99, 105, 111, 119, 131, 153, 154, 155, 529, 530, 531

* 성기능 장애에 관해서는 병명색인을 참조한다

* 발기부전(erectile dysfunction, ED)에 관해서는, 병명색인을 참조한다

처방 색인

※ 굵은 표시가 된 페이지는, 그 처방이 메인으로 채택된 해설 페이지입니다.

㉠

가미귀비탕 加味歸脾湯 ······ 89, **92**, 93, 95

가미소요산 加味逍遙散 ······ 172, 175, 177, 178, 179, 180, 354, 374, 376, 410, 552

가미온담탕 加味溫膽湯 ······ 478

갈근탕 葛根湯 ······ 192, 198, 319, 447, 469, 575, **578**, 579, 581, 583, 600

갈근탕가길경석고 葛根湯加桔梗石膏 ······ 319, 581

갈근탕가천궁신이 葛根湯加川芎辛夷 ······ 319

감맥대조탕 甘麥大棗湯 ······ 536, **539**, 542

감초사심탕 甘草瀉心湯 ······ 190

감초탕 甘草湯 ······ 235, 342

계마각반탕 桂麻各半湯 ······ 349, 575

계지가갈근탕 桂枝加葛根湯 ······ 575

계지가계탕 桂枝加桂湯 ······ 575

계지가용골모려탕 桂枝加龍骨牡蠣湯 ······ 144, 155, 457, **527**, 530, 536, 576

계지가작약대황탕 桂枝加芍藥大黃湯 ······ 225

계지가작약탕 桂枝加芍藥湯 ······ 225, 425, 575

계지가출부탕 桂枝加朮附湯 ······ 261, 566, 576

계지가황기탕 桂枝加黃耆湯 ······ 202, 576

계지가후박행인탕 桂枝加厚朴杏仁湯 ······ 575

계지복령환 桂枝茯苓丸 ······ 60, 65, 161, 261, 266, 267, 281, 342, 398, 401, **407**, 408, 409, 410, 411, 436, 437, 456, 559, 565, 605

계지인삼탕 桂枝加人蔘湯 ······ 232, 243

계지탕 桂枝湯 ······ 54, 143, 196, 198, 273, 446, 529, 530, 570, **572**, 573, 575, 580, 581, 593, 594

곽향정기산 藿香正氣散 ··· **427**, 430
궁귀아교탕 芎歸阿膠湯 ··· 267, **412**, 415, 416
궁귀조혈음 芎歸調血飮 ··· **395**, 398, 399
궁귀조혈음제1가감 芎歸調血飮第一加減 ··· 398, 399
귀비탕 歸脾湯 ··· 47, **86**, 87, 88, 89, 90, 92, 94, 95, 96
기국지황환 杞菊地黃丸 ··· **110**, 113
길경탕 桔梗湯 ··· 501, 513

ⓒ

단치소요산 丹梔逍遙散 ··· 177
당귀건중탕 當歸建中湯 ··· 225, 245
당귀사역가오수유생강탕 當歸四逆加吳茱萸生薑湯 ··· 235, **258**, 259, 260, 261, 266, 268
당귀사역탕 當歸四逆湯 ··· 258, 259, 261
당귀음자 當歸飮子 ··· 61, **62**, 65, 280, 301, 348
당귀작약산 當歸芍藥散 ··· **68**, 69, 70, 71, 266
당귀탕 當歸湯 ··· 47, 246, 249, 261
대건중탕 大建中湯 ··· 234, **240**, 243, 245, 249
대방풍탕 大防風湯 ··· 559
대보음환 大補陰丸 ··· 107
대승기탕 大承氣湯 ··· 279, 605, 607
대시호탕 大柴胡湯 ··· 172, 173, 174, **217**, 220, 225, 331, 447, 610
대황감초탕 大黃甘草湯 ··· 179, 611
대황목단피탕 大黃牧丹皮湯 ··· 405, 409, **602**, 605, 607
대황황련사심탕 大黃黃連瀉心湯 ··· 295
도기환 都氣丸 ··· 121
도핵승기탕 桃核承氣湯 ··· 342, **401**, 404, 411, 605
도홍사물탕 桃紅四物湯 ··· 386, 392
독활기생탕 獨活寄生湯 ··· **555**, 556, 558, 566

ⓜ

마자인환 麻子仁丸 ······ 25, 101, 137, 447, **608**, 611

마행감석탕 麻杏甘石湯 ······ 137, 279, 342, 452, 458, 474, 500, 507, **510**, 513, 519, 600

마행의감탕 麻杏薏甘湯 ······ 446

마황부자세신탕 麻黃附子細辛湯 ······ **590**, 591, 593, 595

마황탕 麻黃湯 ······ 382, 447, 496, 507, 513, **567**, 568, 569, 570, 571, 572, 573, 575, 576, 579, 580, 581, 593

맥문동탕 麥門冬湯 ······ 120, 126, **134**, 135, 137, 138, 155, 190, 279, 319, 518, 519

맥미지황환 麥味地黃丸 ······ **116**, 119, 536

ⓑ

반하백출천마탕 半夏白朮天麻湯 ······ 47, 60, 473, **486**, 487, 489

반하사심탕 半夏瀉心湯 ······ 155, **187**, 189, 192, 207, 233, 295, 491

반하후박탕 半夏厚朴湯 ······ 172, 178, 196, 198, 205, 207, 208, 220, 243, 249, 273, 365, **367**, 369, 382, 456, 483, 542

방기황기탕 防己黃耆湯 ······ 437, **443**, 444, 445, 446, 452

방풍통성산 防風通聖散 ······ 286, **322**, 323, 325

배농산 排膿散 ······ 313, 587, 605

백호가계지탕 白虎加桂枝湯 ······ 279

백호가인삼탕 白虎加人蔘湯 ······ 137, 162, **276**, 277, 278, 284

백호탕 白虎湯 ······ 49, 149, 220, 256, 276, 277, 278, 289, 295, 313, 331, 348, 353, 359, 565

보양환오탕 補陽還五湯 ······ **390**, 393

보중익기탕 補中益氣湯 ······ 25, **45**, 46, 47, 48, 49, 54, 89, 91, 101, 143, 148, 149, 161, 167, 256, 281, 342, 393, 415, 425, 436, 437, 483, 491, 496, 531, 593, 611

복령음 茯苓飮 ······ 208, 233, 238, 370, **480**, 483

복맥탕 復脈湯 ······ 143

부자인삼탕 附子人蔘湯 ······ 131, 232

불환금정기산 不換金正氣散 ······ 420, 429

비약환 脾約丸 ······ 611

㉧

사군자탕 四君子湯 ······ **22**, 23, 24, 25, 26, 28, 30, 31, 35, 36, 42, 58, 59, 61, 71, 76, 82, 83, 113, 167, 202, 227, 256, 319, 353, 370, 382, 398, 415, 435, 456, 477, 483, 496, 552, 558, 587

사물탕 四物湯 ······ 25, **56**, 57, 58, 59, 60, 61, 64, 71, 76, 82, 83, 113, 178, 179, 196, 267, 273, 289, 291, 300, 301, 306, 348, 377, 386, 387, 398, 404, 414, 415, 437, 441, 457, 531, 536, 547, 552, 558, 563, 564

사심탕 瀉心湯 ······ 292, 296

사역산 四逆散 ······ 31, 36, **169**, 170, 171, 172, 173, 178, 180, 190, 202, 220, 225, 290, 307, 331, 349, 386, 389, 411, 477, 524, 552, 605

산조인탕 酸棗仁湯 ······ 77, 84, 143, 144, 155, 477, **533**, 536, 542

삼령백출산 蔘笭白朮散 ······ **39**, 41, 42, 107, 393

삼물황금탕 三物黃芩湯 ······ 100, 149, **356**, 359, 536

삼소음 蔘蘇飮 ······ **492**, 495

삼황사심탕 三黃瀉心湯 ······ 190, 289, **292**, 295, 296, 375, 377

생강사심탕 生薑瀉心湯 ······ 190, 255

생맥산 生脈散 ······ **128**, 129, 131, 148, 149

소건중탕 小建中湯 ······ 25, 101, 161, 162, 167, 225, 234, 245, 409, 575

소경활혈탕 疎經活血湯 ······ 59, 559, **561**, 564

소반하가복령탕 小半夏加茯笭湯 ········ 202, 238, 243, 370, 456, 473, 501
소승기탕 小承氣湯 ········ 190, 220, 607, 611
소시호탕 小柴胡湯 ········ 70, 73, 173, 190, 192, **193**, 194, 196, 197, 198, 200, 202, 204, 205, 206, 207, 208, 211, 212, 213, 214, 220, 225, 255, 279, 331, 336, 349, 370, 420, 421, 425, 523
소시호탕가길경석고 小柴胡湯加桔梗石膏 ········ 196, 319
소요산 消遙山 ········ 175, 176, 177, 178, 180, 183, 184, 186, 227, 255, 489
소자강기탕 蘇子降氣湯 ········ 155, **379**, 382
소청룡탕 小靑龍湯 ········ 196, 198, 458, 468, **504**, 507
소청룡탕가석고 小靑龍湯加石膏 ········ 507
소풍산 消風散 ········ 65, **345**, 346, 347, 348
소함흉탕 小陷胸湯 ········ 196, 198
시령탕 柴苓湯 ········ 198, **211**, 212, 213, 214
시박탕 柴朴湯 ········ 198, **205**, 206, 208, 370
시평탕 柴平湯 ········ 421
시함탕 柴陷湯 ········ 198
시호가용골모려탕 柴胡加龍骨牡蠣湯 ········ 199, 200, 225, **521**, 524, 527, 552
시호계지건강탕 柴胡桂枝乾薑湯 ········ **199**, 202
시호계지탕 柴胡桂枝湯 ········ 198
시호청간탕 柴胡淸肝湯 ········ 286, 301
신기환 腎氣丸 ········ 159, 163
신비탕 神秘湯 ········ **498**, 501
신이청폐탕 辛夷淸肺湯 ········ **316**, 319
십미패독탕 十味敗毒湯 ········ **350**, 353, 587
십전대보탕 十全大補湯 ········ 47, 61, **74**, 77, 81, 82, 83

◎

아교계자황탕	阿膠鷄子黃湯	67
안영탕	安營湯	378
안중산	安中散	71, 227, 238, 243, **252**, 253, 254, 255
양영탕	養榮湯	84
억간산	抑肝散	**549**, 550, 552, 553
억간산가진피반하	抑肝散加陳皮半夏	552, 553
여신산	如神散	178, **373**, 375, 376
연주음	蓮珠飮	61, 457
영강출감탕	苓薑朮甘湯	398, 399, 446, **459**, 462
영계출감탕	苓桂朮甘湯	59, 61, 202, 420, 426, 435, **454**, 455, 456, 462, 524
오령산	五苓散	31, 60, 71, 95, 149, 178, 196, 198, 211, 213, 214, 290, 331, 332, 420, 421, 422, 425, **433**, 434, 435, 436, 437, 439, 440, 446, 456, 458, 468, 473, 483, 524, 593, 594
오림산	五淋散	155, **333**, 335, 336
오수유탕	吳茱萸湯	174, 190, 234, **235**, 236, 237, 238, 239, 243, 256, 274, 290, 370, 456, 468, 489
오적산	五積散	**270**, 273
오호탕	五虎湯	513
옥병풍산	玉屛風散	**51**, 52, 54
온경탕	溫經湯	155, 161, 235, **264**, 267, 268, 409
온담탕	溫膽湯	472, **475**, 477, 478, 479, 537
온청음	溫淸飮	61, 65, 291, **298**, 299, 300, 301, 304, 306
용담사간탕	龍膽瀉肝湯	155, **281**, 282, 283, 284, 285, 286, 301, 331, 370, 441
우슬산	牛膝散	399, 409, 411
우차신기환	牛車腎氣丸	161, **163**, 166

월비가출탕	越婢加朮湯	348, 446, **448**, 451
월비탕	越婢湯	448, 450
위령탕	胃苓湯	421, **422**, 423, 425, 437
육군자탕	六君子湯	25, **28**, 30, 31, 32, 33, 35, 36, 42, 172, 173, 189, 197, 233, 267, 435, 472, 489, 495, 496, 508
육미지황환	六味地黃丸	**98**, 99, 100, 101, 102, 104, 106, 110, 116, 118, 119, 121, 125, 155, 161, 162, 279, 489, 524
윤장탕	潤腸湯	179
은교산	銀翹散	**596**, 599
을자탕	乙字湯	47, **339**, 342
의왕탕	醫王湯	48
의이인탕	薏苡仁湯	60, 446, 566
이중환	理中丸	24, **229**
이진탕	二陳湯	28, 30, 31, 35, 42, 273, 369, 370, 387, 393, 420, 425, 456, **470**, 472, 473, 477, 489, 495, 507, 513, 518, 547, 581
인삼양영탕	人蔘養榮湯	47, **80**, 83
인삼탕	人蔘湯	24, 25, 31, 36, 42, 143, 192, **229**, 230, 232, 235, 243, 249, 256, 261, 415, 457, 462, 477, 483
인진오령산	茵陳五苓散	332, 436
인진호탕	茵陳蒿湯	197, 220, 289, 297, **328**, 329, 331, 332, 348, 441

ㅈ

자감초탕	炙甘草湯	**140**, 143, 144, 266
자음강화탕	滋陰降火湯	107, **122**, 125, 518
자음지보탕	滋陰至寶湯	**181**, 183, 184
작약감초탕	芍藥甘草湯	172, **223**, 225, 226, 342, 441, 446, 547, 605

장옹탕 腸癰湯 ··· 605, 607
저령탕 猪苓湯 ··· 227, 436, **438**, 440, 441
절충음 折衝飮 ··· 399, 409, 411
조등산 釣藤散 ··· 60, 155, 284, 489, 490, 524, **544**, 545, 547, 548
죽여온담탕 竹茹溫膽湯 ··· 477
죽엽석고탕 竹葉石膏湯 ··· 279
지백지황환 知柏地黃丸 ··· **104**, 106, 107
진무탕 眞武湯 ··· **464**, 467

ㅊ

천금당귀탕 千金當歸湯 ··· 246
청상방풍탕 淸上防風湯 ··· **310**, 313
청서익기탕 淸暑益氣湯 ··· 47, **146**, 147, 148, 149, 150, 430
청심연자음 淸心蓮子飮 ··· 47, **152**, 155
청폐탕 淸肺湯 ··· 125, 316, 319, **515**, 518
칠물강하탕 七物降下湯 ··· 59, 67

ㅍ

팔미지황환 八味地黃丸 ··· 60, 101, 155, **158**, 159, 160, 161, 162, 163, 165, 166, 167, 393, 409, 436, 441, 489
팔선장수환 八仙長壽丸 ··· 116
팔정산 八正散 ··· 336
팔진탕 八珍湯 ··· 27, 61, 76, 82, 398
평위산 平胃散 ··· 31, 59, 101, 197, 214, 273, 365, **417**, 418, 419, 420, 421, 422, 425, 429, 430, 436, 437, 446, 456, 457, 473

ㅎ

향사양위탕 香砂養胃湯 ··· 167

향사육군자탕 香砂六君子湯 ······ 31, **33**, 35, 36

향사평위산 香砂平胃散 ······ 420

향소산 香蘇散 ······ **362**, 365

혈부축어탕 血府逐瘀湯 ······ **384**, 386, 387, 394, 411

형개연교탕 荊芥連翹湯 ······ 286, 301, **304**, 307, 354

형방패독산 荊防敗毒散 ······ 350, 351, 430, **584**, 587

황기건중탕 黃耆建中湯 ······ 245

황련탕 黃連湯 ······ 190

황련해독탕 黃蓮解毒湯 ······ 42, 49, 59, 61, 107, 155, 172, 196, 214, 225, 267, **287**, 288, 289, 290, 291, 295, 301, 306, 307, 315, 336, 342, 348, 353, 354, 359, 420, 425, 436, 441, 477, 483, 501, 513, 524, 605

약재 색인

※ 빈출하는 용어가 많기 때문에, 자세한 해설이 있는 페이지를 게시해 놓았습니다.

ㄱ

갈근 葛根 ················ 580
감초 甘草 ················ 226
강활 羌活 ················ 563
갱미 粳米 ················ 278
건강 乾薑 ················ 231
계지 桂枝 ················ 574
계피 桂皮 ················ 411
고량강 高良薑 ················ 254
고삼 苦蔘 ················ 359
과루근 瓜蔞根 ················ 201
곽향 藿香 ················ 429
교이 膠飴 ················ 201
구기자 枸杞子 ················ 112
국화 菊花 ················ 112
귤피 橘皮 ················ 477
금은화 金銀花 ················ 598
길경 桔梗 ················ 598

ㄴ

노근 蘆根 ················ 598

ㄷ

담두시 淡豆豉 ················ 599
담죽엽 淡竹葉 ················ 598
당귀 當歸 ················ 248
대복피 大腹皮 ················ 34, 30
대조 大棗 ················ 541
대황 大黃 ················ 342
도인 桃仁 ················ 403
독활 獨活 ················ 557
동과인 冬瓜仁 ················ 605
두충 杜仲 ················ 558

ㅁ

마자인 麻子仁 ················ 610
마황 麻黃 ················ 512
망초 芒硝 ················ 404
맥문동 麥門冬 ················ 130
맥아 麥芽 ················ 489
모려 牡蠣 ················ 255
목단피 牧丹皮 ················ 604
목통 木通 ················ 260
목향 木香 ················ 495

ㅂ

박속 樸樕 ················ 352
박하 薄荷 ················ 599
반하 半夏 ················ 471
방기 防己 ················ 445

방풍 防風 ······ 54
백작약 白芍藥 ······ 226
백지 白芷 ······ 307
백출 白朮 ······ 232
백편두 白扁豆 ······ 41
백합 百合 ······ 318
복령 茯苓 ······ 335
복신 茯神 ······ 91
비파엽 枇杷葉 ······ 319
빈랑자 檳榔子 ······ 376

㉦

산수유 山茱萸 ······ 165
산약 山藥 ······ 165
산조인 酸棗仁 ······ 536
산치자 山梔子 ······ 318
상기생 桑寄生 ······ 558
상백피 桑白皮 ······ 517
생감초 生甘草 ······ 228
생강 生薑 ······ 467
생지황 生地黃 ······ 359
석고 石膏 ······ 512
선퇴 蟬退 ······ 347
세신 細辛 ······ 592
소맥 小麥 ······ 541
소엽 蘇葉 ······ 494
소회향 小茴香 ······ 255
숙지황 熟地黃 ······ 118
승마 升麻 ······ 341
시호 柴胡 ······ 219
신국 神國 ······ 489
신이 辛夷 ······ 318

㉧

아교 阿膠 ······ 414
애엽 艾葉 ······ 414
앵피 櫻皮 ······ 353
연교 連翹 ······ 598
연자육 蓮子肉 ······ 154
오미자 五味子 ······ 131
오수유 吳茱萸 ······ 237
오약 烏藥 ······ 397
용골 龍骨 ······ 530
용담 龍膽 ······ 283
용안육 龍眼肉 ······ 94
우방자 牛蒡子 ······ 599
우슬 牛膝 ······ 564
원지 遠志 ······ 83
위령선 威靈仙 ······ 486
육계 肉桂 ······ 249
의이인 薏苡仁 ······ 41
익모초 益母草 ······ 398
인삼 人蔘 ······ 130
인진호 茵陳蒿 ······ 330

㉨

자감초 炙甘草 ······ 226
자소자 紫蘇子 ······ 381

작약 芍藥 ……………… 226
저령 猪苓 ……………… 439
적복령 赤茯笭 ……………… 335
적작약 赤芍藥 ……………… 386
전호 前胡 ……………… 494
정향 丁香 ……………… 376
조구등 釣鉤藤 ……………… 546
죽여 竹茹 ……………… 476
지각 枳殼 ……………… 386
지골피 地骨皮 ……………… 184
지룡 地龍 ……………… 393
지모 知母 ……………… 107
지실 枳實 ……………… 482
지황 地黃 ……………… 106
진교 秦艽 ……………… 558
진피 陳皮 ……………… 501
질려자 蒺藜子 ……………… 65

ㅊ

차전자 車前子 ……………… 154
창출 蒼朮 ……………… 419
천궁 川芎 ……………… 71
천마 天麻 ……………… 488
천문동 天門冬 ……………… 518
촉초 蜀椒 ……………… 242
축사 縮砂 ……………… 255

ㅌ

택사 澤瀉 ……………… 71

ㅍ

패모 貝母 ……………… 184

ㅎ

하수오 何首烏 ……………… 65
행인 杏仁 ……………… 512
향부자 香附子 ……………… 375
현호색 玄胡索 ……………… 254
형개 荊芥 ……………… 306
호마인 胡麻仁 ……………… 347
홍화 紅花 ……………… 386
활석 滑石 ……………… 325
황금 黃芩 ……………… 359
황기 黃耆 ……………… 53
황련 黃連 ……………… 294
황백 黃柏 ……………… 107
후박 厚薄 ……………… 500

한의학 용어 색인

※ 빈출하는 용어가 많기 때문에, 자세한 해설이 있는 페이지를 게시해 놓았습니다.

㉠

간 肝 ………………… 223
간기 肝氣 ………………… 224
간기승비 肝氣乘脾 ………… 223
간기실화 肝氣失和 ………… 539
간기울결 肝氣鬱結 ………… 170
간기횡역 肝氣橫逆 ………… 545
간담습열 肝膽濕熱 ……… 293, 328
간담습열하주 肝膽濕熱下注 ……… 282
간담실화상염 肝膽實火上炎 ……… 282
간비불화 肝脾不和 ……… 170, 176
간신동원 肝腎同源 ………… 112
간신음허 肝腎陰虛 ………… 110
간심혈허 肝心血虛 ………… 533
간양 肝陽 ………………… 224
간양상항 肝陽上亢 ……… 112, 545
간양화풍 肝陽化風 ………… 545
간울 肝鬱 ………………… 181
간울기체 肝鬱氣滯 ………… 181
간울혈허비허 肝鬱血虛脾虛 …… 176, 181
간울화화 肝鬱化火 ……… 177, 217
간위불화 肝胃不和 ………… 174
간음 肝陰 ………………… 224
간음허 肝陰虛 ……………… 223
간풍 肝風 ………………… 545
간풍내동 肝風內動 ………… 545
간허화 肝虛火 ……………… 93
간혈 肝血 ……………… 63, 224
간화 肝火 ……………… 179, 522
감온제열 甘溫除熱 ………… 47
강근골 强筋骨 ……………… 558
강기평천 降氣平喘 ………… 381
강역지구 降逆止嘔 ……… 231, 238
강역지통 降逆止痛 ………… 243
강역하기 降逆下氣 ………… 136
강역화담 降逆化痰 ………… 369
강역화위 降逆和胃 ………… 30
강탁 降濁 ……………… 27, 229
개규 開竅 ………………… 115
개규통비 開竅通鼻 ………… 318
개흉행기 開胸行氣 ……… 273, 387
거담지해 祛痰止咳 ………… 382
거사 祛邪 ………………… 54
거습해경 祛濕解痙 ………… 54
거습행수 祛濕行水 ………… 445
거습화위 祛濕和胃 ………… 425
거어양혈 祛瘀養血 ………… 267
거풍 祛風 ………………… 313
거풍산한화습 祛風散寒化濕 ……… 587
거풍습 祛風濕 ……………… 558

거풍지양 祛風止痒 ··· 65
거풍지통 祛風止痛 ··· 445
거풍해표 祛風解表 ··· 54
거풍화습 祛風化濕 ··· 353
거한제습 祛寒除濕 ··· 462
건비 健脾 ··· 41
건비리습 健脾利濕 ··· 71
건비양심 健脾養心 ··· 88, 95
건비조습 健脾燥濕 ··· 24
결대 結代 ··· 145
경계 驚悸 ··· 478
경락 經絡 ··· 263
경맥 經脈 ··· 258
고림 膏淋 ··· 333
고정 固精 ··· 530
골의 여분 骨之餘 ··· 103
골증조열 骨蒸潮熱 ··· 99
공보겸치 攻補兼治 ··· 67, 489
곽란 藿亂 ··· 428
관흉 寬胸 ··· 273, 387
괴병(怪病)은 물(水)의 변화 ··· 433
구비 久秘 ··· 557
구해폐허 久咳肺虛 ··· 129
군약 君藥 ··· 27
귀경 歸經 ··· 237
기 氣 ··· 22, 50
기기 氣機 ··· 249
기는 혈의 인솔자(氣爲血之帥), 혈은 기의 어머니(血爲氣之母) ··· 47, 58
기림 氣淋 ··· 333
기분열성 氣分熱盛 ··· 277
기비 氣秘 ··· 608
기역 氣逆 ··· 135, 499
기음량허 氣陰兩虛 ··· 129, 152
기진량상 氣津兩傷 ··· 147
기체울열 氣滯鬱熱 ··· 608
기체해천 氣滯咳喘 ··· 498
기허 氣虛 ··· 46
기허발열 氣虛發熱 ··· 46
기허외감풍한 氣虛外感風寒 ··· 492
기허하함 氣虛下陷 ··· 46, 53
기허혈어 氣虛血瘀 ··· 391
기혈동병 氣血同病 ··· 76, 81
기혈량허 氣血兩虛 ··· 74, 80
기혈변증 氣血辨證 ··· 217
기혈불창 氣血不暢 ··· 385

ⓛ

납기 納氣 ··· 117
내상습체 內傷濕滯 ··· 427
내상칠정 內傷七情 ··· 499
내습 內濕 ··· 418
내외량상 內外兩傷 ··· 428
내유담음 內有痰飮 ··· 492
내적한습 內積寒濕 ··· 270
내조 內燥 ··· 135
내풍 內風 ··· 63
냉비 冷秘 ··· 609

녕심 寧心 ················ 541
녕심안신 寧心安神 ········ 131, 535
노림 勞淋 ················ 333
뇨림 尿淋 ················ 335
누하 漏下 ················ 413
니체성 膩滯性 ·············· 165

ⓓ
담 痰 ················ 205
담 膽 ·············· 281, 475
담(痰)은 만병의 근원 ················ 471
담기호결 痰氣互結 ······· 367, 481
담습 痰濕 ················ 28
담열내요 痰熱內擾 ············ 475
담위불화 膽胃不和 ············ 475
담음 痰飮 ············ 29, 480
담조기체 痰阻氣滯 ············· 33
동병이치 同病異治 ······· 198, 600
땀(汗)은 심액(心液)이다 ·············· 129

ⓡ
리증 裏證 ················ 194
리한 裏寒 ············ 231, 461

ⓜ
매핵기 梅核氣 ·············· 367
맥락어조 脈絡瘀阻 ············ 390
명목 明目 ············ 65, 113
무풍불양 無風不痒 ············ 347
미병 未病 ················ 57

ⓑ
반표반리 半表半裏 ············ 194
발한해표 發汗解表 ······· 450, 569
방광습열 膀胱濕熱 ············ 333
배토녕풍 培土寧風 ············· 53
변증 辨證 ················ 347
변증논치 辯證論治 ············ 217
보기건비 補氣健脾 ········ 24, 232
보기승양 補氣昇陽 ············· 53
보기활혈통락 補氣活血通絡 ········ 393
보약 補藥 ················ 31
보약중 풍약 補藥中之風藥 ·········· 53
보양 補陽 ················ 592
보양거한 補陽祛寒 ········· 77, 83
보중익기 補中益氣 ············· 47
보허 補虛 ················ 231
보혈활혈 補血活血 ········ 58, 398
보화조양 補火助陽 ············ 249
본 本 ············ 38, 139
본치 本治 ············ 38, 139
본허표실 本虛標實 ········ 34, 237
부숙 腐熟 ············ 23, 229
부저추신 釜底抽薪 ············ 297
부정 扶正 ················ 54
부정거사 扶正祛邪 ········ 54, 447
부정해표제 扶正解表劑 ·········· 595
부화 浮火 ················ 528

분돈 奔豚 ············ 271, 576
불영즉통 不營則痛 ············ 562
불통즉통 不通則痛 ······· 384, 562
비기음허 脾氣陰虛 ·············· 43
비만 痞滿 ················ 253
비불통혈 脾不統血 ·············· 87
비습생담 脾濕生痰 ············ 487
비신양허 脾腎陽虛 ············ 464
비약증 脾約證 ··············· 611
비양부족 脾陽不足 ············ 454
비양허 脾陽虛 ················ 25
비연 鼻淵 ················ 317
비위 脾胃 ················· 23
비위기체 脾胃氣滯 ············ 362
비위기허 脾胃氣虛 ·········· 22, 28
비위불화 脾胃不和 ············ 188
비위습열 脾胃濕熱 ············ 293
비위실한 脾胃實寒 ············ 231
비위양허 脾胃陽虛 ············ 229
비위조화 脾胃調和 ············ 192
비위허한 脾胃虛寒 ············ 229
비음허 脾陰虛 ················ 25
비증 痞證 ············· 34, 187
비증 痺證 ··············· 555
비폐기허 脾肺氣虛 ············ 492
비허 脾虛 ················· 39
비허간승 脾虛肝乘 ············ 224
비허기체 脾虛氣滯 ············ 395
비허생담 脾虛生痰 ············ 455
비허생습 脾虛生濕 ············ 465
비허습체 脾虛濕滯 ·············· 68
비허협습 脾虛挾濕 ·············· 39

ⓢ

사 思 ··················· 93
사간 瀉肝 ················ 281
사거정복 邪祛正復 ············ 129
사성정실 邪盛正實 ············ 129
사성정허 邪盛正虛 ············ 129
사쇠정허 邪衰正虛 ············ 129
사약 使藥 ················· 27
사약 瀉藥 ············· 30, 192
사열소비 瀉熱消痞 ······· 295, 604
사열축어 瀉熱逐瘀 ······· 403, 604
사열통변 瀉熱通便 ············ 325
사열파어 瀉熱破瘀 ············ 604
사중유보 瀉中有補 ············ 284
사지궐한 四肢厥寒 ············ 259
사하열결 瀉下熱結 ············ 219
사하초습열 瀉下焦濕熱 ·········· 284
사화존음 瀉火存陰 ············ 107
산감화음 酸甘化陰 ············ 227
산결소종 散結消腫 ············ 605
산결제비 散結除痞 ············ 189
산풍통규 散風通竅 ············ 318
산한지통 散寒止痛 ············ 231
삼보 三補 ················ 100
삼사 三瀉 ················ 100

삼습 滲濕 ······ 41
삼습지사 滲濕止瀉 ······ 41
삼초 三焦 ······ 321, 453
삼초기화 三焦氣化 ······ 321, 449
상극 相剋 ······ 180, 228
상생 相生 ······ 180, 228
상성하허 上盛下虛 ······ 124, 154
상승 相乘 ······ 176
상실하허 上實下虛 ······ 124, 154
상열하한 上熱下寒 ······ 192
상초 上焦 ······ 157, 234
생담의 근원 生痰之源 ······ 474
생수지원 生水之源 ······ 462
생진렴한 生津斂汗 ······ 119
생진서근 生津舒筋 ······ 581
서근 舒筋 ······ 558, 580
서리관절 舒利關節 ······ 558, 586
서사 暑邪 ······ 150
석림 石淋 ······ 333
선발 宣發 ······ 317, 500
선발폐기 宣發肺氣 ······ 451
선천의 기 先天之氣 ······ 23
선천의 본 先天之本 ······ 27, 103
선통비규 宣通鼻竅 ······ 506
선폐강기 宣肺降氣 ······ 500
선폐설열 宣肺泄熱 ······ 451
선폐평천 宣肺平喘 ······ 569
선폐하기 宣肺下氣 ······ 381
섭정지사 攝精止瀉 ······ 119
성 性 ······ 192
성미 性味 ······ 192
성비 醒脾 ······ 41
소간해울 疏肝解鬱 ······ 172, 178
소산풍열 疏散風熱 ······ 65
소양병 少陽病 ······ 218
소옹 消癰 ······ 604
소종배농 消腫排膿 ······ 307
소창 消瘡 ······ 312, 352
소풍양혈 疏風養血 ······ 348
소풍지양 疏風止痒 ······ 347
소풍해표 疏風解表 ······ 450, 586
수 髓 ······ 103
수의 바다 髓之海 ······ 103
수기상충 水氣上衝 ······ 455
수납 受納 ······ 23, 229
수도 水道 ······ 44, 121
수렴고섭 收斂固攝 ······ 530
수습 水濕 ······ 434
수습내정 水濕內停 ······ 465
수역 水逆 ······ 434
수열호결 水熱互結 ······ 190, 438
수음내정 水飮內停 ······ 504
수종 水腫 ······ 163, 449
숙강 肅降 ······ 317, 498
습곤비위 濕困脾胃 ······ 417
습담 濕痰 ······ 471
습비 濕痺 ······ 562
습사 濕邪 ······ 417, 459

습열 濕熱 ················ 339
습열내성 濕熱內盛 ············ 329
습열외감 濕熱外感 ············ 329
습열중조 濕熱中阻 ············ 293
습열하주 濕熱下注 ············· 334
습열혈체 濕熱血滯 ············ 602
습열황달 濕熱黃疸 ············ 328
습체비위 濕滯脾胃 ············ 417
습탁 濕濁 ············· 23, 428
승강 昇降 ············ 187, 230
승양 昇陽 ················· 47
승양거함 昇陽擧陷 ············· 47
승제 昇提 ················· 341
승청 昇淸 ············· 27, 230
승청강탁 昇淸降濁 ··········· 430
신 腎 ··················· 117
신(腎)의 부(府) ················ 99, 460
신량선설 辛凉宣泄 ············ 513
신량투표 辛凉透表 ············ 599
신불수사 神不守舍 ············ 543
신수(腎水)가 마른다 ················ 123
신약 臣藥 ················· 27
신양허 腎陽虛 ········ 159, 163
신음양량허 腎陰陽兩虛 ·········· 159
신음허 腎陰虛 ·············· 101
신지 神志 ············· 93, 141
신화 腎火 ·············· 103
실열 實熱 ··········· 162, 287
실증 實證 ············ 92, 204
실한 實寒 ··········· 162, 247
심 心 ············· 141, 293
심간화왕 心肝火旺 ··········· 521
심기음량허 心氣陰兩虛 ·········· 140
심비기혈량허 心脾氣血兩虛 ······ 87, 93
심신불녕 心神不寧 ·············· 81
심신상교 心腎相交 ············ 528
심신양쇠 心腎陽衰 ············ 527
심음부족 心陰不足 ············ 539
심하비 心下痞 ·········· 192, 230
심화 心火 ··············· 522
심화왕 心火旺 ·········· 152, 373

◎

안신 安神 ············· 71, 83
안태 安胎 ················ 414
양간보심 養肝補心 ············ 541
양간음 養肝陰 ·············· 226
양기 陽氣 ················ 116
양기허약 陽氣虛弱 ············ 590
양명병 陽明病 ·············· 218
양명소양합병 陽明少陽合病 ········ 217
양수 陽水 ··············· 449
양심 養心 ··············· 541
양심안신 養心安神 ········· 89, 542
양음청열 養陰淸熱 ······· 130, 149
양허 陽虛 ··············· 590
양허수범 陽虛水泛 ············ 469
양허자한 陽虛自汗 ············ 528

양혈건비 養血健脾 ······· 178, 184
양혈보간 養血補肝 ············ 535
양혈안신 養血安神 ············ 536
양혈지통 養血止痛 ·············· 71
양혈통맥 養血通脈 ············ 260
양혈활혈 養血活血 ·············· 65
어열 瘀熱 ··········· 295, 342
연견산결소종 軟堅散結消腫 ··· 404, 605
열결 熱結 ················ 279
열궐 熱厥 ················ 277
열독 熱毒 ················ 340
열림 熱淋 ················ 333
열비 熱痞 ················ 294
열비 熱秘 ················ 608
열사 熱邪 ··········· 339, 449
열상음진 熱傷陰津 ············ 439
열성실혈 熱盛失血 ······· 292, 293
열혈호결 熱血互結 ············ 402
염영 斂營 ················· 131
염음서근 斂陰舒筋 ·············· 64
염폐자신 斂肺滋腎 ············· 119
영기 營氣 ·················· 51
영분 營分 ················ 597
영위불화 營衛不和 ············ 573
영혈 榮血 ················ 358
오림 五淋 ················ 333
오장육부 五臟六腑 ·············· 50
오행 五行 ··········· 223, 544
오행학설 五行學說 ············· 137
온경산한 溫經散寒 ······· 260, 266
온리 溫裏 ················ 592
온리거한 溫裏祛寒 ········ 231, 461
온병초기 溫病初期 ············ 596
온병학 溫病學 ········· 133, 597
온보신양 溫補腎陽 ········ 161, 166
온양거한 溫陽祛寒 ·············· 77
온양복맥 溫陽復脈 ············ 143
온양이수 溫陽利水 ············ 467
온양화음 溫陽化飮 ············ 456
온위산한 溫胃散寒 ············ 237
온조작용 溫照作用 ············ 230
온중거한 溫中祛寒 ············ 229
온중보허 溫中補虛 ······· 238, 243
온중산한 溫中散寒 ············ 232
온중산한강기 溫中散寒降氣 ······· 255
온중행기 溫中行氣 ·············· 35
온폐화음 溫肺化飮 ············ 506
완급지통 緩急止痛 ············ 226
완복창만 脘腹脹滿 ············ 230
완소징괴 緩消癥塊 ············ 409
외감 外感 ················ 350
외감열병변증 外感熱病辨證 ········· 129
외감풍습열 外感風濕熱 ·········· 294
외감풍열 外感風熱 ············ 596
외감풍한 外感風寒 ······· 362, 427
외감풍한습 外感風寒濕 ·········· 584
외감풍한표실 外感風寒表實 ······· 568
외감풍한표허 外感風寒表虛 ······· 572

외습 外濕 ········ 418
외조 外燥 ········ 135
외풍 外風 ········ 63
외한내음 外寒內飮 ········ 504
외한희난 畏寒喜暖 ········ 236
요척산통 腰脊酸痛 ········ 105
운화 運化 ········ 23, 230
원기 元氣 ········ 51
위기 衛氣 ········ 51, 133
위기불고 衛氣不固 ········ 52
위기상역 胃氣上逆 ········ 368, 481
위기영혈변증 衛氣榮血辨證 ········ 133, 597
위기허 衛氣虛 ········ 52, 447
위내담음 胃內痰飮 ········ 480
위내정수 胃內停水 ········ 481
위분 衛分 ········ 597
위약표허 衛弱表虛 ········ 52
위열 胃熱 ········ 277
위완비만 胃脘痞滿 ········ 363
위외불고 衛外不固 ········ 52
위중허한 胃中虛寒 ········ 236
위표불고 衛表不固 ········ 52
위한 胃寒 ········ 199, 252
위허 衛虛 ········ 52
위황 萎黃 ········ 40
유간 柔肝 ········ 70, 226
유간리비 柔肝理脾 ········ 610
유간완급 柔肝緩急 ········ 541
유간화중완급 柔肝和中緩急 ········ 542
육경변증 六經辨證 ········ 571, 591
육부 六腑 ········ 252
육음 六淫 ········ 44, 240
윤장사열 潤腸瀉熱 ········ 611
윤장통변 潤腸通便 ········ 610
윤조완급 潤燥緩急 ········ 542
윤조화담 潤燥化痰 ········ 184
윤폐익위 潤肺益胃 ········ 137
음경 陰經 ········ 313
음수 陰水 ········ 449
음액 陰液 ········ 99, 116
음양호근 陰陽互根 ········ 153
음허 陰虛 ········ 36, 117
음허내열 陰虛內熱 ········ 534
음허양항 陰虛陽亢 ········ 357
음허화왕 陰虛火旺 ········ 104, 356
음황 陰黃 ········ 329
이기강역화담 理氣降逆化痰 ········ 208
이기건비 理氣健脾 ········ 398
이기지통 理氣止痛 ········ 172
이기해표 理氣解表 ········ 365
이기화담 理氣化痰 ········ 30, 476
이기화중 理氣和中 ········ 430
이병동치 異病同治 ········ 180
이사대청 以瀉代淸 ········ 295
이수 利水 ········ 154
이수삼습 利水滲濕 ········ 435
이수소종 利水消腫 ········ 53, 166
이수통림 利水通淋 ········ 155

익기 益氣 ···· 41
익기거풍 益氣祛風 ···· 445
익기건비 益氣健脾 ···· 41
익기고표 益氣固表 ···· 53, 54
익기생진 益氣生津 ···· 149, 278
익기염음생진 益氣斂陰生津 ···· 131
익기자음 益氣滋陰 ···· 155
익기화담 益氣化痰 ···· 35
익기화중 益氣和中 ···· 24
익음염영 益陰斂營 ···· 226, 574
익정 益精 ···· 65
인경 引經 ···· 180
인중자련 咽中炙臠 ···· 372
일승일강 一昇一降 ···· 273, 387
임맥 任脈 ···· 264, 413

ⓩ

자보폐신 滋補肺腎 ···· 119, 125
자비윤장 滋脾潤腸 ···· 610
자신양간 滋腎養肝 ···· 113
자양위음 滋養胃陰 ···· 136
자음강화 滋陰降火 ···· 107
자음보신 滋陰補腎 ···· 100
자음보혈 滋陰補血 ···· 64
자음수삽 滋陰收澁 ···· 83, 119
자음청열 滋陰淸熱 ···· 184, 359
자한 自汗 ···· 51, 108
잠양안신 潛陽安神 ···· 527
장부 臟腑 ···· 46
장부변증 臟腑辨證 ···· 217
장옹 腸癰 ···· 602
장조 臟躁 ···· 539
장조변비 臟燥便秘 ···· 608
저담의 그릇 貯痰之器 ···· 474
제만 除滿 ···· 83
제번 除煩 ···· 451
제번안신 除煩安神 ···· 541
조경 調經 ···· 59, 376
조경안태 調經安胎 ···· 415
조비 燥秘 ···· 609
조사 燥邪 ···· 139
조습 燥濕 ···· 24
조습소비 燥濕消痞 ···· 295
조습운비 燥濕運脾 ···· 419
조습청열 燥濕淸熱 ···· 283
조습화담 燥濕化痰 ···· 30
조양해표 助陽解表 ···· 593
조화영위 調和營衛 ···· 575
종기 宗氣 ···· 288
좌약 佐藥 ···· 27
주리 腠理 ···· 52, 500
주리불고 腠理不固 ···· 52, 575
중기하함 中氣下陷 ···· 339
중초 中焦 ···· 45, 229
중초양허 中焦陽虛 ···· 240
중초허약 中焦虛弱 ···· 229
지한 止汗 ···· 51
지해화담 止咳化痰 ···· 83, 119

지혈양혈 止血養血 ············· 412
진심녕신 鎭心寧神 ············ 523
진액 津液 ··················· 29
진액부족 津液不足 ············· 128
진정안신 鎭靜安神 ············ 530
진허 津虛 ············ 128, 147

ⓒ

착비 着痺 ················ 562
창양 瘡瘍 ················ 352
창중제만 暢中除滿 ············ 430
청 清 ··············· 27, 229
청간담실화 清肝膽實火 ·········· 284
청간사화 清肝瀉火 ············· 95
청간화 清肝火 ················ 113
청기 清氣 ················· 122
청담화위 清膽和胃 ············· 476
청리두목 清利頭目 ······· 325, 599
청심 清心 ················ 154
청심사화 清心瀉火 ············ 295
청심제번 清心除煩 ········· 95, 119
청심화 清心火 ··············· 155
청열량혈 清熱涼血 ········· 64, 178
청열리습 清熱利濕 ············ 330
청열사화 清熱瀉火 ······· 278, 301
청열생진 清熱生津 ············· 64
청열안신 清熱安神 ············ 524
청열이수 清熱利水 ············ 336
청열제번 清熱除煩 ············ 536
청열제습 清熱除濕 ············ 348
청열화습 清熱化濕 ············ 342
청폐평천 清肺平喘 ············ 513
청허열 清虛熱 ··············· 125
축수증 蓄水證 ··············· 437
출혈태동 出血胎動 ············· 413
충맥 衝脈 ············ 264, 412
충역 衝逆 ················· 574
충임허손 衝任虛損 ············· 412
충임허한 衝任虛寒 ············ 264

ⓔ

탁 濁 ··············· 27, 229
탁기 濁氣 ················ 428
탁음상역 濁陰上逆 ············ 236
태양병 太陽病 ··············· 218
통경락 通經絡 ··············· 563
통경활락 通經活絡 ············ 393
통규 通竅 ················· 319
통락 通絡 ················· 393
통리대변 通利大便 ············ 403
통리혈맥 通利血脈 ············ 249
통림 通淋 ················· 335
통맥 通脈 ················· 70
통양이수 通陽利水 ············· 574
통조수도 通調水道 ········· 41, 117
통창 通暢 ··········· 234, 430
통하사열 通下瀉熱 ············ 404
퇴황 退黃 ················ 331

투진 透疹 ············ 312, 352

ⓗ

하기산결 下氣散結 ············ 242
하법 下法 ················· 187
하초 下焦 ·········· 154, 234
하초축혈 下焦蓄血 ············ 401
하초한습 下焦寒濕 ············ 459
하행 下行 ················· 566
한담천해 寒痰喘咳 ············ 379
한사 寒邪 ·········· 246, 459
한사직중 寒邪直中 ············ 231
한성상역 寒盛上逆 ············ 240
한열 寒熱 ················· 187
한열왕래 寒熱往來 ············ 194
한열평조 寒熱平調 ············ 189
한열호결 寒熱互結 ············ 187
한응 寒凝 ················· 248
한응경맥 寒凝經脈 ············ 259
한하 寒下 ················· 297
항배구급 項背拘急 ············ 578
해경지통 解痙止痛 ············ 226
해기발표 解肌發表 ······· 352, 574
해기투표 解肌透表 ············ 278
해독 解毒 ················· 289
해독리인 解毒利咽 ············ 599
해천 咳喘 ················· 568
해표온리 解表溫裏 ············ 272
해표화습 解表化濕 ············ 430
행기 行氣 ················· 35
행기개울 行氣開鬱 ············ 430
행기관중 行氣寬中 ············ 429
행기산결 行氣散結 ············ 369
행기온중 行氣溫中 ············ 35
행기이수 行氣利水 ············ 425
행기지통 行氣止痛 ············ 387
행기통변 行氣通便 ············ 611
행기화위 行氣和胃 ············ 419
행비 行痺 ················· 562
허로 虛勞 ·········· 125, 533
허번 虛煩 ················· 533
허번도한 虛煩盜汗 ············ 105
허번불면 虛煩不眠 ············ 533
허비 虛秘 ················· 609
허양부월 虛陽浮越 ············ 527
허열 虛熱 ················· 159
허증 虛證 ············ 92, 204
허한 虛寒 ··········· 162, 247
허화 虛火 ················· 135
혈 血 ················· 27, 56
혈림 血淋 ················· 338
혈맥 血脈 ············ 93, 141
혈분 血分 ·········· 340, 597
혈분습열 血分濕熱 ············ 339
혈사혼 血舍魂 ············ 534
혈어 血瘀 ················· 385
혈어혈허 血瘀血虛 ············ 265
혈허 血虛 ················· 57

혈허복통 血虛腹痛 ·············· 68
혈허생풍 血虛生風 ·············· 62
혈허수한 血虛受寒 ············ 259
혈허혈어 血虛血瘀 ············· 374
화기행수 化氣行水 ············· 574
화사 火邪 ··········· 122, 292
화사요심 火邪擾心 ············ 292
화위 和胃 ················ 365
화해 和解 ················ 194
화해반표반리 和解半表半裏 ········ 196
화해소양 和解少陽 ············· 219
활탈 滑脫 ············· 83, 119
활혈거어 活血祛瘀 ······· 386, 401
활혈행기 活血行氣 ·············· 59
황달 黃疸 ················ 329
후천의 기 後天之氣 ·············· 23
후천의 본 後天之本 ·············· 23
흉민 胸悶 ·················· 34
흉완비민 胸脘痞悶 ·············· 40
흉협고만 胸脇苦滿 ············ 194
희온희안 喜溫喜按 ············ 230